Christopher M. Ofenstein

Lexikon Heilpraktiker für Psychotherapie

AF900447

Christopher M. Ofenstein

Lexikon Heilpraktiker für Psychotherapie

2. Auflage

ELSEVIER

Elsevier GmbH, Hackerbrücke 6, 80335 München, Deutschland
Wir freuen uns über Ihr Feedback und Ihre Anregungen an kundendienst@elsevier.com

ISBN 978-3-437-58307-0
eISBN 978-3-437-06387-9

Alle Rechte vorbehalten
2. Auflage 2021
© Elsevier GmbH, Deutschland

Wichtiger Hinweis für den Benutzer
Die medizinischen Wissenschaften unterliegen einem sehr schnellen Wissenszuwachs. Der stetige Wandel von Methoden, Wirkstoffen und Erkenntnissen ist allen an diesem Werk Beteiligten bewusst. Sowohl der Verlag als auch die Autorinnen und Autoren und alle, die an der Entstehung dieses Werkes beteiligt waren, haben große Sorgfalt darauf verwandt, dass die Angaben zu Methoden, Anweisungen, Produkten, Anwendungen oder Konzepten dem aktuellen Wissenstand zum Zeitpunkt der Fertigstellung des Werkes entsprechen. Der Verlag kann jedoch keine Gewähr für Angaben zu Dosierung und Applikationsformen übernehmen. Es sollte stets eine unabhängige und sorgfältige Überprüfung von Diagnosen und Arzneimitteldosierungen sowie möglicher Kontraindikationen erfolgen. Jede Dosierung oder Applikation liegt in der Verantwortung der Anwenderin oder des Anwenders. Die Elsevier GmbH, die Autorinnen und Autoren und alle, die an der Entstehung des Werkes mitgewirkt haben, können keinerlei Haftung in Bezug auf jegliche Verletzung und/oder Schäden an Personen oder Eigentum, im Rahmen von Produkthaftung, Fahrlässigkeit oder anderweitig übernehmen.

Für die Vollständigkeit und Auswahl der aufgeführten Medikamente übernimmt der Verlag keine Gewähr.
Geschützte Warennamen (Warenzeichen) werden in der Regel besonders kenntlich gemacht (®). Aus dem Fehlen eines solchen Hinweises kann jedoch nicht automatisch geschlossen werden, dass es sich um einen freien Warennamen handelt.

Bibliografische Information der Deutschen Nationalbibliothek
Die Deutsche Nationalbibliothek verzeichnet diese Publikation in der Deutschen Nationalbibliografie; detaillierte bibliografische Daten sind im Internet über https://www.dnb.de/ abrufbar.

21 22 23 24 25 5 4 3 2 1

Das Werk einschließlich aller seiner Teile ist urheberrechtlich geschützt. Jede Verwertung außerhalb der engen Grenzen des Urheberrechtsgesetzes ist ohne Zustimmung des Verlages unzulässig und strafbar. Das gilt insbesondere für Vervielfältigungen, Übersetzungen, Mikroverfilmungen und die Einspeicherung und Verarbeitung in elektronischen Systemen.
In ihren Veröffentlichungen verfolgt die Elsevier GmbH das Ziel, genderneutrale Formulierungen für Personengruppen zu verwenden. Um jedoch den Textfluss nicht zu stören sowie die gestalterische Freiheit nicht einzuschränken, wurden bisweilen Kompromisse eingegangen. Selbstverständlich sind **immer alle Geschlechter** gemeint.

Planung: Ingrid Puchner, München
Projektmanagement und Herstellung: Petra Laurer, München
Redaktion: Sonja Hinte, Bremen
Redaktionelle Mitarbeit: Dr. Hartmut Wermann, Magnus Winkelmann, München
Satz: Thomson Digital, Noida / Indien
Druck und Bindung: Drukarnia Dimograf SP z o.o., Bielsko-Biała/Polen
Umschlaggestaltung: SpieszDesign, Neu-Ulm

Aktuelle Informationen finden Sie im Internet unter **www.elsevier.de**

Vorwort zur 2. Auflage

Wünschelrute
Schläft ein Lied in allen Dingen,
Die da träumen fort und fort,
Und die Welt hebt an zu singen,
Triffst du nur das Zauberwort.

Josef Freiherr von Eichendorff

Was Josef Freiherr von Eichendorff in seinem vierzeiligen Gedicht „Wünschelrute" (1835) über die verborgene Welt der Poesie schreibt, mag vielleicht jedem Studierenden, der sich in für ihn bislang unerschlossene Themen bzw. Wissenschaftsbereiche einarbeiten möchte, zu Herzen gehen:
Das Treffen bzw. die Beherrschung so mancher „Zauberwörter" – nüchterner formuliert: „Fachtermini" – ist die Bedingung der Möglichkeit, sich – einem „Schlüssel" ähnlich – Zugang zu den verschiedensten Wirklichkeitsbereichen zu verschaffen, um sich sodann in deren fachliche Diskurse mit einklinken zu können.
Das vorliegende Werk möchte ein solcher „Schlüssel" für all diejenigen sein, die sich mit „Psychiatrie" und „Psychotherapie" befassen, insbesondere jedoch für all jene, die sich auf die staatliche Prüfung zum „Heilpraktiker für Psychotherapie" vorbereiten.
Zur Handhabung des vorliegenden Nachschlagewerks im Folgenden einige kurze Hinweise (siehe auch die Benutzerhinweise): Die Auswahl der hier zusammengetragenen Termini erfolgte anhand meines – ebenfalls im Elsevier-Verlag erschienen – Lehrbuchs „Heilpraktiker für Psychotherapie": Die meisten dort verwendeten Fachbegriffe sowie eine große Anzahl von mit eingeflossenen, für das Textverständnis relevanten Fremdwörter (ggf. auch solche, die nicht unmittelbar mit der Psychiatrie zu tun haben, z. B. das „Stroboskop") werden dem Leser im vorliegenden Werk knapp und präzise nach folgendem Schema erläutert: Begriff, Begriffsherkunft (falls nicht der deutschen Sprache entstammend), Erklärung ggf. unter Einbeziehung einschlägiger Verweise auf die ICD-10- und die künftige ICD-11-Codierung.
In Einzelfällen wurden auch solche Termini aufgenommen, die zwar nicht im Lehrbuch erscheinen, hier jedoch sinnvollerweise berücksichtigt wurden, um einen Begriff aus dem Lehrbuch zu erläutern. Stammen jene Begriffe, die den hier erklärten Termini zugrunde liegen, von keiner die lateinischen Schriftzeichen verwendenden Sprache ab, werden diese i. d. R. nicht latinisiert; zwischen altgriechischer und griechischer Herkunft wird nicht unterschieden.
Allen, die mit diesem Lexikon arbeiten, wünsche ich viel Freude bei ihrer Arbeit und Erfolg im therapeutischen Wirken.

München, im Frühjahr 2021
Christopher M. Ofenstein

Benutzerhinweise

Begriffslistung und Eigennamen

- Die Sortierung der Begriffe erfolgt in initialalphabetischer Reihenfolge, d. h., die Zeichenketten sind in Schriftrichtung nach der Reihenfolge der einzelnen Buchstaben im Alphabet geordnet. Umlaute (ä, ö, ü) werden dabei wie „a", „o" oder „u" gewertet.
  Beispiel: **Atemdepression** → **Äther** [„Ather"] → **Athetose** → **Ätiologie** [„Atiologie"] → **Atom.**
- Bei „Begriffsfamilien" wurde jenes Wort vorangestellt (und somit auch entsprechend im alphabetischen Verlauf sortiert), das in meinem Lehrbuch am häufigsten Verwendung findet. Hierbei steht „Sg." für „Singular", „Pl." für „Plural", „Adj." für „Adjektiv", „Subst." für „Substantiv", „V." für „Verb".
  Beispiel: **fraktionieren**, Subst. **Fraktionierung**, Adj. **fraktioniert** …
- Deutsche Namenszusätze wie z. B. „von", „Ritter von" etc. wurden bei der alphabetischen Listung vernachlässigt.
  Beispiel: Basalganglien → **Basedow**, Carl Adolph von → Bauchspeicheldrüse
- Namen von Personen, die nicht im Bereich des lateinischen Schriftgebrauchs lebten, werden latinisiert wiedergegeben und entsprechend gelistet.
- Eventuelle – z. B. adjektivische – Konkretisierungen eines Störungsbildes erfolgen im Kontext der alphabetischen Listung erst nach dessen Benennung in eckiger Klammer. *Beispiele:* Die nichtorganische sekundäre Enuresis findet sich als „**Enuresis [nichtorganisch, sekundär]**", akute, vorübergehende psychotische Störungen als „**psychotische Störungen [akut, vorübergehend]**" oder die expressive Sprachstörung als „**Sprachstörung [expressiv]**".
- **Zentrale und prüfungsrelevante Begriffe** werden farblich unterschieden nach den folgenden Kategorien:
  - **psychiatrisches Störungsbild**
  - **psychotherapeutische Verfahren**
  - **Psychotherapeuten / Psychoanalytiker**
  - **neurologisches Krankheitsbild / neurologische Begriffe**
  - **allgemeinmedizinische Erkrankung / allgemeinmedizinische Begriffe**

Synonyme und Verweise

- Bei sämtlichen gelisteten Begriffen werden am Ende der Erklärungen eventuell vorhandene Synonyme angegeben. Umgekehrt findet ein entsprechender Verweis, wenn ein gelisteter Begriff unter einem Synonym erläutert wird.
  Beispiel: Existenzanalyse … Syn.: Logotherapie
  Logotherapie ▶ *Existenzanalyse*
- Werden im Zuge einer Begriffserläuterung andere, ebenfalls in diesem Lexikon erklärte Termini verwendet, so wird auf diese noch im Fließtext

hingewiesen. Dies geschieht durch Kursivdruck des betreffenden Wortes mit vorangestelltem Verweispfeil.

Beispiel: **Lorazepam** Arzneistoff aus der Gruppe der ▶ *Benzodiazepine* mit dem Handelsnamen ▶ *Tavor®*.

Fehler gefunden?

An unsere Inhalte haben wir sehr hohe Ansprüche. Trotz aller Sorgfalt kann es jedoch passieren, dass sich ein Fehler einschleicht oder fachlich-inhaltliche Aktualisierungen notwendig geworden sind. Sobald ein relevanter Fehler entdeckt wird, stellen wir eine Korrektur zur Verfügung.

Mit diesem QR-Code gelingt der schnelle Zugriff.
https://else4.de/978-3-437-58307-0

Wir sind dankbar für jeden Hinweis, der uns hilft, dieses Werk zu verbessern. Bitte richten Sie Ihre Anregungen, Lob und Kritik an folgende E-Mail-Adresse:
kundendienst@elsevier.com

Abkürzungen

Abk.	Abkürzung
Adj.	Adjektiv, Eigenschaftswort
ahd.	althochdeutsch
anat.	anatomisch
arab.	arabisch
bzw.	beziehungsweise
chin.	chinesisch
d. F.	der Fälle
d. h.	das heißt
dgl.	dergleichen
ebd.	ebenda
engl.	englisch
etc.	et cetera
evtl.	eventuell
frz.	französisch
ggf.	gegebenenfalls
griech.	griechisch
hebr.	hebräisch
ICD	International Classification of Diseases
i. R.	im Rahmen
i. S.	im Sinne
i. d. R.	in der Regel
insb.	insbesondere
ital.	italienisch
Jh.	Jahrhundert
lat.	lateinisch
Lj.	Lebensjahr
mexik.	mexikanisch
Mio.	Million(en)
Mrd.	Milliarde
n. Chr.	nach Christus
o. Ä.	oder Ähnliches
Pl.	Plural, Mehrzahl
s. o.	siehe oben
Sg.	Singular, Einzahl
skrt.	Sanskrit
sog.	sogenannt(e)
span.	spanisch
Subst.	Substantiv, Hauptwort
Syn.	Synonym(e)
u. Ä.	und Ähnliches
usw.	und so weiter
u. a.	und anderes, unter anderem
u. U.	unter Umständen
u. v. m.	und vieles mehr
ugs.	umgangssprachlich
urspr.	ursprünglich
V.	Verb, Tätigkeitswort
v. Chr.	vor Christus
v. a.	vor allem
vgl.	vergleiche
z. B.	zum Beispiel

A

ABC-Theorie (griech. *theoria* = „Betrachtung", „Untersuchung") Von ▶ *Ellis, Albert* entwickeltes Modell zur Entstehung von ▶ *psychisch*en Störungen: *adversity* (A) → *beliefs* (B) → *consequences* (C). Also: Ein unerwünschtes Ereignis (A) wird anhand ▶ *irrationaler Überzeugungen* (B) bewertet, was zu einer bestimmten ▶ *emotional*en Konsequenz (C) und dementsprechendem Verhalten führt.

abhängige Persönlichkeitsstörung (lat. *persona* = „Maske", „Rolle [des Schauspielers]"; aus *per-* = „[hin]durch" und *sonare* = „tönen") Spezifische ▶ *Persönlichkeitsstörung*, die gekennzeichnet ist durch eine unverhältnismäßig stark ausgeprägte Unselbstständigkeit sowie ▶ *Abhängigkeit* von anderen, bedingt durch die Selbsteinschätzung, ein in sämtlichen Lebensbereichen schwacher bzw. hilfloser Mensch zu sein. Gleichzeitig ordnen sich die Betroffenen bedingungslos all jenen Menschen unter, zu denen eine solche Abhängigkeit besteht, um von ihnen nicht verlassen zu werden. ▶ *Person*en mit einer a.n P. sind gefügig, übernehmen keinerlei Verantwortung – weder für sich noch für ihre Mitmenschen – und lassen andere für sich entscheiden. Frauen sind häufiger betroffen als Männer; die Häufigkeit in der Allgemeinbevölkerung liegt bei ca. 1 %. Nicht selten tritt die a. P. mit weiteren Persönlichkeitsstörungen, der Abhängigkeit von ▶ *psychotropen Substanz*en sowie mit einer ▶ *Angststörung*, ▶ *Zwangsstörung* oder depressiven Störung [▶ *depressive Episode*] auf. In der ▶ *ICD*-10 ist die a. P. unter F60.7 gelistet (▶ *ICD*-11: 6D10.Z).
Syn.: asthenische Persönlichkeitsstörung, dependente Persönlichkeitsstörung, passive Persönlichkeit.

Abhängigkeit Adj. **abhängig** Unwiderstehliches, dauerhaftes Verlangen nach der Einnahme einer ▶ *psychotropen Substanz* (stoffgebundene A., z. B. ▶ *Alkoholabhängigkeit*; in der ▶ *ICD*-10 codiert unter F10.x [▶ *ICD*-11: 6C40.x]) oder dem Ausführen einer Tätigkeit (nicht stoffgebundene A., z. B. Arbeits-, Kauf- oder Spielsucht [▶ *pathologisches Spielen*]; in der ▶ *ICD*-10 codiert unter F63 [▶ *ICD*-11: 6C50.x [Glücksspiel, on- oder offline] und 6C51.x [Spielen, on- oder offline]). Je nach ▶ *Suchtpotenzial* ist die Entstehung einer ▶ *psychisch*en A. (unbezwingbares, ständiges Verlangen nach dem Beschaffen sowie der Einnahme einer ▶ *Substanz* bzw. dem Ausführen einer Tätigkeit, einschließlich dem damit einhergehenden Kontrollverlust hinsichtlich der Häufigkeit bzw. des Beginns und der Beendigung des Konsums/der Tätigkeit) oder einer ▶ *physisch*en A. (▶ *Toleranzentwicklung* eines Organismus gegenüber einer ▶ *Substanz* einschl. der damit verbundenen Dosissteigerung zur Vermeidung von ▶ *Entzugssymptom*en) denkbar. – Im ▶ *triadischen System* sind die A.serkrankungen unter den ▶ *psychogenen Störung*en aufgeführt. – Der A.-Begriff kann darüber hinaus auch für eine Form der Beziehungsstörung stehen (z. B. ▶ *abhängige Persönlichkeitsstörung*).

Abhängigkeits-Autonomie-Konflikt ▶ *Autonomie-Abhängigkeits-Konflikt*.

Abhängigkeitspotenzial (lat. *potentia* = „Kraft", „Vermögen") ▶ *Suchtpotenzial*.

Abhängigkeitssyndrom (griech. *syn-* = „zusammen-", „mit-"; *dromos* = „Weg", „Lauf") Die ▶ *ICD*-10 sieht als ▶ *Diagnose*richtlinie unter F1x.2 vor (▶ *ICD*-11: 6C4x.2), dass von folgenden sechs ▶ *Symptom*en innerhalb eines Jahres mindestens drei aufgetreten sein müssen, um von einem stoffgebundenen A. ausgehen zu können: (a) massives Konsumverlangen; (b) verminderte Kontrollfähigkeit hinsichtlich Menge sowie Beginn und Ende des Konsums; (c) ▶ *Entzugssymptome* sowie ▶ *Substanz*gebrauch zur Milderung

A

derselben; (d) ▶ *Toleranzentwicklung* und – damit verbunden – Dosissteigerung; (e) Vernachlässigung anderer Interessen zugunsten von Substanzbeschaffung und -einnahme; (f) anhaltender Konsum trotz nachweislich schädlicher Folgen. – Schätzungsweise 5–7 % der deutschen Bevölkerung leiden an einer ▶ *Abhängigkeits*erkrankung, und zwar unabhängig von der Zugehörigkeit zu einer ▶ *sozial*en Schicht.

abnorme Trauerreaktion (lat. *abnormis* = „von der Regel abweichend"; *re-* = „wieder-", „zurück-"; *agere* = „tätig sein") ▶ *Anpassungsstörung*.

abnorme Variation psychischen Erlebens (lat. *abnormis* = „von der Regel abweichend"; *variare* = „abwechseln", „verschieden sein"; griech. *psyche* = „Atem", „Hauch", „Seele") ▶ *psychogene Störung*.

Abrasio uteri (lat. *abrasio* = „Abkratzung"; *uterus* = „Gebärmutter") Ausschabung der ▶ *Schleimhaut* der Gebärmutter zu ▶ *therapeutisch*en (z. B. nach einer Fehlgeburt) oder ▶ *diagnostisch*en (z. B. Ausschluss einer ▶ *Neoplasie*) Zwecken; siehe auch ▶ *Kürettage*.

Absence-Anfall früher **Petit Mal** (engl. *absence* = „Abwesenheit") Erscheinungsform eines ▶ *epileptisch*en Anfalls, der durch plötzlich auftretende, jedoch – im Gegensatz zum ▶ *generalisierten Anfall* – nur sekundenlange Bewusstseinspausen (Absencen) gekennzeichnet ist. Das Gesicht des ▶ *Patient*en wirkt dabei versteinert; ist der Anfall vorüber, verhält sich der Betroffene meist so, als sei nichts gewesen.

absichtliche Selbstschädigung mit tödlichem Ausgang ▶ *Suizid*.

Abspaltung ▶ *Affektisolierung*.

Abstammungswahn ▶ *Wahn*hafte Überzeugung, der Nachfahre einer berühmten, historisch bedeutsamen ▶ *Persönlichkeit* zu sein (siehe auch ▶ *Wahninhalt*). Der A. kann z. B. im Kontext einer ▶ *Schizophrenie* oder ▶ *schizoaffektiven Störung* auftreten.

Abstinenz (lat. *abstinere* = „fernhalten", „sich enthalten") Enthaltsamkeit.

Abstinenzregel (lat. *abstinere* = „fernhalten", „sich enthalten"; *regula* = „Richtschnur") Die i. R. des ▶ *therapeutisch*en Prozesses durch ▶ *Übertragung* beim ▶ *Klient*en entstandenen Gefühle oder Wünsche in Bezug auf den Therapeuten werden von diesem nicht befriedigt (insb. pflegt er außerhalb der ▶ *Therapie* keine persönlichen Kontakte zu seinem Klienten und/oder dessen Bezugspersonen; er gibt keine Informationen über die eigene ▶ *Person*, sein eigenes Leben oder eigene Probleme). Die durch ▶ *Gegenübertragung* bei sich entstandenen ▶ *Emotion*en behält der ▶ *Therapeut* konsequent für sich. Die A. gehört zu den wesentlichen Therapieprinzipien der ▶ *Psychoanalyse*.

Abstraktion V. **abstrahieren**, Adj. **abstrakt** (lat. *abstrahere* = „abziehen", „entfernen", „trennen", „verallgemeinern") ▶ *psychisch*er Vorgang, in dessen Rahmen der Mensch die auf ihn einströmenden Eindrücke bzw. Informationen so weit auf ihre wesentlichen Eigenschaften reduziert, dass eine sinnvolle Weiterverarbeitung für ihn möglich wird.

Abszess (lat. *abscedere* = „weggehen" bzw. *abscessus* = „Absonderung") Durch entzündungsbedingte Gewebeeinschmelzung entstandene, in einer nicht vorgebildeten Körperhöhle liegende abgekapselte Eiteransammlung, deren Entfernung oftmals einen ▶ *chirurgisch*en Eingriff erfordert.

Abusus (lat. *abusus* = „Missbrauch") ▶ *Verhaltensstörung*, die nach unangemessenem Gebrauch bzw. wiederholtem Konsum von ▶ *psychotropen Substanz*en eintreten kann. Sie ist gekennzeichnet durch ein starkes Verlangen, sich die betreffende ▶ *Substanz* regelmäßig zuzuführen, wobei der Körper mit ▶ *Toleranzentwicklung* und ggf. – falls diese nicht mehr zugeführt wird – mit ▶ *Entzugssymptom*en reagiert; siehe auch ▶ *Abhängigkeit*.

Abwehrmechanismus Pl. **Abwehrmechanismen** (griech. *mechanike* = „Bewegungslehre", „Maschinenkunde") Begriff aus der ▶ *Psychoanalyse*; er bezeichnet einen meist unbewusst ablaufenden ▶ *psychisch*en Vorgang mit dem Ziel, die seelische Verfassung eines Menschen trotz vorhandener Konfliktpotenziale (z.B. ▶ *Trieb*regungen auf der einen und Ge- bzw. Verbote auf der anderen Seite) stabil zu erhalten; die vorhandenen ▶ *Konflikte* einschließlich der damit verbundenen ▶ *Unlustgefühle* werden durch die A. neutralisiert, ins ▶ *Unbewusste* abgegeben und nicht mehr wahrgenommen. Des Weiteren sorgen A. dafür, dass einmal „abgewehrte" Konflikte nicht ohne Weiteres durch äußere Auslöser reaktiviert bzw. aktualisiert werden können. A. stellen somit eine – an sich sinnvolle – Konfliktbewältigungsstrategie der ▶ *Psyche* dar. Folgende A. werden unterschieden: ▶ *Affektisolierung* (Abspaltung) ▶ *Identifikation* (Introjektion), ▶ *Konversion*, ▶ *Projektion*, ▶ *Rationalisierung*, ▶ *Reaktionsbildung*, ▶ *Regression*, ▶ *Somatisierung*, ▶ *Sublimierung*, ▶ *Verdrängung* (Verleugnung), ▶ *Verschiebung*. Neben den A. bilden das ▶ *Instanzenmodell* sowie das Modell der ▶ *psychosexuellen Entwicklung* die Grundpfeiler für das Verständnis der klassischen ▶ *Psychoanalyse*.

Acamprosat Eine i.R. der ▶ *Alkoholentwöhnung* eingesetzte ▶ *Anticraving-Substanz*, die in Tablettenform seit 1989 unter dem Namen ▶ *Campral*® im Handel erhältlich ist.

Aceton Farbloses, flüssiges ▶ *Lösungsmittel*, das bei der Herstellung von Plexiglas oder Nagellackentferner eingesetzt wird. A. wirkt ▶ *narkotisch*, wenn es in größeren Mengen inhaliert wird; siehe auch ▶ *Schnüffeln*.

Acetylcholin (ACh) (lat. *acetum* = „Essig"; griech. *chole* = „Galle") Einer der wichtigsten und der am längsten (seit 1920) bekannten ▶ *Neurotransmitter*. Als Botenstoff reguliert er zahlreiche Körpervorgänge, indem er z.B. die Erregungsübertragung an der ▶ *motorischen Endplatte* zwischen ▶ *Nerv* und Muskel vermittelt. ACh wird durch die ▶ *Acetylcholinesterase* im ▶ *synaptischen Spalt* in Essigsäure und Cholin gespalten, wodurch seine Wirkung aufgehoben wird. Die Wirkungen des ACh werden als ▶ *cholinerg* bezeichnet. Eine Anregung des ▶ *Parasympathikus* erfolgt u.a. durch ACh.

Acetylcholinesterase (AChE) (lat. *acetum* = „Essig"; griech. *chole* = „Galle") Hocheffizientes ▶ *Enzym* aus der Gruppe der Cholinesterasen, das bei der ▶ *Reiz*weiterleitung durch Nervenzellen [▶ *Neuron*] eine zentrale Rolle einnimmt. Nach seiner Ausschüttung in den ▶ *synaptischen Spalt* sorgt es für den Abbau von ▶ *Acetylcholin (ACh)* und kontrolliert dadurch den Vorgang der Signalübertragung. Insbesondere wirkt es im ▶ *Zentralnervensystem (ZNS)*, aber auch im ▶ *vegetativen Nervensystem* sowie an den neuromuskulären ▶ *Synapsen*. Wird AChE gehemmt, so tritt eine andauernde Reizweiterleitung ein, da ACh dann nicht abgebaut werden kann.

Acetylsalicylsäure (ASS) Arzneistoff mit schmerzstillender, fiebersenkender, gerinnungs- und entzündungshemmender Wirkung, der insb. gegen leichte bis mittelschwere Kopf-, Gelenk- oder Muskelschmerzen eingesetzt wird. Bekanntester Handelsname für ASS ist ▶ *Aspirin*®, doch auch in zahlreichen anderen Schmerzmitteln (wie etwa ▶ *Thomapyrin*®) ist ASS enthalten.

Ach Abk. für ▶ *Acetylcholin*.

AChE Abk. für ▶ *Acetylcholinesterase*.

Achtes Buch Sozialgesetzbuch (SGB VIII) Bundesgesetz der Bundesrepublik Deutschland, das die Kinder- und Jugendhilfe regelt; es trat am 1. Januar 1991 in Kraft. ▶ *Erziehungsbeistandschaft* bzw. ▶ *Schutzaufsicht*, ▶ *Heimerziehung* bzw. ▶ *Fürsorgeerziehung*.

A

Acquired Immune Deficiency Syndrome (engl. *acquired* = „erworben", *immune deficiency* = „Immundefekt", *syndrome* = „Syndrom") Erworbenes Immundefekt-Syndrom (▶ *AIDS*).

Adaptation **Adaptivität**, Adj. **adaptiv** (lat. *adaptare* = „anpassen") „Anpassung[svermögen]". Fähigkeit von Lebewesen, sich an ihre Umwelt anzupassen bzw. je nach Umständen ▶ *adäquat* zu reagieren. A. ist ferner ein ▶ *lerntheoretisch*er Begriff, der besagt, dass ein dauerhaft bestehender ▶ *Reiz* zu einer Abschwächung der Reaktion führt.

adäquat (lat. *adaequare* = „gleichmachen") Angemessen, übereinstimmend, sich deckend, passend.

Adenom (griech. *aden* = „Drüse" bzw. *adenoma* = „Drüsengeschwulst") Gutartige Drüsengeschwulst (▶ *ICD*-10: D36 [▶ *ICD*-11: 2F38]), die häufig im Magen-Darm-Trakt als Polyp auftritt, aber grundsätzlich jedes Organ betreffen kann.

ADHS Abk. für ▶ *Aufmerksamkeitsdefizit-Hyperaktivitätsstörung.*

Adipositas Adj. **adipös** (lat. *adeps* = „fett") Fettleibigkeit. Starkes, ▶ *medizinisch* relevantes ▶ *Übergewicht*, bedingt durch eine – aus unterschiedlichsten Gründen (z. B. ▶ *genetisch*er Faktor, ▶ *Stoffwechsel*erkrankungen, Missverhältnis zwischen zugeführter Nahrung und ihrer energetischen Verwertung) – weit über das Normalmaß hinausgehende Vermehrung des Körperfetts, das mit zahlreichen ▶ *krankhaft*en Auswirkungen (▶ *Hypertonie*, ▶ *Diabetes mellitus*, ▶ *Hyperlipidämie*, ▶ *Gicht*, ▶ *Schlafapnoe-Syndrom (SAS)*, ▶ *orthopädische* Beschwerden, gesellschaftliche Stigmatisierung, reduziertes Selbstwertgefühl [▶ *Selbstbewusstsein*], Verlust der Lebensfreude u. v. m.) sowie einem deutlich erhöhten ▶ *Mortalität*srisiko einhergeht. Der Übergang vom Übergewicht zur A. liegt bei einem ▶ *Body-Mass-Index (BMI)* von 30,0 kg/m^2 (A. Grad I: BMI 30,0–34,9; A. Grad II: BMI 35,0–39,9; A. Grad III: BMI ≥ 40,0). Die eingeschränkte Beweglichkeit der ▶ *Patient*en geht oft mit verminderter körperlicher Aktivität einher und birgt so die Gefahr einer weiteren Gewichtszunahme; zusätzlich können mögliche negative Reaktionen der Gesellschaft auf die Körperfülle zu kompensatorischem „Frustessen" führen, was zusammengenommen den „Teufelskreis" dieser ▶ *Erkrankung* beschreibt. Anders als bei den „Binge Eaters" [▶ *Binge Eating Disorder (BED)*] gibt nur etwa ein Drittel der an A. leidenden Patienten an, Heißhungerattacken zu verspüren. 13–17 % der deutschen Bevölkerung leiden an A., wobei mit dem Alter die Anzahl der Betroffenen ansteigt. In der ▶ *ICD*-10 und *ICD*-11 wird die A. nicht unter den ▶ *psychisch*en Störungen, sondern bei den ▶ *endokrin*en, Ernährungs- und Stoffwechselkrankheiten gelistet (E66.x bzw. 5B8x). Demgegenüber ist übermäßiges Essen als Reaktion auf belastende Ereignisse mit F50.4 („Essattacken bei sonstigen psychischen Störungen") zu codieren (▶ *ICD*-11: 6B8Y). Von A. betroffen waren z. B. Günter Strack (1929–1999) und Dieter Pfaff (1947–2013).

Syn.: Fettsucht.

Adler, Alfred *7. Februar 1870 in Rudolfsheim bei Wien (Österreich), † 28. Mai 1937 in Aberdeen (Schottland), österreichischer ▶ *Medizin*er und ▶ *Psychotherapeut*, gilt als Begründer der ▶ *Individualpsychologie*; maßgeblich hierfür waren die Publikation seiner „Studie über Minderwertigkeit von Organen" (1907) sowie seine Auffassung, dass jeder ▶ *Patient* als einmaliges ▶ *Individuum*, als Ganzheit, körperlich behandelt und ▶ *psychisch* erschlossen werden müsse. Sein Anliegen bestand in der Schaffung einer lebensnahen und für Laien verständlichen ▶ *Psychologie*, in der es darum gehen sollte, Menschen aus ihrer höchst ▶ *individuell*en Situation bzw. Lebensgeschichte heraus verstehen zu lernen, weswegen seine ab 1920 erschienenen Bücher ganz bewusst von einem schlichten Schreibstil gekennzeichnet sind. A. entstammte einer jüdischen Familie und konvertierte im Jahr 1904 zum Protestantismus. Er war Schüler von ▶ *Freud, Sigmund*, brach jedoch im Jahr 1911 mit ihm, nachdem er dessen Bild vom Menschen als von ▶ *Trieb*en geleitetes Wesen nicht teilen mochte, sondern stattdessen vielmehr die ▶ *Sozial*natur eines jeden Individuums in den Vordergrund rückte. A. begründete eine eigene „Gesellschaft für freie Psychoanalyse", den späteren „Verein für Individualpsychologie", der jedermann offenstand, um dort ▶ *psychologische* Erkenntnisse – quasi vorbeugend – zum Allgemeingut werden zu lassen. Ebendiesem Verein ist es auch zu verdanken, dass A.s Urne in Edinburgh wiedergefunden wurde und schließlich im Juli 2011 auf dem Wiener Zentralfriedhof – nahe Haupttor 2 – beigesetzt werden konnte.

Adoleszenz (lat. *adolescere* = „heranwachsen") Vorgerücktes Jugendalter, in dem sich der Mensch von der ▶ *Pubertät* hin zum vollen Erwachsensein entwickelt. Die ▶ *emotionale* und ▶ *soziale* Reifung ist noch nicht abgeschlossen, wohl aber die ▶ *biologische* Reifung hin zum ▶ *Erwachsenen.*

Adrenalin (lat. *ad* = „zu"; *ren* = „Niere") Im Nebennierenmark gebildetes ▶ *Hormon*. In ▶ *Stress*-Situationen wird es ins Blut ausgeschüttet mit der Folge, dass der ▶ *Sympathikus* angeregt wird, ▶ *Blutdruck* und Herzfrequenz sich erhöhen und unverzüglich körpereigene Energiereserven bereitgestellt werden. Darüber hinaus tritt A. als ▶ *Neurotransmitter* in Nervenzellen [▶ *Neuron*] des ▶ *Zentralnervensystems (ZNS)* auf.

ADS Abk. für ▶ *Aufmerksamkeitsdefizit-Störung/-Syndrom (ADS).*

Affekt Adj. **affektiv** (lat. *afficere* = „einwirken", „behandeln"; *affectus* = „Leidenschaft", „Begierde", „Gemütserregung", „Gemütsverfassung") Meist nur kurzzeitig – im Gegensatz zur ▶ *Affektivität* – anhaltende Gefühlsbewegung wie z. B. Freude, Zorn oder Wut. Oftmals wird der A.-Begriff als Gegenpol zu ▶ *Kognition* gebraucht („Herz gegen Verstand").

Affektäquivalent (lat. *affectus* = „Leidenschaft", „Begierde", „Gemütserregung", „Gemütsverfassung"; *aequus* = „gleich"; *valere* = „wert sein") A. ist ein Begriff aus der ▶ *Psychoanalyse* und bezeichnet eine spezielle Art der ▶ *Konversion*: Obwohl in einer konkreten Situation ▶ *Emotion*en wie z. B. ▶ *Angst*, Trauer, Scham etc. angesagt wären, regt sich nicht die ▶ *Psyche* des betreffenden Menschen, sondern sein Körper (etwa in Form von Bauchkrämpfen, Bluthochdruck [▶ *arterielle Hypertonie*] o. Ä.). Durch das körperliche ▶ *Symptom* wird jedoch nicht etwa eine unbewusste Problematik ▶ *symbolisch* zum Ausdruck gebracht; vielmehr reagieren hier ▶ *vegetative* Organe auf Situationen, die ansonsten (negative) Gefühle auslösen würden.

Affektarmut Adj. **affektarm** (lat. *affectus* = „Leidenschaft", „Begierde", „Gemütserregung", „Gemütsverfassung") Mangel an ▶ *affektiv*er Ansprechbarkeit; die Art und das Ausmaß der gezeigten ▶ *Emotion*en sind reduziert. Bei der A. handelt es sich um einen möglichen Teilaspekt einer ▶ *affektiven Störung*, der z. B. im Kontext einer ▶ *depressiv*en, ▶ *schizoaffektiv*en oder ▶ *wahnhaften* ▶ *Erkrankung* beobachtbar ist.

Affektdelikt (lat. *affectus* = „Leidenschaft", „Begierde", „Gemütserregung", „Gemütsverfassung"; *delictum* = „Übertretung", „Fehler") Straftat, die im ▶ *Affekt* verübt wurde und deren Begutachtung dem ▶ *forensischen Psychiater* obliegt.

Affektinkontinenz (lat. *affectus* = „Leidenschaft", „Begierde", „Gemütserregung", „Gemütsverfassung"; *in-continentia* = „Unfähigkeit, etwas zurückzuhalten") Gefühlsäußerungen können nicht mehr beherrscht werden; sie springen schnell an, können schlagartig wechseln, erreichen zuweilen eine übermäßige Intensität, entsprechen jedoch

A

nicht – im Gegensatz zur ▶ *Affektlabilität*! – dem realen Gefühlserleben des betreffenden Menschen. A. ist häufig beobachtbar bei Hirnschädigungen i. R. einer ▶ *vaskulären Demenz*, durch Schlaganfälle oder bei ▶ *multipler Sklerose (MS)*.

Affektisolierung (lat. *affectus* = „Leidenschaft", „Begierde", „Gemütserregung", „Gemütsverfassung"; ital. *isolato* = „inselartig") ▶ *Abwehrmechanismus*, der durch die Abtrennung von unangenehmen, unerwünschten oder unerträglichen Gefühlen vom Erlebten gekennzeichnet ist.

affektive Ebene (lat. *affectus* = „Leidenschaft", „Begierde", „Gemütserregung", „Gemütsverfassung") ▶ *Gefühlsebene*.

affektive Psychose (lat. *affectus* = „Leidenschaft", „Begierde", „Gemütserregung", „Gemütsverfassung"; griech. *psychosis* = „Beseeltheit") ▶ *Affektive Störung*, die durch das traditionelle ▶ *triadische System* in drei Ursachengruppen eingeteilt wurde: ▶ *exogene affektive Psychosen*, ▶ *endogene affektive Psychosen* und ▶ *psychogene Erkrankungen*.

affektive Störung (lat. *affectus* = „Leidenschaft", „Begierde", „Gemütserregung", „Gemütsverfassung") Gruppe von diversen ▶ *psychisch*en Störungen, bei denen der ▶ *Affekt* betroffen, d.h. die ▶ *Gemüt*slage ▶ *krankhaft* verändert (gesteigert oder gedrückt) ist, und zwar oftmals begleitet von einer Veränderung des Aktivitätsniveaus (vgl. ▶ *Antrieb*), des ▶ *Denkens* sowie der ▶ *vegetativ*en Funktionen (▶ *Schlaf*bedürfnis, ▶ *Libido* etc.). Diese ▶ *pathologische* ▶ *Stimmungs*veränderung kann ▶ *akut*, ▶ *chronisch* oder ▶ *episodisch* bzw. ▶ *monophasisch* oder ▶ *polyphasisch* verlaufen und sich in einer gehobenen oder ▶ *depressiven* ▶ *Gemüt*slage (▶ *manische* oder ▶ *unipolar* ▶ *depressive* Störung) äußern, aber auch in einer Abwechslung beider Varianten (bipolare affektive bzw. manisch-depressive Störung [▶ *affektive Störung [bipolar]*]). Ihnen gemeinsam ist die ▶ *multifaktorielle* ▶ *Genese*. A. St. können folgende Teilaspekte umfassen: ▶ *Gefühl der Gefühllosigkeit*, ▶ *Affektarmut*, ▶ *Affektstarre*, ▶ *Affektverflachung*, ▶ *Affektlabilität* bzw. ▶ *Affektinkontinenz*, ▶ *depressives* oder ▶ *ängstliches Erleben*, ▶ *Euphorie* oder ▶ *Dysphorie*, Gefühle der ▶ *Ratlosigkeit* und Hoffnungslosigkeit, Störungen der ▶ *Vitalgefühle*, ▶ *Ambivalenz*, ▶ *Parathymie*, ▶ *Insuffizienzgefühle* u.a. In Bezug auf die Entstehung von a. St. werden insb. ▶ *genetische* Faktoren und Veränderungen im ▶ *Neurotransmitter*-System diskutiert, darüber hinaus aber auch ▶ *neuroendokrinologisch*e, ▶ *chronobiologische* (z. B. saisonale Häufung von ▶ *Depression*en im Frühjahr und Herbst sowie Tagesschwankungen bei schweren ▶ *Episode*n mit Früherwachen bzw. Morgentief) und ▶ *psychoreaktive* Faktoren (z. B. ▶ *Life-Events*) sowie ▶ *hirnmorphologische* Veränderungen (z. B. Veränderung der ▶ *grauen Substanz* in bestimmten Hirnarealen sowie verminderte ▶ *Stoffwechsel*aktivität des ▶ *Gehirns*), ▶ *Persönlichkeits*faktoren bzw. ▶ *Persönlichkeitsmerkmale* (z. B. ▶ *Typus melancholicus*) und schließlich ▶ *psychodynamische* (z. B. Fehlentwicklung des Selbstwertgefühls [▶ *Selbstbewusstsein*] in der ▶ *oralen Phase*), ▶ *kognitive* (z. B. ▶ *dysfunktionale Kognitionen*) und ▶ *lerntheoretische* Aspekte (z. B. Modell der ▶ *erlernten Hilflosigkeit*). Die ▶ *Therapie* von a. St. vollzieht sich in drei Schritten, nämlich der ▶ *Akuttherapie*, der ▶ *Erhaltungstherapie* und der ▶ *Rezidivprophylaxe*. Die ▶ *ICD*-10-Codierung erfolgt unter F3x (▶ *ICD*-11: 6A6-8x); dabei werden die a. St. im Wesentlichen unterschieden in: ▶ *manische Episode* (F30 [▶ *ICD*-11: 6A60]), bipolare affektive Störung (F31 [▶ *ICD*-11: 6A61]) [▶ *affektive Störung [bipolar]*], ▶ *depressive Episode* (F32 [▶ *ICD*-11: 6A70]), rezidivierende depressive Störung (F33 [▶ *ICD*-11: 6A71]) [▶ *depressive Störung [rezidivierend]*] und ▶ *affektive Störung [anhaltend]* (F34 [▶ *ICD*-11: 6A62 und 6A72]).

Syn.: Affektstörung.

affektive Störung [anhaltend] (lat. *affectus* = „Leidenschaft", „Begierde", „Gemütserregung", „Gemütsverfassung") Die ▶ *ICD*-10 kennt zwei a. St. [a.], nämlich die ▶ *Dysthymia* (F34.1 [▶ *ICD*-11: 6A72]) und die ▶ *Zyklothymia* (F34.0 [▶ *ICD*-11: 6A62]). In beiden Fällen handelt es sich um ▶ *affektive* Verstimmungen, die oft früh im Erwachsenenleben beginnen, meist über Jahre hinweg andauern und für die Betroffenen mit zahlreichen Einschränkungen einhergehen. Im traditionellen ▶ *triadischen System* werden die a. St. [a.] zu den ▶ *psychogenen Erkrankungen* gezählt, wobei die Dysthymia dabei am ehesten der ▶ *neurotischen Depression* entspricht.

affektive Störung [bipolar] (lat. *affectus* = „Leidenschaft", „Begierde", „Gemütserregung", „Gemütsverfassung"; *bi-* = „zwei"; *polus* = „[Nord- und Süd-]Pol", „Himmel[sgewölbe]") ▶ *Affektive Störung*, die – unter Ausschluss organischer Ursachen – durch wiederholte ▶ *manische Episoden* und ▶ *depressive Episoden* gekennzeichnet ist, zwischen denen ▶ *Intervalle* ausgeglichener ▶ *Stimmung* liegen. Die manischen Episoden beginnen i.d.R. abrupt und dauern zwischen 2 Wochen und 5 Monaten an; die depressiven Episoden dauern meist länger (ca. 6 Monate, selten länger als 1 Jahr). Treten mindestens vier ▶ *affektive* ▶ *Episode*n innerhalb eines einzigen Jahres auf, spricht man von ▶ *Rapid-Cycling*. Im Gegensatz zu ▶ *unipolar* depressiven Episoden zeichnet sich die a. St. [b.] durch eine häufigere familiäre Belastung, einen früheren Beginn, eine kürzere Phasendauer bei höherer Phasenfrequenz und ein ausgeglichenes Geschlechterverhältnis aus. Die ▶ *ICD*-10 listet die a. St. [b.] unter F31 (▶ *ICD*-11: 6A60 Typ 1 und 6A61 Typ 2) und teilt sie nach Schweregrad ein in gegenwärtig ▶ *hypomanisch* (F31.0 [▶ *ICD*-11: 6A60.2 und 6A61.0]), gemischt (F31.6 [▶ *ICD*-11: 6A60.9 bis 6A60.A und 6A61.9]) oder ▶ *remittiert* (F31.7 [▶ *ICD*-11: 6A60.B bis 6A60.F und 6A61.7 bis 6A61.A]) sowie gegenwärtig ▶ *manisch* (F31.1 und F31.2 [▶ *ICD*-11: 6A60.0 bis 6A60.1]) bzw. ▶ *depressiv* (F31.3 bis F31.5 [▶ *ICD*-11: 6A60.3 bis 6A60.8 und 6A61.1 bis 6A61.6]) mit eventuellem Vorhandensein von ▶ *somatischen* ▶ *Syndrom*en und ▶ *psychotischen* ▶ *Symptom*en. Im Rahmen des traditionellen ▶ *triadischen Systems* wurde die a. St. [b.] zu den ▶ *endogenen* ▶ *Erkrankung*en gerechnet und ▶ *Zyklothymie* genannt. Von diesem Störungsbild betroffen waren z.B. Otto von Bismarck (1815–1898), Vincent van Gogh (1853–1890) und Marilyn Monroe (1926–1962).

Affektivität Adj. **affektiv** (lat. *affectus* = „Leidenschaft", „Begierde", „Gemütserregung", „Gemütsverfassung") Gesamtheit von ▶ *Emotionalität* und ▶ *Gemüt* eines Menschen, die sowohl kurz andauernde ▶ *Affekt*e als auch länger andauernde ▶ *Stimmung*en umfasst. Sie setzt sich zusammen aus einer Vielzahl von Gefühlen und Denkinhalten. Bei einer ▶ *affektiven Störung* ist die A. ▶ *krankhaft* verändert.

Affektlabilität (lat. *affectus* = „Leidenschaft", „Begierde", „Gemütserregung", „Gemütsverfassung"; *labi* = „straucheln") Rascher Wechsel von Gefühlen. Im Unterschied zur ▶ *Affektinkontinenz* entsprechen die gezeigten (unbeherrschten oder wechselvollen) Gefühlsäußerungen dem Erleben des Menschen in der jeweiligen Situation. A. ist z.B. zu beobachten bei der ▶ *histrionischen Persönlichkeitsstörung*.

Affektstarre (lat. *affectus* = „Leidenschaft", „Begierde", „Gemütserregung", „Gemütsverfassung") Möglicher Teilaspekt einer ▶ *affektiven Störung*, der durch den Verlust aller ▶ *emotional*en Regungen bis hin zur Erstarrung gekennzeichnet ist, z.B. beobachtbar bei einer ▶ *depressiven*, ▶ *schizoaffektiven* oder ▶ *wahnhaften* ▶ *Erkrankung*.

Affektstörung ▶ *affektive Störung*.

A

Affektverflachung (lat. *affectus* = „Leidenschaft", „Begierde", „Gemütserregung", „Gemütsverfassung") ▶ *Affektive Störung*, die gekennzeichnet ist durch verminderte Gefühlsempfindungen und eine stark reduzierte ▶ *emotionale* Schwingungsfähigkeit.
Afferenz Adj. **afferent** (lat. *afferre* = „hintragen", „zuführen") Klassifizierungsbegriff hinsichtlich der Leitungsrichtung von ▶ *Nervenfasern* bei höher entwickelten Tieren und beim Menschen: A.en übertragen die in der ▶ *Peripherie* von den ▶ *Rezeptor*en bzw. Sinnesorganen aufgenommenen Informationen zum ▶ *Zentralnervensystem (ZNS)*. Im Gegensatz dazu wird von den ▶ *Efferenz*en die Übermittlung der Impulse vom ZNS zum jeweiligen Erfolgsorgan vorgenommen.
Aggression **Aggressivität**, Adj. **aggressiv** (lat. *aggredi* = „herangehen", „angreifen") Angriffslust mit Schädigungsabsicht.
Aggressionsumkehr (lat. *aggredi* = „herangehen", „angreifen") Eines von drei Merkmalen des von ▶ *Ringel, Erwin* beschriebenen ▶ *präsuizidalen Syndroms*. Aggressive Tendenzen, die jedoch nicht adäquat ausgedrückt werden (können), nehmen zu und richten sich daher gegen den Betroffenen selbst.
agitiert Subst. **Agitiertheit** (lat. *agitare* = „aufregen", „aufwiegeln") Nervös, unruhig, hibbelig, innerlich vibrierend, hyperaktiv.
agitierte Depression (lat. *agitare* = „aufregen", „aufwiegeln"; *deprimere* = „niederdrücken") Sonderform der ▶ *depressiven Episode*, bei der nicht – wie sonst üblich – die Hemmung, sondern vielmehr die Erregung von ▶ *Denken* und ▶ *Motorik* im Vordergrund steht; insofern ist auch in der ▶ *psychisch*en (innere Unruhe, „gedankliches Hamsterrad", unkontrollierter Rededrang) und ▶ *motorisch*en (Sitzunruhe, ziellose Aktivitäten) Unruhe das ▶ *Leitsymptom* der a.n D. zu sehen. Die sog. Jammerdepression ist eine Form der a.n D.; hier bestimmt im Kontext des bestehenden Rededrangs massives Klagen das ▶ *Krankheits*bild.
Agonist (griech. *agonistes* = „der Handelnde", „der Tätige", „der Kämpfer") Botenstoff, der i. R. der Impulsweiterleitung durch die Besetzung eines ▶ *Rezeptors* eine ▶ *Zelle* aktiviert, wobei es sich hierbei um eine körpereigene ▶ *Substanz*, aber auch um eine den ▶ *Neurotransmitter* imitierende, von außen zugeführte ▶ *chemische* Verbindung handeln kann. Zu den A.en zählen z. B. ▶ *Acetylcholin*, ▶ *Adrenalin*, ▶ *Noradrenalin*, ▶ *Dopamin*, ▶ *Histamin*, aber auch ▶ *Nikotin*. Gegensatz: ▶ *Antagonist*.
Agoraphobie (griech. *agoraphobia*, von *agora* = „Markt[platz]" und *phobos* = „Furcht", „Angst") „Platzangst"; Angst vor allen Situationen, in denen sich der ▶ *Patient* außerhalb der gewohnten Umgebung aufhält, z. B. öffentliche Plätze, öffentliche Verkehrsmittel, Fahrstühle, Fernreisen etc. Die Befürchtung, im Fall einer auftretenden ▶ *Panikattacke* seien keinerlei „Fluchtwege" vorhanden, ist ebenso ▶ *symptomatisch* wie die ▶ *Erwartungsangst*, die Sorge, zu ▶ *kollabieren* oder anderweitig die Kontrolle zu verlieren, und schließlich das aus all dem resultierende starke Vermeidungsverhalten, das im Extremfall das Verlassen der eigenen Wohnung unmöglich macht. Die ▶ *Gesamtlebenszeitprävalenz* liegt bei ca. 5 %, die ▶ *Erstmanifestation* zwischen dem 20. und 30. Lj.; Frauen sind häufiger betroffen als Männer. ▶ *ICD*-10: 40.0 (▶ *ICD*-11: 6B02); siehe auch ▶ *Phobie*. An A. soll u. a. die Schauspielerin Kim Basinger (*1953) gelitten haben.
AIDS Abk. für engl. *Acquired Immune Deficiency Syndrome* (erworbenes Immundefektsyndrom). Spezifische ▶ *Symptomen*kombination, die beim Menschen infolge einer ▶ *Infektion* mit dem humanen Immundefizienz-Virus („HI-Virus") auftritt und die Zerstörung des ▶ *Immunsystems* auslöst. Die ▶ *ICD*-10 listet AIDS unter B2x (▶ *ICD*-11:

1C6x). Von AIDS betroffen waren z.B. Michel Foucault (1926–1984), Freddie Mercury (1946–1991) und Klaus Schwarzkopf (1922–1991).

Akalkulie (lat. *a-* = „ab-", „weg-", „un-", „miss-"; *calculare* = „[be]rechnen") Verlust der Rechenfähigkeit bei ▸ *Erwachsenen*; Störung im Umgang mit Zahlen als Folge einer Hirnschädigung (▸ *ICD*-10: R48.8 [▸ *ICD*-11: MB4B.2]). Davon zu unterscheiden ist die als Entwicklungsstörung bei Kindern auftretende ▸ *Dyskalkulie* (ICD-10: F81.2 [▸ *ICD*-11: 6A03.2]).

Akathisie (griech. *a-* = „nicht", „ohne", „un-", „los-"; *kathizein* = „sitzen", „sich setzen") Unfähigkeit, still zu sitzen oder zu stehen; quälender, zielloser Bewegungsdrang, der z.B. durch ▸ *Neuroleptika* als unerwünschte ▸ *extrapyramidalmotorische Nebenwirkung* (nach einigen Behandlungswochen) ausgelöst werden kann, aber auch als frühes ▸ *Symptom* des ▸ *Morbus Parkinson* beobachtbar ist.

Akinese Adj. **akinetisch** (griech. *a-* = „nicht", „ohne", „un-", „los-"; *kinein* = „bewegen") Hochgradige Störung von Bewegungsabläufen, und zwar sowohl grob- als auch feinmotorisch [▸ *Motorik*]; Bewegungshemmung bis hin zur völligen Bewegungslosigkeit trotz uneingeschränkter Muskelkraft. A. ist ein ▸ *Leitsymptom* des ▸ *Morbus Parkinson*. Die Betroffenen fallen oftmals durch verminderte ▸ *Gestik*, starre ▸ *Mimik*, kleinschrittigen Gang, erhöhte Fallneigung sowie eine leise, monotone Sprache und ein zittriges, zum Zeilenende hin kleiner werdendes Schriftbild auf.

Akineton® ▸ *Biperiden*.

Akkommodation (lat. *accommodare* = „anpassen") Fähigkeit des Auges, sich je nach Bedarf auf Nah- und Fernsicht einzustellen.

Akoasmen (griech. *akoe* = „Gehör") ▸ *Halluzination*en, die oftmals bei ▸ *psychisch*en Störungen auftreten, und zwar in Form von amorphen ▸ *akustisch*en ▸ *Wahrnehmung*en wie z.B. Rauschen, Summen, Knacken, Pfeifen, Heulen, Lachen, Klopfen, Zischen.

Akrophobie (griech. *akros* = „Gipfel", „Spitze"; *phobos* = „Furcht", „Angst") „Höhenangst"; „Höhenschwindel". Anhaltende unangemessene ▸ *Furcht* vor dem Besteigen von oder dem Verweilen auf Bergen, Brücken, Balkonen, Leitern etc.; A. zählt zu den ▸ *neurotischen Störungen*, als solche wiederum zu den ▸ *Angststörung*en, und hier ist sie schließlich den ▸ *isolierten Phobie*n zuzuordnen. Gemäß ▸ *ICD*-10 wird sie mit F40.2 verschlüsselt (▸ *ICD*-11: 6B03).

aktives Zuhören (lat. *agere* = „tätig sein") ▸ *Interventionstechnik* i.R. der ▸ *klientenzentrierten Psychotherapie*: Der ▸ *Therapeut* gibt dem ▸ *Klient*en zu verstehen, dass er seinen Ausführungen aufmerksam folgt. Dies kann durch Blickkontakt, zugewandte Körperhaltung, Wiederholen des Gesagten, Nicken o.Ä geschehen.

Akupunktur (chin. *zhen bian*; lat. *acus* = „Nadel"; *pungere* = „stechen") „Nadelpunktierung". ▸ *Therapie*verfahren der traditionellen chinesischen ▸ *Medizin* mit bereits viertausendjähriger Geschichte, bei der Nadeln an definierten Körperpunkten in die Haut gesetzt werden, um dadurch bestimmte Organsysteme zu beruhigen oder anzuregen; Ziel ist die Regulierung des körpereigenen Energieflusses. Auch in der westlichen Welt wird die Wirksamkeit von A. zwischenzeitlich nicht mehr bezweifelt; so findet sie u.a. Anwendung bei der Behandlung ▸ *chronisch*er Schmerzen; darüber hinaus sind auch Erfolge bei der Therapie von ▸ *Nikotinabhängigkeit* bekannt.

Akustik Adj. **akustisch** (griech. *akouein* = „hören") Lehre vom Schall, seiner Entstehung, Ausbreitung und Hörbarkeit.

akut (lat. *acutus* = „scharf", „spitz") Rasch[es Ausbrechen einer ▶ *Erkrankung*]. Gegenbegriff: ▶ *chronisch*.

akute Belastungsreaktion (lat. *acutus* = „scharf", „spitz"; *re-* = „zurück"; *agere* = „tätig sein") Zu den ▶ *Belastungsstörungen* zählendes ▶ *Krankheits*bild, das in der ▶ *ICD*-10 unter F43.0 gelistet ist (▶ *ICD*-11: QE84). Die a. B. wird beschrieben als eine vorübergehende Störung mit beträchtlichem Schweregrad, die sich bei einem ▶ *psychisch* nicht manifest gestörten Menschen – u. a. in Abhängigkeit von seiner individuellen ▶ *Vulnerabilität*, den ihm zur Verfügung stehenden ▶ *Coping-Strategien* und der Schwere seines ▶ *Traumas* – als eine (zeitlich unmittelbar folgende) Reaktion auf eine außergewöhnliche körperliche oder seelische Belastung (z. B. schwerer Unfall, Tod eines geliebten Menschen) entwickelt und normalerweise innerhalb von Stunden oder Tagen wieder abklingt. Die a. B. ist durch folgende ▶ *Symptome* gekennzeichnet, die sich nacheinander in drei verschiedenen Phasen zeigen: 1. Schockzustand mit ▶ *vegetativen Symptomen* und einer Art „Betäubung", ▶ *Bewusstseinseinengung*, ▶ *Depersonalisations[erleben]* und ▶ *Derealisation[serleben]* sowie einer Unfähigkeit zur ▶ *Reiz*verarbeitung; 2. gemischtes und rasch wechselndes Bild von unterschiedlichsten Symptomen (z. B. Verzweiflung, Verminderung des ▶ *Antriebs* und ▶ *sozial*er Rückzug) oder aber Fluchttendenzen, ▶ *motorische* Übererregung und verbal ▶ *aggressiv*es Verhalten; 3. rasches Abklingen der ▶ *akuten* ▶ *Symptomatik*, sodass sie nach spätestens 72 Stunden – wenn überhaupt – nur noch minimal vorhanden ist, wobei eine teilweise oder gar vollständige ▶ *Amnesie* für dieses Zeitintervall gegeben sein kann. – Insbesondere Ersthelfer an Unfallorten sind mit Menschen konfrontiert, die an einer a.n B. leiden; hierbei sind behutsame Kontaktaufnahme, verlässliches Dabei-Sein und verständnisvolles Zuhören bei gleichzeitiger Abschirmung gegenüber äußeren Einflüssen angezeigt (▶ *Talk-Down*). Eine kurzfristige medikamentöse Entlastung durch ▶ *Benzodiazepine* wird kritisch diskutiert, da sie eine natürliche Verarbeitung des belastenden Ereignisses verhindern könnte. Da sich die Störung relativ kurzfristig (s. o.) von selbst wieder zurückbildet, ist in den meisten Fällen keine weitere ▶ *Therapie* notwendig.

Syn.: akute Krisenreaktion, psychischer Schock, Nervenzusammenbruch.

akute Krisenreaktion (lat. *acutus* = „scharf", „spitz"; griech. *krinein* = „trennen", „[unter]scheiden"; lat. *re-* = „zurück"; *agere* = „tätig sein") ▶ *akute Belastungsreaktion*.

akute vorübergehende psychotische Störung (lat. *acutus* = „scharf", „spitz"; griech. *psychein* = „atmen", „[aus]hauchen", „sterben", „erfrischen") ▶ *psychotische Störung [akut, vorübergehend]*.

Akuttherapie (lat. *acutus* = „scharf", „spitz"; griech. *therapeia* = „Dienst[leistung]", „Behandlung", „Pflege") Im Kontext der ▶ *affektiven Störungen* der erste von drei ▶ *Therapie*schritten. Zum Einsatz kommen hier sowohl nichtmedikamentöse (z. B. ▶ *Psychotherapie*, ▶ *Schlafentzugstherapie*, ▶ *Lichttherapie*, ▶ *Soziotherapie*, ▶ *Physiotherapie*, ▶ *Elektrokrampftherapie*) als auch medikamentöse Therapien (▶ *Antidepressiva* bei ▶ *depressiven Episoden*; ▶ *Neuroleptika*, ▶ *Tranquilizer* und ▶ *Stimmungsstabilisierer* bei ▶ *manischen Episoden*), wobei bei leichten und mittelschweren depressiven Episoden allein schon die ▶ *Psychotherapie* (▶ *kognitive Therapie*, ▶ *Verhaltenstherapie*, ▶ *kognitive Verhaltenstherapie*, ▶ *interpersonelle Psychotherapie (IPT)*, ▶ *tiefenpsychologische Therapie*) einschl. der ▶ *Psychoedukation* wirksam sein kann. Demgegenüber kann bei ▶ *manischen Episoden* – bedingt durch fehlende ▶ *Krankheitseinsicht* – zur Vermeidung von Selbst- und/oder Fremdgefährdung die unverzügliche ▶ *Unterbringung* in einer ▶ *psychiatrischen*

Klinik angezeigt sein. Bei der bipolaren affektiven Störung (▶ *affektive Störung [bipolar]*) birgt eine medikamentöse Therapie der ▶ *depressiv*en Phase das Risiko eines Umschwungs in die ▶ *manische* Phase.

akzentuierte Persönlichkeit (lat. *accentus* = „das Beitönen"; *persona* = „Maske", „Rolle [des Schauspielers]"; aus *per-* = „[hin]durch-" und *sonare* = „tönen") Ein auf ▶ *Leonhard, Karl* zurückgehender Begriff, der heute für ▶ *Person*en verwendet wird, die sich hinsichtlich ihrer ▶ *Persönlichkeit*szüge im Grenzgebiet zwischen „gerade noch ▶ *normal*" und „bereits ▶ *pathologisch*" befinden. Während „akzentuiert" zumeist als wertfreier Begriff i. S. von „betont" oder „hervorgehoben" bekannt ist, hat er hier eine eindeutig negative Konnotation, da er sich auf einen grenzwertig-abnormen Wesenszug bezieht. Unter einer a.n P. kann daher eine schwach ausgeprägte Form einer ▶ *Persönlichkeitsstörung* verstanden werden.

Akzeptanz [unbedingte] (lat. *accipere* = „für gutheißen", „annehmen", „mit jemandem einverstanden sein") Eine der Grundannahmen der ▶ *klientenzentrierten Psychotherapie*: Jeder Mensch, der sich von seiner nächsten Umwelt wahrhaftig angenommen fühlt, ohne hierfür vorab bestimmte Bedingungen erfüllt haben zu müssen, verfügt über die besten Chancen, sich selbst annehmen zu können.

akzessorisch (lat. *accedere* = „hinzutreten") Hinzutretend, zusätzlich; z. B. bezogen auf ein ▶ *Symptom* oder eine ▶ *Erkrankung*.

Albträume (ahd. *alb*, ein aus der Mythologie stammender Naturgeist) ▶ *Parasomnie [nichtorganisch]*, die vorwiegend während des ▶ *REM-Schlafs* auftritt und durch ein angstvolles, bedrohliches Traumerleben gekennzeichnet ist, das oft in ein Aufschrecken mündet und bei regelmäßigem Vorkommen die Erholung durch den ▶ *Schlaf* deutlich schmälern kann. Die ▶ *ICD*-10 listet die A. unter F51.5 (▶ *ICD*-11: 7B01.2).

Syn.: Angstträume

Alexander, Franz Gabriel *22. Januar 1891 in Budapest (Ungarn), † 8. März 1964 in Palm Springs/Kalifornien (USA); Mediziner und Psychoanalytiker; gilt als Begründer der ▶ *Psychosomatik*. 1950 beschrieb er mit den ▶ *Holy Seven* sieben ▶ *psychosomatische Störungen*.

Alexie (griech. *a-* = „nicht", „ohne", „un-", „los-"; *lexis* = „Wort", „Sprache"; lat. *legere* = „lesen") Völlige Unfähigkeit, den Sinn von Geschriebenem zu erfassen, obwohl das Sehvermögen intakt ist. Davon abzugrenzen ist die ▶ *Dyslexie*. ▶ *ICD*-10: R48.0 (▶ *ICD*-11: MB4B.0).

Alexithymie (griech. *a-* = „nicht", „ohne", „un-", „los-"; *lexis* = „Wort", „Sprache"; *thymos* = „Gemüt", „Leben", „Leidenschaft", „Empfindungsvermögen") Wörtlich: „Nicht-Lesen-Können von Gefühlen"; Gefühlsblindheit; Unfähigkeit, vorhandene Gefühle hinreichend wahrnehmen und beschreiben zu können. Bei A. handelt es sich um ein ▶ *Persönlichkeitsmerkmal* und nicht um eine ▶ *Erkrankung*; allerdings kann A. zu ▶ *psychosomatisch*en ▶ *Krankheit*sbildern führen. Experten schätzen, dass 10 % der Bevölkerung von A. betroffen sind.

Algorithmus Pl. **Algorithmen** (abgeleitet vom Namen des Universalgelehrten Muhammed al-Chwarizmi) Exakt festgelegte, allgemeingültige Handlungsvorschrift zur Lösung eines bestimmten Problems in einer begrenzten Anzahl von Schritten (z. B. Rechenvorschriften, Bastelanleitungen etc.).

Alkaloid Pl. **Alkaloide** (arab. *al-qalya* = „Pflanzenasche"; griech. *eidos* = „ähnlich", „Ähnlichkeit") In der Natur vorkommende sekundäre Pflanzenstoffe von ▶ *che-*

A

misch heterogener Struktur mit mindestens einem Stickstoffatom. Häufig giftig, oftmals ausgeprägte beruhigende, anregende, krampflösende, schmerzbetäubende oder gar halluzinogene Wirkung auf den ▶ *Organismus* von Menschen und Säugetieren, etwa als ▶ *Agonist* oder ▶ *Antagonist* an den ▶ *Rezeptoren* der ▶ *Neurotransmitter*. Das erste isolierte Alkaloid war ▶ *Morphin*.

Alkohol Adj. **alkoholisch** (arab. *al-kuhul* = „das absolut Reine", „trockener Staub", „feines Pulver", „Augenschminke") Alltagssprachliche Bezeichnung für Ethanol: eine farblose, brennbare, mit Wasser gut mischbare, würzig riechende und mittels ▶ *Bakterien* oder Hefen durch Gärung von zucker- oder stärkehaltigen Ausgangsstoffen gewonnene ▶ *psychotrope Substanz* mit – je nach Dosierung und Körperkonstitution – ▶ *stimulierend*er, ▶ *sedierend*er oder ▶ *narkotisierend*er Wirkung. A. ist u. a. Bestandteil von Medikamenten sowie von Desinfektions- oder Genussmitteln wie etwa Wein oder Likör.

Alkoholabhängigkeit (arab. *al-kuhul* = „das absolut Reine", „trockener Staub", „feines Pulver", „Augenschminke") Durch anhaltenden, persönlich wie gesellschaftlich abnormen ▶ *Alkohol*konsum (bezogen auf Menge und Häufigkeit) gekennzeichnete ▶ *Verhaltensstörung*, die von physischer und psychischer ▶ *Abhängigkeit* über substanzbedingte körperliche und/oder seelische Schädigungen bis hin zu ▶ *sozial*en Konflikten und wirtschaftlichen Problemen führen kann. Eine erste grobe Abklärung, ob eine A. vorliegt, kann durch gezielte Fragebögen wie z. B. den ▶ *Münchner Alkoholismus-Test (MALT)* erfolgen. Folgeerkrankungen der A. können u. a. das ▶ *Korsakow-Syndrom*, die ▶ *Wernicke-Enzephalopathie*, Wesensveränderungen wie z. B. ▶ *Eifersuchtswahn*, eine Entzündung der ▶ *Bauchspeicheldrüse* (Pankreatitis), eine ▶ *Gastritis* oder eine ▶ *Polyneuropathie* sein. Die Lebenserwartung von alkoholabhängigen Menschen (ca. 3–5 % der deutschen Bevölkerung) ist deutlich erniedrigt (ca. 10 Jahre); gleichzeitig begehen etwa 10 % der Erkrankten ▶ *Suizid*. Ziel der Therapie ist eine totale ▶ *Abstinenz*; alkoholkranke Menschen bleiben lebenslang rückfallgefährdet. In eindrucksvoller Weise setzt der im Jahr 1995 von Tom Toelle und Ulrich Plenzdorf geschaffene deutsch-österreichische Film „Der Trinker" mit Harald Juhnke in der Hauptrolle dieses Störungsbild in Szene. Von A. betroffen waren z. B. Ludwig van Beethoven (1770–1827), Edgar Allan Poe (1809–1848), Boris Jelzin (1931–2007) und Harald Juhnke (1929–2005).
Syn.: Alkoholismus.

Alkoholabusus (arab. *al-kuhul* = „das absolut Reine", „trockener Staub", „feines Pulver", „Augenschminke"; lat. *abusus* = „Missbrauch") Siehe unter ▶ *Alkohol* und ▶ *Abusus*. Die Grenze zum A. liegt für Frauen bei 20 g und für Männer bei 40 g Konsum reinen Alkohols pro Tag.

Alkoholdelir (arab. *al-kuhul* = „das absolut Reine", „trockener Staub", „feines Pulver", „Augenschminke"; lat. *de-* = „weg"; *lira* = „Furche") Durch Konsum von ▶ *Alkohol* ausgelöstes ▶ *Delir*, das als ▶ *Alkoholentzugsdelir* (Delirium tremens) oder als ▶ *Kontinuitätsdelir* auftritt. Dem A. kann ein ▶ *Prädelir* vorausgehen, das sich insb. durch ▶ *vegetative Störungen* auszeichnet, aber auch durch Schreckhaftigkeit, ▶ *optische* ▶ *Halluzination*en oder aber generalisierte Krampfanfälle gekennzeichnet sein kann.

Alkoholentzugsdelir (arab. *al-kuhul* = „das absolut Reine", „trockener Staub", „feines Pulver", „Augenschminke"; lat. *de-* = „weg"; *lira* = „Furche") Häufige Erscheinungsform des ▶ *Alkoholdelirs*, die etwa 1–3 Tage nach einem ▶ *Alkoholentzug* auftritt; die ▶ *ICD*-10-Codierung erfolgt unter F10.4 (▶ *ICD*-11: 6C40.5). Siehe auch ▶ *Delirium tremens*.

Alkoholhalluzinose (arab. *al-kuhul* = „das absolut Reine", „trockener Staub", „feines Pulver", „Augenschminke"; lat. *hallucinari* = „gedankenlos sein", „träumen") ▶ *Akute* ▶ *organische Psychose*, der eine ▶ *pathologische* Veränderung des ▶ *Gehirns* aufgrund von ▶ *chronischem* ▶ *Alkoholabusus* zugrunde liegt. Charakteristisch für die A. sind ▶ *akustische* (meist bedrohende oder schimpfende) ▶ *Pseudohalluzinationen* bei klarem ▶ *Bewusstsein* und einwandfreiem Realitätsbezug; sie kann unbehandelt Tage bis Monate andauern und wird in der ▶ *ICD*-10 unter F10.5 gelistet (▶ *ICD*-11: 6C40.60).

Alkoholintoxikation (arab. *al-kuhul* = „das absolut Reine", „trockener Staub", „feines Pulver", „Augenschminke"; griech. *toxose* = „Vergiftung"; lat. *toxon* = „Pfeil", „Gift") Vergiftung des menschlichen Körpers durch Ethanol [▶ *Alkohol*]. Die ▶ *akute* A. wird ausgelöst durch eine einmalige, jedoch übermäßige Zuführung von ▶ *alkoholischen* Getränken und ist insofern vom Alkoholismus [▶ *Alkoholabhängigkeit*] abzugrenzen. Je nach quantitativer Ausprägung der damit einhergehenden ▶ *Symptomatik* wird zwischen einfachem und ▶ *kompliziertem Rausch* unterschieden, wobei letzterer oft bei einem vorgeschädigten ▶ *Gehirn* (▶ *Demenz*, ▶ *Schädel-Hirn-Trauma* u. Ä.) zu beobachten ist. In der ▶ *ICD*-10 wird die akute A. unter F10.0 gelistet (▶ *ICD*-11: 6C40.3).

alkoholischer Eifersuchtswahn (arab. *al-kuhul* = „das absolut Reine", „trockener Staub", „feines Pulver", „Augenschminke") ▶ *Eifersuchtswahn*.

Alkoholismus (arab. *al-kuhul* = „das absolut Reine", „trockener Staub", „feines Pulver", „Augenschminke") ▶ *Alkoholabhängigkeit*.

Alkoholrausch (arab. *al-kuhul* = „das absolut Reine", „trockener Staub", „feines Pulver", „Augenschminke") Zustandsbild nach erfolgter ▶ *Alkoholintoxikation*, die in Abhängigkeit von der ▶ *Alkohol*konzentration im Blut in vier Stadien eingeteilt werden kann: 1. Leichter Rausch (bis ca. 1,5 ‰), z. B. gekennzeichnet durch Rededrang (ab 0,2 ‰), verlängerte Reaktionszeit (ab 0,3 ‰), Gangunsicherheit durch Gleichgewichtsstörungen (ab 0,8 ‰) und ▶ *lallende* Sprache. 2. Mittelschwerer Rausch (bis ca. 2,5 ‰), z. B. gekennzeichnet durch ▶ *Euphorie*, ▶ *Aggressivität*, fehlende Kritikfähigkeit, Erbrechen, Seh- und ▶ *Artikulationsstörungen*. 3. Schwerer Rausch (bis ca. 3,5 ‰), z. B. gekennzeichnet durch schwere Erregung, ▶ *Bewusstseinsstörungen* bis hin zu Bewusstlosigkeit oder Schockzustand. 4. Lebensgefährlicher Rausch (ab ca. 3,5 ‰), z. B. gekennzeichnet durch weite, reaktionslose Pupillen, ▶ *Koma* oder Rückgang der Spontanatmung. – Bei einer Blutalkoholkonzentration > 2 ‰ ist die Fähigkeit zum einsichtsgemäßen Handeln erheblich eingeschränkt; bei mehr als 3 ‰ gilt sie als aufgehoben; siehe in diesem Zusammenhang auch ▶ *Rauschtat*.

Allergen (griech. *allergia* = „Fremdeinwirkung"; aus *allos* = „anders(artig)", „fremd" und *ergon* = „Arbeit", „Reaktion", „Tat" und *-genes* = „von jemandem abstammen", „verursachend", „etwas hervorbringend") Normalerweise ungefährlicher, körperfremder Stoff (z. B. Pollen, Nahrungsmittel etc.), der (z. B. durch Einatmen, Einnahme, Hautkontakt o. Ä.) eine ▶ *Allergie* auslösen kann.

Allergie Adj. **allergisch** (griech. *allergia* = „Fremdeinwirkung"; aus *allos* = „anders(artig)", „fremd" und *ergon* = „Arbeit", „Reaktion", „Tat") Abwehrreaktion des ▶ *Immunsystems* gegen ein ▶ *Allergen*, das beim Kontakt mit einem ▶ *sensibilisierten* Organismus typischerweise entzündliche Prozesse auslöst.

allergische Konjunktivitis (griech. *allergia* = „Fremdeinwirkung"; aus *allos* = „anders(artig)", „fremd" und *ergon* = „Arbeit", „Reaktion", „Tat"; lat. *coniungere* = „verbinden"; griech. *-itis* = „Entzündung", „entzündliche Erkrankung") ▶ *Allergische*

A

Bindehautentzündung, eine dem ▶ *atopischen Formenkreis* zugehörige ▶ *Erkrankung*, die in der ▶ *ICD*-10 unter H10 gelistet ist (▶ *ICD*-11: 9A60). Sie ist gekennzeichnet durch eine Überempfindlichkeitsreaktion gegen mindestens ein ▶ *Allergen* und geht mit Juckreiz, Schwellung der Augenlider und vermehrtem Tränenfluss einher.

allergischer Schnupfen (griech. *allergia* = „Fremdeinwirkung"; aus *allos* = „anders(artig)", „fremd" und *ergon* = „Arbeit", „Reaktion", „Tat") ▶ *Rhinitis allergica*.

allergisches Asthma (griech. *allergia* = „Fremdeinwirkung"; aus *allos* = „anders(artig)", „fremd" und *ergon* = „Arbeit", „Reaktion", „Tat"; *asthma* = „Atemnot", „Keuchen", „Beklemmung") Unterform des ▶ *Asthma bronchiale*, bei dem ein ▶ *Allergen* (z.B. Blütenpollen, Hausstaub oder Tierhaare) den ▶ *Asthmaanfall* auslöst. Schätzungsweise 75 % der ▶ *Asthma*erkrankungen sind ▶ *allergisch* bedingt; die ▶ *Erstmanifestation* erfolgt in der Kindheit oder frühen Jugend. Das a.A. ist eine ▶ *Erkrankung* des ▶ *atopischen Formenkreises*; gemäß ▶ *ICD*-10 wird es mit J45.0 verschlüsselt (▶ *ICD*-11: CA23.0).

Allgemeinanästhesie (griech. *an-* = „nicht", „ohne", „un-", „los-"; *aisthesis* = „Wahrnehmung", „Empfindung") ▶ *Anästhesie*.

Allgemeinanästhetikum Pl. **Allgemeinanästhetika** (griech. *an-* = „nicht", „ohne", „un-", „los-"; *aisthesis* = „Wahrnehmung", „Empfindung") ▶ *Anästhetikum*.

Alpha-Trinker Erster von fünf Typen zur Kategorisierung von ▶ *Patienten* mit ▶ *Alkoholabhängigkeit*; die Einteilung geht zurück auf ▶ *Jellinek, Elvin Morton*. Der A. trinkt bei ▶ *akut* auftretenden ▶ *Stress*-Situationen, um von der entspannenden und die ▶ *Angst* lösenden Wirkung des ▶ *Alkohols* zu profitieren; die Kontrolle über das Trinkverhalten bleibt erhalten, ebenso die Fähigkeit zur ▶ *Abstinenz*. Die ▶ *Abhängigkeit* vom Alkohol ist psychischer Art. Von 100 Alkoholikern gehören etwa 5 dem Alpha-Typus an.
Syn.: Konflikttrinker.

Alpha-Wellen ▶ *Frequenzen* im ▶ *Intervall* von 8 bis 13 ▶ *Hertz (Hz)*, die i.R. einer ▶ *Elektroenzephalografie (EEG)* gemessen werden. Die ▶ *Amplitude* liegt zwischen 20 und 120 µV (Mikrovolt, wobei 1 µV = 10^{-6} V) [▶ *Volt (V)*]. A. sind beobachtbar im Zustand der nach innen gerichteten Aufmerksamkeit, bei leichter Entspannung und geschlossenen Augen.

Alpha-2-Antagonisten (NaSSA) (griech. *antagonistes*, aus *anti* = „gegen[über]" und *ago* = „ich handle" bzw. *agonistes* = „der Handelnde", „der Tätige", „der Kämpfer") ▶ *Atypische Antidepressiva*, die insb. die ▶ *Noradrenalin*- ▶ *Rezeptoren* blockieren, um auf diese Weise die ▶ *Neurotransmitter*-Konzentration im ▶ *synaptischen Spalt* zu erhöhen. ▶ *Noradrenerge* und spezifisch ▶ *serotonerge* ▶ *Antidepressiva* (NaSSA) wirken stark ▶ *sedierend*, bergen jedoch das Risiko von Blutbildstörungen. Ein typischer Alpha-2-Antagonist ist ▶ *Mirtazapin*.

Altersdepression (lat. *deprimere* = „niederdrücken") ▶ *Depressive* ▶ *Syndrome* oder Episoden bei Menschen, die das 65. Lj. überschritten haben („Depression im Alter") und insofern eine „Sonderform" der ▶ *depressiven Episode*. Auslöser ist oft ein belastendes Ereignis; Frauen sind häufiger betroffen als Männer; die ▶ *Prognose* ist bei adäquater ▶ *Therapie* gut. Oft verbirgt sich hinter einer scheinbaren ▶ *demenziellen* ▶ *Erkrankung* (▶ *Pseudodemenz*) eine A.; siehe auch ▶ *Spätdepression* und ▶ *Involutionsdepression*.

Altershirndruck ▶ *Normaldruckhydrozephalus*.

Alterssuizid (lat. *sui* = „sich selbst"; *caedere* = „töten", „vernichten") ▶ *Suizidform*, die gekennzeichnet ist durch das vorgerückte Alter der Betroffenen, oft einhergehend mit einer befürchteten oder tatsächlich vorhandenen schweren körperlichen ▶ *Erkrankung* und der damit verbundenen Selbstaufgabe. 40 % aller ▶ *Suizide* werden von über 60-Jährigen verübt. Beim Tod von Gunter Sachs (1932–2011) könnte es sich um einen A. gehandelt haben.

Alterszittern ▶ *seniler Tremor.*

Alveolen (lat. *alveolus* = „kleine Mulde") „Muldenartige Gebilde"; im ▶ *medizinisch*en Kontext vor allem für die Lungenbläschen verwendet.

Alzheimer, Alois *14. Juni 1864 in Marktbreit am Main/Unterfranken, † 19. Dezember 1915 in Breslau, war ein deutscher ▶ *Psychiater* und Neuropathologe. Nach dem Schulbesuch in Aschaffenburg nahm er seine medizinischen Studien in Berlin, Tübingen und Würzburg auf. Seine erste Wirkungsstätte war die „Heilanstalt für Irre und Epileptische" der Stadt Frankfurt am Main, bevor er nach Heidelberg wechselte und von dort aus mit ▶ *Kraepelin, Emil* an die Psychiatrische Klinik in München ging. Es folgten zahlreiche Studien, Vorträge und Veröffentlichungen über Hirnerkrankungen. Als Erster beschrieb er anhand seiner Patientin „Auguste D. (1850–1906)" eine ▶ *Demenz*erkrankung, die nach ihm bis heute ▶ *Morbus Alzheimer* genannt wird und die durch Gedächtnisschwäche, ▶ *Halluzination*en und Desorientierung [▶ *Orientierungsstörung*] sowie durch eine dünnere ▶ *Hirnrinde*, eine signifikante Veränderung der ▶ *Neurofibrillen* und Ablagerungen von ▶ *Plaques* charakterisiert ist, die im Rahmen der postmortalen ▶ *Obduktion* des ▶ *Gehirns* erkennbar sind. Zuletzt hatte A. eine Professur an der Schlesischen Friedrich-Wilhelm-Universität in Breslau inne. Sein Grab befindet sich auf dem Hauptfriedhof in Frankfurt am Main.

AMA Abk. für ▶ *antimitochondriale Antikörper.*

Amantidin Arzneistoff, der zur Linderung der ▶ *Symptome* bei ▶ *Morbus Parkinson* eingesetzt wird. In Deutschland ist er unter dem Handelsnamen ▶ *Amixx*® erhältlich.

Ambivalenz (lat. *ambo* = „beide"; *valere* = „gelten") „Zwiespältigkeit"; Nebeneinanderbestehen von gegensätzlichen Gefühlen, Gedanken und Wünschen, z. B. elterliche Liebe zum Kind und gleichzeitige Überforderung durch das Kind. Wird dieses ▶ *Phänomen* nicht bewältigt, kann dies im Betroffenen zu einem Zustand von Anspannung führen. Als ▶ *affektive Störung* beschreibt A. das Erleben zweier völlig beziehungslos nebeneinanderstehender Gefühle, z. B. Liebe und Hass, die sich eigentlich gegenseitig aufheben müssten, was jedoch nicht geschieht; in diesem Sinne sieht ▶ *Bleuler, Paul Eugen* in der A. ein Grundsymptom [▶ *Symptom*] der ▶ *Schizophrenie.*

Ambivalenzstadium (lat. *ambo* = „beide"; *valere* = „gelten"; *stadium* = „zeitlicher Abschnitt", „abgesteckte Strecke") Zweite der drei ▶ *Entwicklungsphasen der suizidalen Krise* nach ▶ *Pöldinger, Walter J.*

ambulant (lat. *ambulare* = „umhergehen", „spazieren gehen") Behandlung eines ▶ *Patient*en, der noch am selben Tag, spätestens zur Nachtzeit, die Therapie- oder Pflegeeinrichtung (z. B. Arztpraxis oder Klinik) wieder verlässt. Andernfalls ist für eine Behandlung eine ▶ *stationäre* Aufnahme erforderlich, in der z. B. auch Hotelleistungen in Anspruch genommen werden.

Amenorrhö auch **Amenorrhoe** (griech. *a-* = „nicht", „ohne", „un-", „los-"; *men* bzw. *menos* = „Monat"; *rhein* = „fließen", „strömen") Nichteintreten (primäre A., während bzw. nach der ▶ *Pubertät*) oder Ausbleiben (sekundäre A., z. B. aufgrund von Schwangerschaft, ▶ *Erkrankung*en etc. über einen Zeitraum von mehreren Monaten) der Menstruationsblutung bei der geschlechtsreifen Frau.

Aminosäuren ▶ *Protein*bildende Bausteine des menschlichen Körpers, die über unterschiedlichste Nahrungsmittel aufgenommen werden. A. regeln Wachstums-

A

prozesse und zahlreiche ▶ *Stoffwechsel*vorgänge; gleichzeitig schützen sie aber auch vor ▶ *Krankheit*en und Giftstoffen. Werden A. zu Ketten verknüpft, entstehen Peptide. Peptide mit mehr als 100 A. werden häufig als ▶ *Proteine* bezeichnet; rund 20 % des menschlichen Körpers bestehen aus Proteinen. Bisher sind 22 proteinogene A. bekannt; daneben existieren 250 nicht in Proteinen vorkommende A.

Amitriptylin ▶ *Sedierend*er, schlafanstoßender, aber auch stimmungsaufhellender Arzneistoff aus der Gruppe der ▶ *trizyklischen Antidepressiva*, der insb. bei ▶ *depressiv*en ▶ *Erkrankung*en eingesetzt wird, die mit Unruhe- (z. B. ▶ *agitierte Depression*) oder ▶ *pathologisch*en ▶ *Angst*zuständen einhergehen. Zu den Medikamenten vom A.-Typ zählen z. B. ▶ *Saroten*® und ▶ *Remergil*®.

Amixx® Medikament zur Linderung der ▶ *Symptome* bei ▶ *Morbus Parkinson* mit dem Wirkstoff ▶ *Amantidin*.

Amnesie Adj. **amnestisch** (griech. *a-* = „nicht", „ohne", „un-", „los-" und *mneme* = „Erinnerung") Inhaltlich oder zeitlich begrenzter ▶ *Gedächtnis*verlust; Erinnerungslosigkeit; Erinnerungslücke. ▶ *Aufmerksamkeits- und Gedächtnisstörung*, oftmals auftretend nach einer ▶ *Traumatisierung* des ▶ *Gehirns*. Unterschieden werden: ▶ *anterograde* A. (Geschehnisse unmittelbar nach der Gehirntraumatisierung werden nicht mehr erinnert, vgl. ▶ *ICD*-10: R41.1 [▶ *ICD*-11: MB21.10]), ▶ *retrograde* A. (Geschehnisse unmittelbar vor dem schädigenden Ereignis werden nicht mehr erinnert, vgl. ▶ *ICD*-10: R41.2 [▶ *ICD*-11: MB21.11]), ▶ *kongrade* A. (es besteht keine Erinnerung an das schädigende Ereignis; darüber hinaus ist die rückwirkende Erinnerung jedoch nicht betroffen); unter einer ▶ *progressiv*en A. ist eine fortschreitende Gedächtnisauflösung zu verstehen, wie sie z. B. beim ▶ *Morbus Alzheimer* beobachtbar ist. Bei der insb. im höheren Lebensalter oder bei Migräne auftretenden a.en ▶ *Episode* handelt es sich um eine ▶ *akut* einsetzende Störung sämtlicher Gedächtnisinhalte für die Dauer von maximal 24 Stunden (siehe auch ▶ *transiente globale Amnesie*).

amnestisches Psychosyndrom (griech. *a-* = „nicht", „ohne", „un-", „los-" und *mnestis* = „Erinnerung", „Gedächtnis"; *psyche* = „Atem", „Hauch", „Seele"; *syn-* = „zusammen-", „mit-"; *dromos* = „Weg", „Lauf") ▶ *Korsakow-Syndrom*.

amnestisches Syndrom (griech. *a-* = „nicht", „ohne", „un-", „los-" und *mnestis* = „Erinnerung", „Gedächtnis"; *syn-* = „zusammen-", „mit-"; *dromos* = „Weg", „Lauf") Das a. S. erfüllt sämtliche Kriterien des ▶ *organischen amnestischen Syndroms*, wobei hier jedoch Beweise für einen ▶ *chronisch*en, hoch dosierten Missbrauch von mindestens einer ▶ *psychotropen Substanz* vorliegen. Seine Codierung gemäß ▶ *ICD*-10 erfolgt mit F1x.6 (▶ *ICD*-11: 6D72.1x).

amotivationales Syndrom (griech. *a-* = „nicht", „ohne", „un-", „los-"; lat. *motus* = „Bewegung"; griech. *syn-* = „zusammen-", „mit-"; *dromos* = „Weg", „Lauf") Gravierende ▶ *Antriebs*minderung, die sich durch ▶ *chronisch*en ▶ *Cannabis*konsum entwickeln kann und sich insb. durch ▶ *Gedächtnisstörung*en, Interessenschwund, Leistungsabfall und Verwahrlosungstendenzen auszeichnet. Das a. S. ist oftmals ursächlich für den Umstieg auf andere ▶ *Drogen*.

Amphetamin Pl. **Amphetamine** ▶ *Chemische* Stoffgruppe, in der ▶ *Substanz*en zusammengefasst werden, die eine ▶ *synthetische* Abwandlung des natürlich vorkommenden ▶ *Ephedrins* darstellen und allesamt eine stark anregende, stimulierende Wirkung auf das ▶ *Zentralnervensystem (ZNS)* ausüben, weswegen sie zu den ▶ *Psychostimulanzien* gezählt werden. A. sind chemisch mit dem ▶ *Adrenalin* unseres Körpers verwandt; ihre

Grundstruktur kann auch in manchen Medikamenten enthalten sein. A. beeinflussen den ▶ *Sympathikus* und werden eingesetzt gegen ▶ *depressive* Verstimmungen, aber auch gegen Hunger-, Erschöpfungs- bzw. Müdigkeitsgefühle, weshalb sie im Bereich des Sports immer wieder rechtswidrig als ▶ *Doping*-Mittel konsumiert werden. A. können darüber hinaus Zustände hervorrufen, die einer ▶ *Schizophrenie* ähnlich sind (vorübergehende organisch bedingte ▶ *schizophreniforme* Störung) bzw. bei ▶ *Patienten* mit Schizophrenie eine ▶ *akute* ▶ *Episode* auslösen. Schließlich werden A. wegen ihrer ▶ *euphorisierenden*, aufputschenden und/oder halluzinogenen [▶ *Halluzinogen*] Wirkung illegal als ▶ *Rausch*mittel eingenommen; dies gilt insb. für das ▶ *synthetisch* hergestellte A. Phenylisopropylamin bzw. ▶ *Speed*. ▶ *Psychische* Merkmale eines durch A. ausgelösten ▶ *Rauschzustands* sind z. B. Enthemmung, ▶ *optische* wie ▶ *akustische* Sinnestäuschungen, ▶ *Aggressivität* oder ▶ *paranoides* Erleben; zu den ▶ *physischen* ▶ *Symptomen* gehören u. a. ▶ *Mydriasis*, Schlaflosigkeit [▶ *Schlafstörungen*] sowie der Anstieg des ▶ *Blutdrucks* mit der Gefahr eines Herz-Kreislauf-Versagens. So hat die Einnahme von A.n sowohl als Doping-Mittel als auch als Partydroge [▶ *Droge*] (▶ *Ecstasy*) aufgrund ihrer ▶ *toxischen* Wirkung (insb. durch hohe körperliche Verausgabung bei gleichzeitig geringer Flüssigkeitszufuhr) bereits zu tragischen Todesfällen geführt.

Amplitude (lat. *amplitudo* = „Weite") Maximale Auslenkung einer ▶ *Welle* bzw. Schwingung von der Null-Linie; Punkt, an dem ein Pendel am weitesten von seiner Ruhelage entfernt ist und seine Bewegungsrichtung umkehrt. Bei der ▶ *Elektroenzephalografie (EEG)* geht die ▶ *Welle* z. B. nach oben, wenn von vielen ▶ *Nervenzellen* zahlreiche Impulse gebildet werden.

Amtsarzt Verbeamteter oder im öffentlichen Dienst angestellter Arzt, der zur Erfüllung behördlicher Aufgaben – z. B. an einem Gesundheitsamt – tätig ist.

Amygdala (griech. *amygdala* = „Mandel") Die A. ist ein Bestandteil des ▶ *limbischen Systems*. Störungen im ▶ *Neurotransmitter*haushalt können Fehlfunktionen der A. verursachen, die wiederum u. a. zu Gedächtnis- oder ▶ *Angststörungen* sowie zu ▶ *Depressionen* führen.

amyloid Subst. **Amyloid** (griech. *amylo* = „Stärke") Stärkeähnlich; stärkeähnliche ▶ *Substanz*; abnorm veränderte ▶ *Proteine*, die sich in verschiedensten Organen und Gewebetypen ablagern können, was einen ▶ *krankhaften* Vorgang darstellt. Im Rahmen von Gewebeproben wird durch Behandlung mit einem speziellen Farbstoff, dem Kongo-Rot, eine Anfärbung vorgenommen, wodurch die eindeutige ▶ *Diagnose*stellung „Amyloidose" möglich wird.

ANA Abk. für ▶ *antinukleärer Antikörper*.

Anafranil® ▶ *Clomipramin*.

anale Phase (lat. *anus* = „[Fuß]ring"; griech. *phasis* = „Erscheinung", das „Sich-Zeigen") Zweite psychosexuelle Entwicklungsphase [▶ *psychosexuelle Entwicklung*] (1½ bis 3. Lj.) nach ▶ *Freud, Sigmund*, die durch das kindliche Vergnügen am Ausscheiden und Zurückhalten von Kot gekennzeichnet ist; gleichzeitig geht damit auch die Reinlichkeitserziehung einher einschließlich der Erfahrung, sich mit Macht und Kontrolle durch die Umwelt auseinandersetzen zu müssen, denn die Darmentleerung ist nur dann akzeptabel, wenn sie nicht einem spontanen Bedürfnis folgt, sondern mit elterlichem Willen einhergeht. In diesem Stadium werden nicht nur die Grundlagen für die Entwicklung von Sauberkeit und Ordnung sowie Behalten und Abgeben gelegt, sondern auch für die Selbstbeherrschung und Selbstbestimmung einschließlich der Ba-

A

lance von ▶ *Autonomie* und ▶ *Abhängigkeit*. Wesentliche Kriterien für ein gelingendes Durchlaufen dieser Phase sind das Erlernen von Selbst- bzw. Fremdbestimmung (siehe auch ▶ *Autonomie-Abhängigkeits-Konflikt*) sowie die Integration widersprüchlicher Gefühle. Regeln und Verbote formen dabei die Ausgestaltung des ▶ *Über-Ich*. Wird die a. P. nicht gelingend durchlebt, so kann sich im Erwachsenenalter ein sog. ▶ *analer Charakter* mit einer ▶ *Disposition* für folgende ▶ *psychische* ▶ *Erkrankungen* bilden: ▶ *Angststörungen*, ▶ *Zwangsstörungen*, darüber hinaus aber auch ▶ *Persönlichkeitsstörungen* (siehe auch ▶ *abhängige Persönlichkeitsstörung*, ▶ *anankastische Persönlichkeitsstörung*).

analer Charakter (lat. *anus* = „[Fuß]ring"; griech. *charakter* = „Merkmal", „Eigentümlichkeit", „Prägestempel", „eingeritzter Buchstabe") Nach ▶ *Freud, Sigmund* durch die ▶ *Fixierung* der analen Phase zu erklärender überordentlicher, penibler, starrsinniger, geiziger, zwanghafter ▶ *Charakter*typ; siehe auch ▶ *anale Phase*.

Analeptikum Pl. **Analeptika** (griech. *ana-* = „[hin-]auf", „über … hin" und *lambanein* = „ergreifen", „fassen") Anregungs- bzw. Aufputschmittel. ▶ *Substanz* mit stark erregender Wirkung auf das ▶ *Zentralnervensystem (ZNS)* oder das Atemzentrum, wodurch sich Herzfrequenz und Blutdruck erhöhen. Die ▶ *therapeutische Breite* ist gering. Überdosiert können A. Krämpfe auslösen. Zu den A. zählen z. B. ▶ *Nikotin* und ▶ *Koffein*.

Analgetikum Pl. **Analgetika**, Adj. analgetisch (griech. *an-* = „nicht", „ohne", „un-", „los-"; *algos* = „Schmerz") „Kein Schmerz"; Schmerzmittel; Medikament mit einer schmerzlindernden oder schmerzstillenden Wirkung, ohne dabei jedoch wichtige Funktionen des ▶ *Zentralnervensystems (ZNS)* zu beeinflussen. Entgegen ihrer eigentlichen ▶ *Indikation* werden sie immer wieder auch bei Verstimmungszuständen oder zur Leistungssteigerung eingenommen. A. sind oft rezeptfrei erhältlich. Es besteht die Gefahr der ▶ *psychisch*en und ▶ *physisch*en ▶ *Abhängigkeit*; Letztere wird oftmals zusätzlich gefördert durch das stimulierende ▶ *Koffein*, das handelsüblichen Schmerzmitteln wie z. B. ▶ *Thomapyrin®* beigemischt ist. Eine ▶ *Entgiftung* kommt nur ▶ *fraktioniert* in Betracht, um ▶ *delirant*en Zuständen oder gar ▶ *epileptisch*en Anfällen vorzubeugen. Störungen durch A. werden in der ▶ *ICD*-10 unter F13 gelistet (▶ *ICD*-11: 6C44).

Analyse V. **analysieren** (griech. *analyein* = „auflösen") „Zergliederung" mit der Absicht, eine auf den Grund gehende („gründliche") Untersuchung zum Zweck der [Auf-]Klärung (z. B. eines bestimmten Sachverhalts oder ▶ *Krankheits*bildes) durchzuführen.

analytische Psychologie (griech. *analyein* = „auflösen"; *psyche* = „Atem", „Hauch", „Seele"; *logos* = „Vernunft", „Lehre", „Wort") Gemeinsam mit der ▶ *Psychoanalyse* (▶ *Freud, Sigmund*) und der ▶ *Individualpsychologie* (▶ *Adler, Alfred*) zählt die a. P. zu den klassischen ▶ *tiefenpsychologisch*en Richtungen; ihr Begründer war ▶ *Jung, Carl Gustav*, der aufgrund divergierender Auffassungen hinsichtlich des ▶ *Unbewussten* 1913 mit Freud gebrochen hatte. Die ▶ *therapeutische* Vorgehensweise der a. P. ist gesprächsorientiert, aber auch darstellend-kreativ und fußt auf einer ganzheitlich-spirituellen Sicht des Menschen mit dem Ziel der ▶ *Individuation* durch Integration bislang unbewusster ▶ *Persönlichkeit*santeile.

Syn.: komplexe Psychologie.

Anämie Adj. **anämisch** (griech. *an-* = „nicht", „ohne", „un-", „los-" und *aima* = „Blut") Blutarmut, Blutmangel, Erythrozytenarmut. A. bezeichnet ein (z. B. durch Eisenmangel bedingtes) Defizit an rotem Blutfarbstoff oder aber eine Senkung der Anzahl an roten Blutkörperchen (Erythrozyten) auf weniger als 4 Mio./µl (Mikroliter; 1 µl entspricht 1 mm^3). Eine A. geht mit einer verminderten ▶ *Sauerstoff*-Transportkapazität des Blutes einher. ▶ *ICD*-10: D5x u.a. (▶ *ICD*-11: 3A0x, 3A2x, 3A7x-3A9x) – In ausgeprägten Fällen kann die A. zu einer Minderversorgung des Körpers mit Sauerstoff (▶ *Hypoxie*) führen.

Anamnese Adj. **anamnestisch** (griech. *anamnesis* = „[Rück-]Erinnerung") Die i.R. eines (Erst-)Gesprächs oder mithilfe eines Fragebogens durch den Arzt bzw. ▶ *Therapeut*en systematisch ermittelte Vorgeschichte eines ▶ *Patient*en in Bezug auf seine aktuelle ▶ *Erkrankung*, einschließlich Informationen zu seinem Leben bzw. seiner ▶ *Person*. Die A. ist Voraussetzung und Grundlage für die Bestimmung des ▶ *Krankheits*bildes und den Aufbau einer vertrauensvollen ▶ *therapeutisch*en Beziehung; siehe auch ▶ *Eigenanamnese*, ▶ *Fremdanamnese*, ▶ *Familienanamnese*.

Anankasmus Adj. **anankastisch** (griech. *anagke* = „Zwang", „unausweichliche Notwendigkeit") ▶ *psychische* ▶ *Erkrankung*, die den ▶ *Patient*en durch nicht ausschaltbare innere Impulse zu ▶ *Zwangsgedanken* oder ▶ *Zwangshandlungen* nötigt, wobei er sich – im Gegensatz zum ▶ *Wahn*kranken – der Sinnlosigkeit dessen bewusst ist, ohne sich jedoch anders verhalten zu können, da er ansonsten mit ▶ *Angst*zuständen konfrontiert wird; siehe auch ▶ *Zwangsstörung*.

anankastische Depression (griech. *anagke* = „Zwang", „unausweichliche Notwendigkeit"; lat. *deprimere* = „niederdrücken") Sonderform der ▶ *depressiven Episode*, bei der sich ▶ *Zwangssymptome* (z.B. übermäßige Gewissenhaftigkeit, Ordnungsliebe) in den Vordergrund des ▶ *Krankheits*bildes drängen.

anankastische Neurose (griech. *anagke* = „Zwang", „unausweichliche Notwendigkeit"; *neuron* = „Nerv") ▶ *Zwangsstörung*.

anankastische Persönlichkeitsstörung (griech. *anagke* = „Zwang", „unausweichliche Notwendigkeit"; lat. *persona* = „Maske", „Rolle [des Schauspielers]"; aus lat. *per-* = „[hin] durch-" und *sonare* = „tönen") Spezifische ▶ *Persönlichkeitsstörung*, die gekennzeichnet ist durch Unentschlossenheit, Zweifel und übermäßige Vorsicht als Ausdruck einer tiefen persönlichen Unsicherheit, übermäßige Gewissenhaftigkeit, Pedanterie und Leistungsbezogenheit unter gleichzeitiger Vernachlässigung von Vergnügen, zwischenmenschlichen Beziehungen und der Fähigkeit, Gefühle auszudrücken, sowie mit der Neigung, anderen Menschen eine Unterordnung bezüglich der eigenen Prinzipien bzw. Gewohnheiten abzuverlangen. ▶ *Patient*en mit einer a.n P. sind perfektionistisch, übersorgfältig, ständig kontrollierend sowie in ihren frühzeitigen – und dann unverrückbaren – Vorausplanungen stets auf Details und Sicherheit bedacht. Männer sind von der a.n P. häufiger betroffen als Frauen; die Häufigkeit in der Allgemeinbevölkerung liegt bei ca. 2 %. Nicht selten tritt die a.P. zusammen mit einer ▶ *Angststörung*, ▶ *somatoformen Störung* oder ▶ *depressiven* Störung auf. In der ▶ *ICD*-10 ist die a. P. unter F60.5 gelistet (▶ *ICD*-11: 6D11.4 kombiniert mit einem Schweregrad 6D10.x).

Syn.: zwanghafte Persönlichkeitsstörung.

Anästhesie (griech. *an-* = „nicht", „ohne", „un-", „los-"; *aisthesis* = „Wahrnehmung", „Empfindung") Ein durch ein ▶ *Anästhetikum* herbeigeführter Zustand der Bewusstlosigkeit, der Betäubung oder eines künstlichen ▶ *Koma*s.

Anästhetikum Pl. **Anästhetika** (griech. *an-* = „nicht", „ohne", „un-", „los-"; *aisthesis* = „Wahrnehmung", „Empfindung") Medikamente zur Herbeiführung eines kontrollierten Zustands der Wahrnehmungs- bzw. Empfindungslosigkeit durch Lähmung des ▶ *Zentralnervensystems (ZNS)*, insb. zur Schmerzausschaltung i.R. der Durchführung von ▶ *operativ*en oder ▶ *therapeutisch*en Maßnahmen, aus der der ▶ *Patient* vorübergehend nicht erweckbar ist (umgangssprachlich „Narkose"). Ein A. setzt sich i.d.R. aus vier Wirk-

A

komponenten zusammen, nämlich aus einer ▶ *sensorisch*en, ▶ *motorisch*en, ▶ *mental*en und reflektorischen (Blockade von Schmerzempfindung, Abwehrreflexen, ▶ *Bewusstsein* bzw. Erinnerungsvermögen sowie Abschwächung von ▶ *vegetativ*en Reaktionen und Muskelspannung). Ein A. wird entweder ▶ *intravenös* verabreicht oder durch die Atemluft zugeführt (Inhalationsanästhetika wie z. B. Lachgas); siehe auch ▶ *Anästhesie*.

Anatomie Adj. **anatomisch** (griech. *anatemnein* = „zerschneiden", „zergliedern", „zerlegen"; aus *ana-* = „[hin-]auf", „über … hin" und *tome* = „Schnitt") Auf der Sektion von Leichen basierende Teildisziplin der ▶ *Medizin*, die den menschlichen Körperbau zum Gegenstand hat.

andauernde Persönlichkeitsänderung nach Extrembelastung (lat. *persona* = „Maske", „Rolle [des Schauspielers]"; aus lat. *per-* = „[hin]durch-" und *sonare* = „tönen"; *extremus* = „der Äußerste") Tiefgreifende, meist lebenslang andauernde Veränderung der ▶ *Persönlichkeit*sstruktur nach lang andauernden extremen Belastungen (z. B. Geiselhaft, Folter, Konzentrationslager, Kriegserfahrung). Die a. P. n. E. ist gekennzeichnet durch den Eindruck ständiger Bedrohung, eine feindlich-misstrauische Haltung gegenüber der Umwelt, anhaltende ▶ *Angst* (vor dem Tod), ▶ *persönliche* Entfremdung, ▶ *sozial*en Rückzug, berufliche Leistungsschwäche, ▶ *vegetative Störungen* sowie ein Gefühl der Hoffnungslosigkeit, Nervosität, Minderwertigkeit, Entwürdigung und Leere über einen Zeitraum von mindestens 2 Jahren. Die ▶ *ICD*-10 listet die a. P n. E. unter F62.0 (▶ *ICD*-11: 6B41).

andauernde Persönlichkeitsänderung nach psychischer Krankheit (lat. *persona* = „Maske", „Rolle [des Schauspielers]"; aus lat. *per-* = „[hin]durch-" und *sonare* = „tönen"; griech. *psyche* = „Atem", „Hauch", „Seele") Tiefgreifende, meist lebenslang andauernde Veränderung der ▶ *Persönlichkeit*sstruktur nach einer schweren ▶ *psychiatrisch*en ▶ *Erkrankung*. Die a. P. n. p. K. ist gekennzeichnet durch eine hochgradige Abhängigkeit von anderen, Passivität, Interessenverlust, kränkelndes Verhalten und ▶ *dysphorische* ▶ *Stimmung* über einen Zeitraum von mindestens 2 Jahren. Hinzu kommt die Überzeugung, durch die vorangegangene ▶ *Krankheit* stigmatisiert oder verändert worden zu sein, einschließlich einer deutlichen Störung der ▶ *sozial*en wie auch beruflichen Funktionstüchtigkeit im Vergleich zum prämorbiden [▶ *morbide*] Zustand. Die ▶ *ICD*-10 listet die a. P. n. p. K. unter F62.1 (▶ *ICD*-11: 6D10.Z).

Androcur® Arzneimittel mit dem Wirkstoff ▶ *Cyproteron*.

Anejakulation (griech. *an-* = „nicht", „ohne", „un-", „los-"; lat. *eiaculari* = „herausschleudern, -werfen") ▶ *Sexuelle Funktionsstörung* beim Mann, die das Ausbleiben des Samenergusses trotz vorhandenen ▶ *Orgasmus* bezeichnet.
Syn.: Impotentia ejaculandi.

Aneurin ▶ *Thiamin*.

Angel Dust (engl. *angel* = „Engel"; *dust* = „Staub") „Engelsstaub"; Straßenname für ▶ *Phenylcyclohexylpiperidin*.

Angina Pectoris (lat. *angere* = „beengen"; *pectus* = „Brust") „Brustenge"; Herzschmerz. Anfalls- oder krampfartig auftretender Schmerz in der Herzgegend oder hinter dem Brustbein, ggf. ausstrahlend bis in den Hals oder den linken Arm, oftmals verbunden mit einem Gefühl von Atemnot, Schweißausbrüchen und Todesangst, ausgelöst durch eine Durchblutungsstörung des Herzens. Außer durch ▶ *Arteriosklerose* kann die A. P. auch durch ▶ *Stress* bedingt sein. ▶ *ICD*-10: I20 (▶ *ICD*-11: BA40); siehe auch ▶ *koronare Herzkrankheit (KHK)*.
Syn.: Stenokardie.

Angst Pl. **Ängste**, Adj. **ängstlich** Natürlicher, lebenswichtiger, regulativ agierender, jedoch durchweg als unangenehm empfundener und mit ▶ *vegetativ*en (Herzklopfen, Schwitzen, Zittern, Mundtrockenheit etc.), ▶ *emotional*en (Gefühl von Gefahr bzw. Bedrohung), ▶ *kognitiv*en (Gedanken an Kontrollverlust oder die Folgen der körperlichen Reaktion) sowie ▶ *motorisch*en (Erstarrung oder Flucht) Reaktionen einhergehender ▶ *Affekt*, der Ziele und Handlungen eines Menschen konstruktiv miteinander in Einklang zu bringen versucht und immer dann auftritt, wenn das ▶ *Individuum* seine – körperliche, seelische, moralische … – Unversehrtheit gefährdet sieht. Begrifflich ist von der – regelmäßig nicht objektbezogenen – A. die objektgerichtete ▶ *Furcht* zu unterscheiden.

Angsthierarchie (griech. *hierarchia* = „Herrschaft des Heiligen") Liste von ▶ *Reiz*en oder Situationen, geordnet nach dem Grad ihrer subjektiven Belastung, die sie für einen ▶ *Patient*en bedeuten; sie wird i. R. der ▶ *systematischen Desensibilisierung* eingesetzt bzw. schrittweise abgearbeitet.

Syn.: Reizhierarchie.

Angstkreis ▶ *Kognitiv*er Erklärungsansatz, weswegen ▶ *Angststörung*en zur ▶ *Chronifizierung* neigen: Eine ▶ *stress*besetzte Situation (z. B. öffentliche Rede), gar kombiniert mit ▶ *dysfunktionalen Kognitionen* (z. B. „Ich darf mir keinesfalls einen Fehler erlauben, sonst ist meine Reputation dahin!"), führt zu einer ▶ *kognitiv*en Gefahreneinschätzung (Angstgefühl vor einer eventuellen Blamage), verbunden mit körperlichen Reaktionen (z. B. Zittern, Erröten). Die erhöhte Selbstaufmerksamkeit mit genauer Beobachtung dieser ▶ *Symptome* erzeugt wiederum ▶ *Angst*. Dadurch, dass die Angst körperliche Symptome verursacht, die ihrerseits erneute Angst auslösen, kann sich diese i. S. eines Teufelskreises immer weiter steigern.

ängstliches Erleben Möglicher Teilaspekt einer ▶ *affektiven Störung*, der durch ein unbestimmtes Gefühl der Beengung, Bedrohung oder des Ausgeliefertseins gekennzeichnet ist, ohne dass es hierfür eine erkennbare Ursache gibt. Ä. E. ist z. B. beobachtbar im Kontext einer ▶ *Angststörung*, ▶ *Zwangsstörung* und ▶ *posttraumatischen Belastungsstörung (PTBS)*, aber auch während einer ▶ *depressiven Episode* oder bei der ▶ *Schizophrenie*.

ängstlich-vermeidende Persönlichkeitsstörung (lat. *persona* = „Maske", „Rolle [des Schauspielers]"; aus *per-* = „[hin]durch-" und *sonare* = „tönen") Spezifische ▶ *Persönlichkeitsstörung*, die gekennzeichnet ist durch häufige, länger andauernde Gefühle von ▶ *Angst*, Anspannung, Besorgtheit, Unsicherheit, Minderwertigkeit, die Vermeidung von ▶ *sozial*en Kontakten aus Sorge vor negativer Bewertung sowie eine andauernde Sehnsucht nach Zuneigung, Anerkennung und Akzeptanz. Nicht selten geht die ä.-v. P. mit der Neigung einher, potenzielle Gefahren bzw. Risiken alltäglicher Situationen überzubetonen und deshalb bestimmte Tätigkeiten gänzlich zu vermeiden. Die Betroffenen sind dauernd angespannt, pflegen einen einseitig auf Sicherheit bedachten Lebensstil und leben oft isoliert. Frauen sind öfter betroffen als Männer; die Häufigkeit in der Allgemeinbevölkerung liegt bei ca. 1 %. Die ä.-v. P. tritt nicht selten zusammen mit einer ▶ *Angststörung*, ▶ *Zwangsstörung*, ▶ *somatoformen Störung* oder depressiven ▶ *Störung* [▶ *depressive Episode*] auf. In der ▶ *ICD*-10 ist die ä.-v. P. unter F60.6 gelistet (▶ *ICD*-11: 6D10.Z).

Syn.: selbstunsichere Persönlichkeitsstörung.

Angstneurose (griech. *neuron* = „Nerv") Veraltet für ▶ *generalisierte Angststörung*.

Angststörung Den ▶ *neurotischen Störungen* zuzuordnendes ▶ *Krankheit*sbild, das durch ein „Zuviel" oder ein „Zuwenig" an ▶ *Angst* gekennzeichnet ist, etwa bedingt durch ihre Unverhältnismäßigkeit zum Auslöser bis hin zu einem völlig grundlosen

A

sowie zu lange andauernden oder zu häufigen Auftreten von Angst, einhergehend mit denselben Reaktionen wie die „Realangst" und – daraus resultierend – einem ausgeprägten Vermeidungsverhalten bei der Alltagsbewältigung, die im Extremfall in ▶ *soziale* Isolation münden kann. ▶ *Patienten*, die unter einer A. leiden (betroffen sind rund 7 % der Bevölkerung), können i.d.R. erkennen, wie irrational und übertrieben ihre Befürchtungen sind; dennoch ist es ihnen aufgrund der ausgeprägten Symptomatik [▶ *klinisches Bild*] meist nicht möglich, ihre A. allein in den Griff zu bekommen. Zur Vermeidung einer ▶ *chronisch*en Entwicklung ist eine frühzeitige ▶ *Diagnose*stellung – nach Ausschluss eventueller anderer ▶ *psychisch*er und/oder ▶ *physisch*er Ursachen – wünschenswert. Allen A.en gemeinsam ist ihre ▶ *multifaktorielle* ▶ *Genese*. Diskutiert werden insb. ▶ *biologische* und ▶ *genetische* Faktoren (familiäre Häufungen lassen eine ▶ *Disposition* zu vermehrter Ängstlichkeit vermuten, und aufgrund der Wirksamkeit von ▶ *SSRI* bei bestimmten Angsterkrankungen liegt eine Beteiligung bestimmter ▶ *Neurotransmitter*-Systeme nahe), darüber hinaus aber auch ▶ *psychodynamische* (die A. als Ausdruck ungelöster frühkindlicher ▶ *Konflikte*, die aus den gegensätzlichen Bestrebungen von Autonomie und Abhängigkeit [▶ *Autonomie-Abhängigkeits-Konflikt*], mangelnder ▶ *Ich-Stärke* aufgrund unzureichender ▶ *Selbstkonstanz* bzw. ▶ *Objektkonstanz* und diversen ▶ *Projektionsphänomen*en herrühren) sowie ▶ *kognitive* und ▶ *lerntheoretische* Aspekte (Mechanismen der ▶ *klassischen Konditionierung* und ▶ *operanten Konditionierung*, der ▶ *Biological Preparedness*, des ▶ *Angstkreises* und des ▶ *Modell-Lernens*). Die Behandlung von A.en vollzieht sich idealerweise in einer Kombination aus störungsspezifischer ▶ *Psychotherapie* und der Gabe von ▶ *Psychopharmaka* (insb. ▶ *SSRI*; zum Durchbrechen einer ▶ *akuten* ▶ *Panikattacke* empfehlen sich ▶ *Benzodiazepine*), wobei ▶ *isolierte Phobien* oft allein durch ▶ *verhaltenstherapeutische* ▶ *Intervention*en einschließlich ▶ *Expositionstraining*, Veränderung der ▶ *dysfunktionalen Kognitionen*, ▶ *Psychoedukation*, ▶ *Selbstsicherheitstraining* und dgl. mehr zu bewältigen sind. A.en werden unterschieden in ▶ *Phobien* (▶ *ICD*-10: F40.x [▶ *ICD*-11: 6B02 bis 6B04 und 6B0Z]), ▶ *Panikstörung*en (▶ *ICD*-10: F41.0 [▶ *ICD*-11: 6B01]) und die ▶ *generalisierte Angststörung* (▶ *ICD*-10: F41.1 [▶ *ICD*-11: 6B00]).

Angstträume ▶ *Albträume*.

anhaltende affektive Störung ▶ *affektive Störung [anhaltend]*.

anhaltende somatoforme Schmerzstörung ▶ *somatoforme Schmerzstörung [anhaltend]*.

anhaltende wahnhafte Störung ▶ *wahnhafte Störung [lange anhaltend]*.

Anhedonie (griech. *an-* = „nicht", „ohne", „un-", „los-"; *hedone* = „Lust") Freud- und Lustlosigkeit, Verlust der Lebensfreude. Die Fähigkeit, positive ▶ *Emotion*en empfinden zu können, ist stark eingeschränkt oder gar aufgehoben. A. ist eine typische Störung des ▶ *Affekts*, die insb. von Menschen mit ▶ *Schizophrenie*, aber auch bei ▶ *Depression* und ▶ *Suchterkrankung* erlebt wird. Als ▶ *sexuelle Funktionsstörung* bezeichnet die A. den Mangel bzw. Verlust der ▶ *sexuellen* ▶ *Appetenz*, ohne dass andere sexuelle Schwierigkeiten, z.B. eine ▶ *Erektionsstörung* oder ▶ *Dyspareunie*, hierfür ursächlich wären; die ▶ *ICD*-10-Codierung erfolgt mit F52.0 (▶ *ICD*-11: HA00.x).

Anhidrose (griech. *an-* = „nicht", „ohne", „un-", „los-"; *hidros* = „Schweiß") Fehlende Schweißsekretion (▶ *ICD*-10: L74.4 [▶ *ICD*-11: EE01.x]). Das Gegenteil der A. ist die ▶ *Hyperhidrose*. „Hypohidrose" bezeichnet eine verminderte Schweißsekretion.

animalisches Nervensystem (lat. *animal* = „Tier", „Lebewesen"; *nervosus* = „sehnig", „kraftvoll" i. S. von „Kraft einer Faser"; griech. *systema* = „ein aus Einzelteilen Zusammengefügtes", „das Zusammengesetzte", „das [miteinander] Verbundene") ▶ *somatisches Nervensystem.*

Annon, Stafford Dorsey Denato (genannt Annon, Jack) *26. November 1929 in Chicago/Illinois (USA), † 24. Dezember 2005 in Honolulu/Hawaii (USA), US-amerikanischer Psychologe, entwickelte Mitte der 1970er-Jahre das ▶ *PLISSIT*-Beratungsmodell, um zu belegen, dass nicht alle ▶ *sexuellen Störung(en)* einer intensiven ▶ *Therapie* bedürfen.

Anorexia nervosa (griech. *an-* = „nicht", „ohne", „un-", „los-"; *orexis* = „Verlangen", „Appetit"; lat. *nervus* = „Nerv" bzw. frz. *nerveux* = „die Nerven betreffend") „Nervlich bedingte Appetitlosigkeit" als Sonderform der ▶ *Anorexie.* ▶ *Psychisch* bedingte ▶ *Essstörung*, die charakterisiert ist durch extremen, selbst herbeigeführten Gewichtsverlust infolge eines stark restriktiven Essverhaltens, übertriebene körperliche Aktivität, Einnahme von Appetitzüglern und ▶ *Laxanzien*, selbstinduziertes Erbrechen und/oder Abführen sowie eine ▶ *Körperschemastörung* und die übermäßige ▶ *Furcht* vor Gewichtszunahme. Das Körpergewicht liegt mindestens 15 % unter dem ▶ *Normalgewicht* und der ▶ *Body-Mass-Index (BMI)* unter 17,5. ▶ *Endokrine* Störungen auf der ▶ *Hypothalamus-* ▶ *Hypophysen-* ▶ *Gonaden*-Achse sind keine Seltenheit und führen zu ▶ *Amenorrhö* bzw. ▶ *Potenz*problemen bis hin zu einem erhöhten ▶ *Kortisol*spiegel und Unregelmäßigkeiten bei der ▶ *Insulin*sekretion. Als weitere körperliche Folgeerscheinungen können u. a. ▶ *gastrointestinale* Störungen, Abbau des Hirngewebes, Kreislaufbeschwerden, Abfall der Körpertemperatur und Blutbildveränderungen auftreten. ▶ *Krankheitseinsicht* ist i. d. R. nicht gegeben; vielmehr erwächst aus dem „Sieg" über das Hungergefühl eine Art innere Stärke, die das Selbstwertgefühl [▶ *Selbstbewusstsein*] anhebt. Aus ▶ *psychodynamisch*er Sicht werden u. a. ein unterdrücktes ▶ *Autonomie*bedürfnis sowie ein vermeintlicher Schutz vor den Anforderungen des Erwachsenwerdens diskutiert. Rund 95 % aller an A. n. erkrankten Menschen sind weiblich; die ▶ *Gesamtlebenszeitprävalenz* bei Frauen beträgt 0,2–2,0 %; oft tritt A. n. erstmals während der ▶ *Pubertät* auf. 50–60 % der ▶ *Patienten* mit A. n. entwickeln auch ▶ *bulimische* Phasen, und nicht selten treten weitere ▶ *psychische* ▶ *Krankheits*bilder (▶ *Depression*, ▶ *Angststörung*, ▶ *Zwangsstörung*) neben der A. n. auf. Die ▶ *ICD*-10 listet die A. n. unter F50.0 (▶ *ICD*-11: 6B80.x). Von A. n. betroffen waren z. B. Kaiserin Elisabeth („Sissi") von Österreich (1837–1898), Prinzessin Diana (1961–1997) und Whitney Houston (1963–2012).
Syn.: Magersucht.

Anorexie (griech. *an-* = „nicht", „ohne", „un-", „los-"; *orexis* = „Verlangen", „Appetit") Appetitlosigkeit (▶ *ICD*-10: R63.0).
Syn.: Inappetenz.

Anorgasmie (griech. *an-* = „nicht", „ohne", „un-", „los-"; *organ* = „heftig verlangen", „glühen" bzw. *orgasmos* = „starke Erregung") A. ist eine ▶ *sexuelle Funktionsstörung* und bezeichnet die Unfähigkeit – nach entsprechender körperlicher Stimulation und trotz ungestörter Erregungsphase –, einen Höhepunkt (▶ *Orgasmus*) zu erleben. Die ▶ *ICD*-10 listet sie unter F52.3 (▶ *ICD*-11: HA02.0); siehe auch ▶ *Orgasmusstörung.*

Anoxie (griech. *an-* = „nicht", „ohne", „un-", „los-"; *oxynos* = „sauer") Abwesenheit bzw. absolutes Fehlen von ▶ *Sauerstoff* in den Geweben; Erstickungstod.

Anpassung ▶ *Adaptation.*

Anpassungsstörung Zu den ▶ *Belastungsstörungen* zählendes ▶ *Krankheits*bild, das in der ▶ *ICD*-10 unter F43.2 gelistet ist (▶ *ICD*-11: 6B43). Sie wird beschrieben als eine – abhängig von der persönlichen ▶ *Disposition* – fehlangepasste Reaktion nach einschneidenden Lebensereignissen (z.B. Umzug, Emigration, Scheidung, körperliche ▶ *Erkrankung* o. Ä.); das auslösende belastende Ereignis kann punktuell oder länger andauernd sein, es wiegt jedoch weit weniger schwer als ein ▶ *Trauma*. Die ▶ *Symptome* der A. (▶ *depressive* Stimmung, andauernde Besorgnis, Gefühle von Überforderung, Zukunftsangst oder Hilflosigkeit, Störungen des ▶ *Sozialverhaltens*, ▶ *vegetative Störungen*, ▶ *Suizidgedanken* bis hin zu ▶ *akuter* ▶ *Suizidalität*) beginnen innerhalb eines Monats nach Auftreten des Belastungsfaktors und bilden sich – von der ▶ *längeren depressiven Reaktion* abgesehen – innerhalb von 6 Monaten wieder zurück. Im Vordergrund der ▶ *Therapie* steht die ▶ *Krisenintervention* zur ▶ *emotional*en Entlastung des Betroffenen; je nach Schwere der Belastung kann diese auch in eine ▶ *Psychotherapie* übergehen. Die Gabe von Medikamenten kommt bei der A. – wenn überhaupt – nur kurzfristig in Betracht. **Syn.:** Kulturschock, abnorme Trauerreaktion.

Ansteckung ▶ *Infektion*.

Anstrengungsasthma (griech. *asthma* = „Atemnot", „Keuchen", „Beklemmung") ▶ *Belastungsasthma*.

Antabus® ▶ *Anticraving-Substanz* mit dem Wirkstoff ▶ *Disulfiram*.

Antagonist (griech. *antagonistes*, aus *anti* = „gegen[-über]" und *ago* = „ich handle" bzw. *agonistes* = „der Handelnde", „der Tätige", „der Kämpfer") „Gegenspieler"; ▶ *Substanz*, welche die Wirkweise eines ▶ *Agonist*en hemmt oder unterdrückt.

Antazidum Pl. **Antazida** (griech. *anti* = „gegen[-über]"; lat. *acidum* = „Säure") Freiverkäufliches Arzneimittel, das die Magensäure [▶ *Magensaft*] – etwa bei Sodbrennen – bindet, neutralisiert und die ▶ *Schleimhaut* des Magens schützt.

anterograd (lat. *ante* = „vor", „vorn"; *gradi* = „schreiten") „[Zeitlich oder örtlich] nach vorn gerichtet". Im Kontext der ▶ *Amnesie* bezieht sich der Begriff auf jenen Teil der Erinnerung, der durch das schädigende Ereignis verloren gegangen ist, also der darauf folgende. Der gegenteilige Begriff hierzu ist ▶ *retrograd*.

Anthropologie (griech. *anthropos* = „Mensch"; *logos* = „Vernunft", „Lehre", „Wort") „Wissenschaft vom Menschen". Summe aller naturwissenschaftlichen (der Mensch als Naturwesen), kulturwissenschaftlichen (der Mensch als ▶ *Individuum* und ▶ *Sozial*wesen), ▶ *philosophisch*en (der Mensch und seine Lebenswirklichkeit), theologischen (der Mensch und seine Bestimmung vor dem Göttlichen), ▶ *pädagogisch*en (der Mensch als auf Erziehung angewiesenes und erziehbares Wesen) etc. Studien, deren Fokus auf der Menschheitsentwicklung bzw. auf den Besonderheiten des Menschen im Unterschied zu anderen Lebewesen liegt. Dementsprechend vielgestaltig sind die Fragestellungen der A.

anticholinerg (griech. *anti* = „gegen[über]"; *chole* = „Galle"; *ergon* = „Werk", „Leistung", „Aktivität") „Gegen ▶ *Acetylcholin (ACh)* gerichtet". Wirkungen oder Nebenwirkungen von Medikamenten (▶ *Anticholinergika*) wie z.B. ▶ *Neuroleptika* oder ▶ *Benzodiazepine*, die eine Hemmung des ▶ *Neurotransmitters* ▶ *Acetylcholin (ACh)* hervorrufen. Eine Überdosierung derartiger Präparate kann zum ▶ *anticholinergen Syndrom* führen. Der gegenteilige Begriff lautet ▶ *cholinerg*.

anticholinerges Syndrom (griech. *anti* = „gegen[über]"; *chole* = „Galle"; *ergon* = „Werk", „Leistung", „Aktivität"; *syn-* = „zusammen-", „mit-"; *dromos* = „Weg", „Lauf") Ein durch Überdosierung von ▸ *anticholinerg* wirkenden Medikamenten ausgelöster ▸ *Symptom*enkomplex, zu dem u.a. ▸ *Obstipation*, ▸ *Tachykardie*, gehemmte Schweiß- und Speichelbildung sowie ▸ *Mydriasis* gehören können.

Anticholinergikum Pl. **Anticholinergika** (griech. *anti* = „gegen[über]"; *chole* = „Galle"; *ergon* = „Werk", „Leistung", „Aktivität") ▸ *Substanz* (z.B. der Wirkstoff ▸ *Atropin*), welche die Wirkung von ▸ *Acetylcholin (ACh)* im Bereich des ▸ *Parasympathikus* hemmt, wodurch dieser weitestgehend ausgeschaltet wird; siehe auch ▸ *anticholinerges Syndrom*.

Anticraving-Substanz (griech. *anti* = „gegen[über]"; engl. *craving* = „Verlangen"; lat. *substantia* = „das, woraus etwas besteht") Wirkstoffe, die das ▸ *Craving* drosseln (z.B. ▸ *Acamprosat*) oder Übelkeit als ▸ *aversiven* ▸ *Reiz* auslösen (z.B. ▸ *Disulfiram*), um auf diese Weise die Betroffenen während der Phasen der ▸ *Entgiftung* und ▸ *Entwöhnung* zu stabilisieren und das Rückfallrisiko zu senken. Der Einsatz von A.-S.en wird grundsätzlich durch eine ▸ *psychosoziale* ▸ *Therapie* begleitet.

Antidementivum Pl. **Antidementiva** (griech. *anti* = „gegen[über]"; lat. *de-* = „weg"; *mens* = „Geist") ▸ *Nootropikum*.

Antidepressivum Pl. **Antidepressiva** (griech. *anti* = „gegen[über]"; lat. *deprimere* = „niederdrücken") ▸ *Psychopharmaka* zur Behandlung z.B. einer ▸ *Depression*. Indem das Arzneimittel in den Hirnstoffwechsel eingreift, sorgt es dafür, dass die ▸ *Neurotransmitter* an ihren Wirkorten längere Zeit zur Verfügung stehen. Unterschieden werden die klassischen (älteren) Antidepressiva (▸ *Trizyklika*, ▸ *Tetrazyklika*, ▸ *Monoaminoxidasehemmer*) von den modernen (neueren) Antidepressiva (▸ *SSRI*, ▸ *SNRI*, ▸ *SSNRI*, ▸ *atypische Antidepressiva*). Während ein klassisches A. in mehrere Botenstoffsysteme gleichzeitig – unspezifisch – eingreift und sich deshalb durch eine breite Wirksamkeit auszeichnet, beklagen ▸ *Patient*en oftmals seine schlechte Verträglichkeit, weswegen es vornehmlich nur bei schweren ▸ *depressiven Episod*en verordnet wird. Ein modernes A. hingegen setzt gezielt an ganz konkreten Botenstoffsystemen an und ist wesentlich besser verträglich. Eine weitere Einteilung der A., nämlich nach ihrer Wirkqualität, hat ▸ *Kielholz, Paul* vorgenommen (▸ *Dreikomponentenschema* nach Kielholz). – A. werden schrittweise aufdosiert; ihre Wirkung setzt jedoch erst mit einer gewissen ▸ *Latenz* ein: die Steigerung des ▸ *Antriebs* nach einigen Tagen, die Aufhellung der ▸ *Stimmung* erst nach 1–3 Wochen. Angesichts dieser erst verzögert spürbaren depressionslösenden Wirkung bei gleichzeitig gesteigertem Antrieb kann das ▸ *Suizid*risiko am Anfang der Therapie erhöht sein; dem kann mit einer ▸ *sedierend*en Begleitmedikation begegnet werden. – Etwa 60–70 % der ▸ *Patient*en sprechen erfolgreich auf A. an; eventuelle Nebenwirkungen, die sich zu Beginn der Behandlung zeigen, bilden sich größtenteils bei längerer Einnahme wieder zurück. Beim Konsum von ▸ *Alkohol* ist eine unerwünschte Wirkungsverstärkung von A. beobachtbar; wegen einer möglichen Verlangsamung der Reaktionszeit sollte auf das Autofahren verzichtet werden.

Antiepileptikum Pl. **Antiepileptika** (griech. *anti* = „gegen[über]"; *epilepses* = „Anfall", „Übergriff") ▸ *Antikonvulsivum*.

Antigen (griech. *anti* = „gegen[über]"; *-genes* = „von jemandem abstammen", „verursachend", „etwas hervorbringend") ▸ *Substanz* der belebten oder unbelebten Umwelt, die dazu in der Lage ist, bei Eintritt in einen ▸ *Organismus* eine spezifische Immunreaktion – meist die Bildung von Abwehrstoffen bzw. ▸ *Antikörpern* gegen das A. – auszulösen.

Antihypertensivum Pl. **Antihypertensiva** (griech. *anti* = „gegen[über]"; *hyper* = „noch mehr", „über", „über [das Maß] hinaus"; *tonos* = „[An-]Spannung", „Kraft") Sammel-

A

begriff für gefäßerweiternde Medikamente, die zur Behandlung von ▶ *arterieller Hypertonie* eingesetzt werden.
Syn.: Antihypertonikum.
Antihypertonikum Pl. **Antihypertonika** ▶ *Antihypertensivum.*
Antikonvulsivum Pl. **Antikonvulsiva,** Adj. antikonvulsiv (griech. *anti* = „gegen[über]"; lat. *convulsio* = „Krampfanfall") Gruppe von Arzneimitteln zur ▶ *Prävention* oder Behandlung von Krampfanfällen; sie alle zeichnen sich dadurch aus, dass sie die Erregungsweiterleitung im ▶ *Zentralnervensystem (ZNS)* hemmen.
Antikörper (griech. *anti* = „gegen[über]") ▶ *Eiweiß*verbindungen, die Bestandteil des ▶ *Immunsystems* sind und immer dann vom Körper gebildet werden, wenn ▶ *Antigene* wie z. B. Keime oder ▶ *Bakterien* in ihn eingedrungen sind. Indem die A. an die Antigene binden, machen sie diese für den ▶ *Organismus* unschädlich.
antimitochondriale Antikörper (AMA) (griech. *anti* = „gegen[über]"; *mitos* = „Faden"; *chondros* = „Korn") Vom ▶ *Immunsystem* eines Menschen gebildete ▶ *Antikörper*, die sich gegen bestimmte Zellbestandteile [▶ *Zelle*], nämlich die ▶ *Mitochondrien*, richten. Ein erhöhter AMA-Wert im Blut lässt somit den Verdacht auf eine ▶ *Autoimmunerkrankung* zu.
antinukleärer Antikörper (ANA) (griech. *anti* = „gegen[über]"; lat. *nucleus* = „Kern") ▶ *Antikörper*, die gegen Zellkernbestandteile [▶ *Zelle*] gerichtet sind. Wurden i. R. von bestimmten ▶ *pathologisch*en Prozessen Körperzellen zerstört, gelangt der Inhalt der jeweiligen Zellkerne ins Blut. Die vom ▶ *Organismus* daraufhin gebildeten ▶ *Antikörper* sind im Labor nachweisbar und lassen u. a. auf eine ▶ *rheumatische* ▶ *Krankheit* wie z. B. die ▶ *rheumatoide Arthritis* schließen.
Antiparkin® Medikament zur Behandlung früher Stadien des ▶ *Morbus Parkinson* mit dem Wirkstoff ▶ *Selegilin.*
Antipsychotikum Pl. **Antipsychotika** (griech. *anti* = „gegen[über]"; *psychosis* = „Beseeltheit") ▶ *Neuroleptikum.*
antisoziale Persönlichkeitsstörung (griech. *anti* = „gegen[über]"; *socius* = „Gefährte") ▶ *dissoziale Persönlichkeitsstörung.*
Antisuizidvertrag (griech. *anti* = „gegen[über]"; lat. *sui* = „sich selbst"; *caedere* = „töten", „vernichten") Vereinbarung zwischen ▶ *Therapeut* und ▶ *Patient*, wonach Letzterer versichert, sich über einen bestimmten Zeitraum nichts anzutun.
Antrieb Grundsätzliche Aktivitätsbereitschaft des Menschen, bezogen auf sein ▶ *physisch*es wie ▶ *psychisch*es Leistungsvermögen unter den Aspekten Tempo, Intensität und Ausdauer.
Antriebsarmut ▶ *Antriebsstörung*, die gekennzeichnet ist durch einen Mangel an Energie, Anteilnahme und Eigeninitiative, was zu Trägheit, Verstimmung und Interesselosigkeit führt. Die motorische [▶ *Motorik*, ▶ *Psychomotorik*] Spontaneität ist reduziert. Organisch bedingte ▶ *affektive Störung*en oder ▶ *depressive Episoden* können von A. begleitet sein.
Syn.: Antriebsmangel.
Antriebsenthemmung ▶ *Antriebsstörung*, die gekennzeichnet ist durch Rastlosigkeit, innere Unruhe und Impulshandlungen. Im Gegensatz zur ▶ *Antriebssteigerung* gestaltet sich bei der A. das Übermaß an Aktivitäten nicht mehr zielgerichtet, sondern unkontrolliert.

Antriebshemmung ▶ *Antriebsstörung*, die durch eine Blockade von Energie, Anteilnahme und Eigeninitiative gekennzeichnet ist, was dazu führt, dass sich der ▶ *Patient* gebremst erlebt: Er möchte zwar gern etwas erreichen, seine Willensanstrengung kann jedoch den inneren Widerstand nicht überwinden. ▶ *Depressive Episoden* und ▶ *schizoaffektive Störungen* können von A. begleitet sein.
Syn.: Antriebsschwäche.
Antriebsmangel ▶ *Antriebsarmut.*
Antriebsschwäche ▶ *Antriebshemmung.*
Antriebssteigerung ▶ *Antriebsstörung*, die durch einen Zustand besonderer Lebhaftigkeit und Umtriebigkeit, durch vermehrte ▶ *soziale* Kontakte, übermäßigen Ideenreichtum und Aktivitäten gekennzeichnet ist. Letztere sind bei der A. – im Gegensatz zur ▶ *Antriebsenthemmung* – noch zielgerichtet. Die A. kann z. B. beobachtet werden bei der ▶ *agitierten Depression*, der Manie [▶ *manische Episode*], der ▶ *histrionischen Persönlichkeitsstörung* oder aber unter dem Einfluss von ▶ *Amphetaminen*.
Antriebsstörung Mangel oder Übermaß an ▶ *Antrieb*, der vom ▶ *Patienten* meist bewusst wahrgenommen wird und unter dem er leidet. A.en lassen sich ausdifferenzieren in ▶ *Antriebsarmut*, ▶ *Antriebshemmung*, ▶ *Antriebssteigerung* und ▶ *Antriebsenthemmung.*
Anus (lat. *anus* = „[Fuß-]Ring") After; siehe auch ▶ *anale Phase.*
Anxiolytikum Pl. **Anxiolytika**, Adj. **anxiolytisch** (lat. *anxietas* bzw. *anxius* = „Angst"; griech. *lysis* = „[Auf-]Lösung" bzw. *lytikos* = „[auf]lösbar") ▶ *Angst* lösendes und/oder spannungsdämpfendes, meist auch ▶ *sedierend* wirkendes Medikament; „Beruhigungsmittel".
apallisches Syndrom (griech. *a-* = „nicht", „ohne", „un-", „los-"; lat. *pallium* = „Mantel"; griech. *syn-* = „zusammen-", „mit-"; *dromos* = „Weg", „Lauf") „Ohne (Hirn-)Mantel". Zustand, der gekennzeichnet ist durch eine Verbindungsstörung zwischen ▶ *Großhirnrinde* und ▶ *Hirnstamm*. Das ▶ *Bewusstsein* dieser ▶ *Patienten* ist aller Wahrscheinlichkeit nach (weitgehend) ausgeschaltet, wohingegen die selbstständige Atmung und die Aufnahme von Sinnesreizen – nicht jedoch ihre Verarbeitung – möglich sind. Das a. S. kann z. B. resultieren aus einem ▶ *Schädel-Hirn-Trauma*, einer ▶ *Meningitis* oder ▶ *Hypoxie* und wird u. a. durch eine ▶ *Elektroenzephalografie (EEG)* festgestellt. Es kann wenige Stunden, aber auch mehrere Jahre andauern und ist in der ▶ *ICD*-10 unter G93.80 gelistet (▶ *ICD*-11: 8E20).
Apathie Adj. **apathisch** (griech. *apatheia* = „Unempfindlichkeit", aus *a-* = „nicht", „ohne", „un-", „los-" und *patheia* = „Leiden") Teilnahmslosigkeit, Trägheit, Leidenschaftslosigkeit, Abwesenheit von ▶ *Emotionen*, mangelnde Erregbarkeit und Unempfindlichkeit gegenüber äußeren ▶ *Reizen* wie z. B. Ansprechen oder Berühren; Unfähigkeit zu Spontaneität.
Aphasie (griech. *aphasia* = „ohne Sprache") Erworbene Beeinträchtigung der Sprachbildung; Störung des Sprachsystems, Sprachverlust; meist verursacht aufgrund einer Schädigung der linken ▶ *Hemisphäre* des ▶ *Gehirns* nach ▶ *Erkrankungen* wie z. B. Schlaganfall, ▶ *Schädel-Hirn-Trauma*, ▶ *Tumor* oder ▶ *Intoxikation.*
Aphasie [erworben] mit Epilepsie (griech. *aphasia* = „ohne Sprache"; *epilepses* = „Anfall", „Übergriff") ▶ *Umschriebene Entwicklungsstörung* des Sprechens bzw. der Sprache, die gekennzeichnet ist durch expressive wie rezeptive Sprachstörungen [▶ *Sprachstörung [expressiv]*; ▶ *Sprachstörung [rezeptiv]*], einhergehend mit Krampfpotenzialen bei der ▶ *Elektroenzephalografie (EEG)*. Während die ▶ *kognitive* Entwicklung oft unbeein-

A

trächtigt verläuft, verschlechtert sich die Sprachfertigkeit zunehmend und kann bis zum völligen Verstummen führen. Die Behandlung erfolgt mittels ▶ *Antikonvulsiva* und ▶ *logopädischer* ▶ *Therapie*; eine vollständige ▶ *Remission* ist jedoch selten. Die ▶ *Genese* dieser ▶ *Erkrankung* ist unklar; diskutiert werden entzündliche Prozesse im ▶ *Gehirn*. Die A. [e.] m.E. tritt meist – ohne vorherige Auffälligkeiten – zwischen dem 3. und 7. Lj. in Erscheinung, wobei Jungen häufiger betroffen sind als Mädchen. In der ▶ *ICD*-10 ist sie unter F80.3 gelistet (▶ *ICD*-11: 8A62.2).
Syn.: Landau-Kleffner-Syndrom.

Aphasie vom expressiven Typ (griech. *aphasia* = „ohne Sprache"; lat. *expressio* = „Ausdruck") ▶ *Sprachstörung [expressiv]*.

Aphasie vom rezeptiven Typ (griech. *aphasia* = „ohne Sprache"; lat. *recipere* = „aufnehmen", „empfangen") ▶ *Sprachstörung [rezeptiv]*.

Apnoe (griech. *apnoia* = „Windstille", „ Nicht-Atmung") Zeitraum zwischen dem Ein- und dem Ausatmen. Mehr oder weniger langes vollständiges Aussetzen der äußeren Atmung. Wiederholt auftretende, vom ▶ *Patienten* unbemerkte Atemstillstände während des ▶ *Schlafs* sind das namensgebende ▶ *Symptom* beim ▶ *Schlafapnoe-Syndrom (SAS)*.

Appendix vermiformis (lat. *appendix* = „Anhang", „Anhängsel"; *vermis* = „Wurm"; *forma* = „Gestalt", „Form") „Wurmförmiges Anhängsel"; ▶ *Wurmfortsatz*.

Appetenz (lat. *appetentia* = „Verlangen") Begehren, Lust (auf), Sehnsucht (nach), ▶ *sexuelle* ▶ *Motivation*; aktives Anstreben bestimmter ▶ *Reize*.

Applikation[sform] (lat. *applicare* = „zusammenfügen") Form der Verabreichung eines Medikaments, z.B. in die Lederhaut (▶ *intrakutan*, i.c.), über die Haut (▶ *perkutan*), in die Unterhaut (▶ *subkutan*, s.c.), in einen Muskel (▶ *intramuskulär*, i.m.), in eine ▶ *Vene* (▶ *intravenös*, i.v.), über den Mund (▶ *peroral*, p.o.), über den Mastdarm (▶ *rektal*) u.v.m.

Approbation Adj. **approbiert** (lat. *approbatio* = „Genehmigung"; aus *ad-* „[hin]zu", „heran" und *probare* = „prüfen", „billigen", „gutheißen") „Bestallung". Eine durch eine staatlich anerkannte Prüfung nachgewiesene Qualifikation, ohne die die Berufsausübung als Arzt oder Apotheker unzulässig ist.

Arachnophobie (griech. *arachne* = „Spinne"; *phobos* = „Furcht", „Angst") Spinnenangst und damit eine Form der ▶ *Zoophobie*. A. ist eine der am weitesten verbreiteten ▶ *neurotischen Störungen*; sie zählt zu den ▶ *Angststörungen* und ist hier den ▶ *isolierten Phobien* zuzuordnen. Gemäß ▶ *ICD*-10 wird sie mit F40.2 verschlüsselt (▶ *ICD*-11: 6B03).

Arbeitstherapie (griech. *therapeia* = „Dienst[leistung]", „Behandlung", „Pflege") A. ist ein Behandlungsfeld der ▶ *Ergotherapie*, in deren Rahmen Menschen mit körperlichen sowie geistigen ▶ *Behinderungen* oder ▶ *psychischen* Störungen schrittweise an das Arbeitsleben herangeführt werden sollen, um dadurch ihr eingeschränktes Leistungsvermögen zu verbessern und ihre Belastbarkeit zu steigern.

Archetypus Pl. **Archetypen**, Adj. **archetypisch** (griech. *arche* = „Beginn", „Anfang"; *typos* = „Vorbild", „Abbild", „Regel", „in dieser Art", „Gestalt", „Gepräge") Begriff aus der ▶ *analytischen Psychologie* von ▶ *Jung, Carl Gustav*, unter dem Urbilder bzw. ▶ *Symbole* im ▶ *kollektiven Unbewussten* der menschlichen Seele zu verstehen sind, und zwar unabhängig von Epoche, Geschichte oder ▶ *Kultur*. Erfahrbar sind A.z.B. in ▶ *Träumen*, Märchen, Mythen oder auch i.R. einer ▶ *Psychose*. Zu den a.en Symbolen zählen die Mutter, das Kind, der Wanderer, das Feuer, der Fluss u.v.m.

Area pr(a)etectalis (lat. *area* = „Fläche", „[freier] Platz"; *prae* = „vor", „vorn"; *tectum* = „Dach") Die A.p. ist ein Teilgebiet des ▶ *Epithalamus* und mit in den Verengungsreflex der Pupillen bei Lichteinfall einbezogen.

Arteria pulmonalis (griech. *arteria*, von griech. *aeirein* = „zusammen-", „anbinden"; gemeint ist „die [am Herzbeutel] Angehängte"; lat. *pulmoneus* = „Lungen-") Der aus der rechten Herzkammer hervorgehende Lungenstamm hat zwei Gefäßäste, nämlich den linken (A.p. sinistra) und den rechten (A.p. dextra), wobei Letzterer der längere von beiden ist; beide transportieren ▶ *sauerstoff*armes Blut in die Lunge.
Syn.: Lungenarterie.

Arterie Adj. **arteriell** (griech. *arteria*, von griech. *aeirein* = „zusammen-", „anbinden"; gemeint ist „die [am Herzbeutel] Angehängte") Blutgefäß, das Blut vom Herzen wegführt. A.n des Körperkreislaufs transportieren ▶ *sauerstoff*reiches Blut, wohingegen A.n des Lungenkreislaufs ▶ *sauerstoff*armes Blut mit sich führen. Die größte A. im menschlichen Körper ist die Aorta bzw. Hauptschlagader, deren Durchmesser ca. 3 cm beträgt; siehe auch ▶ *Vene*.

arterielle Hypertonie (griech. *arteria*, von griech. *aeirein* = „zusammen-", „anbinden"; gemeint ist „die [am Herzbeutel] Angehängte"; *hyper* = „noch mehr", „über", „über [das Maß] hinaus"; *tonos* = „[An-]Spannung", „Kraft") „Druck bzw. Spannung über die definierte ▶ *Norm* hinaus". ▶ *Krankheits*bild mit ▶ *chronisch* erhöhtem ▶ *Blutdruck* („Bluthochdruck"), wobei der ▶ *systolische* Wert ≥ 140 ▶ *mmHg* und/oder der ▶ *diastolische* Wert ≥ 90 mmHg beträgt. Von primärer oder essenzieller a.r H. [▶ *essenzielle Hypertonie*] spricht man, wenn die Ursache für den Bluthochdruck nicht ersichtlich ist; sekundäre a.H. [▶ *sekundäre Hypertonie*] bezeichnet hingegen den durch eine andere Grunderkrankung ausgelösten Bluthochdruck. ▶ *ICD*-10: I10.0 (▶ *ICD*-11: BA00). Als Folgeschaden der a.H. tritt insb. die ▶ *koronare Herzkrankheit (KHK)* auf, weswegen die a.H. dringend behandlungsbedürftig ist. Allein in Deutschland sind schätzungsweise 7 Mio. Menschen betroffen.

arterielle Hypotonie (griech. *arteria*, von griech. *aeirein* = „zusammen-", „anbinden"; gemeint ist „die [am Herzbeutel] Angehängte"; *hypo* = „unter", „wenig"; *tonos* = „[An-]Spannung", „Kraft") „Druck bzw. Spannung unterhalb der definierten ▶ *Norm*". ▶ *Krankheits*bild mit dauerhaft zu niedrigem ▶ *Blutdruck*, grundsätzlich basierend auf einem Missverhältnis zwischen zirkulierendem Blut- und Gefäßvolumen, wobei der ▶ *systolische* Wert < 100 ▶ *mmHg* beträgt. Von essenzieller a.r H. spricht man, wenn die Ursache für den zu niedrigen Blutdruck nicht ersichtlich ist; eine symptomatische a.H. liegt demgegenüber vor, wenn klar ist, worauf sich die a.H. gründet (z.B. reduziertes Blutvolumen, ausgelöst durch Blutverlust, oder aber eine geschwächte Pumpfunktion des Herzens, bedingt durch Herzinsuffizienz). Die a.H. bringt eine ▶ *Sauerstoff*-Minderversorgung des ▶ *Gehirns* mit sich; hieraus resultieren wiederum eine gesteigerte Schwindel- und Kollapsneigung sowie rasche Ermüdbarkeit und Konzentrationsschwäche.

arterielle Verschlusskrankheit (AVK) (griech. *arteria*, von griech. *aeirein* = „zusammen-", „anbinden"; gemeint ist „die [am Herzbeutel] Angehängte") Unter der AVK sind sämtliche Durchblutungsstörungen zu verstehen, die durch eine Ver- bzw. Einengung (▶ *Stenose*) oder einen Verschluss (▶ *Okklusion*) der Aorta bzw. der die Extremitäten versorgenden ▶ *Arterien* entstanden sind. Hauptursache hierfür ist die ▶ *Arteriosklerose*. Der ▶ *Krankheits*verlauf ist meist ▶ *chronisch*, äußert sich durch Schmerzen (etwa beim Gehen, falls die Beine betroffen sind) und mündet im ungünstigsten Fall in eine ▶ *Nekrose*.

Etwa 5 % der über 70-Jährigen sind betroffen, Männer signifikant häufiger als Frauen. ▶ *ICD*-10: I73.9 (▶ *ICD*-11: 8D4Z).
Syn.: Schaufensterkrankheit.

Arterienverkalkung ugs. für ▶ *Arteriosklerose.*

Arteriosklerose (griech. *arteria*, von griech. *aeirein* = „zusammen-", „anbinden"; gemeint ist „die [am Herzbeutel] Angehängte"; *skleros* = „hart", „starr", „trocken", „derb", „spröde", „streng") ▶ *Chronisch* fortschreitende, ▶ *degenerative* Gefäßerkrankung, umgangssprachlich als „Arterienverkalkung" bezeichnet, bei der sich an der inneren ▶ *Arterien*wandschicht ▶ *Fette*, Eiweiße [▶ *Proteine*] und Kalk ablagern, womit eine Verdickung, Verhärtung oder ein Elastizitätsverlust der ▶ *Arterie* einhergeht, was wiederum zu Durchblutungsstörungen, Niereninsuffizienz [▶ *Insuffizienz*], Herzinfarkt oder Schlaganfall führen kann. Als Risikofaktoren gelten neben der ▶ *genetisch*en ▶ *Disposition* insb. ▶ *Nikotinabusus*, Bewegungsmangel, ▶ *Hypertonie*, ▶ *Adipositas* und ▶ *Diabetes mellitus*. ▶ *ICD*-10: I70.x (▶ *ICD*-11: BD40.x).
Syn.: Arterienverkalkung.

Arthritis (griech. *arthron* = „Gelenk", „Glied"; *-itis* = „Entzündung", „entzündliche Erkrankung") Entzündung der ein Gelenk umhüllenden Gelenkhaut, einhergehend mit Schmerz, Schwellung, Rötung, Überwärmung, Bewegungseinschränkung, die in ungünstigen Fällen sogar Knochen und Knorpel angreifen sowie zum völligen Funktionsverlust einschließlich Fehlstellungen führen kann. Von einer A. können die unterschiedlichsten Gelenke betroffen sein; bei Befall mehrerer Gelenke spricht man von einer Polyarthritis. Verursacht wird die A. durch ▶ *Krankheit*skeime oder eine ▶ *Autoimmunerkrankung.*

artifizielle Störung (lat. *artificialis* = „kunstgerecht", „künstlich [hervorgerufen]") ▶ *Psychiatrische* Störung, bei der ▶ *Symptome* einer ▶ *Erkrankung* vorgetäuscht werden. Hier kommen z. B. Gedächtnis- oder (ggf. selbst zugefügte) Wundheilungsstörungen, Bauch- bzw. Kopfschmerzen und Blutungen infrage. Im Gegensatz zur ▶ *Simulation* verfolgen ▶ *Patient*en mit einer a. St. kein bestimmtes Anliegen (z. B. Wunsch nach Verrentung); in ihrer ▶ *Anamnese* finden sich häufig starke Belastungen, Schicksalsschläge oder Missbrauchserfahrungen. Frauen sind häufiger betroffen als Männer. Eine ▶ *Konversionsstörung* sowie ▶ *Somatisierungsstörung*, ▶ *larvierte Depression* und ▶ *emotional instabile Persönlichkeitsstörung* vom ▶ *Borderline*-Typ sind ▶ *therapeutisch* ebenso auszuschließen wie die ▶ *Hypochondrie*. Die ▶ *ICD*-10 listet die a. St. unter F68.1 (▶ *ICD*-11: 6D5x).
Syn.: Münchhausen-Syndrom.

Artikulation (lat. *articulare* = „deutlich aussprechen", „gliedern") Bewegungen der Sprechorgane zur Erzeugung von Sprachlauten.

Artikulationsstörung (lat. *articulare* = „deutlich aussprechen", „gliedern") ▶ *Umschriebene Entwicklungsstörung* des Sprechens bzw. der Sprache, die gekennzeichnet ist durch Fehler in der Lautbildung (Auslassung, Verzerrung, Ersetzen von Lauten) außerhalb des altersentsprechenden ▶ *Norm*bereichs (Lautbildungsfehler sind bei 4-Jährigen noch durchaus üblich; erst mit etwa 11 Jahren werden alle Sprachlaute fehlerfrei beherrscht). 2–3 % der 6- bis 7-Jährigen weisen eine A. auf; je nach Schwere und Ausprägung ist eine ▶ *logopädische* ▶ *Therapie* ratsam. Die ▶ *ICD*-10 listet die A. unter F80.0 (▶ *ICD*-11: 6A01.0).
Syn.: Lallen, Stammeln, Dyslalie, phonologische Entwicklungsstörung, funktionelle Artikulationsstörung.

Arzneimittelasthma (griech. *asthma* = „Atemnot", „Keuchen", „Beklemmung") Unterform des ▶ *Asthma bronchiale*, das meist durch Schmerzmittel oder Entzündungshemmer infolge einer evtl. erblich bedingten ▶ *Stoffwechsel*abweichung ausgelöst und oftmals in Kombination mit ▶ *allergischem Asthma* beobachtet wird.

asoziale Persönlichkeitsstörung (lat. *a-* = „ab-", „weg-", „un-", „miss-"; *socius* = „Gefährte") ▶ *dissoziale Persönlichkeitsstörung.*

ASS Abk. für ▶ *Acetylsalicylsäure.*

Assertiveness-Training (engl. *assertiveness* = „Selbstbewusstsein"; *to train* = „erziehen", „schulen", „ausbilden") Dem ▶ *sozialen Kompetenztraining* zuzurechnende ▶ *verhaltenstherapeutische* ▶ *Intervention*stechnik, bestehend aus 127 ▶ *sozial*en Situationen, die zuerst in ▶ *Rollenspiel*en eingeübt und anschließend unter realen Bedingungen erprobt werden.

Assimilation (lat. *similis* = „ähnlich" bzw. *assimilare* = „ähnlich machen", „angleichen") Anpassungsprozess von ▶ *Individuen* oder Gruppen an ihre soziale Umgebung durch Übernahme von ▶ *Norm*en, Verhaltensmustern etc. (▶ *sozial*); Integration einer neuen Erfahrung bzw. eines neues ▶ *Bewusstsein*sinhalts in das bereits erworbene Erfahrungsrepertoire (▶ *lernpsychologisch*); Umwandlung von körperfremden in körpereigene Stoffe (▶ *biologisch*). Im Kontext der ▶ *Gestalttherapie* meint A. die Übernahme von Neuem aus der Umgebung: Ähnlich wie bei der Nahrungsaufnahme benötigt das ▶ *Individuum* einen „Input", sprich Impulse von außen, um sich weiterentwickeln zu können; diese werden vor ihrer A. geprüft und ggf. umgewandelt, um dann zum weiteren ▶ *individuell*en Wachstum und zur Vervollkommnung der eigenen ▶ *Gestalt* beitragen zu können. Gegenbegriff: ▶ *Introjektion.*

Assoziation (lat. *associare* = „vereinigen", „verbinden", „verknüpfen", „vernetzen") Plötzliche gedankliche Verknüpfung zweier Vorkommnisse, sodass ein konkretes Ereignis entweder eine bestimmte Erinnerung oder aber ein neue Idee auslöst. ▶ *Ideenflucht* ist eine ▶ *pathologische* Form der A.

Asperger, Hans *18. Februar 1906 in Hausbrunn bei Wien (Österreich), † 21. Oktober 1980 in Wien, österreichischer Kinderarzt und Heilpädagoge, forschte u. a. über die später nach ihm benannte Störung, das ▶ *Asperger-Syndrom.*

Asperger-Syndrom (griech. *syn-* = „zusammen-", „mit-"; *dromos* = „Weg", „Lauf") Nach ▶ *Asperger, Hans* benannte ▶ *tiefgreifende Entwicklungsstörung*, die vor ihm – erstmals 1926 – durch ▶ *Suhareva, Grunâ Efimovna* beschrieben wurde. Das A.-S. ist gekennzeichnet durch ein Repertoire ▶ *stereotyp*er Bewegungen und oft anspruchsvoller Spezialinteressen, wobei die Beziehungsfähigkeit – wie beim ▶ *frühkindlichen Autismus* gestört ist. Anders als dort treten jene Beziehungsstörungen jedoch erst ab dem 3. Lj., u. U. auch erst im Schulalter auf; zudem sind die ▶ *kognitiv*en Fähigkeiten und die Sprachentwicklung – die frühzeitig, oft noch vor dem Laufen erfolgt und durch ihre Differenziertheit sowie einen überdurchschnittlich großen Wortschatz auffällt – nicht beeinträchtigt. Auf acht betroffene Jungen kommt ein betroffenes Mädchen. Es ist davon auszugehen, dass sowohl ▶ *genetische* Faktoren als auch hirnorganische Anteile – insb. aufgrund ▶ *epileptisch*er Anfälle – für eine Entwicklung des A.-S.s ausschlaggebend sind. Die ▶ *Erkrankung* ist erheblich schwächer ausgeprägt als frühkindlicher Autismus und hat eine bessere ▶ *Prognose*. Medikamentöse ▶ *Therapien* sind nur wenig erfolgversprechend und eine klassische ▶ *Psychotherapie* aufgrund fehlender ▶ *Krankheitseinsicht* nur schwer durchführbar; empfohlen werden daher ▶ *sensomotorische* Übungsprogramme, eine strukturierte Umweltausrichtung sowie eine Minderung familiärer Belastungen, um so das Verhalten bzw. die Entwicklung der ▶ *Patient*en günstig zu beeinflussen. Das A.-S.

ist in der ▶ *ICD*-10 unter F84.5 gelistet (▶ *ICD*-11: 6A02.0 als eine der „Autismus-Spektrum-Störungen").
Syn.: autistische Psychopathie, schizoide Störung im Kindesalter.
Aspirin® Handelsname für ▶ *Acetylsalicylsäure (ASS).*
Asthenie (griech. *asthenes* = „schwach", „kraftlos") Unfähigkeit zu (größeren) körperlichen oder seelischen Anstrengungen, meist als Begleitsymptom von ▶ *Erkrankungen*, vgl. ▶ *ICD*-10: R53 (Unwohlsein und Ermüdung) [▶ *ICD*-11: MG25 (Unwohlsein) und MG22 (Ermüdung)].
asthenische Persönlichkeitsstörung (griech. *asthenes* = „schwach", „kraftlos") ▶ *abhängige Persönlichkeitsstörung.*
Asthmaanfall (griech. *asthma* = „Atemnot", „Keuchen", „Beklemmung") ▶ *Akute* Zuspitzung bzw. plötzliche Verschlimmerung eines ▶ *chronisch* vorhandenen ▶ *Asthma bronchiale*, gekennzeichnet durch bläulich gefärbte Haut, schnappende Atmung, panische Erstickungsangst sowie einen aufgeblähten Brustkorb.
Asthma bronchiale (griech. *asthma* = „Atemnot", „Keuchen", „Beklemmung") ▶ *Chronisch*e, anfallsartig auftretende Atemwegskrankheit mit dauerhaft bestehender Überempfindlichkeit der ▶ *Bronchien*. A. b. zählt zu den ▶ *Psychosomatosen* bzw. den von ▶ *Alexander, Franz Gabriel* beschriebenen ▶ *Holy Seven* und ist in der ▶ *ICD*-10 unter J45.x gelistet (▶ *ICD*-11: CA23.x). Charakteristisch sind die pfeifende Atmung (Giemen) sowie Luftnot, ▶ *Schleim*bildung und das erschwerte Ausatmen durch die sich immer wieder ▶ *akut* einstellende Verengung der Atemwege (siehe auch ▶ *Asthmaanfall*). Kinder unter 10 Jahren – insb. Jungen – sind von A. b. besonders häufig betroffen. Entsprechend der vielfältigen Auslöser von A. b. werden folgende Subtypen unterschieden: ▶ *allergisches Asthma*, ▶ *berufsbedingtes Asthma*, ▶ *Arzneimittelasthma* und ▶ *Belastungsasthma*; siehe auch ▶ *Status asthmaticus.*
Asthma cardiale (griech. *asthma* = „Atemnot", „Keuchen", „Beklemmung"; *kardia* = „Herz") Ausgeprägte und oftmals ängstigende, meist während der Nachtstunden im Liegen auftretende Atemnot als Folge einer ▶ *Insuffizienz* des Herzens und damit kein wirkliches Bronchialleiden; die Symptomatik [▶ *klinisches Bild*] ist jedoch dem ▶ *Asthma bronchiale* ähnlich. Die ▶ *ICD*-10 listet A. c. unter I50.1, die ▶ *ICD*-11 unter BD11.Z.
Syn.: Herzasthma.
Ataxie (griech. *ataxia* = „ohne Ordnung") Oberbegriff für diverse Störungen der Bewegungsabläufe bzw. des gesetzmäßigen Zusammenwirkens von Muskeln, zuweilen verbunden mit einem schlechten Gleichgewichtssinn. A.n äußern sich durch unkontrollierte, unsichere oder ausfahrende Bewegungen, sodass selbst einfache Handlungen, z. B. der Finger-Nase-Versuch, nicht mehr koordiniert ausgeführt werden können. Ursächlich hierfür sind Schädigungen des ▶ *Rückenmarks* oder ▶ *Gehirns*. ▶ *ICD*-10: R27.0 (▶ *ICD*-11 A., nicht näher bezeichnet: MB45.0).
Atemdepression (lat. *deprimere* = „niederdrücken" Herabsetzung der Atmung bis hin zum Atemstillstand, ausgelöst durch eine Beeinträchtigung der Atemsteuerung, z. B. bei einer Vergiftung durch ▶ *Opiate* oder ▶ *Barbiturate* sowie bei ▶ *Schädel-Hirn-Trauma*ta.
Äther (griech. *aither* = „[blauer] Himmel") Veraltete Schreibweise für ▶ *Ether*.
Athetose (griech. *a-* = „nicht", „ohne", „un-", „los-"; *tithenai* = „veranlassen") „Unwillkürliches", „ohne feste Stellung". Bei der A. handelt es sich um eine Bewegungsstörung, die gekennzeichnet ist durch sich langsam abspielende, umständliche, verkrampfte, schraubenartige bzw. wurmförmige, unwillkürliche Bewegungen von Füßen oder Händen,

bedingt durch eine frühkindliche Hirnschädigung, ▶ *Epilepsie* o. Ä.; ▶ *ICD*-10: R25.8 (sonstige und nicht näher bezeichnete abnorme unwillkürliche Bewegungen) bzw. ▶ *ICD*-11: MB46.2.

Ätiologie Adj. **ätiologisch** (griech. *aitia* = „Ursache"; *logos* = „Vernunft", „Lehre", „Wort") „Lehre von den Ursachen". Die Ä. hat die Gesamtheit der Ursachen im Fokus, die einem konkreten ▶ *Krankheits*bild zugrunde liegen bzw. die einen Krankheitsprozess ins Rollen bringen; sie ist somit Ausgangspunkt der ▶ *Pathogenese.*

Ätiopathogenese Adj. **ätiopathogenetisch** (griech. *aitia* = „Ursache"; *pathos* = „Leiden[schaft]"; *genesis* = „Geburt", „Ursprung", „Entstehung", „Schöpfung") Beschreibung von Ursache, Entstehung, Ausbruch und Entwicklung einer ▶ *Erkrankung*; siehe auch ▶ *Ätiologie* und ▶ *Pathogenese.*

Atom (griech. *a-* = „nicht", „ohne", „un-", „los-"; *temnein* = „schneiden") „Das Unteilbare". A.e sind die Grundbausteine der Materie und weder mechanisch noch ▶ *chemisch* weiter teilbar; sie stellen somit die kleinste Teilcheneinheit der ▶ *Chemie* dar. Der Durchmesser eines A.s beträgt etwa 0,1 nm; ein Wasserstoff-A. wiegt ca. 10^{-27} kg.

Atopie Adj. **atopisch** (griech. *atopia* = „ohne Ort", „Ortlosigkeit", „Widerspruch", „nicht zuzuordnen") ▶ *Genetisch* begründete Neigung, mit Überempfindlichkeitsreaktionen (▶ *Allergie*) auf den Kontakt mit an sich harmlosen Umweltstoffen zu reagieren, wodurch sich auch an nicht betroffenen Körperteilen ▶ *Symptome* zeigen können (daher „ortlos"). Zu den ▶ *Erkrankungen* des ▶ *atopischen Formenkreises* gehören ▶ *Asthma bronchiale*, ▶ *Neurodermitis*, ▶ *allergische Konjunktivitis* sowie der „Heuschnupfen" [▶ *Rhinitis allergica*].

atopische Dermatitis (griech. *atopia* = „ohne Ort", „Ortlosigkeit", „Widerspruch", „nicht zuzuordnen"; *derma* = „Haut"; *-itis* = „Entzündung", „entzündliche Erkrankung") ▶ *Neurodermitis.*

atopischer Formenkreis (griech. *atopia* = „ohne Ort", „Ortlosigkeit", „Widerspruch", „nicht zuzuordnen") Zusammenfassende Bezeichnung für ▶ *allergische* ▶ *Erkrankungen*, zu denen u. a. das allergische ▶ *Asthma bronchiale*, die ▶ *Rhinitis allergica* („Heuschnupfen"), die ▶ *allergische Konjunktivitis* (Bindehautentzündung), die ▶ *Neurodermitis*, aber auch Nahrungsmittelunverträglichkeiten zählen. Schätzungsweise 10 % der Bevölkerung gehören zu den „Atopikern"; siehe auch ▶ *Atopie.*

atopisches Ekzem (griech. *atopia* = „ohne Ort", „Ortlosigkeit", „Widerspruch", „nicht zuzuordnen"; *ekzema* = „Aufgegangenes") Siehe ▶ *Neurodermitis.*

Atosil® ▶ *Typisches Neuroleptikum* mit schwacher ▶ *neuroleptisch*er Potenz, das den Wirkstoff Promethazin enthält.

Atrophie (griech. *a-* = „nicht", „ohne", „un-", „los-"; *trophe* = „Ernährung", „Nahrung") „Nahrungsmangel", „Abmagerung"; Schwund bzw. Rückbildung von Körpergewebe oder Verminderung der Größe eines Organs durch Abnahme von Zellzahl oder Zellgröße [▶ *Zelle*], verbunden mit funktionellen Einbußen, ggf. in ▶ *Kachexie* mündend. Als Ursachen kommen u. a. in Betracht: Muskelinaktivität (Ruhigstellung durch Gips), Ernährungs- oder ▶ *Stoffwechsel*störungen, ▶ *Tumor*wachstum, Alterungsprozesse.

Atropin ▶ *Alkaloid*, das aus Nachtschattengewächsen – insb. der Tollkirsche (▶ *Atropa belladonna*) – gewonnen wird und zu den ▶ *Anticholinergika* zählt. A. vermindert die Wirkung des ▶ *Parasympathikus*, indem es an dessen ▶ *Rezeptoren* das ▶ *Acetylcholin (ACh)* verdrängt. Das ▶ *anticholinerge Syndrom* steht für eine Vergiftung durch A.; mit ▶

deliranten Zuständen und ▶ *Halluzinationen* ist ab einer Dosis von etwa 10 mg zu rechnen; 100 mg A. können eine tödliche Atemlähmung auslösen; siehe auch ▶ *Halluzinogen*.

atropinerg ▶ *anticholinerg*.

atypische Antidepressiva (griech. *a-* = „nicht", „ohne", „un-", „los-"; *typos* = „Vorbild", „Abbild", „Regel", „in dieser Art", „Gestalt", „Gepräge"; *anti* = „gegen[-über]"; lat. *deprimere* = „niederdrücken") Die a.A. gehören zur Gruppe der modernen ▶ *Antidepressiva*; sie sorgen ebenso wie ▶ *SSRI*, ▶ *SNRI*, bzw. ▶ *SSNRI* für eine Erhöhung der Konzentration von ▶ *Serotonin* und/oder ▶ *Noradrenalin* im ▶ *synaptischen Spalt*. Der wesentliche Unterschied besteht jedoch darin, dass a.A. die Ausschüttung der Botenstoffe aus den Speichern forcieren, statt eine Wiederaufnahme in die Speicher zu unterdrücken. Der hier z.B. zur Anwendung kommende Wirkstoff ▶ *Trazodon* besitzt eine beruhigende, angstlösende und stimmungsaufhellende Wirkung. ▶ *Mirtazapin*, das ebenfalls in diese Wirkstoffgruppe gehört, wirkt primär schlaffördernd; es sorgt für eine verstärkte Freisetzung von Noradrenalin durch eine Blockade der präsynaptischen [▶ *Synapse*] ▶ *Rezeptoren* vom Alpha-2-Typ [▶ *Alpha-2-Antagonisten (NaSSA)*].

atypische Neuroleptika (griech. *a-* = „nicht", „ohne", „un-", „los-"; *typos* = „Vorbild", „Abbild", „Regel", „in dieser Art", „Gestalt", „Gepräge"; *neuron* = „Nerv"; *lambanein* = „ergreifen", „fassen") Im Gegensatz zu den ▶ *typischen Neuroleptika* wirken die a.N. auf verschiedene Systeme ein und beeinflussen auch die sog. ▶ *Minus-Symptomatik*; sie verfügen über eine gute antipsychotische [▶ *Psychose*] Wirkung bei fehlendenden ▶ *extrapyramidalmotorischen Nebenwirkungen*, führen jedoch oft zu einer starken Gewichtszunahme. Das erste Atypikum – ▶ *Clonazepin* – kam unter dem Handelsnamen ▶ *Leponex*® auf den Markt.

aufdeckende Psychotherapieverfahren (griech. *psyche* = „Atem", „Hauch", „Seele"; *therapeia* = „Dienst[leistung]", „Behandlung", „Pflege") Bewusstmachung und Aufarbeitung von meist in der Kindheit liegenden und ins ▶ *Unbewusste* verdrängten ▶ *Krankheitsursachen*, insb. durch Verfahren der ▶ *Tiefenpsychologie*. Für aufdeckende Verfahren eignen sich – nach genauer Prüfung des Einzelfalls – ▶ *neurotische*, ▶ *Anpassungsstörungen* und ▶ *somatoforme Störungen*, zudem auch ▶ *Persönlichkeitsstörungen* und die ▶ *Dysthymia*. Bei bestimmten ▶ *psychischen* Störungen – etwa der ▶ *Schizophrenie* oder bei ▶ *akuten*, schweren ▶ *Depressionen* – wäre eine „aufdeckende" Vorgehensweise jedoch absolut ▶ *kontraindiziert* und könnte sogar den ▶ *Suizid* des ▶ *Patienten* bewirken.

Auffassungsstörung ▶ *Aufmerksamkeits- und Gedächtnisstörung*, die gekennzeichnet ist durch das (partielle) Unvermögen, eine ▶ *Wahrnehmung* gedanklich adäquat zu verarbeiten.

Aufklärungspflicht ▶ *Dokumentationspflicht*.

Auflagen ▶ *Zuchtmittel*, das insofern die Steigerung einer ▶ *Verwarnung* darstellt, als dass es mit einer Pflicht zur Wiedergutmachung des durch die Tat verursachten Schadens verbunden wird.

Aufmerksamkeits- und Gedächtnisstörung Verminderte Fähigkeit zur Wiedergabe von alten und neuen ▶ *Gedächtnisinhalten*. Unterschieden werden in diesem Zusammenhang: ▶ *Auffassungsstörung*, ▶ *Konzentrationsstörung*, ▶ *Merkfähigkeitsstörung*, ▶ *Gedächtnisstörung*, ▶ *Zeitgitterstörung*, ▶ *Konfabulation* und ▶ *Amnesie*.

Aufmerksamkeitsdefizit-Hyperaktivitätsstörung/-Syndrom (ADHS) (lat. *deficere* = „weniger werden", „ermangeln", „fehlen"; griech. *hyper* = „noch mehr", „über", „über [das Maß] hinaus"; lat. *activitas* = „Tätigkeit"; griech. *syn-* = „zusammen-", „mit-"; *dromos*

A

= „Weg", „Lauf") In der ▶ *ICD*-10 unter den ▶ *Verhaltens- und emotionalen Störungen mit Beginn in der Kindheit und Jugend* gelistet (▶ *ICD*-11 unter den ▶ *neurologischen Entwicklungsstörungen*), beginnt die ADHS vor dem 5. Lj. Sie ist gekennzeichnet durch ▶ *Hypermotorik* einschl. einer Neigung zu Unfällen, mangelnde Aufmerksamkeit, fehlenden Lernerfolg, hohe ▶ *Impulsivität* sowie Störungen der ▶ *psychosozial*en Anpassung bis hin zur Entwicklung von ▶ *Delinquenz* und besteht bis ins Erwachsenenalter, meist jedoch unter geänderter Symptomatik [▶ *klinisches Bild*] weiter: Vorherrschend sind hier ▶ *Konzentrationsstörung*en bzw. Zerstreutheit, fehlendes Durchhaltevermögen, unüberlegte Entscheidungen, rasche ▶ *Stimmung*sschwankungen, ▶ *depressive Episoden*, ▶ *Substanzabusus* sowie Konflikte mit der Rechtsordnung einschließlich der daraus resultierenden juristischen Verfahren. Mögliche organische Ursachen hierfür – etwa eine Überfunktion der ▶ *Schilddrüse* – sind auszuschließen. Die ADHS wurde erstmals im 19. Jh. von ▶ *Hoffmann, Heinrich* beschrieben; die ▶ *Diagnose* erfolgt mithilfe von Verhaltensbeobachtung, Elternbefragung sowie testpsychologischen Untersuchungen. Schätzungsweise 3–5 % aller Kinder sind von ADHS betroffen, Jungen jedoch signifikant häufiger als Mädchen. ▶ *Ätiologisch* wird von einem ▶ *multifaktoriell*en Geschehen ausgegangen, bei dem insb. ▶ *genetische* und ▶ *neurobiologische* Faktoren beteiligt sein dürften. Nach ausführlicher ▶ *Psychoedukation* scheint eine Kombination von ▶ *Psychotherapie* (insb. ▶ *Verhaltenstherapie*) und ▶ *Pharmakotherapie* (Gabe von ▶ *Methylphenidat*) am erfolgversprechendsten zu sein; ergänzend können Entspannungs- und ▶ *heilpädagogische* Verfahren, ▶ *Familientherapie*, ▶ *Ergotherapie* oder – in wenigen Einzelfällen – ▶ *diätetische* Maßnahmen eingesetzt werden. Die Codierung gemäß ▶ *ICD*-10 erfolgt mit F90 (▶ *ICD*-11: 6A05). Von ADHS soll z. B. William James Adams Jr. (*1975) betroffen sein.
Syn.: hyperkinetische Störung.

Aufmerksamkeitsdefizit-Störung/-Syndrom (ADS) (lat. *deficere* = „weniger werden", „ermangeln", „fehlen"; griech. *syn-* = „zusammen-", „mit-"; *dromos* = „Weg", „Lauf") Aufmerksamkeitsstörung, die nicht von ▶ *Hyperaktivität* [siehe hierzu ▶ *Aufmerksamkeitsdefizit-Hyperaktivitätsstörung*] begleitet ist. Ob eine ADS als ▶ *Krankheit* qualifiziert, hängt wesentlich vom Grad ihrer Ausprägung bzw. der ▶ *individuell*en Beeinträchtigung des Betroffenen ab; nicht selten ist jedoch erst ein Mangel an gesellschaftlichem Verständnis für jene spezifische Erlebensweise – die z. B. begleitet sein kann von Organisationsproblemen, dem Übersehen von Details, mangelndem Ordnungssinn, fehlendem Durchhaltevermögen bei geistigen Tätigkeiten, zahlreichen Flüchtigkeitsfehlern oder schlichtweg Vergesslichkeit – dafür ausschlaggebend, dass Menschen mit ADS ▶ *psychische* ▶ *Symptome* ausbilden. Für die Stellung der ▶ *Ausschlussdiagnose* „ADS" ist entscheidend, dass sich das Verhalten bereits im Vorschulalter über mindestens 6 Monate zeigt und sich auf sämtliche Lebensbereiche erstreckt; die Codierung gemäß ▶ *ICD*-10 erfolgt sodann mit F98.8 (▶ *ICD*-11: 6A05 unter ▶ *Aufmerksamkeitsdefizit-Hyperaktivitätsstörungen* mit den Schwerpunkten der Aufmerksamkeits- [6A05.0] oder Hyperaktivitäts- [6A05.1] oder der aus diesen beiden kombinierten Störung [6A05.2]). Der hier beschriebene „unaufmerksame Typ" der ADS wird häufiger bei Mädchen, der „hyperkinetische Typ" (▶ *Aufmerksamkeitsdefizit-Hyperaktivitätsstörung*) hingegen häufiger bei Jungen festgestellt. Erstmals wurde ADS im 19. Jahrhundert beschrieben, und zwar von ▶ *Hoffmann, Heinrich* durch die Figur des „Hans Guck-in-die-Luft" in seinem Buch ▶ *Struwwelpeter*.

Aufputschmittel ▶ *Psychostimulanzien*.

A

Aufwachstörung Eine das Erwachen aus dem ▶ *Schlaf* bewirkende ▶ *Parasomnie [nichtorganisch]*. Äußere Einflüsse sind hierfür nicht ursächlich. Zu den A.en zählen ▶ *Pavor nocturnus*, ▶ *Schlafwandeln* und ▶ *Schlaftrunkenheit*.
Augustinus von Hippo *13. November 354 in Tagaste (Numidien, heutiges Algerien), † 28. August 430 in Hippo (Numidien), Philosoph, Rhetoriklehrer und Bischof von Hippo, brandmarkte in seinem Werk „De civitate dei" den ▶ *Suizid* als „Übel", weswegen die Kirche – in seiner Tradition stehend – Suizidopfern bis in die jüngste Zeit hinein eine Bestattung auf einem kirchlichen Friedhof kategorisch verweigerte. Vor A. v. H. wurde der Suizid in der europäischen Kultur nicht verurteilt.
Aura (griech. *aura* = „Aura", „Hauch", „Dunst", „Lufthauch") Bewusst erlebbare, kurz andauernde ▶ *psychische* oder sinnliche ▶ *Phänomene*, die – quasi als „Vorbotenerscheinung" – einen Krampf- oder ▶ *epileptisch*en Anfall ankündigen und deshalb von den Betroffenen als „Warnsignal" interpretiert werden. Eine häufige Erscheinungsform ist die ▶ *epigastrische Aura*; es sind jedoch auch ▶ *sensorische* (A. mit Gefühlsstörungen), ▶ *motorische* (A. mit Lähmungen) oder visuelle (A. mit Sehstörungen) Auren bekannt.
Ausschlussdiagnose (griech. *dia-* = „[hin]durch-", „dazwischen"; *gnose* = „[Er-]Kenntnis", „Urteil"; *diagnose* = „Durchforschung") Indirektes Finden der ▶ *Diagnose* durch den sukzessiven Ausschluss aller anderen aufgrund der Symptomatik [▶ *klinisches Bild*] infrage kommenden ▶ *Diagnose*n.
Authentizität Adj. **authentisch** (griech. *authentikos* = „echt") „Glaubwürdigkeit", „Echtheit".
Autismus Adj. **autistisch** (griech. *autos* = „selbst") Der A.-Begriff geht zurück auf ▶ *Bleuler, Eugen*, der damit bestimmte ▶ *Symptome* der ▶ *Schizophrenie* (z. B. die Abkapselung von der Umwelt bzw. die fehlende oder inadäquate Reaktion auf ihre ▶ *Reize*) beschrieb. Voneinander abzugrenzen sind gemäß ▶ *ICD*-10: ▶ *frühkindlicher Autismus* (F84.0) und ▶ *Asperger-Syndrom* (F84.5 [▶ *ICD*-11: 6A02.0]), die ▶ *ICD*-11 unterscheidet unter den „Autismus-Spektrum-Störungen" (6A02.x) solche verbunden oder nicht verbunden mit sowohl Störungen der Intelligenzentwicklung als auch Beeinträchtigungen des Sprachvermögens.
autistische Störung (griech. *autos* = „selbst") ▶ *frühkindlicher Autismus*.
Autoaggression (griech. *autos* = „selbst"; lat. *aggredi* = „herangehen", „angreifen") Gegen die eigene ▶ *Person* gerichtete ▶ *Aggression*, die sich in Selbstverletzung oder Selbstverstümmelung äußert, z. B. Aufritzen der Haut, Zigarettenausdrücken auf dem eigenen Körper, ▶ *Trichotillomanie*. Beruht meist auf einem ursprünglichen Aggressionsempfinden, das aufgrund von äußeren ▶ *Zwängen* oder ▶ *psychisch*en Störungen nicht ausgelebt werden durfte bzw. konnte. A. wird oftmals durch ▶ *Trigger* ausgelöst und steht für den suboptimalen Versuch, innere Spannungszustände oder Selbsthassgefühle abzubauen. Somit soll durch A. in aller Regel kein ▶ *Suizid* herbeigeführt werden; vielmehr geht es darum, evtl. vorhandene Suizidabsichten aufzuschieben. A. kann insb. auftreten bei ▶ *emotional instabiler Persönlichkeitsstörung* vom ▶ *Borderline*-Typ, ▶ *Essstörung*, ▶ *Zwangsstörung*, ▶ *Deprivation* oder ▶ *Traumatisierung*.
Syn.: selbstverletzendes Verhalten.
autogenes Training (griech. *autos* = „selbst"; *genos* = „Herkunft", „Abstammung", „Geschlecht", „Gattung") ▶ *Entspannungstechnik*. Ein von ▶ *Schultz, Johannes Heinrich* aus der ▶ *Hypnose* entwickeltes und 1932 erstmals publiziertes Verfahren der ▶ *physisch*en und ▶ *psychisch*en Selbstbeeinflussung, zu dem jedoch kein schlafähnlicher Zustand

erforderlich ist. Als Grundlage dient die Selbstsuggestion [▶ *Suggestion*], die ein Wärme- und Schwereerlebnis herbeizuführen vermag, wodurch tiefe Entspannung mit hoher Selbstheilungskompetenz eintreten kann. Es eignet sich als begleitende ▶ *Therapie* u.a. von ▶ *Neurodermitis* und Bluthochdruck (▶ *arterielle Hypertonie*), wird jedoch auch zur Steigerung der allgemeinen Lebensqualität oder zur Besserung von Lernleistungen angewendet. A. T. kann z.B. in Volkshochschulkursen erlernt werden.

Autoimmunerkrankung (griech. *autos* = „selbst"; lat. *immunis* = „rein", „unberührt") Oberbegriff für ▶ *Erkrankungen*, bei denen sich körpereigene Abwehrstoffe – sog. ▶ *Antigene* – gegen körpereigene Strukturen richten, da diese irrtümlich als zu bekämpfende Fremdkörper identifiziert werden. Der ▶ *Organismus* bekämpft sich somit selbst. Die Folge sind Entzündungsreaktionen, durch die die betroffenen Organe geschädigt werden. Es sind zahlreiche A.en bekannt, die sich in den unterschiedlichsten Körperregionen bemerkbar machen, z.B. ▶ *multiple Sklerose* [▶ *Markscheiden* des ▶ *Zentralnervensystems (ZNS)*], ▶ *Colitis ulcerosa* (Dickdarm), ▶ *Morbus Basedow* (▶ *Schilddrüse*), ▶ *Morbus Crohn* (Verdauungstrakt), ▶ *Lupus erythematodes* (Haut und innere Organe) u.v.m.

automatische Gedanken (griech. *autos* = „selbst") Wie selbstverständlich wahrgenommene, aus unseren ▶ *Kognitionen* geborene und in konkreten Situationen unvermittelt bzw. unaufhaltbar einschießende Denk- bzw. Betrachtungsweisen, die uns permanent durch unseren Alltag leiten. Entstammen diese a.n G. jedoch ▶ *dysfunktionalen Kognitionen*, können dadurch negative ▶ *Emotionen* ausgelöst oder zementiert werden. Die ▶ *Kognitive Therapie* bemüht sich an dieser Stelle um die Überprüfung des Wahrheitsgehalts derartiger irrationaler Grundannahmen und infolgedessen um eine Neubewertung der erlebten negativen ▶ *Emotion*.

Automutilation (griech. *autos* = „selbst"; lat. *mutilatio* = „Verstümmelung") Selbstverstümmelung. Anders als bei der ▶ *Autoaggression*, die vornehmlich dem inneren Spannungsabbau dient, geht es bei der A. um ein selbst herbeigeführtes vorübergehendes Unbrauchbarmachen, im Extremfall jedoch auch um eine Entfernung eigener Gliedmaßen, meist jedoch ohne ▶ *suizidale* Absicht.

autonomes Nervensystem (griech. *autos* = „selbst"; *nomos* = „Gesetz", „eigengesetzlich", „unabhängig", „nicht willkürlich beeinflussbar") ▶ *vegetatives Nervensystem*.

autonomes Schilddrüsenadenom (griech. *autos* = „selbst"; *nomos* = „Gesetz", „eigengesetzlich", „unabhängig", „nicht willkürlich beeinflussbar"; *adenas* = „Drüse" bzw. *adenoma* = „Drüsengeschwulst") ▶ *Erkrankung* der ▶ *Schilddrüse*, die gekennzeichnet ist durch eine gutartige, hormonbildende knotige Geschwulst, die sich der übergeordneten ▶ *Hormon*regulation durch die ▶ *Hypophyse* entzieht. Dadurch ist eine bedarfsgemäße Abgabe von Schilddrüsenhormonen – ▶ *Trijodthyronin* (T_3) und ▶ *Thyroxin* (T_4) – in den ▶ *Organismus* nicht mehr gewährleistet. Frauen sind hiervon signifikant häufiger betroffen als Männer; als ▶ *Symptome* treten u.a. Wärmeunverträglichkeit, Ruhelosigkeit, Haarausfall und – bei Frauen – Zyklusunregelmäßigkeiten auf. Ein Zusammenhang mit Mangel an ▶ *Jod* wird unterstellt. In der ▶ *ICD*-10 ist das a.S. unter E04 bzw. E05 gelistet (▶ *ICD*-11: 5A01 bzw. 5A02).

Syn.: Schilddrüsenautonomie, heißer Knoten.

Autonomie Adj. **autonom** (griech. *autos* = „selbst", *nomos* = „Gesetz"; „eigengesetzlich", „unabhängig", „nicht willkürlich beeinflussbar") „Sich selbst Gesetze gebend", „Selbstgesetzgebung", Unabhängigkeit, Entscheidungsfreiheit. Selbstverantwortung eines ▶ *Individuums* für sein Verhalten durch Einschaltung seiner Vernunft.

Autonomie-Abhängigkeits-Konflikt (griech. *autos* = „selbst"; *nomos* = „Gesetz", „eigengesetzlich", „unabhängig", „nicht willkürlich beeinflussbar"; lat. *con-* = „zusammen-", „mit-"; *fligere* = „schlagen") Zentrales Lernfeld während der ▶ *analen Phase* im Kontext des Modells der ▶ *psychosexuellen Entwicklung* nach ▶ *Freud, Sigmund*: Das Kind möchte einerseits die lieb gewordene ▶ *emotionale* Einheit zu seinen Bezugspersonen spüren können, andererseits aber auch seine neu entdeckte ▶ *Autonomie* behaupten.

Autopsie (griech. *autos* = „selbst"; *optike* = „Lehre vom Sichtbaren", „Lehre vom Sehen") „Eigene Inaugenscheinnahme"; ▶ *Obduktion*.

autoritär (lat. *auctoritas* = „auf besonderen Fähigkeiten beruhendes Ansehen"; frz. *autoritaire* = „herrisch", „befehlerisch") „unbedingten Gehorsam einfordernd"; „keine abweichende Auffassung duldend".

Autosuggestion (griech. *autos* = „selbst"; lat. *suggerere* = „hinzufügen", „unterschieben") Selbst herbeigeführte ▶ *Suggestion*, z. B. im Kontext von ▶ *autogenem Training*.

Aversion Adj. **aversiv** (lat. *aversatio* = „Abneigung") Reaktion auf einen konkreten ▶ *Reiz* mit Abscheu, Abneigung, Widerwillen oder Ekel.

Aversionstherapie Adj. **aversionstherapeutisch** (lat. *aversatio* = „Abneigung"; griech. *therapeia* = „Dienst[leistung]", „Behandlung", „Pflege") ▶ *Verhaltenstherapeutische* Methode, basierend auf der ▶ *klassischen Konditionierung*, die ein problematisches Handeln dadurch zu vermindern sucht, dass es mit unangenehmen ▶ *Reizen* versehen wird. Als Beispiele – allerdings in modifizierter Form – könnten im Kontext von sexuellen Deviationen [▶ *Störung(en) der Sexualpräferenz*] die ▶ *verdeckte Sensibilisierung* oder die ▶ *masturbatorische Sättigung* angeführt werden.

Aviophobie (lat. *avis* = „Vogel"; frz. *avion* = „Flugzeug"; griech. *phobos* = „Furcht", „Angst") Flugangst. Die A. zählt zu den ▶ *neurotischen Störungen*, als solche wiederum zu den ▶ *Angststörungen*, und hier ist sie schließlich den ▶ *isolierten Phobien* zuzuordnen. Gemäß ▶ *ICD*-10 wird sie mit F40.2 verschlüsselt (▶ *ICD*-11: 6B03).

AVK Abk. für ▶ *arterielle Verschlusskrankheit (AVK)*.

Axon Adj. **axonal** (griech. *axon* = „Achse") Faserartiger, singulärer, lang gezogener (bis zu 1 m) Nervenzellfortsatz, der die elektrischen Impulse vom Zellkörper der Nervenzelle [▶ *Neuron*] weg- und hin zu einer Erfolgszelle leitet. Das A. endet an einer ▶ *Synapse*.

Axonende (griech. axon = „Achse") ▸ präsynaptische Endigung.

B

Baeyer, Johann Friedrich Wilhelm Adolf Ritter von *31. Oktober 1835 in Berlin, † 20. August 1917 in Starnberg, deutscher Chemiker und Nobelpreisträger für ▶ *Chemie* (1905), entdeckte im Jahr 1864 die ▶ *Barbitursäure*, eine ▶ *chemische* Verbindung, die als Ausgangssubstanz [▶ *Substanz*] der ▶ *Barbiturate* dient.

Bakterium Pl. **Bakterien**, Adj. **bakteriell** (griech. *bakterion* = „Stäbchen") Einzelliger [▶ *Zelle*] Mikroorganismus [▶ *Organismus*] ohne klar umrissenen Zellkern, der sich durch Querteilung vermehrt und einen intensiven ▶ *Stoffwechsel* aufweist. In großer Zahl leben B. auf der menschlichen Haut und im Darm, wo sie die Haut- bzw. Darmflora bilden. Gelangen körperfremde B. in den menschlichen ▶ *Organismus*, können sie eine ▶ *Infektion* auslösen.

Baldrian ▶ *Phytopharmakon*, das z.B. zur Förderung eines gesunden Nachtschlafs [▶ *Schlaf*] oder als mildes Beruhigungsmittel eingenommen werden kann.

Balint, Michael (ursprgl. Bergsmann, Mihály Maurice) *3. Dezember 1896 in Budapest (Ungarn), † 31. Dezember 1970 in London (England), ungarischer Psychoanalytiker, erforschte insb. die frühe Mutter-Kind-Beziehung und entwickelte die ▶ *Fokaltherapie*. Ferner gehen auf ihn die nach ihm benannten ▶ *Balint-Gruppen* zurück.

Balint-Gruppe Durch ▶ *Balint, Michael* ins Leben gerufene Fallkonferenzen bzw. Diskussionsseminare, in denen sich vor dem Hintergrund ▶ *psychoanalytisch*er Theorien Mediziner über „Problempatienten" aus ihrer Praxis austauschen. Ziel ist eine Optimierung der Arzt-Patient-Beziehung durch ein besseres Verständnis der zwischen beiden ablaufenden ▶ *psychologisch*en Dynamik.

Balken anat. **Corpus callosum** Aus etwa 200 Mio. ▶ *Nervenfasern* bestehende Verbindung, die quer zwischen den beiden ▶ *Hemisphären* des ▶ *Großhirns* verläuft und dort insb. Informationsaustausch- und Koordinationsaufgaben wahrnimmt.
Syn.: Gehirnbalken.

Ballismus (griech. *ballein* = „werfen", „schleudern") Selten auftretende ▶ *neurologische* ▶ *Erkrankung*, die durch schnelle, spontane, wuchtig-schleudernde Bewegungen (▶ *Hyperkinesien*) der Extremitäten oder von Schulter- und Beckengürtel gekennzeichnet ist. Oftmals ist nur eine Körperseite betroffen („Hemiballismus"). Ursache dieser Störung ist eine Schädigung des Nucleus subthalamicus [▶ *Subthalamus*], der zum ▶ *extrapyramidal-motorischen System (EPMS)* gehört. Zur ▶ *Chorea* besteht eine Verwandtschaft. ▶ *ICD*-10: G25.5 („Hemiballismus"); ▶ *ICD*-11: 8A01.21 („Ballismus") und ▶ *ICD*-11: 8A01.22 („Hemiballismus").

Bandura, Albert *4. Dezember 1925 in Mundare/Alberta (Kanada), kanadischer Psychologe, forschte über ▶ *sozial*es Lernen bzw. Lernen durch Beobachtung; die Theorie des ▶ *Modell-Lernens* geht auf ihn zurück.

Barbiturat Pl. **Barbiturate** ▶ *Derivat* der ▶ *Barbitursäure*; letztere angeblich durch Ritter von ▶ *Baeyer, Johann Friedrich Wilhelm Adolf* nach seiner Geliebten Barbara benannt. B. sind Medikamente mit ▶ *sedierend*er, krampflösender sowie ▶ *narkotisierend*er Wirkung und werden daher insb. als Antiepileptika [▶ *Epilepsie*] sowie zur ▶ *Narkose*einleitung eingesetzt. Sie zählen zur Gruppe der ▶ *Hypnotika* und haben eine sehr geringe ▶ *therapeutische Breite*. Wegen der starken ▶ *Toleranz*entwicklung – oft schon nach nur 10 Tagen – sowie der Gefahr der ▶ *physisch*en wie auch ▶ *psychisch*en ▶ *Abhängigkeit* werden sie heute kaum mehr bei ▶ *Schlafstörung*en verordnet; eine Überdosierung kann zu ▶ *Atemdepression* und damit zum Tod führen. Die ▶ *Entgiftung* muss – wie bei den ▶ *Benzodiazepinen* – fraktioniert erfolgen, da ansonsten ▶ *delirante* Zustände oder ▶ *epileptische* Anfälle drohen. Störungen durch B. werden in der ▶ *ICD*-10 unter F13 codiert (▶ *ICD*-11: 6C44).

Barbitursäure ▶ *Substanz*, die durch den Ritter von ▶ *Baeyer, Johann Friedrich Wilhelm Adolf* 1864 entdeckt wurde, als er über die Harnsäure forschte. Sämtliche ▶ *Barbiturate* sind Abkömmlinge der B., die im Gegensatz zu ihren ▶ *Derivat*en keinerlei ▶ *sedierende* Wirkungen entfalten kann.

Basalganglien (griech. *basis* = „Grund-" bzw. „Ausgangslage"; *ganglion* = „Schwellung") Unterhalb der ▶ *Großhirnrinde* liegende End- und Zwischenhirnkerne,

B

B

die zum ▶ *extrapyramidalmotorischen System (EPMS)* gehören und für Bewegungsabläufe sowie für ▶ *kognitive* Vorgänge, aber auch für ▶ *Affekt*, ▶ *Antrieb* und Willenskraft von Bedeutung sind. Es handelt sich hierbei um Hirnareale aus ▶ *grauer Substanz*. Sind die B. in ihrer Funktion gestört, können ▶ *neurologische* ▶ *Erkrankungen* wie ▶ *Morbus Parkinson*, ▶ *Chorea Huntington*, ▶ *ADHS* oder das ▶ *Tourette-Syndom* auftreten.

Basedow, Carl Adolph von *28. März 1799 in Dessau, † 11. April 1854 in Merseburg, deutscher Mediziner, setzte sich vehement für Gesundheitsvorsorge sowie Hygiene ein und beschrieb 1840 die später nach ihm ▶ *Morbus Basedow* genannte ▶ *Erkrankung* der ▶ *Schilddrüse*. Seine Grabstätte befindet sich auf dem Stadtfriedhof St. Maximi in Merseburg.

Bauchspeicheldrüse anat. **Pankreas** Mit ca. 15–20 cm Länge die zweitgrößte Drüse des menschlichen Körpers, die hinter dem Magen quer im linken Oberbauch liegt und in den Zwölffingerdarm mündet. Die B. produziert zum einen Verdauungsenzyme [▶ *Enzym*] und zum anderen ▶ *Hormone* wie z. B. das ▶ *Insulin* zur Regulierung des Blutzuckerspiegels. Dem ▶ *Diabetes mellitus* liegt eine Störung der Insulinproduktion zugrunde.

Bauchspeicheldrüsenentzündung anat. **Pankreatitis** Mitunter lebensbedrohliche ▶ *Erkrankung*, die mit heftigem Oberbauchschmerz, Übelkeit, Erbrechen, Fieber, Darmlähmung o. Ä. einhergehen kann und z. B. durch ▶ *Alkoholabhängigkeit* oder Gallensteine ausgelöst wird. Die ▶ *ICD*-10 listet die B. unter K85 bzw. K86 (▶ *ICD*-11: DC3).

Beauvoir, Simone Lucie Ernestine Marie de *9. Januar 1908 in Paris, † 14. April 1986 ebd., französische Philosophin, Schriftstellerin und Frauenrechtlerin, ist eine wichtige Vertreterin des ▶ *Existenzialismus*. Bestattet wurde sie in Paris auf dem Cimetière Montparnasse.

Beck, Aaron Temkin *18. Juli 1921 in Providence/Rhode Island (USA), US-amerikanischer ▶ *Psychotherapeut* und ▶ *Psychiater*, erweiterte die klassische ▶ *Verhaltenstherapie* um ▶ *kognitive* Aspekte – insb. um die Korrektur ▶ *dysfunktionaler Kognitionen* im Kontext der ▶ *Therapie* von ▶ *Depressionen* – und gilt daher als einer der Begründer der ▶ *kognitiven Therapie*.

BED Abk. für ▶ *Binge Eating Disorder*.

Bedeutungswahn Ein an sich zufälliges Ereignis wird durch den ▶ *Patienten* ▶ *wahnhaft* als besonders bedeutsam fehlinterpretiert (siehe auch ▶ *Wahninhalt*). Beispiel: „Das Blatt, das soeben vor mir vom Baum gefallen ist, will mich vor einem persönlichen Absturz warnen."

Beeinflussungswahn ▶ *Wahn*hafte Überzeugung, dass eigene Gedanken und/oder Handlungen durch andere Menschen oder fremde Mächte beeinflusst werden (siehe auch ▶ *Wahninhalt*). Der B. kann z. B. im Kontext einer ▶ *Schizophrenie* oder ▶ *schizoaffektiven Störung* auftreten.

Beeinträchtigungswahn Der ▶ *Patient* glaubt ▶ *wahnhaft*, man wolle ihm Schaden zufügen, und erlebt sich dabei als Ziel von Feindseligkeiten (siehe auch ▶ *Wahninhalt*). Beispiel: „Die Nachbarin signalisiert mir durch ihre Kopfbedeckung ganz deutlich, wie unerträglich sie meine neue Frisur findet." Es besteht eine gewisse Nähe zum ▶ *Verfolgungswahn*. Gleichzeitig ist der B. eine Steigerung des ▶ *Beziehungswahns* und kann z. B. im Kontext einer ▶ *Schizophrenie* oder einer ▶ *schizoaffektiven Störung* auftreten.

Befehlsautomatismen (griech. *automatos* = „sich selbst bewegend", „aus eigenem Antrieb") Eine der ▶ *Parakinese* zurechenbare Störung der ▶ *Psychomotorik*, die insb. bei Menschen mit ▶ *Schizophrenie* beobachtbar ist. Gekennzeichnet ist sie durch das automatische Befolgen von – evtl. sinnlosen – Anweisungen.

Befürchtung ▶ *Inhaltliche Denkstörung*, die oftmals mit ▶ *Zwang* vergesellschaftet ist und sich in der ▶ *Emotions*- sowie verhaltensbestimmenden Sorge äußert, dass ein konkretes, ungewolltes Ereignis eintreten könnte. Zu den B.en gehören Misstrauen, ▶ *Hypochondrie*, ▶ *Phobien* und ▶ *überwertige Ideen*.

Behandlungsvertrag Übereinkunft zwischen ▶ *Klient* bzw. ▶ *Patient* und ▶ *Therapeut* über das ▶ *Setting* und das gewünschte Ziel der angestrebten Behandlung sowie über die jeweiligen Rechte und Pflichten der beiden Beteiligten; hierzu gehört u.a., dass der Klient sein Einverständnis zum geplanten ▶ *therapeutisch*en Vorgehen erklärt, die Verantwortungsübernahme für seine aktive Mitarbeit akzeptiert und die Begleichung des vereinbarten Honorars zusichert. Beim B. handelt es sich um einen Dienstvertrag; Werkvertragsrecht ist nicht anwendbar, da der ▶ *Therapie*erfolg nicht geschuldet werden kann. Die gesetzlichen Grundlagen sind in §§ 630a und 630b des ▶ *Bürgerlichen Gesetzbuches (BGB)* niedergelegt.

Behaviorismus Adj. **behavioral, behavioristisch** (engl. *behaviour* = „Benehmen", „Verhalten") Forschungsströmung der amerikanischen ▶ *Psychologie*, die aus streng naturwissenschaftlicher Sicht ausschließlich objektiv mess- bzw. beobachtbares menschliches (und tierisches) Verhalten unter Bedienung des Reiz-Reaktions-Schemas (▶ *Black-Box-Modell*) deutet und auf jede Einbeziehung des seelischen Erlebens verzichtet. Dementsprechend geht der B. davon aus, dass Eigenschaften und Verhaltensmuster von Menschen durchgängig umweltbedingt – insb. durch Versuch und Irrtum erlernt – und demnach von außen begründbar sind. Als „Vater" des B. gilt ▶ *Watson, John Broadus*, dessen Ansätze später von ▶ *Skinner, Burrhus Frederic* weiterentwickelt wurden. Maßgeblich beeinflusst haben den B. ferner die Forschungen von ▶ *Pavlov, Ivan Petrovič*. Heute bieten die Erkenntnisse des B. nicht nur für die Marktforschung eine interessante Basis, sondern z.B. auch für die Entwicklung von Selbstlernprogrammen (etwa für Sprachen) oder für die moderne Dressur von Zirkustieren oder verschiedene ▶ *verhaltenstherapeutische* Konzepte wie etwa die ▶ *systematische Desensibilisierung*.

Behinderung Adj. **behindert** Langfristige, gravierende Funktionseinschränkung oder Blockade von Entwicklungsmöglichkeiten, resultierend aus mindestens einem körperlichen, geistigen oder seelischen ▶ *Krankheits*bild, oftmals einhergehend mit Hilfsbedürftigkeit und einer deutlichen Reduzierung der Lebensqualität. Unter primärer B. werden die direkten ▶ *krankheits*bedingten Einschränkungen bzw. ▶ *Norm*abweichungen verstanden, die durch die ▶ *medizinische* ▶ *Diagnose* beschrieben werden; die sekundäre B. beschreibt sowohl die ▶ *individuell*en als auch die ▶ *sozial*en Reaktionen auf das Vorhandensein der primären B. (z.B. ▶ *Hospitalismus*).

Belastungsasthma (griech. *asthma* = „Atemnot", „Keuchen", „Beklemmung") Unterform des ▶ *Asthma bronchiale*, das i.d.R. kombiniert mit anderen Asthmaformen auftritt. So leidet etwa jeder dritte asthmakranke Erwachsene während und/oder nach körperlicher Betätigung an Atemnot.

Syn.: Anstrengungsasthma.

Belastungsstörung ▶ *Krankheits*wertige ▶ *psychische* Reaktion auf schwere ▶ *akute* (z.B. Partner- oder Arbeitsplatzverlust, Tod eines Kindes, Vergewaltigung) oder ▶ *chronische* (z.B. gestörte Kommunikationsstrukturen am Arbeitsplatz oder in der Familie, wiederholte Demütigungen bis hin zur Folter), u.U. sogar ▶ *traumatisierende* äußere Belastungen. Zur Gruppe der B.en gehören die ▶ *akute Belastungsreaktion*, die ▶ *posttraumtische Belastungsstörung (PTBS)* und die ▶ *Anpassungsstörung*. Die ▶ *ICD-10* fasst die genannten Störungsbilder unter F43 zusammen (▶ *ICD*-11: unter 6B4, akute Belastungsstörung: QE84).

Belegzellen ▶ *Salzsäure* bildende ▶ *Zellen* der ▶ *Schleimhaut* des Magens.

Belohnungslernen ▶ *operante Konditionierung.*

Benommenheit Leichteste Form einer ▶ *quantitativen Bewusstseinsstörung*; die Klarheit des ▶ *Bewusstseins* ist leicht beeinträchtigt. Der Betroffene fühlt sich schläfrig und ist in der Informationsaufnahme bzw. -verarbeitung eingeschränkt; er reagiert verzögert auf seine Umwelt und seine Orientierung ist erschwert.

Benzin (arab. *luban gawi* = „Weihrauch aus Java") Farbloses, flüchtiges ▶ *Lösungsmittel*, bestehend aus einem Gemisch von Kohlenwasserstoffen des Rohöls, das z. B. in Lacken, Farben und Holzschutzmitteln enthalten sein kann; siehe auch ▶ *Schnüffeln.*

Benzodiazepin Pl. **Benzodiazepine** Zu den ▶ *Tranquilizern* gehörende Medikamentengruppe, die angst-, spannungs- und krampflösend, beruhigend und schlaffördernd wirkt; demgemäß sind B. bei ▶ *akut*en Krampfanfällen und ▶ *Panikattacken* das Mittel der Wahl. Regelmäßige Einnahme kann jedoch bereits innerhalb von nur 6 Wochen – auch bei gleich bleibend niedriger Dosierung – zu ▶ *psychisch*er und ▶ *physisch*er ▶ *Abhängigkeit* führen. Die ▶ *Entgiftung* muss ▶ *fraktioniert* erfolgen, da ansonsten delirante Zustände, ▶ *vegetative Störungen* und Krampfanfälle drohen. In Kombination mit anderen Schlaf- oder Beruhigungsmitteln und ▶ *Alkohol* ergeben B. eine lebensgefährliche Mischung, die oft in ▶ *suizidal*er Absicht eingenommen wird. Bekannteste Vertreter der B. sind die Wirkstoffe ▶ *Diazepam* (▶ *Valium*®) und ▶ *Lorazepam* (▶ *Tavor*®). Störungen durch B. werden in der ▶ *ICD*-10 unter F13 codiert (▶ *ICD*-11: 6C44).

Benzol (arab. *luban gawi* = „Weihrauch aus Java") Farbloses, flüssiges ▶ *Lösungsmittel* mit aromatischem Geruch, das zu 1 % im Autokraftstoff ▶ *Benzin* enthalten sein darf. Aufgrund seiner krebserregenden und erbgutverändernden Eigenschaften wurde es zwischenzeitlich von weniger giftigen ▶ *Lösungsmitteln* wie z. B. ▶ *Toluol* oder ▶ *Aceton* abgelöst; siehe auch ▶ *Schnüffeln.*

Beobachtungslernen ▶ *Modell-Lernen.*

Berg, Insoo Kim *25. Juli 1934 in Südkorea, † 10. Januar 2007 in Milwaukee/Wisconsin (USA), US-amerikanische Sozialarbeiterin und Psychotherapeutin, entwickelte gemeinsam mit ihrem Ehemann ▶ *de Shazer, Steve* die lösungsorientierte ▶ *Kurztherapie.*

Berger, Hans *21. Mai 1873 in Neuses b. Coburg (jetzt Coburg), † 1. Juni 1941 in Jena, deutscher ▶ *Psychiater* und ▶ *Neurologe*, entwickelte im Jahr 1924 an der Universität Jena die ▶ *Elektroenzephalografie (EEG)*. Die Nationalsozialisten verhinderten, dass ihm der Nobelpreis zuerkannt wurde. Seine Grabstätte befindet sich auf dem alten Friedhof zu Jena.

Berne, Eric (bis 1943: Bernstein, Eric Lennard) *10. Mai 1910 in Montréal (Kanada), † 15. Juli 1970 in Monterey/Kalifornien (USA), US-amerikanischer ▶ *Psychiater*, der die ▶ *Transaktionsanalyse* entwickelte.

berufsbedingtes Asthma (griech. *asthma* = „Atemnot", „Keuchen", „Beklemmung") Unterform des ▶ *Asthma bronchiale*, bei dem z. B. ▶ *chemische* Reizstoffe, mit denen der ▶ *Patient* beruflich umgehen muss, eine Irritation des Bronchialsystems [▶ *Bronchien*] und damit einen ▶ *Asthmaanfall* auslösen.

Berufsordnung für Heilpraktiker (BOH) Von den großen Heilpraktikerverbänden beschlossenes Satzungsrecht, das für die jeweiligen Mitglieder verbindlich ist. Das ▶ *Heilpraktikergesetz (HeilprG)* wird hiervon nicht berührt. In der BOH sind sämtliche Pflichten eines ▶ *Heilpraktikers* (z. B. Sorgfalts-, Schweige-, Weiterbildungs-, Aufklärungs- und ▶

Dokumentationspflicht) einschließlich seines Umgangs mit ▶ *Patient*en und Kollegen festgeschrieben.

Beschäftigungstherapie (griech. *therapeia* = „Dienst[leistung]", „Behandlung", „Pflege") Ein Behandlungsfeld der ▶ *Ergotherapie*, in deren Rahmen das seelische Befinden von ▶ *psychisch* ▶ *erkrankt*en Menschen verbessert, vorhandene Kräfte erhalten, die gesunden Anteile gestärkt, schöpferische Energien aktiviert und dem Abbau von Eigeninitiative entgegengewirkt werden soll, etwa durch handwerkliche Tätigkeiten, hauswirtschaftliche Arbeiten o. Ä.

Besessenheit[szustände] Unfreiwillig bzw. ungewollt auftretende ▶ *Trance*zustände ohne ▶ *religiöse* oder sonstige ▶ *sozial* akzeptierte Bezüge, die einhergehen mit dem Verlust der persönlichen ▶ *Identität* sowie einer adäquaten Umweltwahrnehmung oder aber mit der Überzeugung, von einem anderen Menschen oder einer fremden bzw. höheren Macht beherrscht zu werden, wobei hier insb. Wahngedanken [▶ *Wahneinfall*] oder ▶ *Halluzination*en – etwa i. R. von ▶ *Schizophrenien* oder einer ▶ *affektiven Störung* – ▶ *differenzialdiagnostisch* auszuschließen sind. Bei B.n handelt es sich um eine Unterform der ▶ *dissoziativen Störung*, die die ▶ *ICD*-10 unter F44.3 listet (▶ *ICD*-11: 6B63).

Betablocker ugs. für ▶ *Betarezeptorenblocker*.

Betarezeptorenblocker (lat. *recipere* = „aufnehmen", „empfangen") Gruppe von Arzneimitteln, die anstelle des körpereigenen Stresshormons [▶ *Hormon*, ▶ *Stress*] ▶ *Adrenalin* und des ▶ *Neurotransmitters* ▶ *Noradrenalin* an (sog. Beta-)Rezeptoren [▶ *Rezeptor*] andocken und dadurch die Wirkung dieser beiden Botenstoffe reduzieren. Dies führt zu einer Senkung von ▶ *Blutdruck* und Pulsfrequenz sowie zu einer geringeren Schlagkraft des Herzens.

Beta-Trinker Zweiter von fünf Typen zur Kategorisierung von ▶ *Patient*en mit ▶ *Alkoholabhängigkeit*; die Einteilung geht zurück auf ▶ *Jellinek, Elvin Morton*. Der B. nutzt Anlässe wie Betriebsfeiern oder Geburtstage, um viel zu trinken, was nicht selten zu organischen ▶ *Alkohol*schäden führt; die Kontrolle über das Trinkverhalten bleibt erhalten, ebenso die Fähigkeit zur ▶ *Abstinenz*. Eine ▶ *Abhängigkeit* vom Alkohol ist nicht gegeben. Von 100 Alkoholikern gehören etwa 5 dem Beta-Typ an.
Syn.: Gelegenheitstrinker.

Betäubungsmittelgesetz (BtMG) Gesetz der Bundesrepublik Deutschland, durch das 1972 das damalige „Opiumgesetz" abgelöst wurde. Das BtMG regelt den generellen Umgang mit rund 200 als „Betäubungsmittel" definierten ▶ *Substanz*en, z. B. deren Einfuhr, Herstellung, Verarbeitung, Erwerb, Aufbewahrung, Ausfuhr und Vernichtung sowie insb. deren Verordnung aufgrund ▶ *medizinisch*er ▶ *Indikation* durch Ärzte.

Beta-Wellen ▶ *Frequenzen* im ▶ *Intervall* von 14–30 ▶ *Hertz (Hz)*, die i. R. einer ▶ *Elektroenzephalografie (EEG)* gemessen werden. Die ▶ *Amplitude* liegt zwischen 5 und 50 µV (Mikrovolt; 1 µV = 10^{-6} V) [▶ *Volt (V)*]. B. sind im Zustand der entspannten, nach außen gerichteten Aufmerksamkeit (geöffnete Augen) und Konzentration beobachtbar.

Betreuer ▶ *gerichtlich bestellter Betreuer [Voraussetzungen]*.

Betreuungsgesetz B. meint die §§ 1896–1906 des ▶ *Bürgerlichen Gesetzbuches (BGB)*. Es regelt u. a. die Bestellung eines Betreuers durch das Gericht; siehe ▶ *gerichtlich bestellter Betreuer [Voraussetzungen]*.

Bewältigung Eine von fünf grundlegenden Wirkfaktoren, die nach ▶ *Grawe, Klaus* den Erfolg der ▶ *Psychotherapie* bestimmen: Der ▶ *Therapeut* vermittelt seinem ▶ *Patienten*

B

das notwendige „Handwerkszeug", um seine Probleme künftig besser lösen zu können, z. B. durch ▶ *soziales Kompetenztraining*, ▶ *Entspannungstechniken* oder ▶ *Problemlösetraining*.
Bewegungsstereotyp[ien] (griech. *stereos* = „starr", „haltbar", „fest"; *typos* = „Vorbild", „Abbild", „Regel", „in dieser Art", „Gestalt", „Gepräge") „Immer gleich bleibendes Schema bzw. Muster in Bezug auf die Bewegung". Störung der ▶ *Psychomotorik*, die insb. bei Menschen mit ▶ *Schizophrenie* beobachtbar ist. Gekennzeichnet ist sie durch eine Wiederholung immer gleicher Bewegungsabläufe wie z. B. Schaukeln oder Wippen.
Bewusstsein Gesamtheit des menschlichen Erlebens, d. h., Zustände und Prozesse sowohl in der Außenwelt als auch im eigenen Inneren wahrnehmen und reflektieren zu können, einschließlich der dazu erforderlichen ▶ *Vigilanz*.
Bewusstseinseinengung ▶ *Qualitative Bewusstseinsstörung*, die den Umfang des ▶ *Bewusstseins* betrifft und sich z. B. in einer starren Fixierung des ▶ *Denkens*, Fühlens und Wollens auf ganz bestimmte Aspekte des Erlebens äußern kann. Eine B. kann auch i. R. der ▶ *Hypnose* erfahren werden.
Bewusstseinsstörung Beeinträchtigung der Klarheit des ▶ *Bewusstseins*, wobei ▶ *qualitative Bewusstseinsstörungen* von ▶ *quantitativen Bewusstseinsstörungen* unterschieden werden.
Bewusstseinsstörung [tiefgreifend] In § 20 ▶ *Strafgesetzbuch (StGB)* sind tiefgreifende Bewusstseinsstörungen als möglicher Grund für die ▶ *Schuldunfähigkeit* eines Täters genannt. Zu ihnen zählen z. B. Zustände hochgradiger ▶ *affektiv*er Erregung, ▶ *affektive Störungen* und ▶ *akute Belastungsreaktion*en, darüber hinaus aber auch ▶ *dissoziative Störung*en, sofern bei diesen die Kriterien eines ▶ *Dämmerzustands* mit ▶ *Amnesie* und wesensfremden Handlungen erfüllt sind.
Bewusstseinstrübung ▶ *Qualitative Bewusstseinsstörung*, die gekennzeichnet ist durch mangelnde Klarheit des gegenwärtigen Erlebens, verbunden mit einer Verwirrtheit des ▶ *Denkens* und Handelns, sodass bestimmte Aspekte der eigenen ▶ *Person* und der Umgebung nicht mehr sinnvoll miteinander in Zusammenhang gebracht werden können. Die B. ist ein typisches Zeichen des ▶ *Delirs*.
Bewusstseinsverschiebung ▶ *Qualitative Bewusstseinsstörung*, die vom Betroffenen als eine Bewusstseins- bzw. Intensitätssteigerung des äußeren bzw. inneren Erlebens – etwa im Kontext eines Drogenrauschs [▶ *Droge*, ▶ *Rausch*] – wahrgenommen wird.
Beziehungswahn ▶ *Person*en und/oder Objekte der Umwelt werden vom ▶ *Patient*en ▶ *wahnhaft* mit sich selbst in Verbindung gebracht (siehe auch ▶ *Wahninhalt*). Beispiel: „Den Kfz-Kennzeichen der mir entgegenkommenden Autos kann ich die Warnung entnehmen, dass mich Geheimdienste verfolgen." Eine Steigerung des B.s ist der ▶ *Beeinträchtigungswahn*, bei dem der Betroffene nicht nur alles auf sich bezieht, sondern als gegen sich gerichtet begreift. Der B. kann z. B. im Kontext einer ▶ *Schizophrenie* oder ▶ *schizoaffektiven Störung* auftreten.
BGB Abk. für ▶ *Bürgerliches Gesetzbuch (BGB)*.
Big Five (engl. *big* = „groß"; *five* = „fünf") Unter den B. F. werden die fünf grundsätzlichen ▶ *Persönlichkeitsmerkmale* zusammengefasst, nach denen man Menschen charakterisieren kann; ihre jeweiligen Extremvarianten sind als ▶ *Persönlichkeitsstörung*en zu verstehen. 1: ▶ *Neurotizismus* (überempfindlich) vs. ▶ *Ich-Stärke* (entspannt); 2: ▶ *Extraversion* (kontaktfreudig) vs. ▶ *Introversion* (verschlossen); 3: Offenheit für neue Erfahrungen (kreativ) vs. Konservativität (fantasielos); 4: Harmoniebedürftigkeit bzw. Friedfertigkeit vs. Streitsucht; 5: Gewissenhaftigkeit bzw. Gründlichkeit vs. Nachlässigkeit.

Syn.: Fünf-Faktoren-Modell der Persönlichkeit.

Bilanzsuizid (ital. *bilancio* = „Rechnungsabschluss"; lat. *sui* = „sich selbst"; *caedere* = „töten", „vernichten") Höchst selten vorkommende ▶ *Suizidform*, die dadurch gekennzeichnet ist, dass der ▶ *Suizid* nach rein rationalen Kriterien und ganz ohne ▶ *psychische* Auffälligkeiten verübt wird.

Binge Eating Disorder (BED) (engl. *binge* = „[Fress-]Gelage"; *eating* = „essen"; *disorder* = „Störung") ▶ *Essstörung*, die durch regelmäßig auftretende Heißhungerattacken gekennzeichnet ist, bei denen die Betroffenen in kurzer Zeit ungewöhnlich große Mengen Nahrungsmittel konsumieren, die Kontrolle über ihr Essverhalten verlieren und im Anschluss daran – anders als bei der ▶ *Bulimia nervosa* – kein gegensteuerndes Verhalten an den Tag legen. Der überwiegende Teil der ▶ *Patient*en ist ▶ *übergewichtig* oder gar ▶ *adipös*. Die BED ist bislang nicht als eigenständige ▶ *Diagnose* zugelassen und wird daher gemäß ▶ *ICD*-10 als „nicht näher bezeichnete Essstörung" mit F50.9 codiert (nach ▶ *ICD*-11 eigenständig: 6B82).

Biochemie Adj. **biochemisch** (griech. *biochemeia* = „Chemie des Lebens", aus *bios* = „Leben" und *chymeia* = „Gießung" bzw. *chemeia* = „[Metall-]Gießerei[kunst]") Wissenschaft von den ▶ *chemisch*en Vorgängen in lebenden ▶ *Organismen* (▶ *Biologie*) einschließlich der Charakterisierung aller hierbei beteiligten ▶ *Substanz*en.

bioenergetische Analyse (griech. *bios* = „Leben"; *energes* = „wirkend"; *analysis* = „Auflösung", „Zerlegung", i. S. von „Untersuchung") In den 1950er-Jahren entwickeltes körperorientiertes [▶ *Körperpsychotherapie*], ▶ *humanistisches Psychotherapie(verfahren)*, das auf ▶ *Lowen, Alexander* zurückgeht. Die b. A. geht davon aus, dass sich ▶ *psychische* Probleme in körperlichen Blockaden (z. B. Muskelverspannungen) zeigen können, was für den Betroffenen einen Verlust an Energie und Lebendigkeit bedeutet. Selbst belastende Ereignisse aus frühkindlicher Zeit würden nicht nur psychisch, sondern auch ▶ *physisch* „abgespeichert" und fänden ihren Ausdruck in unterschiedlichsten körperlichen Störungen. Das Ziel dieser ▶ *tiefenpsychologisch* orientierten ▶ *Therapie* besteht darin, die blockierte ▶ *emotionale* Energie zu lösen, den eigenen Körper zu aktivieren und – daraus resultierend – mehr Ausgeglichenheit erleben zu können.

Biofeedback (griech. *bios* = „Leben"; engl. *feedback* = „Rückmeldung") „Rückmeldung ▶ *biologisch*er Signale". Oft i. R. der ▶ *Verhaltenstherapie* angewandte Methode, die es einem ▶ *Patient*en durch technische bzw. elektronische Messungen ermöglicht, unbewusst ablaufende ▶ *psychophysiologische* Vorgänge bzw. nicht bewusst wahrnehmbare Körpersignale wie z. B. ▶ *Blutdruck*, Atmung, Muskelspannung, Hirnströme, Körpertemperatur, Darmaktivität usw. durch bestimmte Anzeigen ▶ *optisch* (auf einem Bildschirm) oder ▶ *akustisch* (unterschiedliche Tonhöhe) wahrzunehmen, um diese dann im Zuge der Selbstkontrolle willentlich zu beeinflussen. Dies entspricht der ▶ *positiven Verstärkung* i. S. der ▶ *operanten Konditionierung*. Der Einsatz von B. kann u. a. bei Schmerz- oder ▶ *Stress*zuständen, ▶ *psychosomatisch*en Beschwerden, ▶ *Angststörung*, ▶ *Panikstörung*, ▶ *depressiven Episoden*, ▶ *Vaginismus [nichtorganisch]*, ▶ *Epilepsie* oder ▶ *Aufmerksamkeitsdefizit-Hyperaktivitätsstörung* sinnvoll und erfolgversprechend sein. Vom B. werden die Erfordernisse der in Deutschland gültigen ▶ *Psychotherapie-Richtlinie* nicht erfüllt; es besteht somit für den ▶ *Patient*en bzw. ▶ *Klient*en keine Möglichkeit der Kostenerstattung durch die gesetzliche Krankenkasse.

Biografie Adj. **biografisch** (griech. *bios* = „Leben"; *graphein* = „schreiben") „Lebensbeschreibung". Zu den b.en Daten, die i. R. der ▶ *Anamnese*erhebung eine Rolle spielen können, gehören z. B. die Geburtsumstände, die Geschwisterreihenfolge, die Familienatmosphäre, die ▶ *sexuelle* und berufliche Entwicklung sowie belastende Lebensereignisse.

B

Biological Preparedness (engl. *biological preparedness* = „biologische Bereitschaft“) Theorie von ▶ *Seligman, Martin E. P.*, wonach ▶ *Angst*reaktionen insb. dort ▶ *konditioniert* werden, wo der Mensch mit ▶ *Reizen* konfrontiert wird, die in früheren Phasen der Evolution eine ganz erhebliche Bedrohung für ihn darstellten (z. B. Gewitter, wilde Tiere etc.). Danach sind diese urzeitlich erlernten Faktoren bis heute in einer Art „stammesgeschichtlichem Gedächtnis“ präsent.

Biologie Adj. **biologisch** (griech. *bios* = „Leben“; *logos* = „Vernunft“, „Lehre“, „Wort“) Wissenschaft von der belebten Natur (Menschen, Tiere, Pflanzen, Mikroorganismen) und ihren Gesetzmäßigkeiten (z. B. Struktur, Entwicklung, Funktion). Zu den b.en, nichtmedikamentösen ▶ *Therapie*formen zählen z. B. ▶ *Schlafentzugstherapie*, ▶ *Lichttherapie* und ▶ *Elektrokrampftherapie (EKT)*.

biopsychosoziales Integrationsmodell (griech. *bios* = „Leben“; *psyche* = „Atem“, „Hauch“, „Seele“; lat. *socius* = „Gefährte“; *integrare* = „ergänzen“, „wiederherstellen“, „erneuern“; *modus* = „Art und Weise“, „Maß“, „Vorschrift“) ▶ *Psychosomatik*.

Biperiden Wirkstoff aus der Gruppe der ▶ *Anticholinergika*, der als Antiparkinson-Medikament [▶ *Morbus Parkinson*] oder zur Behebung der durch die Einnahme von ▶ *Neuroleptika* bedingten ▶ *extrapyramidalmotorischen Nebenwirkungen* angewendet wird; als solches ist es im Handel unter dem Namen ▶ *Akineton*® erhältlich.

bipolar (lat. *bi-* = „zwei“; *polus* = „[Nord- und Süd-]Pol“, Endpunkt der Erdachse, „Himmel[sgewölbe]“) „Zweipolig“. Zwei gegensätzliche Zustände – z. B. positiv und negativ oder ▶ *manisch* und ▶ *depressiv* – in sich vereinigende Eigenschaft. Gegenbegriff: ▶ *unipolar*.

bipolare affektive Störung ▶ *affektive Störung [bipolar]*.

Bisexualität Adj. **bisexuell** (lat. *bi-* = „zwei“; *sexus* = „Geschlecht“) Möglichkeit der ▶ *sexuellen Orientierung*: Das ▶ *sexuelle* Interesse ist dabei auf beide Geschlechter gerichtet.

bizarr (frz. *bizarre* = „wunderlich“, „seltsam“ bzw. ital. *bizzarro* = „launenhaft“, „von absonderlicher Form“) „seltsam“, „ungewöhnlich“, „befremdlich“, „sonderbar“, „verquer“. So wird etwa die Ausgestaltung des ▶ *Wahns* bei ▶ *schizophrenen* Störungen als „b.“ und ▶ *magisch* bzw. ▶ *mystisch* beschrieben.

BKS Abk. für ▶ *Blut(körperchen)senkungsreaktion* oder Blut(körperchen)senkungsgeschwindigkeit.

Black-Box-Modell (engl. *black* = „schwarz“; *box* = „Kasten“) Metapher im Kontext des ▶ *behavioristischen* Modells, wonach „innere“ – ▶ *psychische* – Vorgänge vernachlässigt werden, da sie entweder unwichtig oder unbekannt (d. h. nicht naturwissenschaftlich messbar) sind. Forschungsgegenstand sind somit ausschließlich die In- und Outputs, also die ▶ *Reize* sowie die daraus resultierenden Reaktionen.

Bleuler, Paul Eugen *30. April 1857 in Zollikon bei Zürich (Schweiz), † 15. Juli 1857 ebenda, Schweizer ▶ *Psychiater*, prägte 1911 den Begriff der ▶ *Schizophrenie*, mit der er die von ▶ *Kraepelin, Emil* eingeführte ▶ *Diagnose* der ▶ *Dementia praecox* ablöste; dabei unterteilte er die ▶ *Symptome* der Schizophrenie in obligatorisch auftretende „Grundsymptome“ (Störungen der ▶ *Assoziation* und ▶ *Affektivität*, ▶ *Ambivalenz*, ▶ *Autismus*) sowie möglicherweise hinzutretende „akzessorische Symptome“ (▶ *Halluzinationen*, ▶ *Wahn*, ▶ *katatone* Symptome). Ferner unterstützte er als erster europäischer Klinikleiter die ▶ *Psychoanalyse* von ▶ *Freud, Sigmund* und sorgte für eine Abkehr von der klassischen, die ▶ *Patienten* lediglich verwahrenden „Irrenanstalt“.

B

Blinddarm anat. **Intestinum caecum** Blind endender (▶ *Wurmfortsatz*), 6–8 cm langer Anfangsteil des Dickdarms, der sich ballonförmig in die Bauchhöhle erstreckt.

Blitz-Nick-Salaam-Anfall Sonderform eines ▶ *generalisierten Anfalls*, der ausschließlich bei Säuglingen zwischen dem 3. und 9. Lebensmonat beobachtet werden kann: Er tritt unvermittelt auf („Blitz"), geht mit einem Nicken des Kopfes („Nick") sowie „Ruderbewegungen" einher, die an den orientalischen Friedensgruß („Salaam") erinnern. Der englische Mediziner William James West (1793–1848) hat dieses ▶ *Krankheits*bild erstmals beschrieben; die Codierung gemäß ▶ *ICD*-10 erfolgt mit G40.4 (▶ *ICD*-11: 8A62.0).

Syn.: West-Syndrom.

Bloch, Ernst Simon *8. Juli 1885 in Ludwigshafen am Rhein, † 4. August 1977 in Tübingen, deutscher Philosoph, der eine enge Beziehung zwischen dem sozialistischen und christlichen Gedankengut sah. Zu seinen bekanntesten Werken zählt „Das Prinzip Hoffnung". Die ▶ *Psychoanalyse* wird von ihm als „rückwärtsgewandt" kritisiert. Seine Grabstätte befindet sich auf dem Bergfriedhof in Tübingen.

Blutdruck Der in einem Blutgefäß herrschende Druck, der idealerweise im Ruhezustand 100–130 ▶ *mmHg* ▶ *systolisch* bzw. 60–85 mmHg ▶ *diastolisch* beträgt.

Blut-Hirn-Schranke Bei Mensch und Landwirbeltieren vorhandene selektiv durchlässige Barriere zwischen dem ▶ *systemisch*en Blutkreislauf und dem ▶ *Zentralnervensystem (ZNS)*, um Letzteres vor ▶ *Krankheits*erregern, ▶ *Toxin*en o. Ä. zu schützen. Ihre besondere Bedeutung liegt in der Tatsache, dass einmal untergegangene Nervenzellen [▶ *Neuron*] des ZNS – wenn überhaupt – nur sehr langsam und rudimentär wiederhergestellt können.

Bluthochdruck ▶ *arterielle Hypertonie.*

Blut(körperchen)senkungsreaktion (BKS) Labortest, durch den festgestellt wird, mit welcher Geschwindigkeit die ▶ *Zellen* des Blutes in einem Kapillarrohr nach unten sinken; ist der Wert erhöht, könnte dies – zusammen mit weiteren Blutwerten oder evtl. vorhandenen Beschwerden – den Verdacht auf entzündliche Prozesse im Körper – z. B. ▶ *rheumatoide Arthritis* oder ▶ *Colitis ulcerosa*, aber auch ▶ *Tumor*en und ▶ *Nekrosen* – begründen.

Syn.: Blut(körperchen)senkungsgeschwindigkeit.

Blutzuckerspiegel Konzentration von ▶ *Glukose* – als einem der wichtigsten Energielieferanten des Körpers – im Blut. Mehrere ▶ *Hormone* halten den B. beim gesunden Menschen in sehr engen Grenzen konstant (80–110 mg pro 100 ml Blut im nüchternen Zustand); hierbei wirken ▶ *Insulin* senkend und ▶ *Adrenalin* erhöhend. Bei einem dauerhaft erhöhten B. spricht man vom ▶ *Diabetes mellitus.*

BMI Abk. für ▶ *Body-Mass-Index.*

Body-Mass-Index (BMI) (engl. *body* = „Körper"; *mass* = „Masse"; lat. *indicare* = „anzeigen") „Körper-Masse-Wert". Von ▶ *Quetelet, Lambert Adolphe Jacques* entwickelte Messzahl für die Bewertung des Gewichts bzw. der Körpermasse eines Menschen. Der BMI setzt das Körpergewicht (in kg) eines Menschen in Bezug zum Quadrat seiner Körpergröße (in m); die hierfür einschlägige Formel lautet demnach: Körpergewicht [kg] ÷ (Körpergröße [m])^2 = BMI [kg/m^2]. Als „Normalgewicht" gilt ein BMI von 18,5–25,0; Werte darunter stehen für ▶ *Untergewicht*igkeit, Werte darüber für ▶ *Übergewicht*igkeit.

BOH Abk. für ▶ *Berufsordnung für Heilpraktiker.*

Borderline (engl. *borderline* = „Grenzlinie") ▶ *psychische* ▶ *Erkrankung* im Grenzbereich zwischen ▶ *Neurose* und ▶ *Psychose*. In eindrucksvoller Weise setzt der 1987 von

Adrian Lyne geschaffene US-amerikanische Thriller „Eine verhängnisvolle Affäre" mit Michael Douglas und Glenn Close in den Hauptrollen dieses Störungsbild in Szene; siehe auch ▶ *emotional instabile Persönlichkeitsstörung* [vom B.-Typ].

bovine spongiforme Enzephalopathie (BSE) (lat. *bos* = „Rind" bzw. *bovinus* = „das Rind betreffend"; *spongia* = „Schwamm"; griech. *egkephalon* = „Gehirn"; *patheia* = „Leiden") Bei Rindern auftretende Tierseuche, die durch eine ▶ *Degeneration* bzw. schwammartige Durchlöcherung des ▶ *Gehirns* gekennzeichnet ist; sie wird mit der ▶ *Creutzfeldt-Jakob-Krankheit* in Verbindung gebracht.
Syn.: Rinderwahnsinn.

Bradykardie (griech. *bradys* = „langsam"; *kardia* = „Herz") „Langsamherzigkeit". Träge bzw. zu langsame Schlagfolge des Herzens (unter 60 Schlägen pro Minute). Gegenbegriff: ▶ *Tachykardie*.

Bradykinese (griech. *bradys* = „langsam"; *kinesis* = „Bewegung") „Bewegungsverlangsamung". Verlangsamung der willkürlichen ▶ *Motorik*, etwa bedingt durch ▶ *Morbus Parkinson* oder ▶ *Chorea Huntington*.

Bradyphrenie (griech. *bradys* = „langsam"; *phren* = „Zwerchfell [als Sitz der Seele]", „Geist", „Verstand", „Gemüt") Verlangsamung von Denkabläufen, oftmals verbunden mit ▶ *Antriebsarmut* und Teilnahmslosigkeit, bedingt durch hirnorganische Ursachen wie etwa ▶ *Morbus Parkinson* oder ▶ *Demenz*.

Brainstorming (engl. *brain* = „Gehirn", „Verstand", „Intellekt"; *storming* = „Erstürmung") „Das ▶ *Gehirn* einsetzen zum Sturm auf ein Problem." Methode zur Gewinnung von Ideen, etwa bezogen auf die Lösung einer bestimmten Problemstellung. Die beteiligte Gruppe sammelt und protokolliert in einem ersten Schritt die innerhalb kurzer Zeit (ca. 10 Minuten) durch ▶ *freie Assoziation* und Fantasieren entwickelte Einzelgedanken, die von den Teilnehmern miteinander verknüpft oder kombiniert, keinesfalls jedoch kritisiert, gewertet oder kommentiert werden dürfen. In einem zweiten Schritt werden problemferne Beiträge aussortiert und die gefundenen Ideen i. R. einer Diskussion bewertet.

Braunes Straßenname für ▶ *Haschisch*.

Broken-Home-Situation (engl. *broken* = „zerrüttet"; *home* = „Elternhaus") ▶ *Soziale* Variable, die wohl u. a. mit ▶ *Sucht*gefährdung und ▶ *Therapie*erfolg korreliert; sie kann z. B. die Zerrüttung der Elternehe, das Aufwachsen außerhalb der Primärfamilie sowie eine ▶ *Abhängigkeit*serkrankung oder die Kriminalität mindestens eines Elternteils umfassen.

Bronchien (griech. *bronche* = „Kehle", „Luftröhrenäste") Sich verzweigendes System von Luftröhrenästen, durch das die ▶ *sauerstoff*reiche Luft zu den Lungenbläschen geleitet und die ▶ *kohlenstoffdioxid*reiche Luft aus dem Körper herausgeführt wird.

Bronchiolen (griech. *bronche* = „Kehle", „Luftröhrenäste") Feinste Verzweigungen der ▶ *Bronchien*.

Bronchospasmus (griech. *bronche* = „Kehle", „Luftröhrenäste"; *spasmos* = „Krampf", „Starrezustand der Muskeln", „[unwillkürliche] Muskelkontraktion") Krampfzustand der die Atemwege umspannenden Muskulatur.

Brown Sugar (engl. *brown sugar* = „brauner Zucker") Straßenname für ▶ *Heroin*.

Brückenhirn ▶ *Pons*.

BSE Abk. für ▶ *bovine spongiforme Enzephalopathie (BSE)*.

BtMG Abk. für ▶ *Betäubungsmittelgesetz (BtMG)*.

Bulimia nervosa Adj. **bulimisch** (griech. *bous* = „Ochse"; *limos* = „Hunger"; lat. *nervus* = „Nerv" bzw. frz. *nerveux* = „die Nerven betreffend") „Nervlich bedingter Ochsenhunger". ▶ *psychisch* bedingte ▶ *Essstörung*, die charakterisiert ist durch Zuführung von großen, meist hochkalorischen [▶ *Kalorie*] Nahrungsmengen innerhalb kurzer Zeit aufgrund starker, über mehr als 3 Monate mindestens zweimal wöchentlich auftretender Heißhungerattacken, woran sich – aus Scham und übergroßer Sorge vor Gewichtszunahme – gegenregulatorische Maßnahmen wie z. B. selbst herbeigeführtes Erbrechen, extremer Sport, wiederholte ▶ *Diät*en oder der Gebrauch von Appetitzüglern, ▶ *Diuretika* und ▶ *Laxanzien* anschließen. Obwohl das Körpergewicht meist der ▶ *Norm* entspricht, bestehen bei den Betroffenen diesbezüglich oft Unzufriedenheit sowie der subjektive Eindruck, zu dick zu sein. Die ▶ *Patient*en leiden meist unter einer gestörten Selbstwahrnehmung, versuchen ihr Ess-Brech-Ritual geheim zu halten und stellen sich oftmals zunächst wegen ▶ *depressiv*er ▶ *Symptome* beim Arzt oder ▶ *Therapeut*en vor. Die B. n. geht nicht selten mit ▶ *Alkoholabusus* oder ▶ *Nikotinabusus*, unkontrolliertem Konsumverhalten sowie einer Ablehnung der eigenen Geschlechterrolle einher und kann darüber hinaus zu zahlreichen organischen Schäden führen; hier ist insb. an Herz- und Nierenfunktionsstörungen aufgrund einer durch das Erbrechen bestehenden ▶ *Hypokaliämie* zu denken, aber auch an eine schwere ▶ *Karies*, ▶ *Ösophagitiden*, ▶ *Pharyngitiden*, Pankreatitiden [▶ *Bauchspeicheldrüsenentzündung*] und ▶ *Elektrolyt*verschiebungen. Aus ▶ *psychodynamisch*er Sicht wird u. a. ein Mangel an adäquaten Bewältigungsstrategien zum Ertragen alltäglicher Frustrationen als Ursache der B. n. diskutiert. Ca. 90 % aller von B. n. betroffenen Menschen sind weiblich; die ▶ *Gesamtlebenszeitprävalenz* bei Frauen liegt bei 1–4 %, wobei bestimmte Berufsgruppen (Models, Tänzerinnen u. Ä.) eine besondere Anfälligkeit aufweisen. Die ▶ *ICD*-10 listet die B. n. unter F50.2 und die atypische B. n. unter F50.3 (▶ *ICD*-11: 6B81). Von B. n. betroffen waren z. B. Lady Gaga (*1986) und Elton John (*1947).
Syn.: Ess-Brech-Sucht, Hyperoxia nervosa.

Buprenorphin Hochwirksames Schmerzmittel aus der Gruppe der ▶ *Opioid*e, das insb. zur Behandlung ▶ *chronisch*er Schmerzen bei betagteren ▶ *Patient*en eingesetzt wird und unter dem Handelsnamen ▶ *Temgesic*® erhältlich ist.

Bürgerliches Gesetzbuch (BGB) Bundesgesetz der Bundesrepublik Deutschland, das insb. die Rechtsbeziehungen zwischen Privatpersonen regelt und bereits am 1. Januar 1900 in Kraft trat. Im BGB finden sich u. a. ▶ *Norm*en zum ▶ *Betreuungsgesetz*, zur ▶ *Geschäftsunfähigkeit*, der Nichtigkeit von Willenserklärungen [▶ *Willenserklärung [Nichtigkeit]*] und ▶ *Testierfähigkeit*.

Burnout-Syndrom (engl. to burn out = „ausbrennen"; griech. syn- = „zusammen-", „mit-"; dromos = „Weg", „Lauf") Keine ▶ Erkrankung, sondern ein ▶ Symptomenkomplex, der einen Zustand von ▶ emotionaler, geistiger und körperlicher Erschöpfung, bedingt durch ▶ chronische berufliche Überlastung, beschreibt. Die ▶ *ICD*-10 listet das B. unter den Problemen mit Bezug auf Schwierigkeiten bei der Lebensbewältigung (Z73), die ▶ *ICD*-11 unter Problemen mit dem Beruf und der Arbeitslosigkeit (QD85). Vom B. betroffen waren z. B. Peter Plate (*1967), Tim Mälzer (*1971) und Sven Hannawald (*1974).

C

C ▶ *Symbol* für das ▶ *chemische* Element ▶ *Kohlenstoff*.
Ca ▶ *Symbol* für das ▶ *chemische* Element Calcium [▶ *Kalzium*].
Calcium ▶ *Kalzium*.
Campral® ▶ *Anticraving-Substanz* mit dem Wirkstoff ▶ *Acamprosat*.
Camus, Albert *7. November 1923 in Mondovi (Algerien), † 4. Januar 1960 bei Villeblevin (Frankreich), französischer Schriftsteller und Philosoph, ist ein wichtiger Vertreter des ▶ *Existenzialismus*. Sein Grab befindet sich in Lourmarin/Frankreich.
Cannabinoid Pl. **Cannabinoide** Aus der Cannabispflanze isolierbare Inhaltsstoffe (z.B. das ▶ *Δ^9-Tetrahydrocannabinol* als wohl bekanntestes C.) sowie deren künstlich hergestellte Abkömmlinge (z.B. ▶ *CP-47,497*, das als Hauptwirkstoff in der Modedroge [▶ *Droge*] ▶ *Spice* nachgewiesen werden konnte), die u.a. ▶ *psychotrop*e Wirkungen besitzen. Ihre Erforschung führte zur Entdeckung des Endocannabinoid-Systems, wonach für die Wirkung der C. im menschlichen Körper bestimmte Nervenzellen [▶ *Neuron*] des ▶ *Zentralnervensystems (ZNS)* mitverantwortlich sind, an deren ▶ *Rezeptor*en die C. andocken. C. entfalten oftmals eine beruhigende Wirkung; aber auch Veränderungen in den ▶ *Wahrnehmung*en (Dehnung der Zeit, Gegenstände scheinen weiter entfernt und Sinneswahrnehmungen in ihrer Intensität gesteigert) oder gar ▶ *Angst*zustände sind festzustellen. Störungen durch C. sind in der ▶ *ICD*-10 unter F12 gelistet (▶ *ICD*-11: 6C41).
Cannabis Oberbegriff für die beiden ▶ *Rauschdrogen* [▶ *Droge*, ▶ *Rausch*] ▶ *Haschisch* und ▶ *Marihuana*, bei deren Ausgangsquelle es sich jeweils um die weibliche indische Hanfpflanze (▶ *Cannabis sativa variatio indica*) handelt: Das Sekret, das aus den harzreichen Drüsenhaaren ihrer Blüte austritt, ist Haschisch; bei ▶ *Marihuana* handelt es sich um die möglichst unbefruchteten getrockneten Blütenstände, ggf. einschließlich der Blätter. Hauptwirkstoffe von C. sind die ▶ *Cannabinoide*, hier insb. das ▶ *Δ^9-Tetrahydrocannabinol*.
Carbamazepin Wirkstoff in Arzneimitteln, die gegen ▶ *Epilepsie*, aber auch als ▶ *Stimmungsstabilisierer* insb. bei ▶ *dysphorisch*en ▶ *manisch*en Phasen oder in der ▶ *Therapie* der ▶ *emotional instabilen Persönlichkeitsstörung* vom ▶ *Borderline*-Typ eingesetzt werden. Als mögliche unerwünschte Nebenwirkungen sind Benommenheit, Schwindel, ▶ *Allergie*n, Erbrechen oder Blutbildveränderungen bekannt. C. ist z.B. unter dem Handelsnamen ▶ *Tegretal®* auf dem Markt.
Carboneum (lat. *carbo* = „Kohle") ▶ *Kohlenstoff*.
Cerebellum (lat. *cerebrum* = „Gehirn") ▶ *Kleinhirn*.
Cerebrum ▶ *Zerebrum*.
Charakter (griech. *charakter* = „Merkmal", „Eigentümlichkeit", „Prägestempel", „eingeritzter Buchstabe") Diejenigen Strukturen bzw. Elemente einer ▶ *Persönlichkeit*, welche die Bedingung der Möglichkeit für die Ausbildung ▶ *moralisch*er Verhaltensweisen darstellen. Darüber hinaus bezeichnet der Ch. auch Verhaltensgewohnheiten oder das ▶ *Temperament* eines ▶ *Individuums*.
Charakterneurose (griech. *charakter* = „Merkmal", „Eigentümlichkeit", „Prägestempel", „eingeritzter Buchstabe"; *neuron* = „Nerv") Einer der beiden auf die ▶ *psychoanalytische* Tradition zurückgehenden ▶ *Neurose*ntypen, bei dem der zugrunde liegende ▶ *Konflikt* nicht etwa – wie bei der ▶ *Symptomneurose* – eindeutig isolierbare ▶ *Symptome*, sondern

vielmehr eine ▶ *krankhafte* Organisation der gesamten ▶ *Persönlichkeit* einschließlich deren ▶ *Charakter*züge und Verhaltensweisen ausbildet. Dabei hat sich der ▶ *Patient* mit seinem ▶ *neurotisch*en Verhalten so weit identifiziert, dass er es zu seiner Persönlichkeit zugehörig – also ▶ *ich-synton* – empfindet und somit nicht zwangsläufig darunter leidet; die Umwelt des Patienten leidet dafür umso mehr. Der Begriff der Ch. kommt dem gleich, was heute von der ▶ *ICD*-10 und ▶ *ICD*-11 unter ▶ *Persönlichkeitsstörung* verstanden wird.

Charcot, Jean-Martin * 29. November 1825 in Paris (Frankreich), † 16. August 1893 in Morvan/Burgund (Frankreich), französischer ▶ *Neurologe*, der den Versuch unternahm, die ▶ *Hysterie* durch ▶ *Hypnose* zu behandeln; in seinem Schüler ▶ *Freud, Sigmund* weckte er dadurch das Interesse, die Ursache von ▶ *Neurosen* zu erforschen. Zudem grenzte Ch. das ▶ *Krankheits*bild des ▶ *Morbus Parkinson* gegen das der ▶ *multiplen Sklerose* ab.

Charcot-Trias (griech. *tri-* = „drei“) Durch ▶ *Charcot, Jean-Martin* geprägter, für die Schädigung des ▶ *Kleinhirns* bei ▶ *multipler Sklerose* typischer ▶ *Symptom*enkomplex aus ▶ *Nystagmus*, abgehackter bzw. verwaschener Sprache und ▶ *Intentionstremor*.

Chemie Adj. **chemisch** (griech. *chymeia* = „Gießung“ bzw. *chemeia* = „[Metall-] Gießerei[-kunst]“) Sinngemäß: „[Um-]Wandlung“. Naturwissenschaft, die den Aufbau, die Eigenschaften, das Verhalten und die Herstellung von ▶ *Substanz*en sowie Stoffen beleuchtet, hierbei einschlägige Gesetzmäßigkeiten beschreibt und sich darüber hinaus insb. mit möglichen Stoffumwandlungen befasst.

Chirurgie Adj. **chirurgisch** (griech. *chyeir* = „Hand“; *ergon* = „Werk“, „Leistung“, „Aktivität“) „Handarbeit“. Eines der ältesten Teilgebiete der ▶ *Medizin*, das sich mit der ▶ *Prophylaxe*, ▶ *Diagnose*, ▶ *Therapie* und ▶ *Rehabilitation* von Verletzungen oder ▶ *Erkrankungen* befasst, die einen instrumentellen (▶ *operativ*en) Eingriff in den Körper erfordern, z. B. die Entfernung kranker sowie die Implantation neuer Organe, das Nähen bzw. Wieder-Zusammenfügen verletzter Körperteile, das Wieder-durchgängig-Machen verstopfter Organsysteme und dgl. mehr.

Chloroform Farbloses, flüssiges, süßlich riechendes ▶ *Lösungsmittel*, das ursprünglich als Narkotikum [▶ *Anästhetikum*] verwendet wurde: Die Dämpfe des Ch. wirken schmerzstillend und können Bewusstlosigkeit auslösen. Ch. ist herz- und leberschädigend, darüber hinaus möglicherweise auch krebserregend; siehe auch ▶ *Schnüffeln*.

Chlorpromazin Arzneistoff des ersten, am 1. Juli 1953 in Deutschland eingeführten ▶ *Neuroleptikums* und Grundstein der modernen ▶ *Psychopharmakotherapie*; es kam unter dem Handelsnamen ▶ *Megaphen*® auf den Markt.

Chlorwasserstoffsäure ▶ *Salzsäure*.

Choleriker (griech. *chole* = „Galle“) Nach der antiken ▶ *Temperamentenlehre* ein furchtloser, willensstarker, aber auch jähzorniger und unausgeglichener Mensch. ▶ *Eysenck, Hans Jürgen* beschreibt den Ch. als durch ▶ *Extraversion* und ▶ *emotionale* Instabilität gekennzeichnet.

cholinerg (griech. *chole* = „Galle“; *ergon* = „Werk“, „Leistung“, „Aktivität“) „Auf ▶ *Acetylcholin (ACh)* reagierende [▶ *Rezeptoren*]“ bzw. „Acetylcholin als ▶ *Neurotransmitter* enthaltend“. Wirkungen oder Nebenwirkungen von Medikamenten (▶ *Cholinergika*), welche die Wirkungen des ▶ *Parasympathikus* stärken oder die des ▶ *Sympathikus* abschwächen. Der gegenteilige Begriff lautet ▶ *anticholinerg*. Bei Überwiegen des ch.en Systems kann dies eine ▶ *depressive* Phase fördern.

cholinerges Syndrom (griech. *chole* = „Galle“; *ergon* = „Werk“, „Leistung“, „Aktivität“; *syn-* = „zusammen-“, „mit-“; *dromos* = „Weg“, „Lauf“) Ein durch Pilzvergiftung oder durch Überdosierung von ▶ *cholinerg* wirkenden Medikamenten ausgelöster Symptomenkomplex, zu dem u.a. Stuhl- und Urinabgang gehören können.

Cholinergikum Pl. **Cholinergika** (griech. *chole* = „Galle"; *ergon* = „Werk", „Leistung", „Aktivität") Substanzen, welche die Wirkung des ▶ *Parasympathikus* stärken oder die des ▶ *Sympathikus* abschwächen.

Chorea Adj. **choreatisch** ▶ *Chorea Huntington*, ▶ *Chorea minor*.

Chorea Huntington (griech. *choreia* = „Tanz") Nach ▶ *Huntington, George* benannte und ursprünglich als ▶ *Veitstanz* bezeichnete erblich bedingte (▶ *Chromosom* 4) und bis heute unheilbare ▶ *Atrophie* des ▶ *Gehirns*, die sich insb. durch ▶ *Hyperkinesien* (insb. schleudernde Bewegungen) äußert, darüber hinaus aber auch oftmals mit ▶ *depressiv*em und ▶ *paranoid*em Erleben oder ▶ *aggressiv*em Verhalten einhergeht. Nicht selten kommt es zu unwillkürlichen ▶ *Kontraktion*en der Sprech- und Schluckmuskulatur, was zu ▶ *Artikulation*s- und Schluckstörungen führt; Letzteres kann – gepaart mit der permanenten Bewegungsunruhe – einen massiven Gewichtsverlust verursachen. Die Wahrscheinlichkeit, dass die Kinder eines Betroffenen ebenfalls erkranken, liegt bei etwa 50 %. Die Ch. H. beginnt zwischen dem 25. und 45. Lj., verläuft unterschiedlich rasch, geht mit fortschreitendem geistigem Verfall einher und endet regelmäßig tödlich. In der ▶ *ICD*-10 ist die Ch. H. unter G10 gelistet (▶ *ICD*-11: 8A01.10); ▶ *Demenz* bei Ch. H. ist unter F02.2 zu codieren (▶ *ICD*-11: 6D85.1).
Syn.: Chorea major. Morbus Huntington.

Chorea major ▶ *Chorea Huntington*.

Chorea minor ▶ *Neurologische* ▶ *Erkrankung*, die als Reaktion des ▶ *Immunsystems* auf eine ▶ *Infektion* mit ▶ *Streptokokken* auftreten kann (▶ *Autoimmunerkrankung*) und u.a. durch ungezielte, unwillkürliche Bewegungen sowie Störungen der Sprache und des Schluckens gekennzeichnet ist, aber auch durch eine Muskelschwäche, die bis hin zur Bewegungsunfähigkeit reichen kann. Im Gegensatz zur ▶ *Chorea Huntington* wird die Ch. m. also nicht vererbt. Erstmals beschrieben wurde sie von ▶ *Sydenham, Thomas*; in der ▶ *ICD*-10 ist sie unter I02.x gelistet (▶ *ICD*-11: 1B42).
Syn.: Chorea Sydenham.

Chorea Sydenham ▶ *Chorea minor*.

C-reaktives Protein (CRP) (lat. *re-* = „wieder"; *agere* = „tätig sein", „machen"; griech. *protos* = „das Erste", „das Wichtigste") In der Leber gebildetes ▶ *Protein*, das ins Blut abgegeben wird; bei entzündlichen ▶ *Erkrankung*en steigt seine Konzentration im Blut an, weswegen CRP als Entzündungsparameter gilt.

Chromosom Pl. **Chromosomen**, Adj. **chromosomal** (griech. *chroma* = Farbe; *soma* = „[menschlicher] Körper", „Leib", „Leben") „Farbkörper". Fadenförmiges Gebilde, das als Träger der Erbinformation fungiert. Die Körperzellen [▶ *Zelle*] des Menschen enthalten in ihren Kernen jeweils 23 Chr.enpaare. Abweichungen in einem Chr. können zu Erbkrankheiten führen.

chronisch Subst. **Chronifizierung** (griech. *chronos* = „Zeit"; siehe auch *Chronos*) „lang andauernd"; immer wiederkehrende, dauerhafte oder sich langsam entwickelnde ▶ *Krankheit*sverläufe. Gegenbegriff: ▶ *akut*.

chronische Phase (griech. *chronos* = „Zeit"; siehe auch *Chronos*) Die vierte von vier Phasen zum ▶ *süchtigen Trinker* ist gekennzeichnet durch regelmäßiges morgendliches Trinken, Kontrollverluste, tagelange Räusche [▶ *Rausch*], Konzentrationsstörungen, ▶ *physisch*en wie ▶ *psychisch*en Abbau sowie die Minderung der bisher erhöhten ▶

Alkoholtoleranz bis hin zur ▶ *Alkohol*intoleranz (völlige Alkoholunverträglichkeit) aufgrund von Leberversagen, einschließlich der damit möglicherweise einhergehenden „pathologischen Räusche" [▶ *pathologischer Rausch*]. Oft tritt in diesem Stadium der Wunsch nach Hilfe auf, wobei die dann bereits vorhandenen Alkoholfolgeschäden gravierend sind und nicht selten tödlich enden.

chronische Polyarthritis (griech. *chronos* = „Zeit"; siehe auch *Chronos*; *polys* = „viel"; *arthritis* = „Gelenkentzündung", aus *arthron* = „Gelenk", „Glied" und *-itis* = „Entzündung", „entzündliche Erkrankung") ▶ *rheumatoide Arthritis.*

chronischer Suizid (griech. *chronos* = „Zeit"; siehe auch *Chronos*; lat. *sui* = „sich selbst"; *caedere* = „töten", „vernichten") ▶ *Suizidform*, die gekennzeichnet ist durch ein über lange Zeit andauerndes, selbstschädigendes bzw. lebensgefährdendes Verhalten – sei es durch eine Vielzahl von ▶ *Suizidversuch*en, sei es durch ▶ *Suchterkrankung*, ▶ *Anorexia nervosa* o. Ä. –, das mittel- oder langfristig dazu geeignet ist, das eigene Ableben herbeizuführen.

chronisch-obstruktive Lungenerkrankung (COLD, engl. *chronic obstructive pulmonary disease*, COPD) (griech. *chronos* = „Zeit"; siehe auch *Chronos*; lat. *obstructio* = „Verschließung", „Sperrung") Sammelbegriff für ▶ *Erkrankung*en der Lunge, deren Beschwerdebild insb. durch Atemnot und starken Husten gekennzeichnet ist. In der ▶ *ICD*-10 ist die COPD unter J44.x gelistet (▶ *ICD*-11: CA22.x).

chronisch-taktile Halluzinose ▶ *Dermatozoenwahn.*

Chronobiologie Adj. **chronobiologisch** (griech. *chronos* = „Zeit"; siehe auch *Chronos*; *bios* = „Leben"; *logos* = „Vernunft", „Lehre", „Wort") Wissenschaft von den inneren Uhrsystemen diverser Organismen wie z. B. der Schlaf-wach-Rhythmus beim Menschen. Die Desynchronisation chr.er Rhythmen wird als Ursache von ▶ *affektiven Störungen* diskutiert; siehe auch ▶ *zirkadianer Rhythmus.*

Chronos (griech. *chronos*) Gott der Zeit in der griechischen Mythologie; seit dem 14. Jh. dargestellt als betagter Mann mit Sanduhr und Sichel; siehe auch ▶ *chronisch.*

Cipralex® ▶ *SSRI* mit dem Wirkstoff ▶ *Escitalopram.*

Cipramil® ▶ *SSRI* mit dem Wirkstoff ▶ *Citalopram.*

Citalopram Wirkstoff aus der Gruppe der ▶ *SSRI*, der insb. eingesetzt wird zur Behandlung von ▶ *Depression*en, ▶ *Panikattacken* und ▶ *Zwangsstörung*en (hier jedoch mit doppelter Dosis wie bei der ▶ *Therapie* der Depression). C. wirkt nicht ▶ *sedierend* und ist unter dem Namen ▶ *Cipramil®* im Handel erhältlich.

Clomethiazol Stark sedierender und krampflösender Arzneistoff, der z. B. im Rahmen des ▶ *Alkoholentzugsdelirs* verabreicht wird. Seine Anwendung erfolgt wegen des Nebenwirkungsprofils (u. a. Gefahr von ▶ *Atemdepression* und ▶ *Abhängigkeit*) ausschließlich ▶ *stationär*. Der Handelsname lautet ▶ *Distraneurin®*.

Clomipramin Stimmungsaufhellender, aber auch antriebssteigernder Arzneistoff aus der Gruppe der ▶ *trizyklischen Antidepressiva* und ein ▶ *Derivat* des ▶ *Imipramin*s. C. wird seit den 1960er-Jahren unter dem Handelsnamen ▶ *Anafranil®* vertrieben.

Clonazepam Arzneistoff aus der Gruppe der ▶ *Benzodiazepine* mit ▶ *antikonvulsiv*er Wirkung. Es wird zur Behandlung von ▶ *Epilepsie* eingesetzt und ist unter dem Handelsnamen ▶ *Rivotril®* auf dem Markt.

Clonazepin Erstes ▶ *atypisches Neuroleptikum*, und zwar atypisch in dem Sinne, dass es keine ▶ *extrapyramidalmotorischen Nebenwirkungen* auslöst. Neben positiven Auswirkungen auf die Minus-Symptomatik [▶ *Negativsymptome*] und Erfolgen bei scheinbar

▶ *therapie*resistenten Patienten mit ▶ *Schizophrenie*, verursacht(e) C. jedoch immer wieder auch lebensgefährliche Blutbildveränderungen. Der Handelsname von C. lautet ▶ *Leponex®*.

Codein ▶ *Kodein*.

COLD Abk. für engl. *chronic obstructive pulmonary disease*; ▶ *chronisch-obstruktive Lungenerkrankung*.

C

Colitis ulcerosa (griech. *colon* = Darm; *-itis* = „Entzündung", „entzündliche Erkrankung"; lat. *ulcere* = „abnagen" bzw. *ulcus* = „Geschwür") Die C.u. zählt zu den ▶ *Psychosomatosen* bzw. den von ▶ *Alexander, Franz Gabriel* beschriebenen ▶ *Holy Seven* und ist in der ▶ *ICD*-10 unter K51 gelistet (▶ *ICD*-11: DD71). Es handelt sich hierbei um eine in Schüben verlaufende, ▶ *chronisch*-entzündliche Erkrankung des Dickdarms, die oftmals mit Geschwüren, Bauchschmerz, schleimig-blutigen Durchfällen (▶ *Diarrhö*) sowie Darmkrämpfen einhergeht und in 90 % der Krankheitsfälle auf das ▶ *Rektum* übergreift; Darmperforationen [▶ *Perforation*] und maligne [▶ *Malignität*] Entartungen sind gefürchtete Komplikationen. Die C.u. ist ▶ *multifaktoriell* bedingt, wobei in vielen Fällen eine ▶ *immunologische* Störung i.S. einer ▶ *Autoimmunerkrankung* nachweisbar ist. Auf 1.000 Einwohner kommen 2 Fälle von C.u., wobei Frauen und Männer gleichermaßen betroffen sind.

Colon ascendens (griech. *colon* = Darm; lat. *ascendere* = „emporsteigen") Aufsteigender Teil des Dickdarms.

Colon descendens (griech. *colon* = Darm; lat. *descendere* = „absteigen") Absteigender Teil des Dickdarms.

Colon irritabile (griech. *colon* = Darm; lat. *irritabilis, -e* = „leicht reizbar") „Reizdarm". Nach Ausschluss von evtl. Nahrungsmittelunverträglichkeiten, organischen Ursachen o. Ä. ein als „ ▶ *psychogenes* C.i." den ▶ *somatoformen autonomen Funktionsstörungen* zuzurechnendes Beschwerdebild, das sich i.R. des ▶ *gastrointestinal*en Systems äußert und gekennzeichnet ist durch eine oft ▶ *chronisch* verlaufende funktionelle Störung des Darms mit Unwohlsein oder gar Schmerzen im Bauchraum sowie ▶ *Diarrhö* oder ▶ *Obstipation*. Die ▶ *ICD*-10 listet das ▶ *psychogene* C.i. unter F45.32; die ▶ *ICD*-11 unterteilt Störungen des körperlichen Leidens nicht mehr nach Subtypen, sondern in Schweregrade (6C20.x).

Colon transversum (griech. *colon* = Darm; lat. *transversum* = „schräge Lage", „schräge Richtung") Querliegender Dickdarm.

Commotio cerebri (lat. *commotio* = „Erschütterung"; *cerebrum* = „Gehirn") Milde Form eines ▶ *Schädel-Hirn-Traumas (SHT)* mit relativ hohem ▶ *GCS*-Wert (13–15 Punkte). Sie kann mit kurzer Bewusstlosigkeit (< 10 Minuten) sowie mit ▶ *retrograder* ▶ *Amnesie*, Kopfschmerz, Übelkeit und Erbrechen einhergehen; ▶ *Computertomografie (CT)* und ▶ *Magnetresonanztomografie (MRT)* sind unauffällig, evtl. Funktionsausfälle des ▶ *Gehirns* ▶ *reversibel*. In der ▶ *ICD*-10 ist das SHT unter S06.0 gelistet (▶ *ICD*-11: NA07.0x). **Syn.:** Gehirnerschütterung.

Compliance (engl. *compliance* = „Befolgung") „Therapietreue". Bereitschaft eines ▶ *Patienten*, sich i.R. seines ▶ *Therapie*prozesses – etwa durch konsequentes Befolgen der ärztlichen Ratschläge, insb. hinsichtlich der Medikamenteneinnahme – verlässlich und kooperativ zu verhalten.

Computertomografie (CT) (lat. *computare* = „zusammenrechnen", „berechnen"; griech. *tome* = „Schnitt"; *graphein* = „schreiben") Computergestütztes, nichtinvasives [▶ *invasiv*] bildgebendes Verfahren, das unter dem Einsatz von ▶ *Röntgen*strahlen einzelne

Körperschichten – insb. Weichteile und innere Organe – darzustellen vermag. Dies spielt insb. eine Rolle bei der Diagnose von ▶ *Tumor*en und ▶ *Abszess*en, aber auch i. R. der Befunderhebung bei Verdacht auf ▶ *Epilepsie.*

Concerta® Arzneimittel mit dem Hauptwirkstoff ▶ *Methylphenidat.*

Conservation-Withdrawal-Muster (engl. *conservation* = „Schutz", „Erhaltung", *withdrawal* = „Entzug", „Abzug", „Rückzug [in sich selbst]") Der Begriff ist eng verbunden mit dem biopsychosozialen Modell [▶ *Psychosomatik*] und ▶ *Engel, George Libman*, der beschrieb, dass es durch bedrohlich oder hoffnungsvernichtend erlebte Verlust- und/ oder Trennungserfahrungen zu Veränderungen von ▶ *biochemisch*en Abläufen innerhalb des menschlichen Organismus kommen kann, aus denen wiederum ▶ *somatische* Erkrankungen resultierten.

Contusio cerebri (lat. *contusio* = „Quetschung"; *cerebrum* = „Gehirn") Gehirnprellung. ▶ *Schädel-Hirn-Trauma (SHT)* ohne Verletzung der ▶ *Dura mater*, jedoch – anders als bei der ▶ *Commotio cerebri* – mit nachweisbaren und möglicherweise irreversiblen [▶ *irreversibel*] Schädigungen des Hirngewebes einschließlich der daraus resultierenden Spätfolgen. Sie geht mit Bewusstlosigkeit (> 10 Minuten) einher und kann u. a. begleitet sein von Atemstörungen oder Pupillenstarre.

Syn.: Gehirnprellung.

COPD Abk. für ▶ *chronisch-obstruktive Lungenerkrankung.*

Coping-Strategien (engl. *cope with* = „überwinden", „bewältigen") Sämtliche ▶ *kognitiv*en, ▶ *emotional*en bis hin zu aktiv-situationsgestaltenden Möglichkeiten eines ▶ *Individuum*s, auf ▶ *Stress* bzw. Belastungserlebnisse (z. B. Trauer) oder schwierige Lebensphasen (z. B. ▶ *chronische* ▶ *Krankheit*) konstruktiv zu reagieren.

Corpora mamillaria (lat. *corpus* = „Leib", „Körper"; *mamilla* = „Brustwarze") ▶ *Mamillarkörper.*

Corpus callosum (lat. *corpus* = „Leib", „Körper"; *callus* = „Schwiele") ▶ *Balken.*

Corpus pineale (lat. *corpus* = „Leib", „Körper"; *pineale* = „pinienzapfenförmig") ▶ *Zirbeldrüse.*

Cortex cerebellaris (lat. *cortex* = Rinde; *cerebellum* = „kleines Gehirn") ▶ *Kleinhirnrinde.*

Cortex cerebri (lat. *cortex* = Rinde; *cerebrum* = „Gehirn") ▶ *Großhirnrinde.*

Cortisol ▶ *Kortisol.*

Cortison ▶ *Kortison.*

CO_2 Summenformel für die ▶ *chemische* Verbindung ▶ *Kohlen[stoff]dioxid.*

CP-47,497 ▶ *Synthetisch*es ▶ *Cannabinoid*, das – leicht modifiziert – in der Modedroge ▶ *Spice* enthalten ist und u. a. ▶ *analgetische* Wirkungen zeigt.

Crack (engl. *crack* = „aufbrechen", „aufknacken") ▶ *Derivat* des ▶ *Kokain*s. Seit Beginn der 1980er-Jahre wird es aus Kokain und Backpulver hergestellt; seine ▶ *euphorisierende* Wirkung tritt nach dem Rauchen wesentlich schneller (nämlich bereits innerhalb von etwa 10 Sekunden) und intensiver ein als bei Kokain, endet jedoch bereits nach wenigen Minuten abrupt. C. ist die ▶ *Droge* mit dem stärksten ▶ *psychisch*en ▶ *Suchtpotenzial.* Der Konsum von C. kann nicht nur mit Selbstüberschätzung und ▶ *Größenwahn*, sondern auch mit einer erhöhten Gewaltbereitschaft sowie einer Zunahme von kriminellen Handlungen im Zustand des ▶ *Rausch*s einhergehen.

Craving (engl. *craving* = „Verlangen") Suchtdruck. Unwiderstehliches Verlangen nach einer ▶ *Droge.*

D

Creutzfeldt, Hans-Gerhard *2. Juni 1885 in Harburg, jetzt Hamburg, † 30. Dezember 1964 in München, deutscher ▶ *Neurologe*, beschrieb – kurz vor ▶ *Jakob, Alfons Maria* – eine bis dahin unbekannte Erkrankung bzw. ▶ *spongiöse* Veränderung des ▶ *Gehirns*, die nunmehr ▶ *Creutzfeldt-Jakob-Krankheit (CJK)* genannt wird.

Creutzfeldt-Jakob-Krankheit (CJK) Eine nach ▶ *Creutzfeldt, Hans-Gerhard* und ▶ *Jakob, Alfons Maria* benannte, beim Menschen sehr selten auftretende ▶ *Enzephalopathie*, die zu fortschreitender ▶ *Demenz* führt. Das ▶ *Gehirn* erhält dadurch eine schwammig-durchlöcherte Struktur. Ursprung der Erkrankung ist möglicherweise ein verändertes Körpereiweiß. In den vergangenen Jahren wurde eine Verbindung zur ▶ *bovinen spongiformen Enzephalopathie (BSE)* diskutiert, wobei die dabei beobachtete CJK rascher auftrat und auch Jugendliche betraf. Die ▶ *ICD*-10-Codierung erfolgt unter A81.0 (CJK) [▶ *ICD*-11: 8E0x] bzw. F02.1 (Demenz bei CJK) [▶ *ICD*-11: 6D85.5].

Crohn, Burrill Bernhard *13. Juni 1884 in New York (USA), † 29. Juli 1983 in Connecticut (USA), US-amerikanischer Arzt, der die Sinnlosigkeit chirurgischer Eingriffe zur ▶ *Therapie* des ▶ *Ulcus duodeni* erkannte und erstmals einen Fall von ▶ *Colitis ulcerosa* mit maligner [▶ *Malignität*] Komplikation beschrieb. Die in der ▶ *ICD*-10 unter K50.x (▶ *ICD*-11: DD70.x) gelistete ▶ *chronisch*-entzündliche Darmerkrankung (▶ *Morbus Crohn*), deren Zweitbeschreiber – nach Leśniowski, Antoni – er ist, wurde nach ihm benannt.

CRP Abk. für ▶ *C-reaktives Protein.*

CT Abk. für ▶ *Computertomografie (CT).*

Cu ▶ *Symbol* für das ▶ *chemische* Element ▶ *Kupfer.*

Cushing, Harvey Williams *8. April 1869 in Cleveland/Ohio (USA), † 7. Oktober 1939 in New Haven/Connecticut (USA), US-amerikanischer Mediziner und einer der bedeutendsten Neurochirurgen des 20. Jh. Nach ihm ist ein durch Überproduktion von ▶ *Kortisol* gekennzeichnetes ▶ *Krankheits*bild (▶ *Morbus Cushing*) benannt.

Cyproteron ▶ Antagonist des ► Hormons ► Testosteron. C. ist in der Lage, die Produktion von Testosteron im männlichen Körper zu drosseln bzw. die Wirkung der männlichen ► Sexualhormone abzuschwächen. Es wird angewendet bei ► Hypersexualität sowie i. R. der ► hormonellen Kastration. Im Handel ist es unter dem Namen ► Androcur® erhältlich.

D

Da Costa, Jacob Mendes *7. Februar 1833 auf Saint Thomas (Amerikanische Jungferninseln), † 11. September 1900 in Villanova/Pennsylvania (USA), US-amerikanischer Arzt, erforschte u. a. ▶ *somatoforme Störungen* und beschrieb im Rahmen dessen erstmals die ▶ *Herzneurose.*

Da-Costa-Syndrom (griech. *syn-* = „zusammen-", „mit-"; *dromos* = „Weg", „Lauf") ▶ *Herzneurose.*

Dämmerzustand ▶ *Qualitative Bewusstseinsstörung*: Der Betroffene erlebt sich in einem ▶ *traum*ähnlichen Zustand und ist – wenn überhaupt – nur sehr eingeschränkt in der Lage, die Folgen seines Tuns zu bedenken.

Darmresorption (lat. *re-* = „wieder-", „zurück-"; *sorbere* = „schlucken", „zu sich nehmen") Übergang von verdauten Nahrungsbestandteilen ins Blut.

Date Rape Drug (engl. *date* = „Verabredung"; *rape* = „Vergewaltigung"; *drug* = „Droge") Vergewaltigung nach einer Verabredung, bei der das Opfer z. B. mittels „K.-o.-Tropfen" sexuell gefügig gemacht wird; siehe auch ▶ *Liquid Ecstasy*.
DBT Abk. für ▶ *dialektisch-behaviorale Therapie (DBT)*.
Debilität (lat. *debilis* = „schwach") Veraltet für mittelgradige ▶ *Intelligenzminderung*. Das deutsche ▶ *Strafgesetzbuch (StGB)* versteht unter D. die leichte Form des als schuldmildernd anzuerkennenden ▶ *Schwachsinns* (§§ 20 f. StGB).
Degeneration Adj. **degenerativ**, V. **degenerieren** (lat. *de* = „von … herab"; *generare* = „schaffen"; *degenerare* = „entarten", „sich zurückbilden") Durch Abnutzung oder ▶ *Krankheit* bedingte Strukturveränderung.

D

Delinquenz (lat. *delinquere* = „sich vergehen") Tendenz zur Überschreitung rechtlicher Grenzen, und zwar auch dann, wenn Straffälligkeit aufgrund der Nicht-Vollendung des 14. Lj. nicht eintreten kann.
Delir Adj. **delirant** (lat. *de-* = „weg"; *lira* = „Furche") „Aus der Furche sein" i. S. von „Irresein". Das D. ist der klassische Fall einer akuten ▶ *organischen Psychose* (▶ *exogen[e Störung]*) im Gegensatz zur ▶ *chronisch*en organischen Psychose). Es handelt sich um einen Verwirrtheitszustand, der bedingt ist durch eine ▶ *akute* unspezifische Reaktion des ▶ *Gehirns* auf eine Schädigung. Sobald die schädigende Ursache beseitigt ist, bildet sich das D. wieder zurück; es ist also ▶ *reversibel* und dauert etwa 3–7 Tage, keinesfalls jedoch länger als 6 Monate an. Leitsymptom ist die ▶ *Bewusstseinsstörung* (Eintrübung); hinzutreten können (insb. ▶ *optisch*e) ▶ *Wahrnehmungsstörung*en und (meist zeitliche) ▶ *Orientierungsstörung*en, aber auch ▶ *kognitive*, ▶ *affektive* und ▶ *vegetative Störungen* sowie Störungen der ▶ *zirkadianen Rhythmik* und der ▶ *Psychomotorik*. Auffällig ist zudem die ▶ *Suggestibilität* vieler Betroffener. Je nachdem, welche Ursache bzw. Schädigung oder ▶ *Erkrankung* dem D. zugrunde liegt, verläuft es – sofern es unbehandelt bleibt – in bis zu 20 % d. F. tödlich. Im Rahmen einer ▶ *stationär*en Behandlung – und nur dort! – kann die Gabe von ▶ *Clomethiazol* angezeigt sein. Die Codierung gemäß ▶ *ICD*-10 erfolgt unter F05 (▶ *ICD*-11: 6D70), sofern das D. nicht durch ▶ *psychotrope Substanz*en bedingt ist.
Delirium tremens (lat. *de-* = „weg"; *lira* = „Furche"; *tremere* = „zittern") ▶ *Alkoholentzugsdelir*.
Delpral® Medikament gegen Bewegungsstörungen mit dem Wirkstoff ▶ *Tiaprid*.
Delta-9-[Δ^9-]Tetrahydrocannabinol Abk. **THC** Hauptwirkstoff der ▶ *Cannabispflanze* und wohl bekanntestes ▶ *Cannabinoid*, das den Bestimmungen des ▶ *Betäubungsmittelgesetzes (BtMG)* unterliegt und dämpfend auf die ▶ *Formatio reticularis* sowie scheinbar bewusstseinserweiternd wirkt. Δ^9-THC macht körperlich nicht ▶ *abhängig* – daher ist i. R. der ▶ *Therapie* auch keine ▶ *Entgiftung* erforderlich – und zeigt lediglich eine geringe sowie reversible [▶ *reversibel*] ▶ *Toleranzentwicklung*; die Ausbildung einer psychischen ▶ *Abhängigkeit* ist jedoch möglich. Bei ▶ *chronisch*em Δ^9-THC-Konsum können schizophrenieähnliche [▶ *Schizophrenie*] ▶ *Psychosen*, ▶ *Flashback*-Erlebnisse oder ein ▶ *amotivationales Syndrom* auftreten. Im Rahmen der ▶ *Diagnostik* ist zu beachten, dass Δ^9-THC zwar schizophrenieartige Störungen auslösen kann, andererseits aber gerade von Schizophrenie betroffene Menschen zur Linderung ihrer Symptomatik [▶ *klinisches Bild*] Δ^9-THC-haltige ▶ *Drogen* konsumieren.
Delta-Trinker Vierter von fünf Typen zur Kategorisierung von Patienten mit ▶ *Alkoholabhängigkeit*; die Einteilung geht zurück auf ▶ *Jellinek, Elvin Morton*. Beim D. steht die physische ▶ *Abhängigkeit* im Vordergrund: Er nimmt kontinuierlich – meist schon am

frühen Morgen – ▶ *Alkohol* zur Vorbeugung gegen die ansonsten auftretenden ▶ *Entzugssymptome* zu sich; dadurch wird ein gewisser Blutalkoholspiegel aufrechterhalten, wobei Räusche beim D. eher selten zu beobachten sind. Die Kontrolle über das Trinkverhalten bleibt erhalten, die Fähigkeit zur ▶ *Abstinenz* ist nicht gegeben. Von 100 Alkoholikern gehören etwa 20 dem Delta-Typ an.
Syn.: Spiegeltrinker.

Delta-Wellen ▶ *Frequenzen* im ▶ *Intervall* von 0,1–3,9 ▶ *Hertz (Hz)*, die i. R. einer ▶ *Elektroenzephalografie (EEG)* gemessen werden. Die ▶ *Amplitude* liegt durchschnittlich zwischen 50 und 100 µV [▶ *Volt (V)*]. D. sind – außer bei Säuglingen oder z. B. im Rahmen des ▶ *Morbus Alzheimer* – während des Tiefschlafs oder in ▶ *Trance* beobachtbar.

D

Dementia infantilis (lat. *de-* = „weg", *mens* = „Geist"; *infans* = „kleines Kind"; aus *in-* = „nicht", „ohne" und *fari* = „sprechen") Nach ▶ *Heller, Theodor* benannte ▶ *tiefgreifende Entwicklungsstörung* des Kindesalters, die gekennzeichnet ist durch einen fortschreitenden Abbau bereits erworbener Fähigkeiten, anfangs im ▶ *sozial*en und ▶ *kommunikativ*en, schließlich auch im ▶ *kognitiv*en Bereich, beginnend ab dem 3. oder 4. Lj. Dieser Prozess mündet innerhalb nur weniger Monate in eine mittlere bis schwere ▶ *Intelligenzminderung* ohne ▶ *Remission*, die eine selbstständige Lebensführung des Betroffenen unmöglich macht. Die D. i. ist in der ▶ *ICD*-10 unter F84.3 gelistet (▶ *ICD*-11: 6A02.3 als eine der „Autismus-Spektrum-Störungen").
Syn.: desintegrative Störung des Kindesalters, desintegrative Psychose, Heller-Syndrom.

Dementia praecox (lat. *de-* = „weg", *mens* = „Geist", *praecox* = „vorzeitig") „Vorzeitige Demenz". Ein von ▶ *Kraepelin, Emil* geprägter Begriff, dem er das „manisch-depressive Irresein" gegenüberstellte und somit die bis heute gültige Zweiteilung von ▶ *Psychosen* initiierte, nämlich zum einen solche, die unter dem Begriff der ▶ *Schizophrenie* zusammengefasst werden können, und zum anderen die ▶ *affektiv*en Psychosen. Als wesentliches Unterscheidungskriterium benannte er die jeweiligen ▶ *Krankheits*verläufe, wonach sich die ▶ *Symptome* des „manisch-depressiven Irreseins" [▶ *depressiv*, ▶ *manisch*] nach einer episodenhaften [▶ *Episode*] Entwicklung auch wieder zurückbilden könnten und somit eine weitaus günstigere ▶ *Prognose* bestünde als bei der D. p., die bereits in der ▶ *Adoleszenz* beginne, mit einem ▶ *progredienten* ▶ *psychisch*en Verfall einhergehe und schließlich in einen ▶ *demenziell*en Zustand münde. Im Jahr 1911 ging der Begriff der D. p. im von ▶ *Bleuler, Eugen* neu definierten Krankheitsbild der Schizophrenie auf.

Demenz Adj. **demenziell** (lat. *de-* = „weg", *mens* = „Geist") „Ohne Geist". Infolge einer Hirnerkrankung erworbener Intelligenzdefekt – im Unterschied zur angeborenen oder während der Geburt erworbenen Minderbegabung (▶ *Intelligenzminderung*) –, der mit einem irreversiblen [▶ *irreversibel*] und oftmals ▶ *progredienten* ▶ *intellektuell*en und ▶ *mnestisch*en Abbau einhergeht. ▶ *Werkzeugstörungen*, aber auch Störungen des Gedächtnisses [▶ *Gedächtnisstörung*], der Lernfähigkeit [▶ *Lernen*] und des Urteilsvermögens sind neben ▶ *Orientierungsstörungen* und einem verminderten Ideenfluss charakteristisch. Langfristig zeichnet sich eine Veränderung der ▶ *Persönlichkeit* ab. Die D. ist der klassische Fall einer ▶ *chronischen* ▶ *organischen Psychose* (▶ *exogen[e Störung]*) (im Gegensatz zur ▶ *akut*en organischen Psychose). Die ▶ *Diagnose*stellung einer D. ist vor Ablauf von 6 Monaten, während deren die ▶ *Symptome* anhalten, nicht zulässig; in dieser Zeit kann allenfalls von einem „demenziellen Syndrom" gesprochen werden. Folgende Demenzformen sind zu unterscheiden: (a) Alzheimer-Demenz [▶ *Morbus Alzheimer*]; (b) ▶ *vaskuläre Demenz*; (c) ▶ *frontotemporale Demenz*; (d) Demenzen bei ▶

neurologischen oder ▶ *internistischen* Grunderkrankungen wie etwa ▶ *Chorea Huntington*, ▶ *Morbus Parkinson*, ▶ *Creutzfeldt-Jakob-Krankheit (CJK)* oder ▶ *AIDS*. Von D. betroffen waren z. B. Herbert Wehner (1906–1990), Ronald Reagan (1911–2004), Margaret Thatcher (1925–2013) und Walter Jens (1923–2013).

demenzielles Syndrom (lat. *de-* = „weg-", *mens* = „Geist"; griech. *syn-* = „zusammen-", „mit-"; *dromos* = „Weg", „Lauf") Vorliegen von für eine Demenzerkrankung charakteristischen ▶ *Symptomen*, die insgesamt jedoch (noch) nicht alle ▶ *Diagnosekriterien* einer ▶ *Demenz* (z. B. das Zeitkriterium) erfüllen.

Dendrit (griech. *dendron* = „Baum") Im Gegensatz zum ▶ *Axon* handelt es sich bei den D.en um zahlreiche verästelte, bis zu 1 m lange Zellfortsätze eines ▶ *Neurons*, die dem Empfang von Impulsen dienen. Axon und D.en sind vom ▶ *Perikaryon* zu unterscheiden; siehe auch ▶ *Zelle*.

D

Denken Komplexer Prozess, bei dem alle Bereiche des täglichen Lebens ▶ *rational* verarbeitet werden. Störungen des Denkprozesses werden unterschieden in ▶ *formale Denkstörungen* und ▶ *inhaltliche Denkstörungen*.

Denkhemmung Die D. ist eine ▶ *formale Denkstörung*, bei der das Denken als mühsam bzw. wie blockiert erlebt wird. Sie kann i. R. einer ▶ *Depression* oder ▶ *Schizophrenie* auftreten.

Denkstörung ▶ *formale Denkstörung*, ▶ *inhaltliche Denkstörung*.

Denkverlangsamung Die D. ist eine ▶ *formale Denkstörung*, die sich in einem verlangsamten, schleppenden ▶ *Denken* äußert und z. B. bei einer ▶ *Depression* beobachtbar ist.

Denkzerfahrenheit ▶ *Zerfahrenheit*.

Dentalphobie (lat. *dens* = „Zahn"; griech. *phobos* = „Furcht", „Angst") Übersteigerte Zahnbehandlungsangst, die oft zu einer Vermeidung des Zahnarztbesuchs – ggf. auch bei Schmerzen – führt. Die D. zählt zu den ▶ *neurotischen Störungen*, als solche wiederum zu den ▶ *Angststörungen*, und hier ist sie schließlich den ▶ *isolierten Phobien* zuzuordnen. Gemäß ▶ *ICD*-10 wird sie mit F40.2 verschlüsselt (▶ *ICD*-11: 6B03).

dependente Persönlichkeitsstörung (engl. *dependent* = „abhängig") ▶ *abhängige Persönlichkeitsstörung*.

Depersonalisation[serleben] (lat. *de-* = „weg-"; *personare* = „hindurchtönen" – siehe auch *Person*) „Abweichung vom ursprünglichen Persönlichkeitsgefühl". ▶ *Ich-Störung*, bei der der Betroffene sich oder Teile seines Körpers als fremd, verändert, unwirklich oder nicht zu ihm gehörig erlebt („Ich komme mir fremd vor."). D. kann z. B. auftreten im Kontext einer ▶ *dissoziativen*, ▶ *depressiven*, ▶ *posttraumatischen Belastungsstörung* und ▶ *Angststörung*, aber auch bei ▶ *Epilepsie*, ▶ *Schizophrenie*, ▶ *Drogenabusus* oder einer organischen Hirnerkrankung. Das Depersonalisationssyndrom listet die ▶ *ICD*-10 unter F48.1 (▶ *ICD*-11: 6B66).

Depression Adj. **depressiv** (lat. *deprimere* = „niederdrücken") ▶ *depressive Episode*.

depressive Episode (lat. *deprimere* = „niederdrücken"; griech. *epeisodion* = „Zwischenstück", „Einschiebsel") ▶ *Affektive Störung*, die – unter Ausschluss organischer Ursachen – insb. gekennzeichnet ist durch gedrückte ▶ *Stimmung* mit Gefühlen von Hoffnungslosigkeit, Verzweiflung, Schwermut oder Empfindungslosigkeit, ▶ *Antriebsstörungen* bis hin zu depressivem ▶ *Stupor* oder innerer Unruhe [▶ *Agitiertheit*] mit erhöhter Ermüdbarkeit, Freudlosigkeit und Interessenverlust. Als „Nebensymptome" sind anzuführen ▶ *Konzentrationsstörungen*, ▶ *formale Denkstörungen* (insb. ▶ *eingeengtes Denken* und die Neigung zum ▶ *Grübeln*) sowie ▶ *inhaltliche Denkstörungen* (Wahneinfälle [▶ *Wahnein-*

fall], vermindertes ▶ *Selbstbewusstsein*, ▶ *Suizidgedanken*), Störungen der ▶ *Vitalgefühle*, die sehr „leibnah" erlebt werden (z. B. „Stein auf der Brust", „Kloß im Hals", „Druck im Kopf"), Kopf- und Rückenschmerzen, Schluck- und Atembeschwerden sowie ▶ *vegetative Störungen* (z. B. ▶ *Schlafstörungen* mit Früherwachen, Ein- und Durchschlafstörungen, ▶ *Obstipation*, Verlust der ▶ *Libido*) und Störungen des ▶ *zirkadianen Rhythmus* (Morgentief). – ▶ *Hypochondrischer Wahn* und ▶ *nihilistischer Wahn*, aber auch ▶ *Verarmungswahn* und ▶ *Schuldwahn* sind typisch für Menschen mit D.; anders als bei ▶ *schizophrenen* ▶ *Patienten* sind die ▶ *Wahninhalte* dabei ▶ *stimmungskongruent*. Es wird ein Mangel von ▶ *Serotonin* und ▶ *Noradrenalin* im ▶ *synaptischen Spalt* während einer d. E. diskutiert. Schwerwiegendste Komplikation der d. E. mit einem signifikant hohen Risiko ist der ▶ *Suizid*; etwa 15 % der Patienten mit schweren d.en Störungen töten sich selbst. Die d. E. gilt als häufigste ▶ *psychische* ▶ *Erkrankung* weltweit; allein in Deutschland leiden 5–10 % der Bevölkerung an einer behandlungsbedürftigen d. E.; die ▶ *Gesamtlebenszeitprävalenz* liegt bei 15–18 %. Zu den Sonderformen der d. E. zählen die ▶ *larvierte Depression*, die ▶ *Spätdepression*, die ▶ *Altersdepression*, die ▶ *Wochenbettdepression*, die ▶ *saisonale Depression*, die ▶ *anankastische Depression* und die ▶ *Erschöpfungsdepression*. Die ▶ *ICD*-10 listet die d. E. unter F32 (▶ *ICD*-11: 6A70) und teilt sie nach dem Schweregrad und dem evtl. Vorhandensein ▶ *somatischer* ▶ *Syndrome* und ▶ *psychotischer* ▶ *Symptome* ein. Von diesem Störungsbild betroffen waren z. B. Franz Liszt (1811–1866), Søren Kierkegaard (1813–1855), Charles Darwin (1809–1882), Romano Guardini (1885–1968), Pablo Picasso (1881–1973) und Robert Enke (1977–2009).

depressive Neurose (lat. *deprimere* = „niederdrücken"; griech. *neuron* = „Nerv") Nach dem traditionellen ▶ *triadischen System* eine ▶ *psychogene Erkrankung*, die der ▶ *neurotischen Depression* zuzuordnen ist. Die ▶ *ICD*-10 codiert dieses Krankheitsbild als „Dysthymia" unter F34.1 (▶ *ICD*-11: 6A72).

depressive Persönlichkeit[sstörung] (lat. *deprimere* = „niederdrücken", *persona* = „Maske", „Rolle [des Schauspielers]", aus *per-* = „[hin]durch-" und *sonare* = „tönen") Dem traditionellen ▶ *triadischen System* zufolge eine ▶ *psychogene Erkrankung*, die der ▶ *neurotischen Depression* zuzuordnen ist. Die ▶ *ICD*-10 codiert dieses Krankheitsbild als ▶ *Dysthymia* unter F34.1 (▶ *ICD*-11: 6A72). Anders als die klassischen ▶ *Persönlichkeitsstörungen* kann die Dysthymia auch erst im späteren Alter (z. B. als Folgeerscheinung einer ▶ *affektiven Störung*) auftreten.

depressive Pseudodemenz (lat. *deprimere* = niederdrücken"; griech. *pseudo-* = „Schein-", „Tarn-"; lat. *de-* = „weg", *mens* = „Geist") ▶ *Pseudodemenz*.

depressive Reaktion (lat. *deprimere* = „niederdrücken"; lat. *re-* = „zurück"; *agere* = „tätig sein") ▶ *Anpassungsstörung*; in der ▶ *ICD*-10 gelistet unter F43.20 (kurze depressive Reaktion) und F43.21 (▶ *längere depressive Reaktion*), in der ▶ *ICD*-11: 6B43.

depressive Störung [rezidivierend] ▶ *Affektive Störung*, die durch wiederholt auftretende ▶ *depressive Episoden* gekennzeichnet ist. Die ▶ *ICD*-10 listet die d. St. [r.] unter F33 (▶ *ICD*-11: 6A71) und teilt sie nach dem Schweregrad und dem evtl. Vorhandensein ▶ *somatischer* ▶ *Syndrome* und ▶ *psychotischer* ▶ *Symptome* ein.

depressogen (lat. *deprimere* = „niederdrücken"; griech. *-genes* = „von jemandem abstammen", „verursachend", „etwas hervorbringend") „Depressionsauslösend"; siehe auch ▶ *dysfunktionale Kognitionen*.

Deprivation[ssyndrom] (lat. *deprivare* = „berauben"; griech. *syn-* = „zusammen-", „mit-"; *dromos* = „Weg", „Lauf") Beraubung von ▶ *Reizen* und Zuwendung, bedingt durch ▶ *emotionale* Vernachlässigung sowie Heim- oder Gefängnisaufenthalte, oft einhergehend mit Entwicklungsverzögerungen und einem Verlust des ▶ *Urvertrauens*; siehe auch ▶ *Hospitalismus*.

Derealisation[serleben] (lat. *de-* = „weg-"; *realis* = „wirklich") ▶ *Ich-Störung*, die dadurch gekennzeichnet ist, dass der Betroffene seine Umwelt als verfremdet, unwirklich oder räumlich verändert erlebt. D. kann z.B. im Kontext einer ▶ *dissoziativen*, ▶ *depressiven*, ▶ *posttraumatischen Belastungsstörung* und ▶ *Angststörung* auftreten, aber auch bei ▶ *Epilepsie*, ▶ *Schizophrenie*, ▶ *Drogenabusus* oder einer organischen Hirnerkrankung.

Dereflexion (lat. *de-* = „weg-", „ab-", „miss-"; *reflectere* = „zurückbeugen") Auf die ▶ *Existenzanalyse* zurückgehende ▶ *verhaltenstherapeutische* Technik: Der ▶ *Klient* wird ermutigt, seine Konzentration auf etwas Sinngebendes zu richten, anstatt seine Sachlage einschließlich der sich zeigenden ▶ *Krankheits*symptome bis ins Detail zu ▶ *reflektieren*.

Derivat (lat. *derivare* = „ableiten") Bezeichnung für eine aus einer anderen ▶ *chemischen* ▶ *Substanz* abgeleiteten chemischen Verbindung; zur Grundsubstanz besteht eine ähnliche Struktur.

Dermatitis (griech. *derma* = „Haut"; *-itis* = „Entzündung", „entzündliche Erkrankung") Oberbegriff für entzündliche, ekzematöse [▶ *Ekzem*] Veränderungen der Haut.

Dermatozoenwahn (griech. *derma* = „Haut"; *zoon* = „Tiere", „Lebewesen") „Haut-Tiere-Wahn". ▶ *Wahnhafte* Überzeugung, an einer Hauterkrankung zu leiden, hervorgerufen durch in den Körper eingedrungene Parasiten (meist Würmer, Milben, Läuse, Wanzen, Zecken oder Spinnen), die sich auf, in oder unter der Haut bewegen, was zu starkem Juckreiz und Beklemmungszuständen führt. Beim D. handelt es sich um eine Halluzinose [▶ *Halluzination*], d.h. um eine Sinnestäuschung in Bezug auf die eigene Körperwahrnehmung, ausgelöst durch eine Störung im ▶ *dopaminerg*en System. ▶ *ICD*-10: F06.0 (▶ *organische Halluzinose*) [▶ *ICD*-11: 6E61.0 (sekundäres psychisches Syndrom, mit Halluzinationen)].

Syn.: chronisch-taktile Halluzinose.

De Shazer, Steve *25. Juni 1940 in Milwaukee/Wisconsin (USA), † 11. September 2005 in Wien (Österreich), US-amerikanischer Sozialarbeiter, Saxophonist, Künstler und ▶ *Psychotherapeut*, entwickelte gemeinsam mit seiner Ehefrau ▶ *Berg, Insoo Kim* die lösungsorientierte ▶ *Kurztherapie*.

desintegrative Psychose (lat. *de-* = „weg-", „ab-", „miss-"; *integrare* = „wiederherstellen"; griech. *psychosis* = „Beseeltheit") ▶ *Dementia infantilis*.

desintegrative Störung des Kindesalters (lat. *de-* = „weg-", „ab-", „miss-"; *integrare* = „wiederherstellen") ▶ *Dementia infantilis*.

Desipramin Stark antriebssteigernder Arzneistoff, der zur Gruppe der ▶ *trizyklischen Antidepressiva* gehört und nach einigen Wochen auch leicht stimmungsaufhellend wirkt. Medikamente vom D.-Typ wie z.B. ▶ *Nortrilen*® werden insb. bei ▶ *depressiven Episode*n mit starker psychomotorischer Gehemmtheit angewendet.

Desorientierung (lat.: *de-* = „weg-", „ab-", „miss-"; *oriri* = „entstehen", „aufgehen") ▶ *Orientierungsstörung*.

Desoxyribonukleinsäure (DNS) Aus zwei spiralig miteinander verdrehten, komplementär zueinander aufgebauten ▶ *Molekül*ketten bestehende ▶ *chemische* ▶ *Substanz*, die in den ▶ *Zellen* aller Einzeller, Pflanzen, Tiere und Menschen als Träger ihrer Erbinformation vorkommt.

Determiniertheit (lat. *determinatio* = „Bestimmung") ▶ *Abhängigkeit* des ▶ *individuellen* menschlichen ▶ *Denkens*, Fühlens, Wahrnehmens, Wollens, Sich-Entscheidens, Sich-Entwickelns etc. von inneren (z. B. ▶ *genetischen*) oder äußeren (z. B. ▶ *sozialen*) Umständen bzw. Ursachen.
Detoxifikation (lat. *de-* = „weg-"; griech. *toxikose* = „Vergiftung") ▶ *Entgiftung*.
Diabetes mellitus (griech. *diabainein* = „hindurchgehen", „hindurchfließen"; lat. *mellitus* = „honigsüß") ▶ *Chronische* Störung des ▶ *Kohlenhydratstoffwechsels*, die insb. durch einen dauerhaft erhöhten ▶ *Blutzuckerspiegel* (≥ 126 mg pro 100 ml Blut im nüchternen Zustand bzw. ≥ 200 mg pro 100 ml Blut 2 Stunden nach einer Mahlzeit) gekennzeichnet ist, der entweder aus einer unzureichenden Produktion von ▶ *Insulin* durch die ▶ *Bauchspeicheldrüse* oder einer mangelnden Wirkung von Insulin im menschlichen Organismus resultiert. Die ▶ *ICD*-10-Codierung erfolgt unter E10 oder E11 (▶ *ICD*-11: 5A10 oder 5A11). Von einem D. m. betroffen waren bzw. sind z. B. Elvis Presley (1935–1977), Elizabeth Taylor (1932–2011) und Matthias Steiner (*1982).
Syn.: Zucker[krankheit].
Diacetylmorphin ▶ *Heroin*.
Diagnose Adj. **diagnostisch**, V. **diagnostizieren** (griech. *dia-* = „[hin]durch-", „dazwischen"; *gnose* = „[Er-]Kenntnis", „Urteil"; *diagnose* = „Durchforschung") „Hindurchsehen", „Zustandserkennung durch genaues Hinsehen". Erkennen und Unterscheiden von ▶ *Symptomen* einschließlich ihrer bewertenden Zusammenfassung sowie genauen Zuordnung zu einem bestimmten ▶ *Krankheitsbild*. Dies geschieht u. a. unter Berücksichtigung der Dauer und des Verlaufs der ▶ *Erkrankung* sowie des Alters und möglicher ▶ *genetischer* Faktoren des ▶ *Patienten*. Eine zutreffende D. ist die Grundlage für eine erfolgreiche ▶ *Therapie*; siehe auch ▶ *Differenzialdiagnose*, ▶ *Verdachtsdiagnose* und ▶ *Ausschlussdiagnose*.
Diagnostic and Statistical Manual of Mental Disorders (DSM) (engl. *diagnostic* = „diagnostisch"; *statistical* = „statistisch"; *manual* = „Handbuch"; *mental* = „psychisch"; *disorder* = „Störung") „Diagnostisches und statistisches Handbuch psychischer Störungen", das von der Amerikanischen Psychiatrischen Vereinigung herausgegebene und im angloamerikanischen Raum gängige ▶ *Referenzsystem* zur Verschlüsselung ▶ *psychischer* bzw. ▶ *psychiatrischer* ▶ *Diagnosen*. Aktuell ist derzeit (2013) die 5. Auflage: DSM-5. In Deutschland ist jedoch die Codierung gemäß der ▶ *ICD* üblich.
Diagnostik (griech. *dia-* = „[hin]durch-", „dazwischen"; *gnose* = „[Er-]Kenntnis", „Urteil"; *diagnose* = „Durchforschung") Fähigkeit zur Stellung einer korrekten ▶ *Diagnose* unter einschlägiger Berücksichtigung und zutreffender Würdigung (Interpretation, Deutung) aller durch ▶ *Anamnese* und Untersuchungen erhobenen Ergebnisse.
Dialektik Adj. **dialektisch** (griech. *dialegesthai* = „besprechen", „sich unterreden") ▶ *Philosophischer* Begriff, der die Methode umschreibt, sich durch die Aufdeckung von Widersprüchen bzw. Gegensätzen zur Erkenntnis vorzuarbeiten. Im Kontext der ▶ *dialektisch-behavioralen Therapie (DBT)* geht es dabei z. B. um eine konstruktive Verbindung der Gegensätze von ▶ *Abhängigkeit* und Freiheit, Vertrauen und Misstrauen, Geben und Nehmen.
dialektisch-behaviorale Therapie (DBT) (griech. *dialegesthai* = „besprechen", „sich unterreden"; engl. *behaviour* = „Benehmen", „Verhalten"; griech. *therapeia* = „Dienst[leistung]", „Behandlung", „Pflege") Von ▶ *Linehan, Marsha M.* entwickelte ▶ *manualisierte* Form der ▶ *Psychotherapie* für Menschen, die an einer ▶ *emotional instabilen Persönlich-*

keitsstörung vom ▶ *Borderline*-Typ leiden. Die DBT umfasst im Wesentlichen folgende Bausteine: (a) ▶ *Einzel(psycho)therapie*, in der dringlichkeitsbezogen (d.h. gemäß der ▶ *Hierarchisierung der Problemfelder*) die problembeladenen Spannungen zwischen den Polen – daher „▶ *dialektisch*" – des Erlebens bzw. Verhaltens geordnet, bearbeitet und ausgeglichen werden; (b) jeweils i.R. der – „▶ *behavioral*" orientierten – ▶ *Gruppen(psycho) therapie* werden Selbstwahrnehmung, ▶ *soziales Kompetenztraining*, Umgang mit ▶ *Stress*, das Management hinsichtlich eigener Gefühle sowie der Aufbau von Selbstvertrauen geübt; (c) die Möglichkeit, in ▶ *akuten* ▶ *Krisen* – unter Rückgriff auf vorher erarbeitete Notfallpläne – mit dem ▶ *Therapeuten* telefonisch Kontakt aufzunehmen; (d) regelmäßiger Austausch zwischen den jeweiligen Therapeuten aus der Einzel- bzw. Gruppen(psycho)therapie.

Diarrhö auch **Diarrhoe** (griech. *dia-* = „[hin]durch-", „dazwischen"; *rhein* = „fließen", „strömen") ▶ *Vegetative Störung*, die durch eine zu häufige Abgabe von zu flüssigem Stuhl gekennzeichnet ist. Als Ursachen können Infektionen, Nahrungsmittelunverträglichkeiten, psychische Auslöser u.v.m. in Betracht kommen. Das Gegenteil ist ▶ *Obstipation*. **Syn.:** Durchfall[erkrankung].

Diastole Adj. **diastolisch** (griech. *diastole* = „die Ausdehnung") Erschlaffungsphase des Herzens, in der sich die Kammern rhythmisch erweitern und mit Blut gefüllt werden. Die D. wechselt mit der ▶ *Systole* ab.

Diät[etik] Adj. **diätetisch** (griech. *diaita* = „[gesunde] Lebensweise" bzw. „Lebenskunst") Seit ▶ *Hippokrates von Kos* praktiziertes Heilverfahren, das eine möglichst optimale Ernährungsweise für einen konkreten ▶ *Patienten* im Blick hat. Dabei geht es der D. nicht nur um die Heilung („Krankenkost") oder unterstützende ▶ *Therapie* von ▶ *Erkrankungen* (etwa durch Vermehrung oder Verminderung bestimmter Nahrungsanteile), sondern auch um die Ab- oder Zunahme des Körpergewichts.

Diathese (griech. *diathesis* = „Zustand", „Handlungsrichtung") Tendenz bzw. Neigung – im Gegensatz zur „Veranlagung" (vgl. hierzu ▶ *Disposition*) – eines Menschen, auf eine bestimmte Belastung mit einem ▶ *Symptom* oder aber einer ▶ *Krankheit* zu reagieren.

Diathese-Stress-Modell ▶ *Vulnerabilitäts-Stress-Modell*.

Diazepam Arzneistoff aus der Gruppe der ▶ *Benzodiazepine* mit dem Handelsnamen ▶ *Valium*®.

Dienzephalon (griech. *dis-* = „doppelt", „zweifach" bzw. *dia-* = „[hin]durch-", „dazwischen"; *egkephalon* = „Gehirn") ▶ *Zwischenhirn*.

Differenzialdiagnose Adj. **differenzialdiagnostisch** Eine D. erhält man, sobald sich die Bewertung der ▶ *Symptome* einer Erkrankung nicht einem konkreten Krankheitsbild, sondern mehreren möglichen ▶ *Diagnosen* zuordnen lässt.

direkte Bestrafung (lat. *directus* = „in gerader Richtung") Wirkmöglichkeit eines ▶ *Verstärkers* im Kontext der ▶ *operanten Konditionierung*: Abnahme der Auftretenswahrscheinlichkeit eines bestimmten Verhaltens durch zeitnahe Darbietung von ▶ *Reizen*, die als unangenehm empfunden werden. Beispiel: ▶ *Patient* mit ▶ *Alkoholabusus* konsumiert nach der Gabe von ▶ *Disulfiram* erneut ▶ *Alkohol* → starkes Übelkeitsgefühl → zur künftigen Vermeidung dieses Übelkeitsgefühls wird auf Alkohol verzichtet.

direktiv Subst. **Direktivität** (lat. *dirigere* = „eine gerade Richtung geben") „Anweisung(en) erteilend". Gegenbegriff: nicht- bzw. ▶ *nondirektiv*.

Disposition (lat. *disponere* = „aufstellen", „verteilen" bzw. *dispositio* = „Aufteilung", „Einteilung", „Anordnung", „Gliederung") Früh in der Entwicklung erworbene Eigenschaft bzw. Anfälligkeit – im Gegensatz zur „Neigung“ (vgl. hierzu ▶ *Diathese*) – für die Ausbildung bestimmter Handlungsweisen oder Erkrankungen. Von der D. ist die ▶ *Konstitution* zu unterscheiden.

disseminierte Sklerose (lat. *disseminare* = „aussäen“, „ausstreuen“; griech. *skleros* = „hart“, „starr“, „trocken“, „derb“, „spröde“, „streng“) ▶ *multiple Sklerose (MS).*

Dissexualität Adj. **dissexuell** (lat. *dis-* = „weg-“, „zer-“, „entzwei“, „auseinander“; *sexus* = „Geschlecht“) ▶ *Störung(en) des sexuellen Verhaltens.*

Dissimulation (lat. *dis-* = „weg-“, „zer-“, „entzwei“, „auseinander“; *simulatio* = „Verstellung“, „Heuchlerei“, „Vorwand“, „[Vor-]Täuschung“, „Schein“ bzw. *similis* = „ähnlich“) Absichtliches Herunterspielen oder Leugnen vorhandener ▶ *Krankheitssymptome*. Gegenbegriff: ▶ *Simulation*. D.stendenzen eines ▶ *Patient*en sollten im ▶ *psychopathologischen Befund* benannt werden.

D

dissoziale Persönlichkeitsstörung (lat. *dis-* = „weg-“, „zer-“, „entzwei“, „auseinander“; lat. *socius* = „Gefährte“) Spezifische ▶ *Persönlichkeitsstörung*, die gekennzeichnet ist durch eine permanente Missachtung ▶ *sozial*er bzw. gesellschaftlicher ▶ *Norm*en bzw. Verpflichtungen, einhergehend mit der Neigung zu strafbaren Handlungen, gewalttätigem Verhalten sowie der Unfähigkeit, aus Erfahrung zu lernen oder eigene Schuld einzusehen. Menschen mit einer d.n P. sind gefühl-, skrupel- und verantwortungslos, verfügen nur über eine geringe ▶ *Frustrationstoleranz* und können Beziehungen nicht über längere Zeit hinweg aufrechterhalten. Oft beginnen ▶ *Störung(en) des Sozialverhaltens* bereits vor Vollendung des 15. Lj. und äußern sich in gehäuftem Lügen, Stehlen, Schuleschwänzen sowie ▶ *Alkohol*- oder ▶ *Nikotin*konsum. Das männliche Geschlecht ist häufiger betroffen als das weibliche; die Häufigkeit in der Allgemeinbevölkerung liegt bei bis zu 5 %. Nicht selten tritt die d. P. zusammen mit weiteren ▶ *Persönlichkeitsstörung*en, der ▶ *Abhängigkeit* von ▶ *psychotropen Substanz*en oder ▶ *ADHS* auf. In der ▶ *ICD*-10 ist die d. P. unter F60.2 gelistet (▶ *ICD*-11: 6D11.2 kombiniert mit einem Schweregrad 6D10.x). Von diesem Störungsbild – kombiniert mit einer ▶ *paranoiden Persönlichkeitsstörung* und ▶ *narzisstischen Persönlichkeitsstörung* – war z. B. Adolf Hitler (1889–1945) betroffen.
Syn.: antisoziale Persönlichkeitsstörung, asoziale Persönlichkeitsstörung, psychopathische Persönlichkeitsstörung, soziopathische Persönlichkeitsstörung.

Dissozialität Adj. **dissozial** (lat. *dis-* = „weg-“, „zer-“, „entzwei“, „auseinander“; lat. *socius* = „Gefährte“) Mit problematischen Verhaltensweisen einhergehendes Unvermögen, sich altersentsprechend ins gesellschaftliche Gefüge hineinzufinden.

Dissoziation Adj. **dissoziativ** (lat. *dissociare* = „trennen“, „spalten“) Aufhebung der Verbindung von normalerweise miteinander verknüpften ▶ *Wahrnehmung*en. Leichte Formen der D. können sich i. R. von Tagträumen zeigen; krankheitswertig wird die D. jedoch, sobald sie bereits bei Zeitdruck oder relativ geringen Alltagsbelastungen auftritt; siehe auch ▶ *dissoziative Störung*. Wird eine D. willentlich (etwa i. R. ▶ *religiös*er Übungen oder Rituale) herbeigeführt, ist sie nicht als ▶ *pathologisch*es ▶ *Phänomen* einzustufen.

dissoziative Amnesie (lat. *dissociare* = „trennen“, „spalten“; griech. *a-* = „nicht“, „ohne“, „un-“, „los-“; *mneme* = „Erinnerung“) ▶ *Dissoziative Störung*, die durch eine Erinnerungslücke für zurückliegende ▶ *traumatische* Ereignisse (z. B. Unfall, Vergewaltigung o. Ä.). gekennzeichnet ist. Die ▶ *ICD*-10 listet die d. A. unter F44.0 (▶ *ICD*-11: 6B61.1).

dissoziative Bewegungsstörung (lat. *dissociare* = „trennen“, „spalten“) ▶ *Dissoziative Störung*, die gekennzeichnet ist durch die Imitation von ▶ *neurologisch*en ▶ *Erkrankung*en wie z. B. Lähmungen oder ▶ *Ataxie* sowie die Einschränkung von Sprache oder Willkürmotorik [▶ *Motorik*]. Schätzungen gehen davon aus, dass es sich bei bis zu jeder fünften neurologisch behandelten Bewegungsstörung um eine d.B. handelt. Die ▶ *ICD*-10 listet die d.B. unter F44.4 (▶ *ICD*-11: 6B60.4 und 6B60.7).

dissoziative Bewusstseinsstörung (lat. *dissociare* = „trennen", „spalten") ▶ *Dissoziative Störung*, die sich auf der ▶ *psychisch*en Ebene zeigt. Beispiele hierfür sind die ▶ *dissoziative Fugue* oder die ▶ *dissoziative Identitätsstörung*.

dissoziative Fugue (lat. *dissociare* = „trennen", „spalten"; frz. *fugue* = „Flucht") ▶ *Dissoziative Störung*, die durch ein plötzliches Fortlaufen von zuhause oder vom Arbeitsplatz bei nach außen geordnetem Verhalten gekennzeichnet ist. Der Betroffene bricht für die Dauer der d.F. den Kontakt zu seinem sozialen Umfeld ab, reist ggf. an Orte von ▶ *emotional*er Bedeutung und nimmt dort möglicherweise eine neue ▶ *Identität* an. Nicht selten besteht für diese Zeit eine – zumindest partielle – ▶ *Amnesie*. Die ▶ *ICD*-10 listet die d.F. unter F44.1 (▶ *ICD*-11: 6B61.0).

D

dissoziative Identitätsstörung (lat. *dissociare* = „trennen", „spalten"; *idem* = „derselbe") Die wohl schwerste Form einer ▶ *dissoziativen Störung*; sie ist gekennzeichnet durch die Aufspaltung des ▶ *Ichs* in zwei oder mehrere ▶ *Person*en, die getrennt voneinander und ohne Wissen des anderen agieren bzw. erlebt werden. ▶ *Traumatische* Erfahrungen wie etwa Misshandlung, Vernachlässigung oder Missbrauch im Kindesalter werden als mögliche Ursachen für dieses Krankheitsbild diskutiert, von dem schätzungsweise 0,5 % der Bevölkerung – Frauen häufiger als Männer – betroffen sind. Die ▶ *ICD*-10 listet die d.I. unter F44.81 (▶ *ICD*-11: 6B64, die partielle d.I. unter 6B65).
Syn.: multiple Persönlichkeit[sstörung].

dissoziativer Krampfanfall (lat. *dissociare* = „trennen", „spalten") ▶ *Dissoziative Störung*, die gekennzeichnet ist durch unvermittelt auftretende krampfartige Bewegungen, vergleichbar einem ▶ *epileptisch*en Anfall („Pseudoepilepsie"), jedoch ohne ▶ *Bewusstseins*verlust, Sturzverletzungen, Zungenbiss oder ▶ *Inkontinenz*. Die ▶ *ICD*-10 listet den d.K. unter F44.5 (▶ *ICD*-11: 6B60.4).

dissoziativer Stupor (lat. *dissociare* = „trennen", „spalten"; *stupere* = „betäubt sein"; *stupor* = „Erstarrung") ▶ *Dissoziative Störung*, die gekennzeichnet ist durch ein bewegungsloses Verharren im Anschluss an ein für den Betreffenden ▶ *traumatisierend*es Ereignis. Die ▶ *ICD*-10 listet den d.St. unter F44.2 (▶ *ICD*-11: 6B60.6).

dissoziative Störung (lat. *dissociare* = „trennen", „spalten") ▶ *Neurotische Störung* mit vielgestaltigen ▶ *Symptom*en, die ▶ *physisch*er Art (▶ *Konversionsstörung*en) oder ▶ *psychisch*er Art (▶ *dissoziative Bewusstseinsstörung*en) sein können und ursprünglich dem Krankheitsbegriff der ▶ *Hysterie* zugeordnet wurden; der heutige Begriff der d. St. geht wesentlich auf ▶ *Janet, Pierre* zurück. Gedächtnisinhalte, Einstellungen, Körperwahrnehmungen, Gefühle oder Bewegungen werden vom normalen Erleben abgespalten; ihre Integration in aktuelle Erfahrungen bleibt außen vor, Verknüpfungen zur eigenen ▶ *Persönlichkeit* sind unterbrochen, ein nachträgliches Erinnern ist oftmals nicht möglich. Aufgrund der z.B. ▶ *motorisch*en und/oder sensiblen [▶ *sensibel*] ▶ *Symptomatik* ziehen die Betroffenen eine ▶ *psychische* Störung oftmals nicht in Betracht, wenngleich die Beschwerden in erkennbar enger zeitlicher Verbindung mit einem auslösenden Faktor (gestörte Beziehung, unerträglicher ▶ *Konflikt*, ▶ *Trauma*) stehen und darüber hinaus ggf. sogar einschlägigen Symbolcharakter haben. Sie beginnen häufig abrupt und bilden sich teilweise ebenso spontan wieder zurück. Bei der d. St. handelt es sich um eine ▶ *Ausschlussdiagnose*. Es wird eine ▶ *Gesamtlebenszeitprävalenz* von 1–5 % diskutiert, wobei Frauen häufiger betroffen sind als Männer. Als Auslöser für d. St.en kommen lerntheoretische Aspekte i.R. des ▶ *Vulnerabilitäts-Stress-Modells* (die Abkoppelung der Gefühlswelt aus dem Bewusstsein bei unerträglichen ▶ *Stress*-Situationen führt zu einer momentanen Entlastung und – in der Folge – gemäß den Regeln der ▶ *operanten Konditionierung* zu ▶ *Dissoziation*en auch bei weniger belastenden Situationen) sowie ▶ *psychodynamische* Faktoren (Dissoziation als ▶ *Abwehrmechanismus*: Umwandlung verdrängter Impulse in körperliche ▶ *Symptome*) in Betracht. Die ▶ *Psychotherapie* ist bei d. St. das Mittel der Wahl. In der ▶ *ICD*-10 sind folgende d. St.en gelistet: ▶ *dissoziative Amnesie* (F44.0 [▶ *ICD*-11: 6B61.1]), ▶ *dissoziative Fugue* (F44.1 [▶ *ICD*-11: 6B61.0]), ▶ *dissoziativer Stupor* (F44.2 [▶ *ICD*-11: 6B60.6]), ▶ *Trance* oder ▶ *Besessenheitszustände* (F44.3 [▶ *ICD*-11: 6B62 bzw. 6B63]), ▶ *dissoziative Bewegungsstörung* (F44.4 [▶ *ICD*-11: 6B60.4 und 6B60.7]), ▶ *dissoziativer Krampfanfall* (F44.5 [▶ *ICD*-11: 6B60.4]), ▶ *dissoziative Wahrnehmungs- und Empfindungsstörung* (F44.6 [▶ *ICD*-11: 6B60.0 den Seh-, 6B60.1 den Hör- und 6B60.3 andere Sinne betreffend]), dissoziative Störungen gemischt (F44.7 [▶ *ICD*-11: 6B6Y]), sonstige dissoziative Störungen (hier insb. das ▶ *Ganser-Syndrom* unter F44.80 [▶ *ICD*-11: 6B6Y] und die ▶ *dissoziative Identitätsstörung* unter F44.81 [▶ *ICD*-11: 6B64, die partielle d.St. unter 6B65]) sowie die nicht näher bezeichnete d. St. (F44.9 [▶ *ICD*-11: 6B6Z]).

dissoziative Wahrnehmungs- und Empfindungsstörung (lat. *dissociare* = „trennen", „spalten") ▶ *Dissoziative Störung*, die durch einen partiellen oder kompletten Verlust von Sinneswahrnehmungen gekennzeichnet ist; es kommt zu Taubheit, Blindheit, Sensibilitätsstörungen oder Einschränkungen des Schmeck- bzw. Riechvermögens. Die Codierung gemäß ▶ *ICD*-10 erfolgt mit F44.6 (▶ *ICD*-11: 6B60.0 den Seh-, 6B60.1 den Hör- und 6B60.3 andere Sinne betreffend).

Disstress (griech. *dys-* = „ungünstig", „schwierig", „schlecht", „schwer"; lat. *stringere* = „[an]spannen") Negativer, lähmender, krankmachender Anspannungszustand (vgl. ▶ *Stress*), z.B. ausgelöst durch andauernde körperliche und/oder geistige Überbelastung, Reizüberflutung o. Ä. Der gegenteilige Begriff hierzu lautet ▶ *Eustress*.

Distraneurin® ▶ *Sedativum* mit dem Wirkstoff ▶ *Clomethiazol*.

Disulfiram Insbesondere in Amerika und den GUS-Ländern verbreiteter Arzneistoff zur ▶ *Therapie* der ▶ *Alkoholabhängigkeit*: Der Konsum von ▶ *Alkohol* während der Behandlung mit D. bewirkt beim ▶ *Patient*en eine mit Brechreiz verbundene Übelkeit sowie Kopfschmerzen, Kältegefühle und ▶ *Tachykardie*. D. ist unter dem Handelsnamen ▶ *Antabus®* bekannt, derzeit jedoch in Deutschland nicht zugelassen. Die Wirkung von D. kann im Kontext der ▶ *operanten Konditionierung* als Beispiel für ▶ *direkte Bestrafung* interpretiert werden.

Diurese (griech. *dia-* = „[hin]durch-", „dazwischen"; *ourein* = „urinieren") Harnausscheidung aus dem Körper durch die Niere; diese beträgt beim Menschen pro Tag etwa 1–1½ Liter.

Diuretikum Pl. **Diuretika** (griech. *dia-* = „[hin]durch-", „dazwischen"; *ourein* = „urinieren") Arzneistoff, der die ▶ *Diurese* fördert; im Volksmund „Wassertablette" genannt.

Divergenz Adj. **divergent** (lat. *divergere* = „sich auseinanderneigen") „Abweichung", „das Sich-voneinander-weg-Bewegen".

DNA Abk. für engl. *deoxyribonucleic acid*; ▶ *Desoxyribonukleinsäure*.

DNS Abk. für ▶ *Desoxyribonukleinsäure*.

Doctor-Hopping (engl. *doctor* = „Arzt", „Mediziner"; *hopping* = „hüpfen", „springen") „Von einem Arzt zum anderen springen". Ein durch die Krankenkassen eingeführter Begriff, der auffällig häufige Arztwechsel innerhalb derselben Fachgruppe durch einen Patienten bezeichnet. Ursachen hierfür liegen keineswegs ausschließlich in einem evtl. Vertrauensmangel zum behandelnden (Haus-)Arzt; vielmehr wird das D.-H. auch durch zahlreiche ▶ *psychische* Erkrankungen – etwa ▶ *somatoforme Störungen* – begünstigt.

Dokumentationspflicht (lat. *documentum* = „beweisendes Schriftstück") Sich aus Artikel 4 der ▶ *Berufsordnung für Heilpraktiker (BOH)* ergebende Verpflichtung, Aufzeichnungen bezüglich der einzelnen behandelten ▶ *Patienten* bzw. ▶ *Klienten* hinsichtlich der jeweiligen ▶ *Diagnosen*, ▶ *Interventionen*, ▶ *Therapie*verläufe etc. anzufertigen. Es empfiehlt sich insb., die Erfüllung der Aufklärungspflicht (Auskünfte über ▶ *Krankheits*bild, anzuwendendes ▶ *Psychotherapieverfahren* einschl. dessen Risiken, Nebenwirkungen und Kosten sowie die Einholung der Einwilligung des Patienten für den Heileingriff) sorgfältig festzuhalten. Nach Abschluss der Behandlung sind diese Unterlagen für die Dauer von 10 Jahren aufzubewahren.

D

Dolantin® Hochwirksames Schmerzmittel aus der Gruppe der ▶ *Opioide* mit dem Wirkstoff ▶ *Pethidin*.

Dopamin ▶ *Neurotransmitter*, der ▶ *emotionale* Reaktionen und ▶ *abstraktes* Denken ebenso steuert wie Bewegungsabläufe. D. gilt als „Glückshormon" [▶ *Hormon*], das z.B. bei ▶ *Flow*-Erlebnissen ausgeschüttet wird. Dem ▶ *Morbus Parkinson* liegt ein starker Mangel an D. zugrunde.

Syn.: Hydroxytyramin.

dopaminerg „▶ *Dopamin* als ▶ *Neurotransmitter* enthaltend"; „auf ▶ *Dopamin* reagierend[e ▶ *Rezeptoren*]".

Doping (engl. *to dope* = Drogen einnehmen, unter Drogen setzen) Illegale Einnahme bestimmter Wirkstoffe – z.B. von ▶ *Amphetaminen* – zur Steigerung der sportlichen Leistungsfähigkeit.

Doppelgänger-Wahn ▶ *Wahn*hafte Überzeugung, es existiere zur eigenen Person ein Doppelgänger (siehe auch ▶ *Wahninhalt*).

Doppelsuizid (lat. *sui* = „sich selbst"; *caedere* = „töten", „vernichten") ▶ *Suizidform*, die gekennzeichnet ist durch eine gemeinschaftliche Verübung des ▶ *Suizids*, meist unter Paaren oder engen Freunden. ▶ *Zweig, Stefan* und seine Ehefrau Charlotte z.B. verübten einen D., indem beide – jeweils für sich – die tödliche Überdosis eines ▶ *Barbiturats* einnahmen.

doppelte Buchführung Ein von ▶ *Bleuler, Paul Eugen* eingeführter Begriff, der das gleichzeitige und parallele Wahrnehmen einer ▶ *Wahn*wirklichkeit und der Realität durch den Betroffenen beschreibt. Beispiel: Ein ▶ *Patient*, der davon überzeugt ist, Napoleon zu sein, gibt als seine Eltern seine leibliche Mutter und seinen leiblichen Vater an.

Down, John Langdon *18. Januar 1828 in Torpoint (England), † 7. Oktober 1896 in Normansfield (England), britischer Apotheker und ▶ *Neurologe*, befasste sich mit der Förderung von intelligenzgeminderten [▶ *Intelligenzminderung*] Menschen. Dadurch, dass er ▶ *Personen*, die unter dem nach ihm benannten ▶ *Down-Syndrom* litten, mit Mongolen verglich, prägte er die Bezeichnung „Mongolismus".

Down-Syndrom (griech. *syn-* = „zusammen-", „mit-"; *dromos* = „Weg", „Lauf") Nach ▶ *Down, John Langdon*, durch Trisomie 21 – dreimaliges (statt üblicherweise zweimaliges) Vorkommen des 21. ▶ *Chromosoms* – verursachtes ▶ *Krankheits*bild, das mit angeborenen

Fehlbildungen sowie einer ▶ *Intelligenzminderung* einhergeht. Mit 1 auf 650 Geburten ist das D.-S. die am häufigsten vorkommende ▶ *Chromosom*enanomalie. Die ▶ *ICD*-10 listet das D. -S. unter Q90.x (▶ *ICD*-11: LD40.0). Vom D. -S. betroffen ist z.B. Chris Burke (*1965).

Doxepin Stark dämpfend wirkender Arzneistoff aus der Gruppe der ▶ *trizyklischen Antidepressiva*, der ▶ *sedierend* wirkt und eine ▶ *depressive* Symptomatik abmildern kann; eine Stimmungsaufhellung tritt jedoch erst nach mehreren Wochen ein.

Dreikomponentenschema nach Kielholz Ein von ▶ *Kielholz, Paul* entwickeltes Einteilungsraster der ▶ *trizyklischen Antidepressiva* nach ihren jeweiligen primären Wirkkomponenten: antriebssteigernd (▶ *Desipramin*-Typ) bei ▶ *Depression*en mit ▶ *psychomotorisch*er Gehemmtheit, stimmungsaufhellend (▶ *Imipramin*-Typ) bei Depressionen mit ausgeprägter Störung der ▶ *Vitalgefühle* und beruhigend (▶ *Amitriptylin*-Typ) bei Depressionen mit psychomotorischer Erregtheit. Auch die ▶ *Antidepressiva* der neuen Generation lassen sich in dieses Schema integrieren, weswegen es nach wie vor von Bedeutung ist.

Syn.: Kielholz-Schema.

Droge ▶ *Psychotrope Substanz*, die geeignet ist, den Konsumenten in einen ▶ *Rauschzustand* zu versetzen. Bei Menschen mit entsprechender ▶ *Disposition* kann der Konsum von D. n zu einer vorübergehenden organisch bedingten ▶ *schizophreniform*en Störung führen; bei ▶ *Patient*en, die ohnehin bereits an ▶ *Schizophrenie* leiden, kann eine ▶ *akute* ▶ *Episode* ausgelöst werden.

Syn.: Rauschmittel, Suchtstoff.

Drogen-Screening (engl. *screening* = „Durchsiebung", „Durchleuchtung") ▶ *Medizinisch*es Testverfahren, bei dem Blut, Urin oder Haarproben eines ▶ *Patienten* auf ▶ *Drogen* untersucht werden.

DSM Abk. für ▶ *Diagnostic and Statistical Manual of Mental Disorders*.

Duodenum ▶ *Zwölffingerdarm*.

Dura mater Adj. **dural** (lat. *durus* = „hart"; *mater* = „Mutter") „Harte Gehirn- bzw. Rückenmarkshaut". Straffes Bindegewebe, das das ▶ *Zentralnervensystem (ZNS)* – z.B. in Abgrenzung zum Schädel – einhüllt.

Durcharbeiten Vierter der vier ▶ *Interventions*schritte i.R. der ▶ *Psychoanalyse*: Der ▶ *Patient* verarbeitet die ▶ *Konfrontation*, indem er versucht, die ▶ *Interpretation* seines ▶ *Therapeut*en in sein ▶ *Selbstkonzept* zu integrieren.

Durchgangssyndrom (griech. *syn-* = „zusammen-", „mit-"; *dromos* = „Weg", „Lauf") Sammelbegriff für verschiedene organisch bedingte, reversible [▶ *reversibel*] ▶ *Psychosyndrome*, die sich vom Delir durch das Fehlen einer ▶ *Bewusstseinsstörung* unterscheiden. Je nachdem, welche ▶ *Symptome* vorherrschend sind, unterscheidet man: (a) ▶ *affektiv*es D. mit ▶ *depressiv*er oder ▶ *manisch*er ▶ *Symptom*atik; (b) ▶ *paranoid*- ▶ *halluzinatorisch*es D. mit Wahnideen [▶ *Wahneinfall*] und ▶ *Wahrnehmungsstörungen*; (c) ▶ *amnestisches* ▶ *Durchgangssyndrom* mit ▶ *Gedächtnisstörungen* und Denkstörungen [▶ *Denken*].

Durchschlafstörung ▶ *Insomnie [nichtorganisch]*.

Dürer, Albrecht *21. Mai 1471 in Nürnberg, † 6. April 1528 ebd., deutscher Maler und Mathematiker, machte 1514 – als angeblich selbst Betroffener – die ▶ *Melancholie* zum Thema eines seiner Kupferstiche: „Melencolia I" gehört zu seinen rätselhaftesten und gleichzeitig bedeutendsten Werken.

Dysarthrie (griech. *dys-* = „ungünstig", „schwierig", „schlecht", „schwer"; *arthron* = „Gelenk", „Glied") Oberbegriff für unterschiedlichste Störungen des Sprechens.

dysfunktionale Kognitionen (griech. *dys-* = „ungünstig", „schwierig", „schlecht", „schwer"; lat. *functionalis* = „in Bezug auf die Funktion"; *cognoscere*: = „erkennen", „erfahren", „kennenlernen") Kontraproduktive Gedanken". Oft in ▶ *Stress*-Situationen auftretende, depressionstypische [▶ *Depression*], negativ-verzerrte Denkmuster in Bezug auf die Umwelt, die Zukunft und die eigene ▶ *Person* [▶ *kognitive Triade*], wodurch die schwermütige ▶ *Stimmungs*lage weiter verstärkt wird. In seinem ▶ *kognitiv*en Ansatz arbeitete ▶ *Beck, Aaron Temkin* die folgenden erlernten, festgefügten und realitätsfernen Denkfehler heraus: (a) negative ▶ *Selbstattribution*. Beispiel: „So etwas kann natürlich nur mir passieren"; (b) ▶ *Generalisierung*. Beispiel: „Mir gelingt momentan überhaupt nichts"; (c) ▶ *selektive* Verallgemeinerung (Einzelaspekte werden unter Ausblendung anderer, ebenfalls wesentlicher Faktoren verabsolutiert). Beispiel: „Meine Arbeitskollegen schätzen mich nicht, denn sie haben mich heute nicht in die Kantine mitgenommen" (ungesagt bleibt hingegen, dass die Kollegen dem ▶ *Patient*en zahlreiche Einladungen zu Freizeitveranstaltungen aussprechen); (d) Maximierung und Minimierung. Beispiel: Die 10-minütige Verspätung des Geliebten zum Dinner wird als Missachtung interpretiert, sein anschließender Heiratsantrag als bedeutungslos abgetan; (e) verabsolutiertes Denken („Schwarz-Weiß-Malerei"). Beispiel: „Mein Nachbar ist ein absolut rücksichtsloser Mensch, weil er oft noch nach 22 Uhr duscht" (ausgeblendet wird, dass sich derselbe Nachbar bereits seit 2 Jahren um seine an ▶ *Demenz* ▶ *erkrankte* Ehefrau kümmert); (f) automatische Gedanken (sich nach einem Ereignis blitzartig aufdrängende ▶ *Kognition*en, die sich in ihrer Konsequenz auf das folgende ▶ *emotionale* Erleben auswirken); (g) ▶ *depressogene* Grundannahmen. Beispiele: „Ich kann ohne meinen Partner nicht leben", „Wenn ich es nicht all meinen Mitmenschen recht mache, darf ich mich nicht glücklich fühlen", „Wenn ich eine Prüfung nicht bestehe, bin ich ein unfähiger Mensch". – Die i.R. eines ▶ *therapeutisch*en Prozesses anzustrebende „kognitive Umstrukturierung" geschieht über die Aufdeckung der d.K. sowie deren Überprüfung bzw. ▶ *Reflexion* und eine sich anschließende Entwicklung bzw. Einübung alternativer, sprich: funktionaler Überzeugungen.

Dyskalkulie (griech. *dys-* = „ungünstig", „schwierig", „schlecht", „schwer"; lat. *calculatio* = „Berechnung") ▶ *Rechenstörung*.

Dyskinesie (griech. *dys-* = „ungünstig", „schwierig", „schlecht", „schwer"; *kinesis* = „Bewegung") „Fehlerhafter Bewegungsablauf".

Dyslalie (griech. *dys-* = „ungünstig", „schwierig", „schlecht", „schwer"; *lalein* = „reden", „sprechen", „schwatzen") ▶ *Artikulationsstörung*.

Dyslexie (griech. *dys-* = „ungünstig", „schwierig", „schlecht", „schwer"; *lexis* = „Wort", „Sprache"; lat. *legere* = „lesen") Beeinträchtigte Kompetenz bei Menschen ohne Seh- und/oder Hörschädigung, das Lesen zu erlernen oder den Sinn von Geschriebenem zu erfassen. Davon abzugrenzen ist die ▶ *Alexie*. ▶ *ICD*-10: R48.0 (▶ *ICD*-11: MB4B.0).

Dysmorphophobie (griech. *dys-* = „ungünstig", „schwierig", „schlecht", „schwer"; *morphe* = „Gestalt", „Form", „Aussehen"; *phobos* = „Furcht", „Angst") „Missgestaltsfurcht". Der ▶ *hypochondrischen Störung* und damit den ▶ *somatoformen Störungen* zugehöriges Krankheitsbild, das gekennzeichnet ist durch eine permanente gedankliche Beschäftigung sowie anhaltende irrationale Befürchtung, körperlich – häufig im Bereich des Gesichts – missgestaltet oder entstellt zu sein. Eine Objektivierbarkeit dieses vermeintlichen Mangels ist jedoch nicht möglich. Die Betroffenen erleben Scham, wenn sie

anderen Menschen gegenübertreten, befürchten Ablehnung und sind ▶ *sexuell* oft schwer gehemmt. Eine Vergesellschaftung mit der ▶ *sozialen Phobie* ist häufig beobachtbar; ebenso die Gefahr der vollständigen sozialen Isolation. Codiert wird die D. gemäß ▶ *ICD*-10 mit F45.2 (hypochondrische Störung), in der ▶ *ICD*-11 eigenständig unter 6B21.x; bei stark dominanter ▶ *wahnhaft*er ▶ *Symptom*atik mit F22.8 [▶ *ICD*-11: 6A24.Z] (sonstige anhaltende ▶ *wahnhafte Störung*; wahnhafte D.).
Syn.: Körperbildstörung, körperdysmorphe Störung.

D

Dyspareunie [nichtorganisch] (griech. *dys-* = „ungünstig", „schwierig", „schlecht", „schwer"; *pareunos* = „Bettgenosse") Schmerzen während des Geschlechtsverkehrs bei der Frau oder beim Mann, die keinem ▶ *krank*haften ▶ *lokal*en Geschehen zugeordnet werden können, sondern vielmehr ▶ *psychisch* bedingt sind. Bei der D. [n.] handelt es sich um eine ▶ *sexuelle Funktionsstörung*; die ▶ *ICD*-10 listet sie unter F52.6 (▶ *ICD*-11: HA20.x).

Dyspareunie [organisch] (griech. *dys-* = „ungünstig", „schwierig", „schlecht", „schwer"; *pareunos* = „Bettgenosse") Schmerzen während des Geschlechtsverkehrs – gleichgültig, ob bei der Frau oder beim Mann –, die sich auf eine organische Ursache zurückführen lassen. Infrage kommen hier u. a. Entzündungen oder ▶ *Tumor*en im ▶ *Genital*bereich, aber auch Zustände nach einer ▶ *Prostata*-Operation oder ▶ *Kürettage*. Die ▶ *therapeutische* Codierung erfolgt bei der jeweiligen Grunderkrankung.

Dysphasie (griech. *dys-* = „ungünstig", „schwierig", „schlecht", „schwer"; *phasia* = „Sprache") ▶ *Sprachstörung [rezeptiv]*.

Dysphasie [entwicklungsbedingt] (griech. *dys-* = „ungünstig", „schwierig", „schlecht", „schwer"; *phasia* = „Sprache") ▶ *Sprachstörung [expressiv]*.

Dysphorie Adj. **dysphorisch** (griech. *dys-* = „ungünstig", „schwierig", „schlecht", „schwer"; *phorein* = „(er)tragen") „Das schwere Ertragen (von etwas)". Missmutige, gereizte, mürrische ▶ *Stimmung*slage, die einen Teilaspekt einer ▶ *affektiven Störung* darstellen kann. Die D. ist u. a. im Kontext einer ▶ *depressiven Episode* oder der ▶ *affektiven Störung [bipolar]* beobachtbar, aber auch während eines Entzugs [▶ *Entgiftung*]. Gegenbegriff: ▶ *Euphorie*.

Dyspnoe (griech. *dys-* = „ungünstig", „schwierig", „schlecht", „schwer"; *pneuma* = „Atem") Kurzatmigkeit, Atemnot, subjektives Erleben von Luftmangel oder Beklemmung. Die D. ist das ▶ *Leitsymptom* des ▶ *Asthmaanfalls*.

Dyssomnie [nichtorganisch] (griech. *dys-* = „ungünstig", „schwierig", „schlecht", „schwer"; lat. *somnus* = „Schlaf") Oberbegriff für nichtorganisch bedingte ▶ *Schlafstörung*en, die gekennzeichnet sind durch ein Zuwenig (▶ *Insomnie [nichtorganisch]*) oder ein Zuviel an ▶ *Schlaf* (▶ *Hypersomnie [nichtorganisch]*), wobei jedoch neben der Quantität auch die Qualität bzw. Effizienz und/oder der Zeitpunkt bzw. Ablauf des ▶ *Schlafs* (▶ *Störung des Schlaf-Wach-Rhythmus [nichtorganisch]*) von der ▶ *Norm* abweichen können.

Dysthymia (griech. *dys-* = „ungünstig", „schwierig", „schlecht", „schwer"; *thymos* = „Gemüt", „Leben", „Leidenschaft", „Empfindungsvermögen") Anhaltende affektive Störung [▶ *affektive Störung [anhaltend]*], die gekennzeichnet ist durch eine leichte, ▶ *chronische* Form ▶ *depressiv*er Verstimmung, ohne dass alle ▶ *therapeutisch*en Kriterien einer leichten ▶ *depressiven Episode* erfüllt sind. Die ▶ *Symptome* dauern mindestens 2 Jahre lang an; im ungünstigsten Fall bleiben sie lebenslang erhalten. Das traditionelle ▶ *triadische System* kannte die D. als ▶ *neurotische Depression*. In der ▶ *ICD*-10 ist sie unter

F34.1 gelistet (▶ *ICD*-11: 6A72). Eine Kombination von ▶ *Psychotherapie* und ▶ *Antidepressiva* scheint bei der ▶ *Therapie* der D. ratsam zu sein.
Dystonie (griech. dys- = „ungünstig", „schwierig", „schlecht", „schwer"; tonos = „[An-]Spannung", „Kraft") Muskeltonusstörung [▶ Tonus], die entweder den gesamten Körper betreffen oder aber auch nur ▶ lokal auftreten kann; D.n kommen selbstständig (bedingt durch einen ▶ genetischen Defekt) oder als ▶ Symptom anderer ▶ Erkrankungen (z. B. ▶ Morbus Parkinson oder ▶ Chorea Huntington) vor.

E

Echolalie (griech. *echo* = „Laut", „Nachhall", „Widerhall"; *lalein* = „reden", „sprechen", „schwatzen") Zwanghaftes Nachplappern; „Papageiensprechen". ▶ *Neurologisches* ▶ *Symptom* bzw. komplexe ▶ *vokale* ▶ *Tic-Störung*, das bzw. die durch ein automatisches, sinnfreies, ▶ *zwanghaft*es Wiederholen vorher wahrgenommener Wörter, Phrasen oder Sätze gekennzeichnet ist. E. ist z. B. beim ▶ *Tourette-Syndrom* zu beobachten, aber auch bei bestimmten Formen der ▶ *Schizophrenie*, beim ▶ *Morbus Alzheimer* oder bei ▶ *Autismus*.
Echopraxie (griech. *echo* = „Laut", „Nachhall", „Widerhall"; *praxis* = „Verrichtung", „Tun") ▶ *Neurologisches* ▶ *Symptom*, das durch ein automatisches, sinnfreies, zwanghaftes Wiederholen vorher wahrgenommener Bewegungen oder Handlungen gekennzeichnet ist; E. lässt sich z. B. beim ▶ *Tourette-Syndrom* beobachten, aber auch bei bestimmten Formen der ▶ *Schizophrenie*.
Echtheit ▶ *Selbstkongruenz*.
Ecstasy In Tablettenform angebotene Partydroge [▶ *Droge*], die aus dem – am häufigsten konsumierten – ▶ *Amphetamin* ▶ *MDMA* und darüber hinaus evtl. auch weiteren Inhaltsstoffen besteht.
Syn.: Love-Drug, XTC.
Edronax® ▶ *SNRI* mit dem Wirkstoff ▶ *Reboxetin*.
EEG Abk. für ▶ *Elektroenzephalografie*.
Efferenz Adj. **efferent** (lat. *efferre* = „heraustragen") Klassifizierungsbegriff hinsichtlich der Leitungsrichtung von ▶ *Nervenfasern* bei höher entwickelten Tieren und beim Menschen: E.en übertragen die Impulse vom ▶ *Zentralnervensystem (ZNS)* in die ▶ *Peripherie* bzw. zum jeweiligen Erfolgsorgan. Das Pendant der E. ist die ▶ *Afferenz*.
Egozentrik Adj. **egozentrisch** (lat. *ego* = „ich"; *centrum* = „Mittelpunkt") Haltung einer ▶ *Person*, die sich selbst im „ultimativen Mittelpunkt" wähnt und daher sämtliche Ereignisse ausschließlich von ihrem individuellen Standpunkt aus beurteilt.
Eifersuchtswahn ▶ *Wahn*hafte Überzeugung von der Untreue des Partners (siehe auch ▶ *Wahninhalt*). Der E. kann z. B. im Kontext einer ▶ *Schizophrenie* oder einer ▶ *schizoaffektiven Störung* sowie bei ▶ *chronischer* ▶ *Alkoholabhängigkeit* auftreten. Der ▶ *alkoholische* E. ist gemäß ▶ *ICD*-10 mit F10.5 zu codieren (▶ *ICD*-11: 6C40.60).
Eigenanamnese (griech. *anamnesis* = „[Rück-]Erinnerung") Form der ▶ *Anamnese*-Erhebung, bei der der ▶ *Patient* selbst gegenüber dem Arzt oder ▶ *Therapeut*en Aussagen über sich bzw. seine ▶ *Krankheit*sgeschichte macht.
Einengung Eines von drei Merkmalen des von ▶ *Ringel, Erwin* beschriebenen ▶ *präsuizidalen Syndroms*.
einfacher Rausch ▶ *akute* ▶ *Alkoholintoxikation*.

eingeengtes Denken Eine ▶ *formale Denkstörung*, bei der die Gedanken auf wenige Themen eingeengt sind und an diesen haften bleiben; kann z. B. bei der ▶ *Depression* beobachtet werden.

Einschlafstadium ▶ *Schlafphasen.*

Einschlafstörung ▶ *Insomnie [nichtorganisch].*

Einweisung ▶ *Unterbringung.*

Einwilligungsvorbehalt § 1903 ▶ *Bürgerliches Gesetzbuch (BGB)*: „(1) Soweit dies zur Abwendung einer erheblichen Gefahr für die Person oder das Vermögen des Betreuten erforderlich ist, ordnet das Betreuungsgericht an, dass der Betreute zu einer Willenserklärung, die den Aufgabenkreis des Betreuers betrifft, dessen Einwilligung bedarf (Einwilligungsvorbehalt). […] (2) Ein Einwilligungsvorbehalt kann sich nicht erstrecken auf Willenserklärungen, die auf Eingehung einer Ehe oder Begründung einer Lebenspartnerschaft gerichtet sind, auf Verfügungen von Todes wegen und auf Willenserklärungen, zu denen ein beschränkt Geschäftsfähiger […] nicht der Zustimmung seines gesetzlichen Vertreters bedarf. (3) Ist ein Einwilligungsvorbehalt angeordnet, so bedarf der Betreute dennoch nicht der Einwilligung seines Betreuers, wenn die Willenserklärung dem Betreuten lediglich einen rechtlichen Vorteil bringt. Soweit das Gericht nichts anderes anordnet, gilt dies auch, wenn die Willenserklärung eine geringfügige Angelegenheit des täglichen Lebens betrifft. […]“; siehe auch ▶ *Person*, ▶ *Testament*, ▶ *Geschäftsunfähigkeit*, ▶ *gerichtlich bestellter Betreuer [Voraussetzungen]*. Beim E. handelt es sich also um die Einschränkung der ▶ *Geschäftsfähigkeit* einer volljährigen Person durch das Betreuungsgericht, die zusätzlich zur Bestellung eines Betreuers angeordnet werden kann, sofern die Gefahr besteht, dass sich der Betreute durch uneingeschränkte Teilnahme am Rechtsverkehr Schaden zufügt.

Einzel(psycho)therapie (griech. *psyche* = „Atem“, „Hauch“, „Seele“; *therapeia* = „Dienst[leistung]“, „Behandlung“, „Pflege“) Wichtiger Aspekt hinsichtlich des ▶ *therapeutischen* ▶ *Settings*: In der ▶ *Therapie*stunde treffen ausschließlich ▶ *Patient* bzw. ▶ *Klient* und ▶ *Therapeut* aufeinander. Die Vorteile einer E. liegen insb. darin, dass ausschließlich der Therapeut von Problemen oder Geheimnissen des Patienten Kenntnis erlangt und es diesem dadurch womöglich leichter fällt, sich zu öffnen; umgekehrt hat der Therapeut die Möglichkeit, sich ganz gezielt der ▶ *individuell*en Problematik seines Gegenübers zu widmen. ▶ *Person*en, denen es schwerfällt, sich abzugrenzen, bleibt es zudem i. R. einer E. erspart, mit den „Leidensgeschichten“ anderer konfrontiert zu werden.

Eiweiße **Eiweißstoffe** ▶ *Proteine.*

Ejaculatio praecox (lat. *eiaculari* = „herausschleudern, -werfen“; *praecox* = „vorzeitig“) Vorzeitiger Samenerguss. Unfähigkeit, die ▶ *Ejakulation* so zu kontrollieren, dass der Geschlechtsverkehr für beide Partner befriedigend ist; in schweren Fällen kann die Ejakulation vor der Einführung des ▶ *Penis* in die ▶ *Vagina* oder gar ohne ▶ *Erektion* erfolgen. Die E. p. gehört zu den ▶ *sexuellen Funktionsstörung(en)*; die ▶ *ICD*-10 listet sie unter F52.4 (▶ *ICD*-11: HA03.0x).

Ejakulat (lat. *eiaculari* = „herausschleudern, -werfen“) Das bei einem ▶ *Orgasmus* vom Mann ausgestoßene ▶ *Sekret*, sei es mit oder ohne Spermien.

Ejakulation (lat. *eiaculari* = „herausschleudern, -werfen“) Ausspritzen der Samenflüssigkeit beim ▶ *Orgasmus* des Mannes.

EKG Abk. für ▶ *Elektrokardiogramm.*

EKT Abk. für ▶ *Elektrokrampftherapie (EKT).*

Ekzem (griech. *ekzema* = „Aufgegangenes") Juckende, entzündliche, oft ▶ *schubweise* auftretende und nicht selten in Zusammenhang mit dem ausgeübten Beruf stehende ▶ *Erkrankung* der Oberhaut.

elektiver Mutismus (lat. *eligere* = „auswählen"; *mutus* = „stumm") In der ▶ *ICD*-10 unter den Störungen ▶ *sozial*er Funktionen mit Beginn in der Kindheit gelistet, beschreibt der e. M. eine ▶ *emotional* bedingte Selektivität des Sprechens bei ▶ *normal*er Sprachkompetenz und intaktem Sprechvermögen: Die Sprachverweigerung äußert sich hier also nicht in einem vollständigen Verstummen, sondern tritt nur in Bezug auf bestimmte ▶ *Person*en oder Situationen auf. Als Ursache kommt eine Wechselwirkung bestimmter ▶ *Charakter*eigenschaften (z. B. Sozialangst oder Empfindsamkeit) mit auffälligen familiären ▶ *Interaktion*smustern (z. B. Feindseligkeit) in Betracht. Die Codierung gemäß ▶ *ICD*-10 erfolgt mit F94.0 (▶ *ICD*-11: 6B06).

Syn.: selektiver Mutismus.

E

Elektroenzephalografie (EEG) (griech. *egkephalon* = „Gehirn"; *graphein* = „schreiben") Von ▶ *Berger, Hans* entwickelte Methode zur Messung der elektrischen Aktivität des ▶ *Gehirn*s, wobei dessen ▶ *Spannung*sschwankungen grafisch aufgezeichnet werden. Es handelt sich heute hierbei um eine komplikationslose, schmerzfreie, standardmäßige Untersuchungsmethode der ▶ *Neurologie*. Durch das so gewonnene, sich durch ▶ *Frequenz* und ▶ *Amplitude* auszeichnende Wellenmuster des Hirnstroms kann u. a. auf verschiedene ▶ *Schlafphasen* (charakteristische ▶ *Alpha-Wellen*, ▶ *Theta-Wellen*, ▶ *Delta-Wellen*) geschlossen werden. Darüber hinaus spielt das EEG bei der ▶ *Diagnose* von Schlaganfällen (langsame ▶ *Wellen* im Bereich des ▶ *Arterien*verschlusses), ▶ *Epilepsie* (hohe und spitze Ausschläge bei einer ▶ *fokal*en E.; Spitzen und Wellen in allen Regionen der ▶ *Hirnrinde* bei einem ▶ *generalisierten Anfall*) und ▶ *Tumor*en des ▶ *Gehirns* (lokale EEG-Veränderungen) eine wichtige Rolle. Das Ausbleiben von ▶ *Spannung*sschwankungen im EEG (sog. Null-Linien-EEG) ist ein wichtiges Kriterium zur Feststellung des ▶ *Hirntod*s.

Elektrokardiogramm (EKG) (griech. *kardia* = „Herz"; *graphein* = „das Geschriebene") „Herzspannungskurve". Schmerzlose, nichtinvasive [▶ *invasiv*] Methode zur Messung und grafischen Aufzeichnung der elektrischen Impulse, die bei der Erregungsausbreitung und -rückbildung während der Pumpfunktion des Herzmuskels entstehen. Die so auf einer Zeitachse gewonnenen Kurvenbilder geben durch ▶ *Well*en, Zacken oder Strecken Auskunft darüber, ob Störungen am Herzen vorliegen.

Elektrokonvulsionstherapie (lat. *convellere* = „erschüttern", „losreißen") ▶ *Elektrokrampftherapie (EKT)*.

Elektrokrampftherapie (EKT) Therapieverfahren, bei dem das ▶ *Gehirn* unter ▶ *Narkose* durch elektrischen Strom (ca. 0,6 Ampère für 3–5 Sekunden) stimuliert und dadurch ein generalisierter Krampfanfall ausgelöst wird. Vermutet wird, dass dadurch das ▶ *Hormon*- und ▶ *Neurotransmitter*system komplett „durcheinandergebracht" wird und sich anschließend völlig neu ordnen muss. Bei der ▶ *perniziösen Katatonie* ist außer der EKT keine andere lebensrettende Maßnahme bekannt; sie wird jedoch auch bei starken ▶ *Depression*en oder ▶ *therapieresistent*en ▶ *Schizophrenien* eingesetzt. Da die EKT in früherer Zeit als Foltermethode oder i. R. einer vermeintlichen ▶ *Therapie* der ▶ *Homosexualität* eingesetzt wurde, war sie in den 1970er- und 1980er-Jahren als Behandlungsmethode verpönt.

Syn.: Elektrokonvulsionstherapie.

Elektrolyt (griech. *elektron* = „Bernstein“; *lytikos* = „[auf]lösbar“) Meist in wässrigen ▶ *Substanzen* vorkommende elektrisch geladene Teilchen, die z. B. im menschlichen Körper u. a. für die Flüssigkeitsverteilung und die Erregbarkeit von Skelett- und Herzmuskeln verantwortlich sind. Störungen des E.-Haushalts – etwa durch starken Flüssigkeitsmangel oder -verlust bedingt – können lebensbedrohliche Zustände hervorrufen.

Ellis, Albert *27. September 1913 in Pittsburgh/Pennsylvania (USA), † 24. Juli 2007 in New York (USA), US-amerikanischer Psychologe und ▶ *Psychotherapeut*, forschte auf dem Gebiet der ▶ *kognitiven Verhaltenstherapie*, prägte den Begriff der ▶ *irrationalen Überzeugungen* und entwickelte die ▶ *ABC-Theorie*.

Emotion[alität] Adj. **emotional** (lat. *ex* = „heraus“; *motio* = „Bewegung“, „Erregung“; *persona* = „Maske“, „Rolle [des Schauspielers]“, aus *per-* = „[hin]durch-“ und *sonare* = „tönen“) Relativ kurz andauernde Gemütsbewegung bzw. Gefühlsregung, die durch die Wahrnehmung und Bewertung eines Objekts oder einer konkreten Situation ausgelöst wird und für den Menschen oftmals handlungsbestimmend ist. Von ihr abzugrenzen sind länger andauernde ▶ *Stimmungen*. E.en sind auch bei höheren Tieren beobachtbar. Ihr Gegenpart ist das ▶ *kognitive*, ▶ *rationale* urteilende Denken. Die Unfähigkeit, eigene E.en zu empfinden bzw. auszudrücken oder sich in die E.en anderer einzufühlen, beschreibt das ▶ *Persönlichkeitsmerkmal* der ▶ *Alexithymie*.

E

emotionale Störungen des Kindesalters (lat. *ex* = „heraus“; *motio* = „Bewegung“, „Erregung“) In der ▶ *ICD*-10 unter den ▶ *verhaltens- und emotionalen Störungen mit Beginn in der Kindheit und Jugend* gelistet, werden hierunter alle auffälligen, behandlungsbedürftigen Verhaltensmuster bei Kindern und ▶ *Jugendlichen* verstanden, bei denen ▶ *Angst* (▶ *Trennungsangst* [F93.0 (▶ *ICD*-11: 6B05)] oder ▶ *phobische* Störungen [F93.1 (▶ *ICD*-11: QE52)], ▶ *Aggressivität* (Geschwisterrivalität [F93.3, ▶ *ICD*-11: QE92]), Depressivität [▶ *Depression*] oder Gehemmtheit (Scheu vor Fremden bzw. ▶ *soziale* Ängstlichkeit [F93.2, ▶ *ICD*-11: 6B04]) im Vordergrund stehen, selbst wenn das Ausmaß einer ▶ *Neurose* oder ▶ *Psychose* nicht erreicht wird. Begleitende ▶ *psychosomatische* Beschwerden (z. B. Bauchschmerz, Erbrechen) sind nicht selten. Die Behandlung erfolgt durch Elternberatung und ▶ *Psychotherapie*.
Syn.: kindliche Neurose, milieureaktive Störung.

emotionale Wärme (lat. *ex* = „heraus“; *motio* = „Bewegung“, „Erregung“) ▶ *Empathie*.

emotional instabile Persönlichkeitsstörung (lat. *ex* = „heraus“; *motio* = „Bewegung“, „Erregung“) Spezifische ▶ *Persönlichkeitsstörung*, die gekennzeichnet ist durch impulsives bis hin zu explosibles, gewalttätiges Handeln, ohne die daraus resultierenden Folgen mitzubedenken, instabile ▶ *Stimmungs*lage, niedrige ▶ *Reiz*schwelle – insb. bei Behinderung oder Kritik des vorbezeichneten Handelns – sowie die Unfähigkeit vorauszuplanen. Während sich der in der ▶ *ICD*-10 unter F60.30 gelistete „impulsive Typ“ (▶ *ICD*-11: 6D11.3 kombiniert mit einem Schweregrad 6D10.x) im Wesentlichen durch mangelnde Impulskontrolle und ▶ *emotionale* Instabilität auszeichnet, ist der unter F60.31 (▶ *ICD*-11: 6D11.5 kombiniert mit einem Schweregrad 6D10.x) genannte ▶ *Borderline*-Typ neben der ▶ *emotionalen* Instabilität zusätzlich charakterisiert durch einen raschen Wechsel der stark ausgeprägten Stimmungszustände sowie das Unvermögen, Gefühle differenziert und in angemessener Stärke zu empfinden; ein ▶ *chronisches* Gefühl der Leere, selbstschädigendes Verhalten, riskante Verhaltensweisen, wiederkehrende Suiziddrohungen oder gar ▶ *Suizidversuche* sowie Störungen in Bezug auf ▶ *Selbstbild*, Selbstwert [▶ *Selbstbewusstsein*] und ▶ *Geschlechtsidentität* sind ebenso zu beobachten wie ein vorübergehendes ▶ *paranoid*es Erleben, mangelndes Durchhaltevermögen, ▶ *Flashbacks* von ▶ *traumatisch*en Ereignissen, ▶ *Angst* vor dem Alleinsein einschl. verzweifelter Bemühungen, genau dies zu verhindern, sowie schließlich die Neigung zu intensiven, jedoch instabilen und häufig wechselnden Beziehungen. 8–10 % der Borderline-Patienten sterben durch ▶ *Suizid*. Nicht selten tritt die e. i. P. mit weiteren Persönlichkeitsstörungen, der ▶ *Abhängigkeit* von ▶ *psychotropen Substanzen*, ▶ *Angststörungen*, ▶ *Zwangsstörungen*, ▶ *Schlafstörungen*, ▶ *Essstörungen* oder depressiven Störungen [▶ *depressive Episode*] auf. Frauen sind von der e. i. n P. öfter betroffen als Männer; die Häufigkeit in der Allgemeinbevölkerung liegt bei ca. 2 %. Von diesem Störungsbild sollen z. B. James Dean (1931–1955) und Michael Jackson (1958–2009) betroffen gewesen sein.

Empathie Adj. **empathisch** (griech. *en-* = „mit-", „in", „innen", „innerhalb"; *pathos* = „Gefühl") „Mitgefühl", „Einfühlungsvermögen". Eine von drei wesentlichen ▶ *Therapeutenvariablen* gegenüber einem ▶ *Klient*en i. R. der ▶ *klientenzentrierten Psychotherapie*: Der ▶ *Therapeut* bringt verbal oder nonverbal zum Ausdruck, dass er in der Lage ist, sich einzufühlen und die Probleme seines ▶ *Klient*en, dem er unbedingte Akzeptanz [▶ *Akzeptanz [unbedingte]*] entgegenbringt, aus dessen Sicht verstehen zu können.

empirisch (griech. *empeiria* = „Erfahrung[swissen]") Auf Erfahrung(en) beruhend bzw. durch beschreib- und messbare Beobachtungen ermittelt.

Encephalomyelitis disseminata (griech. *egkephalon* = „Gehirn"; *myelos* = „Mark"; lat. *disseminare* = „aussäen", „ausstreuen") ▶ *multiple Sklerose*.

Encephalon ▶ *Enzephalon*.

Endhirn anat. **Telenzephalon** Teil des ▶ *Zentralnervensystems (ZNS)*, das zusammen mit dem ▶ *Zwischenhirn* das ▶ *Vorderhirn* bildet. Die Begriffe E. und ▶ *Großhirn* werden häufig synonym gebraucht.

endogene affektive Psychose (griech. *endon* = „innen", „innerhalb"; *-genes* = „von jemandem abstammen", „verursachend", „etwas hervorbringend"; lat. *affectus* = „Leidenschaft", „Begierde", „Gemütserregung", „Gemütsverfassung"; griech. *psychosis* = „Beseeltheit") Zweite von drei Ursachengruppen der ▶ *affektiven Psychose*n gemäß der Klassifikation nach dem ▶ *triadischen System*, zu der die ▶ *endogene Depression*, die ▶ *endogene Manie* und die ▶ *Zyklothymie* gezählt werden.

endogene Depression (griech. *endon* = „innen", „innerhalb"; *-genes* = „von jemandem abstammen", „verursachend", „etwas hervorbringend"; lat. *deprimere* = „niederdrücken") Nach der Systematik des ▶ *triadischen Systems* eine ▶ *endogene affektive Psychose*; in der ▶ *ICD*-10 klassifiziert als ▶ *depressive Episode* (F32 [▶ *ICD*-11: 6A70]).

endogene Manie (griech. *endon* = „innen", „innerhalb"; *-genes* = „von jemandem abstammen", „verursachend", „etwas hervorbringend"; *mania* = „Wahnsinn", „Raserei") Nach der Systematik des ▶ *triadischen Systems* eine ▶ *endogene affektive Psychose*; in der ▶ *ICD*-10 klassifiziert als „manische Episode" (F30 [▶ *ICD*-11: 6A60.0 bis 6A60.1]).

endogene Psychose (griech. *endon* = „innen", „innerhalb"; *-genes* = „von jemandem abstammen", „verursachend", „etwas hervorbringend"; *psychosis* = „Beseeltheit") ▶ *endogene Störung*.

endogenes Ekzem (griech. *endon* = „innen", „innerhalb"; *-genes* = „von jemandem abstammen", „verursachend", „etwas hervorbringend"; *ekzema* = „Aufgegangenes") ▶ *Neurodermitis*.

endogene Störung (griech. *endon* = „innen", „innerhalb"; *-genes* = „von jemandem abstammen", „verursachend", „etwas hervorbringend") „Von innen/durch innere Ursachen bewirkt", „sich aus den Anlagen entwickelnd". Der Begriff bezeichnet allgemein Faktoren oder Prozesse, die innerhalb eines Organismus – und nicht etwa durch äußere Einflüsse (▶ *exogene Störung*) – entstanden sind. Nach dem ▶ *triadischen System* sind unter e.n St.en solche ▶ *psychischen* ▶ *Erkrankungen* zu verstehen, die weder den exogenen Störungen noch den ▶ *psychogenen Störungen* zugeordnet werden können. Zwar wird ihnen eine körperliche Ursache als hinreichend wahrscheinlich unterstellt, die genauen Zusammenhänge gelten jedoch als ungeklärt. ▶ *Patienten* mit e.n St.en sind vom ▶ *Psychiater* zu behandeln! **Syn.:** endogene Psychose.

E

endokrin (griech. *endon* = „innen", „innerhalb"; *krinein* = „trennen", „[unter] scheiden") „Nach innen absondern". Der Begriff steht für den Sekretionsmechanismus von Drüsenzellen (z.B. der ▶ *Schilddrüse*), die ihre Wirkstoffe – insb. ▶ *Hormone* – in den Blutkreislauf abgeben (sezernieren).

Endorphin Pl. **Endorphine** (Wortkreuzung aus „*end*ogen" und „M*orphin*") Körpereigene, schmerzlindernd und ▶ *euphorisierend* wirkende ▶ *Substanz*, die bei ▶ *Stress*, Schmerz oder auch großer Freude ausgeschüttet wird.

Energetikum Pl. **Energetika** ▶ *Psychostimulanzien.*

Engel, George Libman *1913 in New York City, † 1999, US-amerikanischer Internist und ▶ *Psychiater*, erforschte die Zusammenhänge zwischen ▶ *biologisch*en, ▶ *psychologisch*en und ▶ *sozial*en Faktoren einerseits und Gesundheit bzw. Krankheit andererseits (siehe auch ▶ *Psychosomatik*).

Enkopresis [nichtorganisch] (griech. *en-* = „mit-", „in", „innen", „innerhalb"; *kopros* = „Kot") Willkürliches oder unwillkürliches Einkoten über einen Zeitraum von 3 Monaten in einer Häufigkeit von mindestens einmal monatlich bei Kindern ab dem 5. Lj. ohne einschlägigen organischen Befund. Die primäre E. [n.] (▶ *Enkopresis [nichtorganisch, primär]*) wird von der sekundären E. [n.] (▶ *Enkopresis [nichtorganisch, sekundär]*) unterschieden und tritt wesentlich seltener auf als die ▶ *Enuresis [nichtorganisch]*. Betroffen sind vornehmlich Jungen und untere soziale Schichten. Ursächlich für die E. [n.] sind im Wesentlichen eine ▶ *chronische* ▶ *Obstipation* mit Stuhlverhalt und anschließendem Darmüberlauf (> 80 % d. F.), aber auch ▶ *soziale* Verhältnisse sowie problematische ▶ *Interaktions*formen in der Familie. Die Codierung gemäß ▶ *ICD*-10 erfolgt mit F98.1 (▶ *ICD*-11: 6C01).

Enkopresis [nichtorganisch, primär] (griech. *en-* = „mit-", „in", „innen", „innerhalb"; *kopros* = „Kot"; lat. *primarius* = „an erster Stelle") Einkoten eines über 3-jährigen Kindes, das bislang noch nie seinen Stuhlgang beherrscht hat.

Enkopresis [nichtorganisch, sekundär] (griech. *en-* = „mit-", „in", „innen", „innerhalb"; *kopros* = „Kot"; lat. *secundarius* = „an zweiter Stelle") „Wiedereinkoten" eines Kindes egal welchen Alters, das mindestens bereits 6 Monate lang „sauber" war.

Entgiftung Gesamtheit aller Behandlungsverfahren, die darauf abzielen, im Körper befindliche Gifte [▶ *Toxin*] zu entfernen sowie eine komplette ▶ *Abstinenz* von der ▶ *toxischen* ▶ *Substanz* einschließlich der Überwindung möglicher ▶ *Entzugssymptome* zu erreichen. Die E. wird ▶ *stationär* durchgeführt, dauert etwa 1–4 Wochen und erfolgt – je nach Toxin oder ▶ *Sucht*mittel – abrupt (etwa bei ▶ *Alkohol*) oder fraktioniert (etwa bei ▶ *Benzodiazepinen*). Durch Einsatz medikamentöser Ersatzstoffe können die körperlichen

Entzugssymptome abgemildert werden (siehe auch ▶ *warmer Entzug* im Gegensatz zum ▶ *kalten Entzug*).
Syn.: Detoxifikation, Entzug.
Entschlussstadium (lat. *stadium* = „zeitlicher Abschnitt", „abgesteckte Strecke") Dritte der drei ▶ *Entwicklungsphasen der suizidalen Krise* nach ▶ *Pöldinger, Walter J.*
Entspannungstechniken **Entspannungsverfahren** (griech. *technikos* = „Handwerk", „Fähigkeit") Methoden zum Abbau von ▶ *psychisch*en und/oder ▶ *physisch*en Zuständen der Anspannung bzw. des ▶ *Stress*es, die durch Üben erlernt und darüber hinaus auch in einen ▶ *Therapieplan* integriert werden können. Beispiele hierfür sind ▶ *Yoga*, ▶ *Imaginationsübungen*, ▶ *autogenes Training* nach ▶ *Schultz, Johannes Heinrich* oder die ▶ *progressive Muskelrelaxation* nach ▶ *Jacobson, Edmund*.
Entwicklungsdyslexie (griech. *dys-* = „ungünstig", „schwierig", „schlecht", „schwer"; lat. *legere* = „lesen") ▶ *Lese- und Rechtschreibstörung*.
Entwicklungspathologie (griech. *pathos* = „Leiden[schaft]"; *logos* = „Vernunft", „Lehre", „Wort") ▶ *Entwicklungspsychologie*.
Entwicklungsphasen der suizidalen Krise (griech. *phasis* = „Erscheinung", das „Sich-Zeigen"; lat. *sui* = „sich selbst"; *caedere* = „töten", „vernichten"; griech. *krinein* = „trennen", „[unter]scheiden") Für die ▶ *Prävention* eines ▶ *Suizids* bedeutsames Modell, das von ▶ *Pöldinger, Walter J.* erarbeitet wurde. Demnach verläuft die Entwicklung der ▶ *suizidal*en ▶ *Krise* in drei Phasen: 1) Erwägungsstadium: Vorhandensein von ▶ *Suizidgedank*en, insb. bedingt durch krisenhafte Zuspitzung der eigenen Lebenssituation. 2) Ambivalenzstadium: Vorhandensein von ▶ *Suizidimpuls*en, in ca. 80 % d. F. mit einschlägigen Ankündigungen einhergehend. ▶ *Krisenintervention* ist dringendst geboten! 3) Entschlussstadium: Der Entschluss für den Suizid ist gefasst. Der Betroffene ist in seinem Erleben nicht mehr erreichbar und reagiert nicht mehr auf Außenreize [▶ *Reiz*]; Außenstehende nehmen den ▶ *Patient*en dabei oft als gelöst und entspannt wahr. Die das Leben auslöschende Handlung (bzw. das hierfür erforderliche Unterlassen) wird vorbereitet (und durchgeführt). Die ▶ *Unterbringung* in einer ▶ *psychiatrisch*en Klinik ist – notfalls gegen den Willen des Betroffenen – zu veranlassen (siehe auch ▶ *Zwangseinweisung*).
Entwicklungspsychologie (griech. *psyche* = „Atem", „Hauch", „Seele"; *logos* = „Vernunft", „Lehre", „Wort") Teildisziplin der ▶ *Psychologie*, deren Gegenstand in der Erforschung, Beschreibung und Erklärung von „▶ *normal*en", aufeinander aufbauenden Entwicklungsabläufen von der Geburt bis zum Tod (einschließlich der damit einhergehenden Veränderungen im Erleben und Verhalten) besteht. Eines von zahlreichen Beispielen, „Entwicklung" ▶ *psychologisch* zu deuten, ist das von ▶ *Freud, Sigmund* vorgelegte Modell der ▶ *psychosexuellen Entwicklung*. Die „Entwicklungspathologie" hingegen untersucht die abweichenden, ▶ *krankhaft*en Entwicklungsverläufe, für die im Kontext von Freuds Lehre Begriffe wie ▶ *Fixierung* oder ▶ *Regression* stehen.
Entwicklungsstörung Oberbegriff für ▶ *Norm*abweichungen in der körperlichen und/oder geistig-seelischen Entwicklung eines Menschen. Unterschieden werden ▶ *umschriebene Entwicklungsstörungen* von ▶ *tiefgreifenden Entwicklungsstörungen*. In der ▶ *ICD*-10 ist den E.en das Kapitel F8 gewidmet (▶ *ICD*-11: Kapitel 6A0).
Entwöhnung Dauerhaftes Vorenthalten einer ▶ *psychotropen Substanz* nach erfolgter ▶ *Entgiftung* mit dem Ziel, die ▶ *Abhängigkeit* zu lösen, um so den Weg für ein drogenfreies [▶ *Droge*] Leben zu ebnen. Zentrales Element der E.sphase ist die ▶ *Psychotherapie*, in der die Betroffenen neue Strategien der Konfliktbewältigung lernen. Die E.sphase findet

E

▶ *stationär* und/oder ▶ *ambulant* statt, dauert 4–12 Monate und geht dann in die Phase der ▶ *Nachsorge* über.

Entzug ▶ *Entgiftung*.

Entzugssymptom (griech. *syn-* = „zusammen-", „mit-"; *piptein* = „fallen") Körperliche Reaktion auf eine Dosisreduktion bzw. das Absetzen einer bislang konsumierten ▶ *psychotropen Substanz*.

Entzugssyndrom (griech. *syn-* = „zusammen-", „mit-"; *dromos* = „Weg", „Lauf") ▶ *Symptom*enkomplex bei völligem oder teilweisem Entzug einer bislang konsumierten ▶ *psychotropen Substanz*. Seine Codierung erfolgt gemäß ▶ *ICD*-10 unter F1x.3 (▶ *ICD*-11: 6C4x.4x unterschieden nach Begleitsymptomen).

Enuresis [nichtorganisch] (griech. *en-* = „mit-", „in", „innen", „innerhalb"; *ourein* = „urinieren") Unwillkürliches Einnässen über einen Zeitraum von 3 Monaten mit einer Häufigkeit von mindestens zweimal monatlich bei Kindern ab dem 5. Lj. ohne einschlägigen organischen Befund. Die E. [n.] lässt sich einteilen in die ▶ *Enuresis [nichtorganisch] nocturna* bzw. ▶ *Enuresis [nichtorganisch] diurna* bzw. die primäre [▶ *Enuresis [nichtorganisch, primär]*] und sekundäre Enuresis [▶ *Enuresis [nichtorganisch, sekundär]*]. Ursächlich für die E. [n.] sind neben ▶ *genetisch*en (familiäre Häufung) und ▶ *physiologisch*en (z. B. Blasenkapazität) Faktoren auch ▶ *psychosoziale* Aspekte (z. B. problematische familiäre Situation). Zur Behandlung der E. [n.] bieten sich ▶ *verhaltenstherapeutische* Verfahren an. Die Codierung gemäß ▶ *ICD*-10 erfolgt mit F98.0 (▶ *ICD*-11: 6C00).

Enuresis [nichtorganisch, primär] (griech. *en-* = „mit-", „in", „innen", „innerhalb"; *ourein* = „urinieren"; lat. *primarius* = „an erster Stelle") Einnässen eines Kindes, das bisher noch nie über einen längeren Zeitraum hinweg trocken gewesen ist. Die E. [n., pr.] ist meist bedingt durch eine Entwicklungsverzögerung.

Enuresis [nichtorganisch, sekundär] (griech. *en-* = „mit-", „in", „innen", „innerhalb"; *ourein* = „urinieren"; lat. *secundarius* = „an zweiter Stelle") „Wiedereinnässen" eines Kindes, das vorher schon mindestens 6 Monate lang trocken war. Die E. [n., sek.] ist oft durch ▶ *psychische* Ursachen bedingt.

Enuresis [nichtorganisch] diurna (griech. *en-* = „mit-", „in", „innen", „innerhalb"; *ourein* = „urinieren"; lat. diurnus = „bei Tage") Beim Einnässen am Tage kann es sich z. B. um ein „Spielnässen" (das Kind ist so sehr mit dem Spielen beschäftigt, dass es den Harndrang nicht wahrnimmt) oder ein „Konfliktnässen" (als Reaktion auf einen ▶ *Konflikt* mit ▶ *Erwachsenen* oder Gleichaltrigen) handeln. Die E. [n.] d. tritt wesentlich seltener auf als die ▶ *Enuresis [nichtorganisch] nocturna* (ca. 5 %); Mädchen sind häufiger betroffen als Jungen.

Enuresis [nichtorganisch] nocturna (griech. *en-* = „mit-", „in", „innen", „innerhalb"; *ourein* = „urinieren"; lat. *nocturnus* = „nächtlich") Einnässen während des nächtlichen ▶ *Schlaf*s. Die E. [n.] n. ist die am häufigsten auftretende Form des Einnässens (ca. 80 %); etwa 25 % der 4- bis 7-jährigen Kinder nässen nachts ein. Jungen sind häufiger betroffen als Mädchen. Oft bildet sich die Störung von allein zurück.

Enzephalitis Pl. **Enzephalitiden** (griech. *en-* = „mit-", „in", „innen", „innerhalb"; *kephale* = „Kopf"; *-itis* = „Entzündung", „entzündliche Erkrankung") Entzündung des ▶ *Gehirn*s, meist ▶ *infektiös* bedingt und am häufigsten durch ▶ *Viren* ausgelöst. Hiervon zu unterscheiden ist die ▶ *Enzephalopathie*. Die ▶ *ICD*-10 listet die E. unter G04.x (▶ *ICD*-11: 1D00 bis 1D02).

Enzephalon (griech. *egkephalon*) ▶ *Gehirn.*
Enzephalopathie (griech. *en-* = „mit-", „in", „innen", „innerhalb"; *kephale* = „Kopf"; *patheia* = „Leiden") Oberbegriff für nichtentzündliche Krankheiten oder Schädigungen des (gesamten) ▶ *Gehirns*. Hiervon zu unterscheiden ist die ▶ *Enzephalitis.*
Enzym (griech. *enzymon* = „Sauerteig", „Gärstoff") Eiweißkörper [▶ *Proteine*], die in lebenden ▶ *Organismen* bestimmte ▶ *chemische* Prozesse, z.B. Anlagerung, Umbau oder Zerfall, bewirken und deshalb insb. bei ▶ *Stoffwechsel*vorgängen eine zentrale Rolle spielen.
Ephedrin ▶ *Alkaloid*, das aus Pflanzen gewonnen wird, die der Gattung ▶ *Ephedra* (Meerträubel) angehören; darüber hinaus ist eine ▶ *synthetische* Herstellung von E. möglich. Es kann im Körper die ▶ *Blut-Hirn-Schranke* überwinden und bewirkt insb. die Freisetzung von ▶ *Adrenalin* und ▶ *Noradrenalin.* ▶ *Medizinisch* verordnet wird E. vorrangig bei ▶ *arterieller Hypotonie* und ggf. bei ▶ *Narkolepsie*. E. wirkt appetitzügelnd und ▶ *euphorisierend*, weswegen es auch häufig als Partydroge [▶ *Droge*] missbraucht wird. In Kombination mit ▶ *Koffein* scheint das ▶ *Suchtpotenzial* zu steigen; in Kombination mit ▶ *Aspirin®* führt es zu einer Verstärkung der schmerzstillenden Wirkung.
Epidemiologie (griech. *epi* = „auf", „über"; *demos* = „[Staats-]Volk"; *logos* = „Vernunft", „Lehre", „Wort") „Seuchenlehre". Wissenschaftszweig der ▶ *Medizin*, der sich – auf der Grundlage statistischer Erhebungen – mit Entstehung, Häufigkeit (▶ *Prävalenz*), Risikofaktoren und Verbreitung von ▶ *Krankheits*fällen innerhalb einer bestimmten Bevölkerungsgruppe auseinandersetzt und mögliche Gegenmaßnahmen erforscht.
epigastrische Aura (griech. *epi* = „auf", „über"; *gaster* = „Bauch", „Magen"; *aura* = „Aura", „Hauch", „Dunst", „Lufthauch") Häufigste Form der ▶ *Aura*, die bei drei von vier ▶ *Patienten* mit ▶ *Epilepsie* im Vorfeld eines ▶ *generalisierten Anfalls* auftritt. Es handelt sich dabei um schwer zu beschreibende, vom oberen Bauchraum ausgehende und in den Halsbereich aufsteigende Missempfindungen, die mit Kribbeln, Übelkeit oder Wärme einhergehen können und mit einem Gefühl der Entfremdung verbunden sind.
Epigastrium (griech. *epi* = „auf", „über"; *gaster* = „Bauch", „Magen") „Oberbauch(bereich)" zwischen Brustbein und Nabel; „Magengrube". Im E. liegen Magen, ▶ *Zwölffingerdarm* und ▶ *Bauchspeicheldrüse*; links davon die Milz, rechts Leber und Gallenblase.
Epilepsie Adj. **epileptisch** (griech. *epilepses* = „Anfall", „Übergriff") ▶ *Neurologische* ▶ *Erkrankung*, die gekennzeichnet ist von immer wieder krampfartig auftretenden ▶ *zerebral*en Anfällen, bei denen von den Nervenzellen [▶ *Neurone*] unkontrollierte Erregungsimpulse abgegeben werden („Gewitter im Gehirn"); diese können einhergehen mit Muskelzuckungen, Krämpfen, röchelnder Atmung, Schaum vor dem Mund und ▶ *Bewusstseinsstörungen*. Ist das gesamte ▶ *Gehirn* von der Erregung betroffen, spricht man von einem ▶ *generalisierten Anfall*; ist die Entladung auf ein bestimmtes Hirnareal begrenzt, liegt ein ▶ *fokal*er bzw. partieller Anfall vor. Bei der ▶ *Diagnose* einer E. spielt die ▶ *Elektroenzephalografie (EEG)* eine zentrale Rolle. E.n sind entweder ▶ *idiopathisch*, sofern sie ohne organische Ursache auftreten, oder aber ▶ *symptomatisch*, sofern sie die Folge einer Schädigung des Gehirns (etwa durch ▶ *Schädel-Hirn-Trauma (SHT)*, ▶ *Sauerstoff*mangel bei der Geburt, ▶ *Tumor*wachstum, ▶ *Intoxikation* o. Ä.) sind. Des Weiteren unterscheidet man – entsprechend der ▶ *Symptomatik* – die folgenden Anfallsformen: (a) ▶ *generalisierter Anfall*; (b) ▶ *Absence-Anfall*; (c) ▶ *fokaler Anfall*. – ▶ *Differenzialdiagnostisch* ist ein ▶ *psychogener Anfall* auszuschließen; die Entwicklung eines ▶ *chronischen* ▶ *organischen Psychosyndroms* auf dem Boden der E. ist möglich.

Von der Gesamtbevölkerung sind 0,5–1 % von E. betroffen, wobei 75 % vor dem 20. Lj. erkranken. Die Behandlung erfolgt durch ▶ *Antikonvulsiva* und – im Notfall – durch ▶ *Benzodiazepine*. E. wird in der ▶ *ICD*-10 unter G40 codiert (▶ *ICD*-11: 8A6). Von diesem Störungsbild betroffen waren z. B. Gaius Iulius Caesar (100–44 v. Chr.), Napoleon Bonaparte (1769–1821) und Fjodor Dostojewski (1821–1881).
Syn.: Fallsucht, Heilige Krankheit, Morbus sacer.

Epiphyse (griech. *epiphysis* = „auf[sitzender] Wuchs") ▶ *Zirbeldrüse*.

Episode Adj. **episodisch** (griech. *epeisodion* = „Zwischenstück", „Einschiebsel") Vorübergehendes Ereignis. Zeitspanne, innerhalb der sich die ▶ *Symptome* einer ▶ *Erkrankung* zeigen und sich im Anschluss daran auch wieder zurückbilden. Die E. ist vom ▶ *Schub* zu unterscheiden.

episodischer Trinker (griech. *epeisodion* = „Zwischenstück", „Einschiebsel") ▶ *Epsilon-Trinker*.

Epithalamus (griech. *epi* = „auf", „über"; *thalamos* = „Kammer", „Höhle", „Schlafgemach") Der E. ist ein Bestandteil des ▶ *Zwischenhirns* und sitzt dem ▶ *Thalamus* von hinten her auf. Zu ihm gehören u. a. die ▶ *Zirbeldrüse*, der eine zentrale Rolle bei der Steuerung zeitlicher Rhythmen (jahreszeitlich bzw. Tag/Nacht) zukommt, und die ▶ *Area pr(a)etectalis*, in der die reflektorische Pupillenverengung bei Lichteinfall geregelt wird.

EPMS Abk. für ▶ *extrapyramidalmotorisches System (EPMS)*.

Epsilon-Trinker Fünfter von fünf Typen zur Kategorisierung von ▶ *Patient*en mit ▶ *Alkoholabhängigkeit*; die Einteilung geht zurück auf ▶ *Jellinek, Elvin Morton*. Der E. trinkt in periodischen Abständen, dann aber i. R. mehrtägiger Exzesse massenhaft und ggf. bis zur Betäubung. Die Kontrolle über das Trinkverhalten ist aufgehoben, die Fähigkeit zur ▶ *Abstinenz* bleibt jedoch erhalten. Die ▶ *Abhängigkeit* vom ▶ *Alkohol* ist ▶ *psychisch*er Art. Von 100 Alkoholikern gehören etwa 5 dem Epsilon-Typ an.
Syn.: episodischer Trinker.

erektile Dysfunktion (lat. *erigere*, *erectus* = „aufrichten", „aufgerichtet"; griech. *dys-* = „ungünstig", „schwierig", „schlecht", „schwer"; lat. *functio* = „Dienstverrichtung") ▶ *Sexuelle Störung*, die es dem Mann nicht ermöglicht, bei ▶ *sexuel*ler Erregung eine ▶ *Erektion* des Glieds zu bekommen bzw. diese beizubehalten. Organische Ursachen einer e. D. können z. B. ▶ *Diabetes mellitus* oder ▶ *arterielle Hypertonie* sein, aber auch ein ▶ *Nikotinabusus* oder ▶ *Alkoholabusus* sind in Betracht zu ziehen; von ▶ *psychisch*en Ursachen – wie etwa ▶ *Stress* – kann dann ausgegangen werden, wenn sich trotz der e. D. nächtliche Erektionen einstellen. Siehe auch ▶ *Impotenz*.
Syn.: Impotentia coeundi.

Erektion (lat. *erectio* = „Aufrichtung") Meist durch sexuelle ▶ *Reize* ausgelöste Versteifung des männlichen Glieds.

Erektionsstörung ▶ *Versagen genitaler Reaktion* beim Mann und als solche eine ▶ *sexuelle Funktionsstörung*. Diese ist gekennzeichnet durch die Schwierigkeit, eine für den Geschlechtsverkehr notwendige ▶ *Erektion* zu erlangen oder aufrechtzuerhalten. Zwingend auszuschließen sind eine andere ▶ *psychische* Grunderkrankung (z. B. ▶ *Depression*, ▶ *Suchterkrankung*, ▶ *Persönlichkeitsstörung*) sowie eine organische Ursache (z. B. ▶ *koronare Herzkrankheit (KHK)*, ▶ *Arteriosklerose*, Gefäßveränderungen im ▶ *Genital-* und/oder Beckenbereich, ▶ *Diabetes mellitus*, Erkrankungen der ▶ *Hypophyse*, ▶ *Hyperthyreose*, ▶ *Tumoren* der ▶ *Hypophyse* oder im Genitalbereich, ▶ *Polyneuropathie*,

E

▶ *multiple Sklerose (MS)*, Bandscheibenvorfall, Zustand nach ▶ *Prostata*-Operation, unerwünschte medikamentöse Nebenwirkungen).

Erfahrungsebene ▶ *Gefühlsebene.*

Ergenyl® ▶ *Stimmungsstabilisierer* mit dem Wirkstoff ▶ *Valproinsäure.*

Ergotherapie Adj. **ergotherapeutisch** (griech. *ergon* = „Werk", „Leistung", „Aktivität"; *therapeia* = „Dienst[leistung]", „Behandlung", „Pflege") Zusammenfassender Begriff für ▶ *Arbeitstherapie* und ▶ *Beschäftigungstherapie.* E. behandelt Störungen der Bewegungsvorgänge, der Sinnesorgane sowie der geistigen und ▶ *psychisch*en Fähigkeiten durch Schulung in den Bereichen Grob- und Feinmotorik [▶ *Motorik*], Ausdauer, Konzentration, Zeiteinteilung und Kooperation mit dem Ziel, größtmögliche Unabhängigkeit bzw. Selbstständigkeit des ▶ *Patient*en bei der Alltagsbewältigung zu erreichen. E. wird in Nachsorgekliniken angeboten, kann jedoch auch ▶ *ambulant* durchgeführt werden.

E

Erhaltungstherapie (griech. *therapeia* = „Dienst[leistung]", „Behandlung", „Pflege") Zweiter von drei ▶ *Therapie*schritten bei ▶ *affektiven Störung*en, nachdem die ▶ *Akuttherapie* erfolgreich abgeschlossen werden konnte. Die E. – im Durchschnitt 6–12 Monate nach ▶ *Krankheit*sausbruch – kann z.B. in einer ▶ *präventiv*en Gabe eines Medikaments zur Verhinderung eines ▶ *Rezidivs* bestehen.

Erickson, Milton Hyland *5. Dezember 1901 in Aurum/Nevada (USA), † 25. März 1980 in Phoenix/Arizona (USA), US-amerikanischer ▶ *Psychiater*, gilt als maßgeblicher Mitentwickler der ▶ *Hypnotherapie* und brachte diese im Kontext der ▶ *Psychotherapie* zum Einsatz.

Erikson, Erik Homburger *15. Juni 1902 bei Frankfurt am Main; † 12. Mai 1994 in Harwich, Massachusetts (USA), deutscher/US-amerikanischer Psychoanalytiker, beschrieb das Stufenmodell der psychosozialen Entwicklung mit acht Stadien bzw. Lebenskrisen von der Geburt bis zum Tod eines Menschen, ausgehend vom Modell der ▶ *psychosexuellen Entwicklung*, das von ▶ *Freud, Sigmund* vorgelegt worden war: (a) 1. Lebensjahr (Lj.): Vertrauen versus (vs.) Misstrauen; (b) 2./3. Lj.: ▶ *Autonomie* vs. Zweifel; (c) 4./5. Lj.: Initiative vs. Schuldgefühl; (d) 6.–12. Lj.: Werksinn vs. Minderwertigkeitsgefühl; (e) 13.–20. Lj.: ▶ *Identität* vs. Identitätsdiffusion; (f) 21.–45. Lj.: Intimität und Solidarität vs. Isolierung; (g) 46.–65. Lj.: Generativität vs. Selbstabkapselung; (h) ab 66. Lj.: Integrität vs. Verzweiflung. Für E. ist der Zugang zur ▶ *Psyche* des Menschen seine Identität.

Erklärungswahn Versuch durch den Betroffenen, die Erlebnisse des ▶ *Wahns* ▶ *rational* zu erklären.

Erkrankung Adj. **erkrankt, krank** Funktionsstörung eines Organs, Organsystems und/oder der ▶ *Psyche*, die zu ▶ *norm*abweichenden, oftmals vorübergehenden, im Extremfall auch zum Tod führenden Beeinträchtigungen und/oder Veränderungen von körperlichen Abläufen und/oder der seelischen Befindlichkeit führt. In den westlichen Ländern sind ▶ *psychische* E.en seit den 1970er-Jahren als eigenständige Krankheitsbilder anerkannt.

erlebnisbedingter Persönlichkeitswandel (lat. *persona* = „Maske", „Rolle [des Schauspielers]"; aus *per-* = „[hin]durch-" und *sonare* = „tönen") Anhaltende Folgeerscheinung nach schwersten ▶ *Traumatisierung*en (z.B. Lagerhaft, Folter, Terrorismus), die alle wesentlichen Aspekte der ▶ *Persönlichkeit* eines Menschen betreffen und mit ▶ *chronischer* ▶ *Depression*, Ängstlichkeit, Leistungsverlust, verminderter Belastbarkeit und ▶ *vegetativen Störungen* einhergehen. Es handelt sich beim e.P., zu dem auch das ▶ *KZ-Syndrom* gehört, um eine Form der ▶ *posttraumatischen Belastungsstörung (PTBS).*

erlebnisorientierte Psychotherapie(verfahren) (lat. *oriri* = „sich erheben", „ausrichten"; griech. *psyche* = „Atem", „Hauch", „Seele"; *therapeia* = „Dienst[leistung]", „Behandlung", „Pflege") Oberbegriff für all jene ▶ *Psychotherapieverfahren*, die ihren Fokus auf das momentan empfundene Erleben des ▶ *Klienten* während des ▶ *Therapie*prozesses richten. ▶ *Humanistische Psychotherapie(verfahren)* arbeiten erlebnisorientiert.

Erlebnistherapie (griech. *therapeia* = „Dienst[leistung]", „Behandlung", „Pflege") Auf ▶ *Hahn, Kurt Martin* zurückgehendes Konzept aus den 1930er-Jahren, durch das er den von ihm beobachteten damaligen „Gesellschaftsdefiziten" – Mangel an Anteilnahme, Initiative, Sorgsamkeit und körperlicher Tüchtigkeit – entgegenzuwirken versuchte. Dies geschah in mehrwöchigen Kursen mit hoher Erlebnisqualität, die für die jugendlichen Teilnehmer u. a. gemeinschaftlich umzusetzende Projekte, aber auch Expeditionen, Sport und schließlich den Dienst am Nächsten beinhalteten. Positive Erinnerungen an die so erworbenen Erfahrungen sollten in späteren Lebenssituationen weg- bzw. handlungsweisend wirken können. Später sah Kurt Martin Hahn in seiner E. zudem die Chance, aus dem Kalten Krieg resultierende Feindseligkeiten zu überwinden.

E

erlernte Hilflosigkeit Von ▶ *Seligman, Martin E. P.* geprägter Begriff, der das ▶ *Phänomen* umschreibt, dass Menschen, die die Erfahrung von Hilf- und Machtlosigkeit erleiden mussten, ihr Verhalten dahingehend verändern, dass sie – in der subjektiven Überzeugung, derartigen Situationen grundsätzlich hilflos ausgeliefert zu sein – belastenden Zuständen nicht mehr entgegenwirken, obgleich es ihnen – objektiv betrachtet – durchaus möglich wäre. Hieraus resultieren wiederum ▶ *Resignation*, ▶ *depressive* Denkinhalte (siehe auch ▶ *dysfunktionale Kognitionen*) und das Gefühl, versagt zu haben. Insofern wird das Modell der e. H. unter den ▶ *lerntheoretisch*en Aspekten, die die Entstehung einer ▶ *Depression* erklären, herangezogen.

Eros In der griechischen Mythologie der Gott der begehrlichen Liebe, meist dargestellt als reizvoller Jüngling mit Flügeln.

Erschöpfungsdepression (lat. *deprimere* = „niederdrücken") Nach dem traditionellen ▶ *triadischen System* eine ▶ *psychogene Erkrankung*, die gekennzeichnet ist durch ▶ *depressiv*es Erleben, das einen klar erkennbaren Auslöser – nämlich die durch wiederholte ▶ *Trauma*tisierung oder langjährige Dauerbelastung bedingte Erschöpfung – hat; sie ist der ▶ *reaktiven Depression* zuzuordnen. Die ▶ *ICD*-10 codiert dieses Krankheitsbild als ▶ *depressive Episode* unter F32 (▶ *ICD*-11: 6A70).

Erstmanifestation (lat. *manifestare* = „sichtbar werden", „offenbaren") Erstmaliges Erkennbarwerden einer Erkrankung durch die Ausprägung der für sie spezifischen ▶ *Symptom*atik.

Erwachsener Adj. **erwachsen** ▶ *Person* nach Abschluss der ▶ *Adoleszenz*. Spätestens nach Vollendung des 21. Lj. ist nach dem Erwachsenenstrafrecht (▶ *Strafgesetzbuch (StGB)*) volle ▶ *Strafmündigkeit* gegeben.

Erwägungsstadium (lat. *stadium* = „zeitlicher Abschnitt", „abgesteckte Strecke") Erste der drei ▶ *Entwicklungsphasen der suizidalen Krise* nach ▶ *Pöldinger, Walter J.*

Erwartungsangst „Angst vor der Angst".

erweiterter Suizid (lat. *sui* = „sich selbst"; *caedere* = „töten", „vernichten") ▶ *Suizidform*, die dadurch gekennzeichnet ist, dass vom Suizidenten vor seinem eigenen ▶ *Suizid* andere – oft nahestehende – Menschen getötet werden, bei denen kein Einverständnis zu sterben vorliegt. Ein e. S. wurde z. B. von Magda (1901–1945) und Joseph Goebbels (1897–1945) verübt, die ihre sechs gemeinsamen Kinder mit in den Tod nahmen.

Syn.: Mitnahmesuizid.

erworbene Aphasie mit Epilepsie ▶ *Aphasie [erworben] mit Epilepsie.*

erworbenes Immundefekt-Syndrom (griech. *syn-* = „zusammen-", „mit-"; *dromos* = „Weg", „Lauf") ▶ *AIDS.*

Erythem (griech. *erythema* = „Röte") ▶ *Lokal* auftretende entzündungsbedingte, Rötung der Haut, die durch eine Erweiterung und verstärkte Füllung der Blutgefäße hervorgerufen wird.

Erythrophobie (griech. *erythros* = „rot"; *phobos* = „Furcht", „Angst") „Angst vor dem Erröten". Bei der E. handelt es sich um eine ▶ *isolierte Phobie*, die gemäß ▶ *ICD*-10 mit F40.2 zu verschlüsseln ist (▶ *ICD*-11: 6B03). Sie kann jedoch auch als ▶ *Symptom* der ▶ *sozialen Phobie* auftreten.

Erziehungsbeistandschaft § 12 Nr. 1 ▶ *Jugendgerichtsgesetz (JGG)*: „Der Richter kann dem Jugendlichen […] auferlegen, […] Hilfe zur Erziehung in Form der Erziehungsbeistandschaft […] in Anspruch zu nehmen." § 30 ▶ *Achtes Buch Sozialgesetzbuch (SGB VIII)*: „Der Erziehungsbeistand und der Betreuungshelfer sollen das Kind oder den Jugendlichen bei der Bewältigung von Entwicklungsproblemen möglichst unter Einbeziehung des sozialen Umfelds unterstützen und unter Erhaltung des Lebensbezugs zur Familie seine Verselbstständigung fördern." Siehe auch ▶ *Jugendlicher*, ▶ *sozial*, ▶ *Schutzaufsicht.*

E

Erziehungsmaßregeln Gerichtlich verhängte erzieherische Maßnahmen – und damit keine Strafen! – für straffällig gewordene ▶ *Jugendliche* oder auch ▶ *Heranwachsende*, welche die Verantwortung (▶ *Verantwortlichkeit [JGG]*) für ihre Tat mangels Reife nicht übernehmen können. Hier kommen Weisungen (wie z. B. die Teilnahme an einem Anti-Aggressionskurs oder Ableistung von Sozialstunden) oder aber die Inanspruchnahme von erzieherischen Hilfen wie z. B. ▶ *Erziehungsbeistandschaft* oder ▶ *Heimerziehung* infrage. Neben E. kann das Gericht auch ▶ *Zuchtmittel* oder gar eine Jugendstrafe anordnen.

Es Bestandteil des von ▶ *Freud, Sigmund* entwickelten ▶ *Instanzenmodells*, das für das meist unbewusst ablaufende ▶ *triebhafte* Denken sowie für Impulse und elementare Bedürfnisse steht, die einer unmittelbaren Befriedigung zugeführt werden wollen; dies ereignet sich gemäß dem „Lust-Unlust-Prinzip", also im Streben nach Lust sowie in der Vermeidung von Unlust, wodurch es zu einer Verringerung der ▶ *Trieb*spannung kommt.

Escitalopram Wirkstoff aus der Gruppe der ▶ *SSRI*, der insb. in der Behandlung von ▶ *Depressionen*, ▶ *Angststörungen* und ▶ *Zwangsstörungen* angewendet wird. E. ist unter dem Namen ▶ *Cipralex®* im Handel erhältlich.

Ess-Brech-Sucht ▶ *Bulimia nervosa.*

essenzielle Hypertonie (lat. *essentia* = „Wesen"; griech. *hypo* = „unter", „wenig"; *tonos* = „[An-]Spannung", „Kraft") Vorhandensein von Bluthochdruck [▶ *arterielle Hypertonie*], ohne dass hierfür – trotz sorgfältiger ▶ *therapeutisch*er Abklärung – eine körperliche Ursache gefunden werden kann; dies betrifft mehr als 90 % der Hochdruckpatienten. Die e. H. zählt zu den ▶ *Psychosomatosen* bzw. den von ▶ *Alexander, Franz Gabriel* beschriebenen ▶ *Holy Seven*. Sie ist in der ▶ *ICD*-10 unter I10.x gelistet (▶ *ICD*-11: BA00.x); davon zu unterscheiden ist die ▶ *sekundäre Hypertonie.*

Syn.: primäre Hypertonie.

Essstörung ▶ *Krankhaft* verändertes Essverhalten, einhergehend mit einem erniedrigten, erhöhten oder aber auch ▶ *normal*en – d. h. für Alter und Größe angemessenen – Körpergewicht [als Richtlinie dient hier der sog. ▶ *Body-Mass-Index (BMI)*], bedingt durch eine ▶ *Körperschemastörung* und ein stark vermindertes ▶ *Selbstbewusstsein*. Im ▶

*therapeutisch*en Alltag dominieren die ▸ *Anorexia nervosa*, die ▸ *Bulimia nervosa* und die ▸ *Adipositas*, wobei es zwischen den einzelnen Krankheitsbildern zu Überschneidungen kommen kann. Betroffene ▸ *Patient*en haben oft nur eine geringe ▸ *Krankheitseinsicht*, weswegen E.en relativ häufig ▸ *chronisch* verlaufen (schätzungsweise bis zu 20 %) und mit einer erhöhten ▸ *Mortalität* belastet sind; eine ▸ *stationäre* Unterbringung – ggf. einschl. ▸ *Sondenernährung* – ist insb. angezeigt bei übermäßigem Gewichtsverlust (mehr als 40 % des ▸ *Normalgewicht*s) sowie bedrohlichen körperlichen (Entgleisung des ▸ *Elektrolyt*haushalts, ▸ *Insuffizienz* der Nieren u. Ä.) und ▸ *psychisch*en (insb. ▸ *Suizidalität*) Komplikationen. Die Entstehung von E.en wird durch ein ▸ *multifaktoriell*es Geschehen nach dem ▸ *Vulnerabilitäts-Stress-Modell* begründet, an dem ▸ *genetisch*e, ▸ *soziokulturelle* (Schlankheit als Schönheitsideal), ▸ *biologische* (Veränderungen im ▸ *Hormon*haushalt durch Fehlernährung) und ▸ *psychologische* (▸ *pathologische* Familienstrukturen, ▸ *lerntheoretische* Aspekte, ▸ *dysfunktionale Kognitionen*) Faktoren beteiligt sind. Zu den ▸ *therapeutischen* ▸ *Intervention* bei E.en gehören der ▸ *Motivation*saufbau, die Stabilisierung der Ernährungssituation (Ernährungsprotokolle, -beratung und -umstellung mit dem Ziel einer Gewichtsnormalisierung) sowie ▸ *Psychotherapie* und ggf. medikamentöse ▸ *Therapie*. Bei Adipositas kann (insb. bei einem BMI von weit über 40 kg/m^2) eine ▸ *operative* Magenverkleinerung angezeigt sein.

Estrogen Pl. **Estrogene** Andere Schreibweise für ▸ *Östrogen*.

Ethanol ▸ *Alkohol*.

Ether (griech. *aither* = „[blauer] Himmel") Farbloses, flüssiges, süßlich riechendes Narkotikum [▸ *Anästhetikum*]. Die Inhalation seiner Dämpfe löst rauschhafte [▸ *Rausch*] Zustände aus; siehe auch ▸ *Schnüffeln*.

Ethik Adj. **ethisch** (griech. *ethos* = „Sitte", „Charakter") E. ist die Antwort auf die ▸ *philosophische* Frage „Was sollen wir tun?" und als solche eine Entscheidung für ▸ *individuell*es oder gemeinschaftliches Handeln, das der ▸ *Moral* folgt; sie wird auch als „praktische ▸ *Philosophie*" bezeichnet. Als oberstes individual- und sozialethisches Moralprinzip formulierte Thomas von Aquin: „Bonum faciendum, malum vitandum" (Gutes ist zu tun, Böses ist zu unterlassen).

Euphorie Adj. **euphorisch, euphorisierend** (griech. *eu-* = „schön", „gut", „leicht"; *phorein* = „(er)tragen") „Das leichte Ertragen (von etwas)". Übersteigertes Lebens- bzw. Glücksgefühl, oft einhergehend mit verminderter Hemmung, das jedoch nicht den Gegebenheiten entspricht und daher einen Teilaspekt einer ▸ *affektiven Störung* darstellen kann. E. tritt u. a. im Kontext von ▸ *Manien* oder ▸ *Intoxikation*en auf. Gegenbegriff: ▸ *Dysphorie*.

Eustress (griech. *eu-* = „schön", „gut", „leicht"; lat. *stringere* = „[an]spannen") „Gesunder", „guter" Anspannungszustand (vgl. ▸ *Stress*), der für Körper und Seele anregend wirkt und den Menschen beflügeln kann. Auch wenn E. vom ▸ *Organismus* hin und wieder belastend erlebt wird, so überwiegen dennoch ganz eindeutig die positiven Empfindungen. Der gegenteilige Begriff hierzu: ▸ *Disstress*.

Euthanasie (griech. *eu-* = „schön", „gut", „leicht"; *thanantos* = „Tod") „Schöner Tod". Im griechisch-römischen Altertum stand der E.-Begriff für einen sanften, schnellen, selbstbestimmten Tod (etwa durch Gabe bestimmter Arzneimittel), wenn das eigene Leben – z. B. bedingt durch eine schwere ▸ *Erkrankung* – nicht mehr als lebenswert empfunden wurde. Von den Nationalsozialisten wurde die planmäßige Ermordung von etwa 150.000

▶ *psychisch* ▶ *krank*en Menschen als E. getarnt. Der seither historisch schwer belastete Begriff wurde im deutschen Sprachraum durch die Bezeichnung „Sterbehilfe“ abgelöst.

evozierte Potenziale (lat. *evocare* = „hervorrufen“; *potentia* = „Stärke“) Elektrische Potenzialänderungen, die durch eine – welchen Sinn auch immer betreffende – ▶ *Reizeinwirkung* ausgelöst werden und i. R. der ▶ *Elektroenzephalografie (EEG)* gemessen werden können.

Exhibitionismus (lat. *exhibere* = „zeigen“) „Zeigelust“. ▶ *Störung der Sexualpräferenz*, die durch die wiederholte oder ständige Neigung charakterisiert ist, die eigenen ▶ *Genitalien* vor meist gegengeschlechtlichen fremden ▶ *Person*en in der Öffentlichkeit zu entblößen, ohne zu einem näheren Kontakt aufzufordern oder diesen zu wünschen. Wird dieser Neigung nachgegeben, handelt es sich zudem um eine ▶ *Störung des Sexualverhaltens*. Reagiert das Gegenüber überrascht, mit Erschrecken oder Entsetzen, so kann es beim Exhibitionisten zur ▶ *Masturbation* kommen; demgegenüber reagiert er frustriert, wenn die konfrontierte ▶ *Person* gelassen mit der Situation umzugehen weiß. Dient ein Entblößen in der Öffentlichkeit nicht der ▶ *sexuell*en Erregung bzw. Befriedigung (z. B. Nacktbaden), kann nicht von E. gesprochen werden. Wie für sämtliche ▶ *sexuellen Präferenz*en gültig, so ist auch der E. schicksalhaft bedingt. In der ▶ *ICD*-10 ist er unter F65.2 gelistet (▶ *ICD*-11: 6D30). Exhibitionistische Handlungen stellen in Deutschland einen Straftatbestand – insb. nach § 183 ▶ *Strafgesetzbuch (StGB)* – dar. Beim E. handelt es sich um das Gegenstück zum ▶ *Voyeurismus*.

Existenzanalyse (lat. *existentia* = „hinausragen“; „vorhanden sein“, „stattfinden“; griech. *analyein* = „auflösen“) Von ▶ *Frankl, Viktor Emil* in den 1930er-Jahren entwickeltes ▶ *humanistisches Psychotherapieverfahren*, das davon ausgeht, dass die Hauptmotivation [▶ *Motivation*] des menschlichen Lebens in der Sinnsuche bzw. Sinnfindung liegt; umgekehrt könnten Sinndefizite zu ▶ *psychischen* ▶ *Erkrankung*en – schlimmstenfalls zum ▶ *Suizid* – führen. Damit grenzt sich die E. von der ▶ *Psychoanalyse* (▶ *Freud, Sigmund*) und der ▶ *Individualpsychologie* (▶ *Adler, Alfred*) ab, welche die Ursachen von ▶ *psychisch*en Störungen primär auf die Dynamik psychischer Kräfte im Innern des Menschen zurückführen. Frankls Menschenbild geht von einer Einheit aus Leib, ▶ *Psyche* und Geist aus, wobei Letzterer jedoch nicht erkranken kann, sondern vielmehr in der Lage ist, problematische Lebenssituationen, die sich möglicherweise auf den Leib und/oder die Psyche beziehen, mit Sinn auszustatten („Logotheorie“). Zu den ▶ *Interventionstechnik*en der E. zählen die ▶ *paradoxe Intention* und die ▶ *Dereflexion*. Im Rahmen der E. wird primär mit Gesprächen gearbeitet; sie ist in Österreich als eigenständiges ▶ *Therapie*verfahren anerkannt.

Syn.: Logotherapie.

Existenzialismus (lat. *existentia* = „hinausragen“; „vorhanden sein“, „stattfinden“) ▶ *Philosophische* Strömung aus dem Frankreich des 20. Jh.: Der einzelne Mensch nimmt sich in seiner „nackten Existenz“ wahr, ohne dass ihm verbindliche Sinninhalte, Ordnungen, allgemeingültige Werte oder absolute Sicherheiten beigestellt bzw. vorgegeben sind; vor diesem Hintergrund ist das ▶ *Individuum* dazu aufgerufen, jener absurden Welt bzw. Wirklichkeit ein trotziges „Dennoch“ entgegenzusetzen, indem es seine Freiheit – zu der es verdammt ist – mutig ergreift, sich selbst entwirft bzw. verwirklicht und dadurch sinnstiftend agiert. Wichtige Vertreter des E. sind ▶ *Sartre, Jean-Paul Charles Aymard*, ▶ *Camus, Albert* und ▶ *Beauvoir, Simone Lucie Ernestine Marie de*. Der E. hat die ▶ *Gestalttherapie* mitbeeinflusst.

exogene affektive Psychose (griech. *exo* = „außen, außerhalb“; *-genes* = „von jemandem abstammen“, „verursachend“, „etwas hervorbringend“; lat. *affectus* = „Leidenschaft“, „Begierde“, „Gemütserregung“, „Gemütsverfassung“; griech. *psychosis* = „Beseeltheit“) Erste von drei Ursachengruppen der ▶ *affektiven Psychosen* gemäß der Klassifikation nach dem ▶ *triadischen System*, zu der sämtliche ▶ *affektiven* ▶ *Erkrankungen* gezählt werden, die durch eine direkte Hirnschädigung (▶ *organische Depression*) oder aber durch eine indirekte Hirnschädigung (▶ *symptomatische Depression* und ▶ *pharmakogene Depression*) verursacht wurden.

exogene Psychose (griech. *exo* = „außen, außerhalb“; *-genes* = „von jemandem abstammen“, „verursachend“, „etwas hervorbringend“; *psychosis* = „Beseeltheit“) ▶ *exogene Störung*.

E

exogene Störung (griech. *exo* = „außen, außerhalb“; *-genes* = „von jemandem abstammen“, „verursachend“, „etwas hervorbringend“) „Von außen/durch äußere Ursachen bewirkt“. Der Begriff bezeichnet allgemein Faktoren oder Prozesse, die von außen auf einen ▶ *Organismus* einwirken. Nach dem ▶ *triadischen System* sind unter e.n St.en solche ▶ *psychischen* ▶ *Erkrankungen* zu verstehen, die durch körperliche Veränderungen ausgelöst werden und deren Ursache bekannt ist. Die organische Störung kann dabei entweder das ▶ *Gehirn* primär betreffen (z.B. ▶ *Demenz*, ▶ *Epilepsie*, ▶ *multiple Sklerose*, Hirntumoren [▶ *Tumor*]) oder aber eine körperliche Erkrankung sein, welche die Funktionen des Gehirns sekundär beeinträchtigt (z.B. ▶ *Intoxikationen*, ▶ *Infektionskrankheiten*, Organerkrankungen mit systemischer Beteiligung [▶ *systemische Erkrankung*]). Neben dieser Einteilung in primäre und sekundäre e. St. lassen sich organische psychische Störungen des Weiteren einteilen in ▶ *akut* (insb. ▶ *Delir*) und ▶ *chronisch* (insb. ▶ *Demenz*) oder aber – gemäß ▶ *ICD*-10 und -11 – in solche ersten Ranges (Störungen mit einem charakteristischen ▶ *psychopathologischen* Bild, das eine ▶ *Verdachtsdiagnose* auf eine konkrete e. St. zulässt, nämlich ▶ *Demenz*, ▶ *Delir* und ▶ *organisches amnestisches Syndrom*) und zweiten Ranges (alle anderen). ▶ *Patienten* mit e.n St.en müssen vom ▶ *Psychiater* behandelt werden!
Syn.: organische psychische Störung, organische Psychose, somatogene Psychose, exogene Psychose.

Exophthalmus (lat. *e[x]-* = „[her]aus“; griech. *ophthalmos* = „Auge“, „Augapfel“) ▶ *Krankhaftes* Hervortreten eines oder beider Augäpfel aus den Augenhöhlen, evtl. bis hin zum Unmöglichwerden des Lidschlusses; im Volksmund auch „Glotz-“ oder „Glubschauge(n)“ genannt. E. ist das ▶ *Leitsymptom* beim ▶ *Morbus Basedow*, wobei in diesem Fall beide Augen betroffen sind. Ist hingegen nur ein Auge involviert, sind raumfordernde Prozesse in der Augenhöhle abzuklären.

Exploration V. **explorieren** (lat. *exploratio* = „Erkundung“, „Ausforschung“) Erkunden von Sachverhalten, insb. die gezielte Erhebung von ▶ *psychischen* und/oder ▶ *physischen* Störungs- bzw. ▶ *Krankheitsbefunden* durch den ▶ *Therapeuten* oder ▶ *Mediziner*.

Expositionsbehandlung (lat. *expositio* = „Aussetzung“; griech. *therapeia* = „Dienst[leistung]“, „Behandlung“, „Pflege“) ▶ *Expositionstraining*.
Syn.: Expositionstherapie.

Expositionstraining (lat. *expositio* = „Aussetzung“; engl. *to train* = „ausbilden“, „schulen“, „erlernen“) ▶ *Verhaltenstherapeutische* ▶ *Intervention* u.a. bei ▶ *Angststörungen*: Im Rahmen eines graduierten Vorgehens stellen sich die ▶ *Patienten* ▶ *in sensu* oder ▶ *in vivo* den Situationen oder Objekten, die auf sie angstauslösend wirken; dabei kommen sie mit ihren eigenen Möglichkeiten der Bewältigung in Berührung, die

befürchtete Katastrophe (irrationale Befürchtungen, z. B. Ohnmacht, Herzinfarkt o. Ä.) bleibt aus, und das ▸ *Angst*gefühl tritt sukzessive in den Hintergrund. Erst wenn in der jeweiligen Übungssituation eine ausreichende Angstreduktion bzw. Sicherheit erarbeitet werden konnte, stellt sich der Patient der nächsten Schwierigkeitsstufe (siehe auch ▸ *systematische Desensibilisierung*). Wird bereits mit der schwierigsten Situation begonnen, spricht man von ▸ *Flooding*.
Syn.: Expositionbehandlung/-therapie, Konfrontationstherapie.

expressive Sprachstörung ▸ *Sprachstörung [expressiv]*.

Extinktion (lat. *extinctio* = „Auslöschung") Begriff im Kontext des ▸ *Behaviorismus*; siehe dazu ▸ *klassische Konditionierung*.

extrapyramidalmotorische Nebenwirkungen (lat. *extra* = „außerhalb"; griech. *pyramis* = „Pyramide"; lat. *movere* = „bewegen", *motor* = „Beweger") ▸ *Motorische* Störungen, die als Nebenwirkungen der ▸ *typischen Neuroleptika* beschrieben werden. Zu ihnen gehören: ▸ *Frühdyskinesien*, ▸ *Parkinsonoid*, ▸ *Akathisie*, ▸ *Spätdyskinesien*. Siehe auch ▸ *extrapyramidalmotorisches System (EPMS)*.

extrapyramidalmotorisches System (EPMS) (lat. *extra* = „außerhalb"; griech. *pyramis* = „Pyramide"; lat. *movere* = „bewegen", *motor* = „Beweger", griech. *systema* = „ein aus Einzelteilen Zusammengefügtes", „das Zusammengesetzte", „das [miteinander] Verbundene") Sämtliche nicht zur ▸ *Pyramidenbahn* gehörenden ▸ *motorisch*en Bahnen, die ins ▸ *Rückenmark* ziehen und die Muskulatur von Rumpf sowie Extremitäten aktivieren; somit stellt das EPMS die Basis für die Feinmotorik dar. Zum EPMS gehören u. a. die ▸ *Substantia nigra* und das ▸ *Striatum*. Schädigungen können zu massiv gehemmten (z. B. ▸ *Morbus Parkinson*) oder stark gesteigerten (z. B. ▸ *Chorea Huntington*) Bewegungsabläufen führen. Wichtigster ▸ *Neurotransmitter* des EPMS ist ▸ *Dopamin*.

Extraversion Adj. **extravertiert** (lat. *extra* = „außerhalb"; *vertere* = „wenden") „Auswärtswendung". Zu den ▸ *Big Five* gehörendes ▸ *Persönlichkeitsmerkmal*, das eine nach außen orientierte Grundeinstellung beschreibt. Extravertierte Menschen sind z. B. gesprächig, aufgeschlossen, aktiv und abenteuerlustig und erleben den Austausch innerhalb ▸ *sozial*er Gruppen als bereichernd bzw. anregend. Der Begriff der E. wurde entscheidend geprägt von ▸ *Jung, Carl Gustav*. Gegenbegriff : ▸ *Introversion*.

Exzentrik Adj. **exzentrisch** (lat. *ex centro* = „außerhalb der Mitte") Unangepasstes, eigensinniges, von der ▸ *sozial*en ▸ *Norm* deutlich abweichendes Verhalten, versehen mit der subjektiven Gewissheit, damit – im Gegensatz zu den meisten anderen Menschen – richtig zu liegen.

Exzitation (lat. *excitare* = „erregen", „aufregen") „Erregung", „Aufmunterung".

Eysenck, Hans Jürgen *4. März 1916 in Berlin, † 4. September 1997 in London (England), britischer Psychologe deutscher Herkunft, war Persönlichkeitsforscher und Mitbegründer der ▸ Verhaltenstherapie.

F

Fallsucht ▸ *Epilepsie*.

Familienanamnese (lat. *familia* = „Hausgenossenschaft"; griech. *anamnesis* = „[Rück-] Erinnerung") ▸ *Anamnese*, die ihren Fokus auf die (ehemaligen) ▸ *Erkrankungen* der

Verwandten (insb. Eltern und ggf. vorhandene Geschwister) des ▶ *Patient*en richtet, um auf diese Weise evtl. ▶ *genetische* Faktoren aufzudecken.

Familientherapie (lat. *familia* = „Hausgenossenschaft"; griech. *therapeia* = „Dienst[leistung]", „Behandlung", „Pflege") Form der ▶ *systemischen Psychotherapie*, die den Patienten mit seinen ▶ *psychisch*en Beschwerden als ▶ *Symptom*träger für das „ ▶ *System*" – hier: seine Familie – begreift, in das er eingebettet ist. Stehen alle am „Familiensystem" Beteiligten für die ▶ *therapeutische* Mitarbeit zur Verfügung, können jene systemimmanenten gestörten ▶ *Interaktions*muster aufgedeckt werden, die ▶ *krankheit*sauslösend wirken. Schwierigkeiten in der familiären Kommunikation können auf diese Weise bearbeitet, ▶ *emotionale* Störungen verringert und alternative Umgangsformen eingeübt werden. F. kann z. B. ein Behandlungsbestandteil von Menschen mit ▶ *Schizophrenie* sein, da in deren Familien signifikant häufig ein auffälliger Kommunikationsstil anzutreffen ist [siehe auch ▶ *High-Expressed-Emotions (HEE)*].

Fehlidentifikation ▶ *illusionäre Verkennung.*

F

Feld Im Kontext der ▶ *Gestalttherapie* besagt der F.-Begriff, dass das ▶ *Individuum* in einer ständigen dynamischen Wechselwirkung mit seiner Umwelt steht, auf einem „F. gegenseitiger Beeinflussung".

Feldenkrais Bewegungs- und Wahrnehmungsschulung, die Mitte des 20. Jahrhunderts von ▶ *Feldenkrais, Moshé Pinchas* entwickelt wurde. Ihr Ziel besteht darin, Bewegungen bzw. Beweglichkeit im Alltag sowohl auf körperlicher als auch auf ▶ *kognitiv*er, ▶ *emotional*er und ▶ *sozial*er Ebene zu fördern bzw. zu optimieren und auf diese Weise einen persönlichen Entwicklungsfluss – hin zu dem Menschen, der wir sein wollen – in Gang zu bringen.

Feldenkrais, Moshé Pinchas *6. Mai 1904 in Slawuta (Ukraine), † 1. Juli 1984 in Tel Aviv (Israel), Judomeister, ▶ *Physik*er und Nukleartechniker, entwickelte die nach ihm benannte Bewegungs- und Wahrnehmungsschulung.

Fetischismus (lat. *factitius* = „nachgemacht", „künstlich") Eine ursprüngliche Form der ▶ *Religion*, die sich aus der Anbetung unbelebter Gegenstände speiste, denen übernatürliche bzw. ▶ *magische* Eigenschaften zugeschrieben wurden. Heute wird der F.-Begriff insb. zur Bezeichnung einer speziellen ▶ *Störung(en) der Sexualpräferenz* verwendet, die charakterisiert ist durch einen zwingend notwendigen Gebrauch toter Objekte (z. B. Wäschestück, Schuhe, Perücke etc.), um ▶ *sexuelle* Erregung bzw. Befriedigung – mit oder ohne Partner(in) – erreichen zu können. Wie für sämtliche ▶ *sexuellen Präferenz*en gültig, so ist auch der F. vom Betroffenen nicht gewählt worden, sondern vielmehr schicksalhaft bedingt. Da es beim ausgelebten F. normalerweise kein Opfer gibt, spricht man hier von einer nichtproblematischen Paraphilie. In der ▶ *ICD*-10 wird der F. unter F65.0 gelistet (in der ▶ *ICD*-11 unter 6D36).

fetischistischer Transvestitismus (lat. *factitius* = „nachgemacht", „künstlich"; *trans-* = „[hin]über-"; *vestire* = „kleiden") Der f. T. gehört zu den ▶ *Störung(en) der Sexualpräferenz*, die durch das Anlegen von Kleidungsstücken des jeweils anderen Geschlechts charakterisiert ist, um dadurch ▶ *sexuelle* Erregung bzw. Befriedigung zu erreichen; es handelt sich hierbei um eine Form des sexuellen ▶ *Fetischismus*, von dem ausschließlich ▶ *heterosexuell* orientierte Menschen betroffen sind. Wie für sämtliche ▶ *sexuellen Präferenz*en gültig, so ist auch der f. T. schicksalhaft bedingt. Da es beim ausgelebten f. T. normalerweise kein Opfer gibt, spricht man hier von einer nichtproblematischen

Paraphilie. In der ▶ *ICD*-10 wird der F. unter F65.1 gelistet (in der ▶ *ICD*-11 unter 6D36). Vom f.T. sind der ▶ *Transvestitismus* und insb. die ▶ *Transsexualität* zu unterscheiden!
Syn.: transvestitischer Fetischismus.

Fett Pl. **Fette** Neben ▶ *Proteinen* und ▶ *Kohlenhydraten* ein aus den Elementen ▶ *Kohlenstoff*, ▶ *Sauerstoff* und ▶ *Wasserstoff* zusammengesetzter Nährstoff mit hohem Brennwert: 1 g Fett liefert 9 ▶ *kcal*/39 kJ. Fetthaltige Nahrungsmittel sind z.B. Fleisch, Butter und Schokolade.

Fettsucht ▶ *Adipositas.*

Feuerlein, Wilhelm *11. Oktober 1920 in Nürnberg, † 22. Dezember 2015 in München, deutscher ▶ *Psychiater* und Erforscher der Alkoholkrankheit [▶ *Alkoholabhängigkeit*]. Auf ihn geht der ▶ *Münchner-Alkoholismus-Test (MALT)* zurück.

Fieberkrampf Sonderform eines ▶ *generalisierten Anfalls*, der im frühen Kindesalter bei fieberhaften Infekten in der Phase des – i.d.R. raschen – Temperaturanstiegs auftritt und gekennzeichnet ist durch tonisch-klonische Krämpfe [▶ *tonisch*, ▶ *klonisch*] sowie ▶ *Bewusstseinsstörungen*.

Fight-or-Flight-Muster (engl. *fight or flight* = Kampf oder Flucht) Körperlich-seelische ▶ *Stress*reaktion von Lebewesen auf Gefahrensituationen, die gekennzeichnet ist durch die sofortige Freisetzung von ▶ *Adrenalin* sowie eine Steigerung von Atemfrequenz und Herzschlag (Aktivierung des ▶ *Sympathikus*), wodurch ein überlebenssicherndes Verhalten – nämlich Kampf oder Flucht – ermöglicht wird.

Figur (lat. *figura* = „Beschaffenheit", „Gebilde") Im Kontext der ▶ *Gestalttherapie* meint F. all das, was sich in unserer Wahrnehmung in den Vordergrund drängt (z.B. ein bestimmtes Bedürfnis) und sich so vom „Hintergrund" (z.B. ▶ *biografische* Aspekte) abhebt. Dabei entscheidet der Blickwinkel, den wir aktiv wählen können, was wir als F. oder als Hintergrund erleben.

Final Exit (engl. *final* = „endgültig", „letzte(r)"; *exit* = „Ausgang", „Abgang") ▶ *Suizid.*

Fixierung (lat. *fixare* = „festlegen", „befestigen") Stehenbleiben des Kindes auf einer bestimmten Stufe seiner ▶ *psychosexuellen Entwicklung*, bedingt durch die fehlende Befriedigung seiner eben für diese Entwicklungsphase charakteristischen Bedürfnisse.

Flashback (engl. *flashback* = „blitzartig zurück") Unwillkürlich auftretendes heftiges Wiedererleben, ohne in diesem Moment erkennen zu können, dass es sich um eine Form intensiver (Nachhall-)Erinnerung handelt; ggf. auch ▶ *Retraumatisierung*. F.s werden hervorgerufen durch einen bestimmten Außenreiz [▶ *Reiz*] oder durch eine verzögerte – insb. nach körperlicher Anstrengung – Freisetzung von bislang in Fettzellen [▶ *Fett*, ▶ *Zelle*] gespeicherten fettlöslichen ▶ *psychotropen Substanzen*.

Flatulenz (lat. *flatus* = „[Darm-]Wind", „Blähung") Verstärkte Entwicklung und anschließender Abgang von in Magen und/oder Darm gebildeten Gasen (z.B. Methan oder ▶ *Kohlenstoffdioxid*). Die ▶ *psychogene* F. ist ein den ▶ *somatoformen autonomen Funktionsstörungen* zuzurechnendes Beschwerdebild, das in der ▶ *ICD*-10 unter F45.32 gelistet ist; die ▶ *ICD*-11 unterteilt Störungen des körperlichen Leidens nicht mehr nach Subtypen, sondern in Schweregrade (6C20.x).

Flexibilitas cerea (lat. *flexibilitas* = „Biegsamkeit"; *cereus* = „wächsern") Störung der ▶ *Psychomotorik*, die insb. bei Menschen mit ▶ *Schizophrenie* zu beobachten ist. Gekennzeichnet ist sie durch ein Verharren des ▶ *Patienten* in passiv gegebenen Körperstellungen bei erhöhtem Muskeltonus [▶ *Tonus*].
Syn.: wächserne Biegsamkeit.

F

Flexura coli dextra (lat. *flexura* = „Krümmung"; griech. *kolon* = „Darm"; lat. *dextra* = „die Rechte") Rechte Dickdarmkrümmung.

Flexura coli sinistra (lat. *flexura* = „Krümmung"; griech. *kolon* = „Darm"; lat. *sinistra* = „die Linke") Linke Dickdarmkrümmung.

Flooding (engl. *flooding* = „Überflutung") Reizüberflutung. ▶ *Verhaltenstherapeutische* ▶ *Intervention* u. a. bei ▶ *Angststörungen*, bei der der ▶ *Patient* i. R. des ▶ *Expositionstrainings* dem am stärksten angstauslösenden ▶ *Reiz* ausgesetzt wird. Indem er in dieser Situation verharrt, bis seine ▶ *Angst* abnimmt, gewinnt er die Erfahrung, dass er in der Lage ist, sich derartigen Konfrontationen zu stellen und sie unbeschadet zu überstehen. Eine Anleitung und Begleitung durch den ▶ *Therapeut*en ist unbedingt erforderlich.

floride Phase (lat. *floridus* = „blühend") Zweite von drei Phasen des ▶ *Krankheits*verlaufs der ▶ *Schizophrenie*, die als ▶ *akute* Phase insb. durch ▶ *Positivsymptome* gekennzeichnet ist.

flottieren (engl. *to float* = „schweben") „Frei beweglich sein".

F

Flow (engl. *flow* = „strömen", „fließen") Harmonisches Gefühl des völligen Aufgehens in einer bestimmten Funktion oder Tätigkeit, wobei Tun und Bewusstsein miteinander zu verschmelzen scheinen.

flüchtige Lösungsmittel ▶ *Lösungsmittel.*

Flush (engl. *to flush* = „erröten") Spontan auftretende, mit Hitzegefühl einhergehende Hautrötung im Gesichts-, Hals- und Brustbereich, z. B. bedingt durch körperliche Anstrengung, ▶ *Stress*, ▶ *allergische* Reaktion, Medikamenteneinnahme oder ▶ *Intoxikation* durch ▶ *Opiate.*

Focusing (engl. *to focus* = „konzentrieren", „scharf einstellen") Basierend auf der ▶ *klientenzentrierten Psychotherapie* nach ▶ *Rogers, Carl Ransom* in den 1970er-Jahren von ▶ *Gendlin, Eugene T.* entwickelter ▶ *Therapie*ansatz, wonach ausschließlich der ▶ *Klient* selbst – und nicht etwa sein ▶ *Therapeut* – über das Wissen und die Fähigkeit zur konstruktiven Lösungsfindung verfügt. Fühlen und ▶ *Denken* werden i. R. dieser Problemlösungsmethode systematisch miteinander in Verbindung gebracht, sodass sich in der achtsamen Selbstwahrnehmung des körperlichen Erlebens wegweisende Denk- bzw. Heilungsschritte auftun können. Der Therapeut hat lediglich begleitende Funktion, weswegen F. auch allein oder i. R. einer Freund- bzw. Partnerschaft praktiziert werden kann.

fokal (lat. *focus* = „Brennpunkt") „Herdförmig", „von einem Herd ausgehend", den Fokus (Brennpunkt) betreffend.

fokaler Anfall (lat. *focus* = „Brennpunkt") Erscheinungsform eines ▶ *epileptisch*en Anfalls, bei dem nur eine ganz bestimmte Region des ▶ *Gehirns* betroffen ist. Er beginnt oft mit einer ▶ *Aura*, ist möglicherweise von einer ▶ *Bewusstseinseinengung* begleitet, zeigt sich durch unterschiedlichste, gleichförmige Automatismen und dauert nur wenige Minuten an.

Fokaltherapie (lat. *focus* = „Brennpunkt"; griech. *therapeia* = „Dienst[leistung]", „Behandlung", „Pflege") Auf ▶ *Balint, Michael* zurückgehende klar strukturierte, tiefenpsychologisch orientierte Kurzzeittherapie (vgl. ▶ *tiefenpsychologisch orientierte Psychotherapie*), die sich auf die Klärung bzw. Bearbeitung des Kernkonflikts [▶ *Konflikt*] beschränkt, der zu einer ▶ *akuten* ▶ *Krise*nsituation geführt hat. Das ▶ *Setting* unterscheidet sich von der ▶ *Psychoanalyse* ferner darin, dass sich ▶ *Patient* und ▶ *Therapeut* gegenübersitzen und maximal 30 Sitzungen veranschlagt werden.

Folie à deux (frz. *folie* = „Wahnsinn"; *à deux* = „ zu zweit") „Geistesstörung zu zweit"; ▶ *symbiotischer Wahn.*

Folstein, Marshal Frank *1941, amerikanischer ▶ *Psychiater*, der u.a. an der psychiatrischen Abteilung des Cornel Medical Center des New York Hospital wirkte und in den 1970er-Jahren u.a. gemeinsam mit seiner Frau Susan (*1944) den ▶ *Mini-Mental-State-Test (MMST)* entwickelte.

Folstein-Test ▶ *Mini-Mental-State-Test (MMST).*

Forensik Adj. **forensisch** (lat. *forum* = „Marktplatz") Analyse, Rekonstruktion und Aufklärung von strafbaren Handlungen, etwa durch die ▶ *Rechtsmedizin* oder die ▶ *forensische Psychiatrie.*

forensische Psychiatrie (lat. *forum* = „Marktplatz"; griech. *psychiatrike* = „Seelenheilkunde") Teilgebiet der ▶ *Psychiatrie*; befasst sich insb. mit der Feststellung der Straffähigkeit bzw. ▶ *Schuldunfähigkeit* einer ▶ *Person* – etwa für eine gerichtliche Entscheidungsfindung – sowie mit der Behandlung von an ▶ *psychisch*en Störungen leidenden Straftätern (▶ *Maßregelvollzug*) und der ▶ *Unterbringung* von psychisch Kranken. Für die f.P. sind insb. folgende Gesetzesnormen von Bedeutung: §§ 20, 21, 63, 64 und 323a ▶ *Strafgesetzbuch (StGB)*, § 3 ▶ *Jugendgerichtsgesetz (JGG)*, §§ 104, 105, 1896 und 2229 ▶ *Bürgerliches Gesetzbuch (BGB)* sowie die länderspezifischen ▶ *Unterbringungsgesetz(e).*

forensischer Psychiater (lat. *forum* = „Marktplatz"; griech. *psyche* = „Atem", „Hauch", „Seele"; *iatros* = „Arzt") ▶ *Medizinisch*er Sachverständiger, der durch die Anfertigung von Gutachten sowohl Gerichte als auch Behörden bei ihrer Arbeit bzw. Entscheidungsfindung (siehe auch ▶ *Schuldunfähigkeit* und ▶ *Schuldfähigkeit [verminderte]*) unterstützt. In der Begutachtungspraxis dominieren Straftaten, die unter dem Einfluss von ▶ *Alkohol* begangen wurden, sowie ▶ *Affektdelikte*, Diebstähle und die ▶ *Sexualdelinquenz.*

formale Denkstörung (lat. *formalis* = „äußerlich", „zur [äußeren] Form gehörig") Störung des Gedankenablaufs, der sich überwiegend in der Sprache äußert und – für sich genommen – nicht krankheitsspezifisch ist; siehe auch ▶ *Denken.* Beispiele für f.D.en sind ▶ *Denkverlangsamung*, ▶ *Denkhemmung*, ▶ *Gedankenabreißen* bzw. Gedankensperrung, ▶ *umständliches Denken*, ▶ *eingeengtes Denken*, ▶ *Perseverationen*, ▶ *Kontamination*, ▶ *Gedankendrängen*, ▶ *Grübeln*, ▶ *Ideenflucht*, ▶ *Vorbeireden*, ▶ *Zerfahrenheit* bzw. Inkohärenz, ▶ *Neologismen*, ▶ *Symboldenken*, ▶ *Paralogik* und ▶ *Konkretismus.*

Formatio reticularis (lat. *formatio* = „Gestaltung"; *reticularis* = „netzartig") Im ▶ *Hirnstamm* gelegenes Geflecht von ▶ *Neuron*en, die sich zu verschiedenen Kerngebieten zusammenfinden, u.a. das Kreislauf-, Atem- und Brechzentrum beherbergen und die ▶ *Vigilanz* steuern.

Syn.: retikuläres System.

fraktionieren Subst. **Fraktionierung**, Adj. **fraktioniert** (lat. *frangere* = „brechen", „zerteilen") in Abständen erfolgen lassen; aufteilen.

Fraktur (lat. *fractura* = „Bruch") Bruch eines Knochens (durch Gewalteinwirkung).

Frankl, Viktor Emil *26. März 1905 in Wien (Österreich), † 2. September 1997 ebd., österreichischer Philosoph, ▶ *Psychiater* und ▶ *Neurologe*, war Begründer der ▶ *Existenzanalyse.* Als jüdischer Holocaust-Überlebender vertrat er schon bald nach Kriegsende die Auffassung, dass insb. die Versöhnung einen konstruktiven Weg in die Zukunft weisen könne. Seine Grabstätte befindet sich auf dem Wiener Zentralfriedhof.

F

Freiburger Persönlichkeitsinventar ▶ *Psychologischer* ▶ *Persönlichkeitstest*, bestehend aus 138 Fragen zu unterschiedlichsten ▶ *Persönlichkeitsmerkmalen* (Lebenszufriedenheit, ▶ *soziale* Orientierung, Leistungsorientierung, Gehemmtheit, Erregbarkeit, ▶ *Aggressivität*, Beanspruchung, körperliche Beschwerden, Gesundheitssorgen, Offenheit, ▶ *Extraversion* und ▶ *Neurotizismus*).

freie Assoziation (lat. *associare* = „vereinigen", „verbinden", „verknüpfen", „vernetzen") Technik und wesentliches ▶ *Therapieprinzip* der ▶ *Psychoanalyse*: Der ▶ *Patient* darf alles aussprechen, was ihm spontan in den Sinn kommt, selbst wenn es – aus seiner Sicht – unlogisch, unwichtig, unsinnig, unsittlich o. Ä. ist; hierdurch werden dem ▶ *Therapeuten* Inhalte aus dem ▶ *Es* seines Patienten offengelegt. Gegenpart der f.A. ist – aufseiten des Therapeuten – die ▶ *gleichschwebende Aufmerksamkeit.*

Freitod Nach ▶ *Nietzsche, Friedrich Wilhelm* die selbstbestimmte Beendigung des eigenen Lebens „zur rechten Zeit" im Vollbesitz der eigenen geistigen Kräfte. Der F.-Begriff verschleiert allerdings die mit einem ▶ *Suizid* verbundene Verzweiflung und Hoffnungslosigkeit.

F

Fremdanamnese (griech. *anamnesis* = „[Rück-]Erinnerung") Form der ▶ *Anamnese*erhebung, bei der nicht der ▶ *Patient* selbst gegenüber dem Arzt oder ▶ *Therapeuten* Aussagen über sich bzw. seine ▶ *Krankheitsgeschichte* macht, sondern Angehörige, Bekannte o. Ä. Das Einverständnis des Patienten sollte hierfür vorliegen. Außer bei Kleinkindern und Menschen mit ▶ *Bewusstseinsstörungen* sowie angeborener oder erworbener ▶ *Intelligenzminderung* kann eine F. sinnvoll bzw. nötig sein bei Verdacht auf eine ▶ *psychotische* ▶ *Erkrankung*, ▶ *Abhängigkeitserkrankung*, ▶ *Simulation*, ▶ *Dissimulation* und dgl. mehr.

Fremdbeeinflussung ▶ *Ich-Störung*, die dadurch gekennzeichnet ist, dass der Betroffene glaubt, sein gesamtes Fühlen, Wollen und Handeln sei – einer Marionette ähnlich – von außen gelenkt, beeinflusst, gemacht. Eine Sonderform der F. stellen die ▶ *Leibhalluzinationen* dar. F. kann z.B. im Rahmen von ▶ *wahnhaften*, ▶ *schizophrenen* oder ▶ *schizoaffektiven Störungen* auftreten.

Frequenz (lat. *frequentia* = „Häufigkeit") ▶ *Physikalische* Größe, die – bezogen auf eine bestimmte Zeitspanne – die Anzahl sich wiederholender Vorgänge angibt. F.en werden in ▶ *Hertz (Hz)* gemessen, wobei 1 Hz einer Schwingung pro Sekunde entspricht.

Freud, Sigmund (urspr. Freud, Sigismund Schlomo) * 6. Mai 1856 in Freiberg/Mähren, † 23. September 1939 in London (England), österreichischer ▶ *Psychiater*, Tiefenpsychologe [▶ *Tiefenpsychologie*] ▶ *Religionskritiker* und Schüler von ▶ *Charcot, Jean-Martin.* Als Begründer der ▶ *Psychoanalyse*, die im Wesentlichen von F.s ▶ *Instanzenmodell* sowie von seinem Modell der ▶ *psychosexuellen Entwicklung* her zu verstehen ist, erlangte er weltweite Bekanntheit. Der Kern seiner Lehre besteht darin, dass der Ursprung von nicht organisch bedingten seelischen Störungen in Ereignissen, Wünschen, Ängsten [▶ *Angst*] oder Vorstellungen zu sehen ist, die ins ▶ *Unbewusste* verdrängt worden sind und durch deren Wiederaufdeckung bzw. Bewusstmachung und Bearbeitung Heilung möglich sein könne.

Fromm, Erich *23. März 1900 in Frankfurt am Main, † 18. März 1980 in Muralto (Schweiz), deutsch-/US-amerikanischer Philosoph, Soziologe und Psychoanalytiker, der zu den Begründern der ▶ *Neopsychoanalyse* gehört. F.s Asche wurde im Lago Maggiore verstreut.

Frontallappen (lat. *frons* = „Vorderseite", „Stirn") ▶ *Stirnlappen.*

frontotemporal (lat. *frons* = „Vorderseite“, „Stirn“; *tempus* = „Schläfe“) Im Bereich der Stirn und der Schläfe.

frontotemporale Demenz Seltene Form der ▸ *Demenz*, die durch eine Degeneration des Stirn- und Schläfenhirns gekennzeichnet ist: ▸ *Morbus Pick*.

Fröschels, Emil *24. August 1884 in Wien (Österreich), † 18. Januar 1972 in New York (USA), österreichischer Mediziner, forschte über Sprachstörungen und führte 1924 den Begriff der ▸ *Logopädie* ein.

Frotteurismus (frz. *se frotter* = „sich reiben“) Der F. gehört zu den ▸ *Störung(en) der Sexualpräferenz*, die gekennzeichnet ist durch die Neigung, nicht einwilligende ▸ *Person*en zum Zwecke der eigenen ▸ *sexuell*en Erregung bzw. Befriedigung zu berühren oder sich an ihnen zu reiben. Wird diese ▸ *sexuelle Präferenz* ausgelebt – etwa in einem überfüllten öffentlichen Verkehrsmittel – liegt zudem eine ▸ *Störung des Sexualverhaltens* vor. F. ist im deutschen ▸ *Strafgesetzbuch (StGB)* kein eigens benannter Delikttatbestand; eine Verfolgung käme jedoch über § 185 StGB (Beleidigung bzw. Belästigung) in Betracht. Wie für sämtliche sexuellen Präferenzen gültig, so ist auch der F. schicksalhaft bedingt. Gemäß ▸ *ICD*-10 ist er mit F65.8 („sonstige Störungen der Sexualpräferenz“) zu codieren (▸ *ICD*-11: 6D34).

F

Frühdyskinesie Pl. **Frühdyskinesien** (griech. *dys-* = „ungünstig“, „schwierig“, „schlecht“, „schwer“; *kinesis* = „Bewegung“) „Früh-Bewegungsstörung“. Vom ▸ *Patient*en als quälend erlebte Krämpfe oder ▸ *Spasmen*, meist im Bereich des Gesichts (Grimassieren, Blickkrämpfe, ▸ *Trismus*) oder der Extremitäten, ausgelöst durch die Einnahme eines ▸ *Neuroleptikums*. F. treten innerhalb der ersten Behandlungstage auf. Die Behandlung erfolgt durch Gabe von ▸ *Biperiden* (Akineton®).

frühkindliche Hirnschädigung Erklärungsmodell (und damit keine ▸ *Diagnose*!), das davon ausgeht, dass minimalste organische Psychosyndrome [▸ *organisches Psychosyndrom*], bedingt durch eine ▸ *exogen*e Schädigung des ▸ *Gehirns* – meist ist das ▸ *Großhirn* betroffen – vor dessen voller Ausreifung (i. d. R. zwischen dem 6. Schwangerschaftsmonat und dem 2. Lj.), zu Funktionsstörungen führen können, selbst wenn es nicht möglich sein sollte, die hierfür maßgeblichen Veränderungen im Gehirn nachzuweisen. Das ▸ *klinische Bild* ist gekennzeichnet durch ▸ *neuromotorische* (z. B. Koordinations- und Haltungsschwächen), ▸ *neurokognitive* (z. B. Sprachentwicklungs- und Aufmerksamkeitsstörungen) und Verhaltensstörungen (z. B. ▸ *Hyperaktivität* und ▸ *Impulsivität*).
Syn.: Minimal Brain Dysfunction, frühkindliches exogenes Psychosyndrom.

frühkindlicher Autismus (griech. *autos* = „selbst“) „Auf-sich-selbst-Bezogenheit“. Erstmals von ▸ *Kanner, Leo* beschriebene ▸ *tiefgreifende Entwicklungsstörung*, die durch einen meist vollständigen Rückzug in die eigene Gefühls- und Gedankenwelt gekennzeichnet ist; die Umgebung scheint für den Betroffenen nicht existent zu sein. ▸ *Gestik*, ▸ *Mimik* und Sprache sind von Außenstehenden zuweilen nur schwer zu deuten; eventuelle Reaktionen auf Ansprache oder Umweltreize [▸ *Reiz*] wirken abnorm. Der frühkindliche A. manifestiert sich bereits während der ersten 3 Lj., wohingegen das ▸ *Asperger-Syndrom* i. d. R. erst im Kindergarten- und Schulalter auftritt. Bei etwa einem Drittel der vom frühkindlichen A. Betroffenen besteht zudem eine ▸ *Intelligenzminderung*. Die Sprachentwicklung ist gestört und verzögert; das Sprechverhalten ▸ *affektarm*, unmoduliert oder verwaschen. Auf 1.000 Kinder kommen etwa 1,5–3 ▸ *Patient*en, wobei Jungen – im Verhältnis 3 : 1 – häufiger betroffen sind als Mädchen. Ursächlich scheinen vor allem hirnorganische Faktoren zu sein; die ▸ *Therapie* hat insb. das Training einer weitgehend

selbstständigen Alltagsbewältigung sowie die Verbesserung des ▶ *sozial*en Verhaltens im Blick. In der ▶ *ICD*-10 ist der f.A. unter F84.0 gelistet (▶ *ICD*-11: 6A02.x als eine der „Autismus-Spektrum-Störungen“ verbunden oder nicht verbunden mit sowohl Störungen der Intelligenzentwicklung als auch Beeinträchtigungen des Sprachvermögens).
Syn.: autistische Störung, infantiler Autismus, Kanner-Syndrom.
frühkindliches exogenes Psychosyndrom (griech. *exo* = „außen, außerhalb“; *-genes* = „von jemandem abstammen“, „verursachend“, „etwas hervorbringend“; *psyche* = „Atem“, „Hauch“, „Seele“; *syn-* = „zusammen-“, „mit-“; *dromos* = „Weg“, „Lauf“) ▶ *frühkindliche Hirnschädigung.*
Frustrationstoleranz (lat. *frustratio* = „Täuschung einer Erwartung“; *tolerare* = „[er-]dulden“) ▶ *Individuell* unterschiedlich stark ausgeprägte Fähigkeit, vorübergehende oder dauerhafte Enttäuschungen bzw. die Versagung von Wünschen sowie die damit einhergehenden unangenehmen Situationen bzw. Gefühle aushalten und bewältigen zu können.
Fünf-Faktoren-Modell der Persönlichkeit (lat. *facere* = „tun“, „machen“; *modus* = „Maß“) ▶ *Big Five.*
funktionelle Artikulationsstörung (lat. *articulare* = „deutlich aussprechen“, „gliedern“) Störungen der Aussprache ohne Vorliegen eines organischen Befunds; ▶ *Artikulationsstörung.*
Furcht Objektbezogenes Gefühl des Bedrohtseins (im Unterschied zur objektunbezogenen ▶ *Angst*).
Fürsorgeerziehung Verbringung eines – evtl. bereits verwahrlosten – ▶ *Jugendlichen* in eine andere Familie oder in ein Heim auf gerichtliche Anordnung sowie unter öffentlicher Aufsicht und auf öffentliche Kosten, vorausgesetzt, dass im konkreten Fall von einem Erfolg dieser Maßnahme ausgegangen werden kann. Die F. kommt insb. auch für straffällig gewordene Jugendliche in Betracht, welche die Verantwortung [▶ *Verantwortlichkeit [JGG]*] für ihre Tat mangels Reife nicht übernehmen können. Der F.-Begriff ist inzwischen dem der ▶ *Heimerziehung* gewichen.
Fütterstörung im frühen Kindesalter [nichtorganisch] Oft aus ▶ *psychogenen* Ursachen resultierende abnorme *[▶ Norm]* Störungen beim Gefüttertwerden in Abwesenheit einer organischen ▶ *Erkrankung.* Hierzu zählen extrem wählerisches Essverhalten ebenso wie die Nahrungsverweigerung oder aber die ▶ *Rumination.* Die Codierung gemäß ▶ *ICD*-10 erfolgt mit *F98.2 (▶ ICD-11: 6B83, ▶ Rumination : 6B85).*

G

G

GABA (engl. *gamma amino-butyric acid*) Abk. für Gamma-Aminobuttersäure. Einer der wichtigsten ▶ *Neurotransmitter*, die auf ein ▶ *neuronal* weitergeleitetes Signal abschwächend bzw. hemmend wirken. GABA ist eng verwandt mit ▶ *Liquid Ecstasy.*
Gaenslen-Zeichen Relativ unspezifische ▶ *therapeutische* Methode, bei der die Fingergelenke – wie beim Händedruck – zusammengedrückt werden, was bei einem ▶ *Patient*en mit ▶ *rheumatoider Arthritis* zu starken Schmerzen führt. Sie geht zurück auf den US-amerikanischen Arzt Frederick Julius Gaenslen (1877–1937).
Galenos von Pergamon *(frühestens) 129 in Pergamon (Kleinasien, heute: Türkei), † (spätestens) 216 in Rom (heute: Italien), begriff den Menschen als Einheit von Leib und

Seele, führte die ▶ *Vier-Säfte-Lehre* – sowie die sich aus ihr entwickelnde Lehre von den ▶ *Temperamente*n – fort und verfasste zahlreiche Schriften, die bis ins 17. Jh. hinein als Grundlage für die Ausbildung von Medizinern dienten.

Gamma-Aminobuttersäure ▶ *GABA*.

Gamma-Hydroxybuttersäure (GHB) ▶ *Liquid Ecstasy*.

Gamma-Trinker Dritter von fünf Typen zur Kategorisierung von ▶ *Patient*en mit ▶ *Alkoholabhängigkeit*; die Einteilung geht zurück auf ▶ *Jellinek, Elvin Morton*. Beim G. stellt sich der ▶ *Stoffwechsel* auf die ▶ *chronisch*e Zufuhr von ▶ *Alkohol* ein: Es kommt zur ▶ *Toleranzentwicklung* und zu ▶ *Entzugssymptom*en, falls kein ▶ *Alkohol* mehr konsumiert wird; die Kontrolle über das Trinkverhalten geht verloren, die Fähigkeit zur zeitweisen ▶ *Abstinenz* ist eingeschränkt. Die ▶ *Abhängigkeit* ist anfangs ▶ *psychisch*er, später auch ▶ *physisch*er Art. Von 100 Alkoholikern gehören etwa 65 dem Gamma-Typ an.
Syn.: süchtiger Trinker

Gamma-Wellen ▶ *Frequenz*en von mehr als 30 ▶ *Hertz (Hz)*, die i. R. einer ▶ *Elektroenzephalografie (EEG)* gemessen werden. Sie sind während der Ausführung von anspruchsvollen Tätigkeiten und Lernprozessen beobachtbar.

Ganglion (griech. *ganglion* = „Schwellung") Knotenförmige, von Bindegewebe umfangene ▶ *Neuron*enansammlung außerhalb des ▶ *Zentralnervensystems (ZNS)*.

Ganser, Sigbert Josef Maria *24. Januar 1853 in Rhaunen, † 4. Januar 1931 in Dresden, ▶ *Psychiater*, identifizierte 1897 bei Strafgefangenen, die unter ▶ *psychisch*er Belastung standen, das später nach ihm benannte ▶ *Ganser-Syndrom*.

Ganser-Syndrom (griech. *syn-* = „zusammen-", „mit-"; *dromos* = „Weg", „Lauf") Den ▶ *dissoziativen Störungen* zugerechnetes, selten auftretendes ▶ *psychiatrisch*es ▶ *Krankheit*sbild, das gekennzeichnet ist durch unstimmige bzw. falsche Antworten auf einfachste Fragen, die vom Betroffenen wohl richtig verstanden werden konnten („Vorbeiantworten"), oder ein unsinniges „Vorbeihandeln" auf erfolgte Anweisungen; ferner treten pseudoneurologische [▶ *neurologisch*] (z. B. Lähmungen) und pseudohalluzinatorische [▶ *halluzinatorisch*] (insb. ▶ *akustische* und ▶ *optisch*e) ▶ *Phänomene* hinzu sowie ggf. ein läppischer ▶ *Affekt*, Unruhezustände oder ▶ *pseudoepileptische* Anfälle. Die ▶ *akut* auftretende und häufig nach kurzer Zeit ▶ *remittierende* ▶ *Symptomatik* betrifft meist Männer jüngeren bis mittleren Alters und kann im Nachhinein von diesen i. d. R. nicht mehr erinnert werden. Die ▶ *ICD*-10 listet das G. unter F44.80 (▶ *ICD*-11: 6B6Y); es ist benannt nach ▶ *Ganser, Sigbert Josef Maria*.
Syn.: Pseudodebilität.

ganzheitliche Psychotherapie (griech. *psyche* = „Atem", „Hauch", „Seele"; *therapeia* = „Dienst[leistung]", „Behandlung", „Pflege") ▶ *therapeutisch*er Ansatz, der davon ausgeht, dass die ▶ *physische* Existenz einschl. der Handlungsebene („Körper"), die ▶ *psychische* Erfahrung („Seele") und das ▶ *kognitive* Erleben („Geist") – also die drei grundlegenden Bereiche des Menschseins – eine untrennbare Einheit bilden. Dementsprechend wird „Gesundheit" begriffen als (ggf. durch eine ▶ *Therapie*) anzustrebender Zustand, der durch körperliches Wohlbefinden, eine gute ▶ *emotionale* Balance sowie die Kompetenz zu konstruktivem Denken und Handeln gekennzeichnet ist.

Gastritis (griech. *gastritida* = „Magenentzündung") ▶ *Akut* oder ▶ *chronisch* verlaufende entzündliche Veränderung der ▶ *Schleimhaut* des Magens („Magenschleimhautentzüdung"), die durch äußere (z. B. ▶ *Alkohol*exzesse, ▶ *Bakterien*, Einnahme von ▶ *Analgetika*) oder innere Faktoren (z. B. ▶ *Stress*) verursacht sein kann.

gastrointestinal (griech. *gaster* = „Bauch", „Magen"; lat. *intestinum* = „Darm") den Magen-Darm-Trakt betreffend.
Gastrointestinaltrakt (griech. *gaster* = „Bauch", „Magen"; lat. *intestinum* = „Darm") Hauptteil des Verdauungsapparats, beginnend mit der Speiseröhre über Magen, Dünndarm, ▶ *Bauchspeicheldrüse*, Leber und Gallenblase bis hin zum Dickdarm und ▶ *Anus*.
GCS Abk. für ▶ *Glasgow Coma Scale*.
Gedächtnis Fähigkeit von Lebewesen, mithilfe ihres ▶ *Nervensystems* bestimmte Informationen aufzunehmen, zu ordnen, abzuspeichern und schließlich auch wieder abzurufen. **Syn.:** Mnestik.
Gedächtnisstörung Verminderung oder Aufhebung der Fähigkeit, Eindrücke und/oder Erfahrungen länger als 10 Minuten zu speichern oder sich an Ereignisse zu erinnern, die länger als 10 Minuten zurückliegen; siehe auch ▶ *Aufmerksamkeits- und Gedächtnisstörung*.
Gedankenabreißen Das G. ist eine ▶ *formale Denkstörung*, bei der es zu einem unvermittelten Abbruch eines flüssigen Gedankengangs bzw. des Sprechens ohne ersichtlichen Grund kommt; sie kann i. R. einer ▶ *Schizophrenie* auftreten.
Syn.: Gedankensperrung.

G

Gedankenausbreitung ▶ *Ich-Störung*, die dadurch gekennzeichnet ist, dass der Betroffene glaubt, seine Gedanken gehörten ihm nicht mehr allein; vielmehr könnten sie von anderen Menschen mitgehört oder gelesen werden. G. kann z. B. im Rahmen von ▶ *wahnhaften*, ▶ *schizophrenen* oder ▶ *schizoaffektiven Störungen* auftreten.
Gedankendrängen G. ist eine ▶ *formale Denkstörung*, bei der der ▶ *Patient* dem Druck vieler unterschiedlicher Gedanken ausgesetzt ist; z. B. beobachtbar bei der ▶ *Manie* oder ▶ *Schizophrenie*.
Gedankeneingebung ▶ *Ich-Störung*, die beim Betroffenen durch das Gefühl gekennzeichnet ist, seine Gedanken würden ihm von außen eingegeben bzw. beeinflusst und seien gelenkt oder fremdgesteuert. G. kann z. B. im Rahmen von ▶ *wahnhaften*, ▶ *schizophrenen* oder ▶ *schizoaffektiven Störungen* auftreten.
Gedankenentzug ▶ *Ich-Störung*, die dadurch gekennzeichnet ist, dass der Betroffene glaubt, seine Gedanken würden ihm von außen weggenommen oder abgesaugt, sodass sie ihm selbst nicht mehr zur Verfügung stehen. G. kann z. B. im Rahmen von ▶ *wahnhaften*, ▶ *schizophrenen* oder ▶ *schizoaffektiven Störungen* auftreten.
Gedankenlautwerden ▶ *Phänomen*, bei dem der Betroffene – im Gegensatz zum ▶ *Stimmenhören* – das Gehörte als seine eigenen Gedanken wiedererkennen kann. Die Dauer dieser Wahrnehmung kann auf einen eventuellen Krankheitswert hinweisen; in jedem Fall liegt jedoch ein ▶ *pathologisches* G. bei entsprechendem Leidensdruck vor; siehe auch ▶ *akustische* ▶ *Halluzination*.
Gedankensperrung ▶ *Gedankenabreißen*.
Gedankenstopp ▶ *Verhaltenstherapeutische* ▶ *Interventionstechnik* aus den 1950er-Jahren: Kann der ▶ *Patient* sich aufdrängende belastende Gedanken [▶ *Zwangsgedanken*; ▶ *Grübeln*] nicht mehr kontrollieren, klatscht er in die Hände und ruft laut „Stopp!". Dadurch wird der automatische Gedankenfluss unterbrochen.
Gefühl der Gefühllosigkeit Möglicher Teilaspekt einer ▶ *affektiven Störung*, bei der sich der Betroffene wie abgestorben fühlt und für nichts bzw. für niemanden mehr etwas empfinden kann.

Gefühlsebene Ein Aspekt der zwischenmenschlichen Kommunikation: Betrachtung dessen, was der Sender durch die ▶ *Wortebene* („Was wird gesagt?") von bzw. über sich selbst zu erkennen gibt („Was wird durch das Gesagte gemeint?").
Syn.: Erfahrungsebene, affektive Ebene.
Gegenübertragung Begriff aus der ▶ *Tiefenpsychologie* bzw. der ▶ *Psychoanalyse*, der das ▶ *Phänomen* bezeichnet, dass im ▶ *Therapeut*en – als Reaktion auf den Vorgang der ▶ *Übertragung* – Gefühle, Einstellungen oder ▶ *konflikt*hafte Impulse wachgerufen werden, die er dann – möglicherweise – auf seinen ▶ *Patient*en richtet. Damit der Therapieverlauf durch eine eventuelle G. nicht negativ beeinflusst wird, ist es unabdingbar, dass der Therapeut bewusst mit ihr umgeht und sie professionell – etwa i.R. der ▶ *Supervision* – analysiert.
Gehirn (lat. *cerebrum*, griech. *encephalon*; *egkephalon*) Teil des im Kopf liegenden ▶ *Zentralnervensystems (ZNS)* der Wirbeltiere, das überwiegend aus Nervengewebe besteht, von Hirnhaut umgeben ist und in der Schädelhöhle liegt. Das etwa 1,4 kg schwere und nach der Leber zweitgrößte menschliche Organ lässt sich in fünf Abschnitte gliedern: 1) ▶ *Endhirn*, 2) ▶ *Zwischenhirn*, 3) ▶ *Mittelhirn*, 4) ▶ *Hinterhirn* mit ▶ *Kleinhirn*, 5) ▶ *Nachhirn*. Dabei bilden 1) und 2) gemeinsam das ▶ *Vorderhirn* und 4) und 5) das ▶ *Rautenhirn*.
Gehirnbalken ▶ *Balken*.
Gehirnerschütterung ▶ *Commotio cerebri*.
Gehirnprellung ▶ *Contusio cerebri*.
Gehirn-Rückenmarks-Flüssigkeit ▶ *Liquor cerebrospinalis*.
geistige Behinderung Veraltet für schwere ▶ *Intelligenzminderung*.
Gelbsucht ▶ *Hepatitis*.
Gelegenheitstrinker ▶ *Beta-Trinker*.
gemischte schizoaffektive Störung (griech. *schizein* = „spalten", „abspalten"; lat. *affectus* = „Gemütserregung") ▶ *Schizoaffektive Störung*, bei der eindeutige ▶ *Symptome* der ▶ *Schizophrenie* bestehen und sich gleichzeitig – bzw. während derselben ▶ *Krankheitsepisode* – stark ausgeprägte, das ▶ *klinische Bild* zumindest zeitweilig beherrschende ▶ *affektive* Symptome aus den Krankheitsbildern der ▶ *Manie* und der ▶ *Depression* wechselseitig ablösen. Die g. sch. St. ist in der ICD-10 unter F25.2 gelistet. (▶ *ICD*-11: 6A21.x [sch. St. ohne Subtypen, mit Verlaufsmerkmalen]).
Gemüt Teil des auf die Umwelt gerichteten Seelenlebens, das sich weniger aus ▶ *Intelligenz* bzw. ▶ *Kognition*, dafür aber umso mehr aus Gefühl, ▶ *Stimmung* und ▶ *Affekt* speist. Die momentane seelische Situation eines Menschen nennt man „G.slage" oder „G.szustand".
Gen (griech. *genesis* = „Geburt", „Ursprung", „Entstehung", „Schöpfung") Abschnitt eines ▶ *Chromosoms*, der für die Vererbung einer bestimmten Eigenschaft zuständig ist.
Gendlin, Eugene T. (urspr. Gendelin, Eugen) *25. Dezember 1926 in Wien (Österreich), † 1. Mai 2017 in Spring Valley (USA), US-amerikanischer Philosoph und Psychologe, entwickelte in den 1970er- Jahren die Methode des ▶ *Focusing*.
generalisierte Angststörung Die g.A. zählt zu den ▶ *Angststörung*en und als solche zu den ▶ *neurotischen Störungen*; in der ▶ *ICD*-10 ist sie unter F41.1 gelistet (▶ *ICD*-11: 6B00). Gekennzeichnet ist sie durch monatelang anhaltende, frei ▶ *flottieren*de, sich – im Gegensatz zur ▶ *Phobie* – nicht auf bestimmte Objekte oder Situationen beziehende, sondern auf unterschiedlichste Gegebenheiten übertragbare (daher „generalisiert") Angstzustände, die zwar fast alle Lebensbereiche umfassen können, denen jedoch keinerlei reale

Bedrohungslage zugrunde liegt. Oft geht die g.A. einher mit vermehrter ▶ *Grübel*neigung, innerer Anspannung, ▶ *Schlafstörung*en und ▶ *vegetativen Störungen* bis hin zu ▶ *Derealisations[erleben]* und ▶ *Depersonalisation[serleben]*. Die ▶ *Gesamtlebenszeitprävalenz* liegt bei ca. 5 % und die ▶ *Erstmanifestation* zwischen dem 15. und 25. Lj.; Frauen sind von A. häufiger betroffen als Männer.

generalisierter Anfall früher **Grand Mal** (lat. *generalis* = „allgemein") Erscheinungsform eines ▶ *epileptisch*en Anfalls, der sich ggf. mit einem „Vorgefühl" [▶ *Aura*] ankündigt, sich ▶ *anatomisch* nicht auf eine bestimmte Lokalisation eingrenzen lässt, durch einen ▶ *Initialschrei* eingeleitet wird, mit tonisch-klonischen [▶ *tonisch*, ▶ *klonisch*] Krämpfen einhergeht sowie mit dem Verlust des ▶ *Bewusstseins* verbunden ist und schließlich in einen ▶ *Terminalschlaf* münden kann. Der ▶ *Blitz-Nick-Salaam-Anfall* und der ▶ *Fieberkrampf* sind Sonderformen eines generalisierten Anfalls.

Generalisierung V. **generalisieren** (lat. *generalis* = „allgemein") Verallgemeinerung; ▶ *dysfunktionale Kognitionen*.

Genese (griech. *genesis* = „Geburt", „Ursprung", „Entstehung", „Schöpfung") Ursache [von Erkrankungen].

G

Genetik Adj. **genetisch** (griech. *-genes* = „von jemandem abstammen", „verursachend", „etwas hervorbringend"; *genesis* = „Geburt", „Ursprung", „Entstehung", „Schöpfung") Wissenschaft von der Abstammung, „Vererbungslehre". Teilgebiet der ▶ *Biologie*, das den Aufbau und die Funktion von Erbanlagen (▶ *Gen*en) zum Gegenstand hat und sich sowohl mit einer möglichen Veränderung (Mutation) als auch mit der Weitergabe von Erbinformationen (Vererbung) sowie ihrer Bedeutung für Gesundheit und ▶ *Krankheit* befasst.

Genitale Pl. **Genitalien**, Adj. **genital** (lat. *gens, gentis* = „Geschlecht") Geschlechtsorgan, primäres Geschlechtsmerkmal.

genitale Phase (lat. *gens, gentis* = „Geschlecht"; griech. *phasis* = „Erscheinung", das „Sich-Zeigen") Fünfte psychosexuelle Entwicklungsphase [▶ *psychosexuelle Entwicklung*] (ab dem 12. Lj.) nach ▶ *Freud, Sigmund*, die gekennzeichnet ist durch eine verstärkte Identifikation mit der eigenen ▶ *sexuellen* ▶ *Identität* und der Selbstfindung durch Abgrenzung gegenüber der Welt der Eltern bzw. der Erwachsenen. Wesentliche Kriterien für ein gelingendes Durchlaufen dieser Phase sind die Entwicklung von ▶ *Autonomie* sowie die ausgereifte ▶ *Sexualität* mit der Fähigkeit zur ▶ *genital*en Befriedigung an einem anderen Menschen. Wird die g. Ph. nicht gelingend durchlebt, so können sich im Erwachsenenalter u.a. Störungen der ▶ *sexuellen Präferenz* sowie der ▶ *Geschlechtsidentität* und ▶ *Ich-Identität* zeigen.

genuin (lat. *genuinus* = „angeboren") Ursprünglich, vererbt, ohne erkennbare Krankheitsursache.

gerichtlich bestellter Betreuer [Voraussetzungen] § 1896 ▶ *Bürgerliches Gesetzbuch (BGB)*: „(1) Kann ein Volljähriger auf Grund einer psychischen Krankheit oder einer körperlichen, geistigen oder seelischen Behinderung seine Angelegenheiten ganz oder teilweise nicht besorgen, so bestellt das Betreuungsgericht auf seinen Antrag oder von Amts wegen für ihn einen Betreuer. Den Antrag kann auch ein Geschäftsunfähiger stellen. Soweit der Volljährige auf Grund einer körperlichen Behinderung seine Angelegenheiten nicht besorgen kann, darf der Betreuer nur auf Antrag des Volljährigen bestellt werden, es sei denn, dass dieser seinen Willen nicht kundtun kann. (1a) Gegen den freien Willen des Volljährigen darf ein Betreuer nicht bestellt werden. (2) Ein Betreuer darf nur für

Aufgabenkreise bestellt werden, in denen die Betreuung erforderlich ist. Die Betreuung ist nicht erforderlich, soweit die Angelegenheiten des Volljährigen durch einen Bevollmächtigten [...] oder durch andere Hilfen, bei denen kein gesetzlicher Vertreter bestellt wird, ebenso gut wie durch einen Betreuer besorgt werden können. [...]." Siehe auch ▶ *Psyche*, ▶ *Krankheit*, ▶ *Behinderung*, ▶ *Geschäftsunfähigkeit*. Durch die Bestellung eines Betreuers wird die bestehende ▶ *Geschäftsfähigkeit* einer ▶ *Person* nicht beeinträchtigt; die zusätzliche Anordnung eines die Geschäftsfähigkeit einschränkenden ▶ *Einwilligungsvorbehalts* ist jedoch im Bedarfsfall denkbar.

Gerontophilie Adj. **gerontophil** (griech. *geron* = „Greis"; *philia* = „Freundschaft", „Zuneigung") ▶ *Sexuelle* Ausrichtung im Kontext der ▶ *sexuellen Präferenz*, die charakterisiert ist durch eine dauernde sexuelle Neigung überwiegend für alte bzw. (hoch) betagte Menschen; die Altersspanne zwischen den Beteiligten wird dabei von ▶ *Hirschfeld, Magnus* mit etwa 50 Jahren angegeben. Wird diese Neigung realisiert, spricht man von „Gerontosexualität".

Gerontopsychiatrie (griech. *geron* = „Greis"; *psychiatrike* = „Seelenheilkunde") Teilbereich der ▶ *Psychiatrie*, der sich insb. mit ▶ *psychisch*en Störungen bei älteren Menschen (etwa ab dem 60. Lj.) befasst.

Gesamtlebenszeitprävalenz (lat. *praevalere* = „überwiegen") Statistische Wahrscheinlichkeit eines Menschen, im Laufe seines gesamten Lebens eine bestimmte ▶ *Erkrankung* auszubilden; siehe auch ▶ *Prävalenz*.

Geschäftsunfähigkeit Fehlende Macht, Rechtsgeschäfte wirksam selbst vorzunehmen und sich juristisch zu binden. § 104 ▶ *Bürgerliches Gesetzbuch (BGB)*: „Geschäftsunfähig ist: 1. wer nicht das siebente Lebensjahr vollendet hat, 2. wer sich in einem die freie Willensbestimmung ausschließenden Zustand ▶ *krankhaft*er Störung der Geistestätigkeit befindet, sofern nicht der Zustand seiner Natur nach ein vorübergehender ist." Siehe auch ▶ *Krankheit*, ▶ *Willenserklärung [Nichtigkeit]*.

Geschlechtsidentität (lat. *idem* = „derselbe" bzw. *identitas* = „Wesenseinheit") Wesentlicher Bestandteil des ▶ *Selbstkonzepts*, was insb. das Gefühl der Zugehörigkeit eines ▶ *Individuums* zu einem bestimmten Geschlecht einschließlich der damit verbundenen Rolle als Frau bzw. Mann meint und – im Idealfall – mit den äußerlichen Geschlechtsmerkmalen übereinstimmt. Siehe auch ▶ *Störung(en) der Geschlechtsidentität*.

Gesprächspsychotherapie (griech. *psyche* = „Atem", „Hauch", „Seele"; *therapeia* = „Dienst[leistung]", „Behandlung", „Pflege") ▶ *klientenzentrierte Psychotherapie*.

Gestalt (Substantivierung von mhd. „stellen") Das zu einem sinnvollen Ganzen Geformte, das insgesamt mehr ist als die Summe seiner Einzelelemente.

Gestaltpsychologie (Substantivierung von mhd. „stellen"; griech. *psyche* = „Atem", „Hauch", „Seele"; *logos* = „Vernunft", „Lehre", „Wort") Zu Beginn des 20. Jh. entstandene ▶ *psychologische* Schule, die sich insb. mit Untersuchungen zur ▶ *Wahrnehmung* beschäftigte. Eine ihrer wesentlichen Erkenntnisse besteht darin, dass der Mensch die Vielzahl von Wahrnehmungsreizen [▶ *Reiz*], mit denen er konfrontiert ist, nicht etwa nur als Summe von Einzelteilen auffasst, sondern vielmehr – bedingt durch gewisse ▶ *psychische* Ordnungsstrukturen – als sinnvolle Ganzheit, sprich als „ ▶ *Gestalt*".

Gestalttherapie (Substantivierung von mhd. „stellen"; griech. *therapeia* = „Dienst[leistung]", „Behandlung", „Pflege") Von ▶ *Perls, Friedrich Salomon* und dessen Ehefrau Laura in den 1950er-Jahren entwickelte Form der ▶ *ganzheitlichen Psychotherapie*, die der ▶ *humanistischen Psychotherapie* verpflichtet, erlebnisaktivierend ausgerichtet und stark durch die ▶ *Gestaltpsychologie*, darüber hinaus aber auch durch die ▶ *Psychoanalyse*, den ▶ *Existenzialismus* und die ▶ *Lernpsychologie* beeinflusst ist. Die Aktivierung bzw. Wiederherstellung der ▶ *Selbstheilungskraft* des Menschen zum Abbau von zwischen ihm und seiner Umwelt bestehenden Kontaktstörungen (die z. B. bedingt sein können durch ▶ *Introjekte*) ist das zentrale ▶ *Therapie*ziel der G. Innerhalb des ▶ *therapeutisch*en Prozesses soll dies erreicht werden durch die Entwicklung einer sensiblen ▶ *Wahrnehmung* des ▶ *Klient*en für seine Gefühle, Empfindungen und Verhaltensweisen im ▶ *Hier und Jetzt* sowie durch ein Verständnis dafür, inwieweit genau dieses Erleben für die bestehenden Kontaktstörungen – sprich: für das Fehlen des zu seiner Ganz- bzw. ▶ *Gestalt*werdung noch nötigen „Bausteins" – ursächlich ist. Auf dieser Basis wird die Suche nach kreativen Lösungsansätzen möglich und die Chance auf Selbstregulation innerhalb der ▶ *individuell*en Umgebung eröffnet: Abgespaltene Teile der ▶ *Persönlichkeit* können integriert und unvollständige Gestalten vollendet werden. Im Unterschied zur ▶ *Psychoanalyse* tritt der ▶ *Therapeut* mit seinen Gefühlen als gleichstufiges, verständnisvolles, präsentes Gegenüber auf, wodurch Raum für Begegnung und heilenden Kontakt geschaffen wird. Die G. kann z. B. Anwendung finden bei ▶ *neurotischen Störungen*, ▶ *psychosomatischen Störungen* und ▶ *somatoformen Störungen* sowie bei ▶ *Suchterkrankungen*; ▶ *kontraindiziert* ist sie hingegen insb. bei ▶ *schizophren*en Störungen, bei ▶ *Konversionsneurosen* und ▶ *Oligophrenien*. Sie kann sowohl i. R. einer ▶ *Einzel(psycho)therapie* als auch i. R. einer ▶ *Gruppen(psycho)therapie* durchgeführt werden. Die G. erfüllt nicht die Erfordernisse der in Deutschland gültigen ▶ *Psychotherapie-Richtlinie*; für den ▶ *Klient*en besteht somit keine Möglichkeit der Kostenerstattung durch die gesetzliche Krankenkasse.

G

Gestik (lat. *gestus* = „Gebärde") Körpersprache, Form der nonverbalen Kommunikation; ▶ *motorische* Ausdrucksbewegungen von Kopf, Händen, Armen und Beinen. Unterscheide hiervon ▶ *Mimik*.

Gewöhnung ▶ *Habituation*.

GHB Abk. für Gamma-Hydroxybuttersäure; siehe auch ▶ *Liquid Ecstasy*.

Gicht ▶ *Genetisch* und ernährungsbedingte (übermäßiger Genuss von ▶ *Protein*en), in Schüben [▶ *Schub*] verlaufende ▶ *Erkrankung*, bedingt durch eine Störung des ▶ *Stoffwechsel*s, der zu einem Anstieg der Harnsäure und deren Ablagerung in den Gelenken führt. Hieraus resultieren die sehr schmerzhaften Gelenkentzündungen, die auch zu Knorpelveränderungen führen können. In der ▶ *ICD*-10 ist die G. unter M10 gelistet (▶ *ICD*-11: FA25). Von G. sollen z. B. Michelangelo Buonarroti (1475–1564), Martin Luther (1483–1546) oder Heinrich VIII. Tudor (1491–1547) betroffen gewesen sein.

Gießen-Test An der Universität Gießen entwickeltes ▶ *psychologisch*es Testverfahren im Bereich der ▶ *Persönlichkeitsdiagnostik*.

Gilles-de-la-Tourette-Syndrom (griech. *syn-* = „zusammen-", „mit-"; *dromos* = „Weg", „Lauf") ▶ *Tourette-Syndrom*.

Glandula thyreoidea (lat. *glandula* = „Drüse"; griech. *thyreos* = „[großer] Schild", „Türstein") ▶ *Schilddrüse*.

Glasgow Coma Scale (GCS) (engl. *coma* = „Koma"; *scale* = „Skala") 1974 an der Universität Glasgow entwickeltes Bewertungsschema zur Einschätzung der ▶ *Vigilanz* bzw. ▶ *Bewusstsein*slage eines ▶ *Patient*en einschließlich etwaiger Funktionsstörungen seines ▶ *Gehirns* nach einem ▶ *Schädel-Hirn-Trauma*. In die Bewertung fließen die Fähigkeit zum Öffnen der Augen (z. B. spontan, nur bei Ansprache, nur bei Schmerz oder überhaupt nicht) sowie die beste verbale und ▶ *motorische* Antwort ein. Bei maximal 15 zu erreichenden Punkten liegen leichte ▶ *Bewusstseinsstörung*en bei einem Wert von 13 oder 14 Punkten vor; bei weniger als 8 Punkten befindet sich der Patient im ▶ *Koma* mit Verdacht auf schwerste Hirnschäden.

gleichschwebende Aufmerksamkeit Art und Weise des „▶ *therapeutisch*en Zuhörens" während einer ▶ *psychoanalytisch*en Sitzung: sich den Aussagen des ▶ *Patient*en in ▶ *psychisch* entspannter Verfassung und unter Ausblendung all dessen, was sonst Aufmerksamkeit auf sich zieht, wertneutral und unter Enthaltung jeglicher eigener Meinungsäußerungen zuwenden. Die g.A. gehört zu den wesentlichen ▶ *Therapie*prinzipien der ▶ *Psychoanalyse*; ihr Gegenpart aufseiten des Patienten ist die ▶ *freie Assoziation*.

Gliazelle (griech. *gliaa* = „Leim") Zusammen mit den ▶ *Neuron*en bilden die G.n eine funktionelle Einheit: Sie stellen das „Stützgewebe" des ▶ *Nervensystems* dar, bilden die ▶ *Markscheiden* und sind an der ▶ *Blut-Hirn-Schranke* beteiligt; somit leisten sie einen zentralen Beitrag zur ▶ *neuronal*en ▶ *Reiz*weiterleitung. G.n sind kleiner als Neuronen und besonders häufig im menschlichen ▶ *Gehirn* vertreten.

Glukokortikoid Pl. **Glukokortikoide** (griech. *glykys* = „süß"; lat. *cortex* = „Rinde", „Hülle"; griech. *eidos* = „ähnlich", „Ähnlichkeit") Entzündungshemmend wirkende ▶ *Hormone*, die in der Nebennierenrinde gebildet werden und zu deren wichtigsten Vertretern ▶ *Kortisol* und ▶ *Kortison* gehören. ▶ *Synthetisch* hergestellte G. werden hochdosiert i.R. von ▶ *Schüben* beim ▶ *systemisch*en ▶ *Lupus erythematodes* oder bei der ▶ *multiplen Sklerose (MS)* ▶ *intravenös* zur ▶ *Symptom*bekämpfung verabreicht.

Glukose (griech. *glykys* = „süß") Zentraler Energielieferant des menschlichen Organismus. G. kommt z.B. im Saft vieler Früchte – daher auch „Traubenzucker" – und in Honig vor.

Glutamat Salz der Glutaminsäure, ▶ *Neurotransmitter* und Geschmacksverstärker (E 620).

Gluten (lat. *gluten* = „Kleber[eiweiß]", „Leim") Grauweißes, klebriges ▶ *Protein*gemisch, das insb. in Weizenmehl (macht dessen Backfähigkeit aus), aber auch in anderen Getreidesorten (Dinkel, Roggen, Hafer, Gerste) enthalten ist. Bei ▶ *Patient*en mit ▶ *Zöliakie* verursacht G. eine Entzündung der ▶ *Schleimhaut* des Dünndarms und muss deshalb strikt gemieden werden.

Glutenunverträglichkeit ▶ *Zöliakie*.

Goethe, Johann Wolfgang von *28. August 1749 in Frankfurt am Main, † 22. März 1832 in Weimar, deutscher Dichter, wurde durch seinen – ursprünglich anonym erschienenen – Briefroman „Die Leiden des jungen Werthers" in ganz Europa berühmt. Dieses Werk führte nach seinem Erscheinen zu zahlreichen ▶ *Nachahmungssuizid*en.

goldener Schuss Durch ▶ *Atemdepression* und darauf folgenden Atemstillstand zum Tod führende letzte ▶ *intravenöse* ▶ *Injektion* von ▶ *Opioid*en.

Gonaden (griech. *gone* = „Geschlecht", „Erzeugung"; *aden* = „Drüse") Geschlechtsorgane, in denen die Keimzellen und ▶ *Sexualhormone* gebildet werden: Eierstock und Hoden.

Grand Mal (frz. *grand* = „groß", „stark"; *mal* = „Übel", „Schaden") Veraltet für ▶ *generalisierter Anfall*.

Gras Straßenname für ▶ *Marihuana*.

graue Substanz Teil des ▶ *Zentralnervensystems (ZNS)*, der primär aus Nervenzellkörpern besteht. Im ▶ *Gehirn* liegt die g.S. meist außen (ansonsten siehe ▶ *Nuklei*) und wird als ▶ *Hirnrinde* bezeichnet, wohingegen sie beim ▶ *Rückenmark* innen zu finden ist.

Grawe, Klaus *29. April 1943 in Wilster, † 10. Juli 2005 in Zürich (Schweiz), deutscher ▶ *Psychotherapeut*, forschte über die Wirkfaktoren von ▶ *Psychotherapien* und benannte hierfür die (a) ▶ *Klärung*, (b) ▶ *Bewältigung*, (c) ▶ *Problemaktualisierung*, (d) ▶ *Ressourcenorientierung* sowie die (e) ▶ *therapeutische Beziehung*.

Grenzpsychose ▶ *schizotype Störung*.

Griesinger, Wilhelm *29. Juli 1817 in Stuttgart, † 26. Oktober 1868 in Berlin; deutscher Internist und ▶ *Psychiater*, zählt zu den Begründern der modernen ▶ *Psychiatrie*. Bereits 1845 vertrat er die Auffassung, dass es sich bei ▶ *psychisch*en ▶ *Krankheit*en um ▶ *Erkrankung*en des ▶ *Gehirns* handelt.

Größenwahn Der ▶ *Patient* leidet an ▶ *wahnhaft*er Selbstüberschätzung, identifiziert sich mit berühmten Persönlichkeiten, glaubt alles bewirken zu können und zu höheren Aufgaben berufen zu sein (siehe auch ▶ *Wahninhalt*). Der G. kann z. B. im Kontext einer ▶ *Manie*, ▶ *Schizophrenie* oder ▶ *schizoaffektiven Störung* auftreten. Christoph Kolumbus (um 1451–1506) soll von ▶ *paranoisch*em G. betroffen gewesen sein.

Großhirn Größter (ca. 80 % der Hirnmasse) und entwicklungsgeschichtlich jüngster Teil des menschlichen ▶ *Gehirns*, bestehend aus zwei spiegelgleichen und zu ihrer Oberflächenvergrößerung stark gefurchten ▶ *Hemisphäre*n, die durch einen Längsspalt voneinander abgegrenzt werden und gleichzeitig über den ▶ *Balken* miteinander in Verbindung stehen. Eine weitere Unterteilung der beiden G.hälften erfolgt durch quer verlaufende Furchen in einen ▶ *Stirnlappen*, ▶ *Scheitellappen*, ▶ *Schläfenlappen* und ▶ *Hinterhauptslappen* mit jeweils unterschiedlichen Funktionen. Das G. dominiert die Außenfläche des Gehirns; es wird durch das ▶ *Zwischenhirn* mit dem ▶ *Hirnstamm* verbunden, beherbergt u. a. die ▶ *Amygdala*, die ▶ *Basalganglien* sowie – an seinem unteren Rand – das ▶ *limbische System* und ist der Sitz von ▶ *Gedächtnis*, ▶ *Intelligenz*, ▶ *Bewusstsein*, ▶ *Verstand* und Urteilsvermögen des Menschen. Die Begriffe G. und ▶ *Endhirn* werden oft synonym gebraucht.

G

Großhirnrinde anat. **Cortex cerebri** Entwicklungsgeschichtlich jüngste Gehirnregion, die als ▶ *graue Substanz* am äußeren Bereich des ▶ *Großhirns* liegt, 0,2–0,5 cm dick ist, eine Gesamtoberfläche von etwa 2.200 cm^2 sowie ca. 20.000 Nervenzellen [▶ *Neuron*] pro mm^3 aufweist und sich in fünf Lappen unterteilen lässt, die wiederum durch Spalten sowie Furchen voneinander abgrenzbar sind. Zu den wesentlichen Funktionen der G. zählen u. a. das ▶ *Bewusstsein*, die Verarbeitung von Sinneswahrnehmungen, das komplexe ▶ *Denken*, das Sprechen sowie sämtliche Willkürbewegungen.

Grübeln ▶ *Formale Denkstörung*, die durch eine pausenlose Beschäftigung mit meist unangenehmen Denkinhalten gekennzeichnet ist; nicht selten haben diese einen konkreten Bezug zur aktuellen Lebenssituation des Betroffenen.

Grundkonflikt Auf ▶ *Freud, Sigmund* zurückgehender Begriff, der den „zentralen Konflikt" in der Lebensgeschichte eines Menschen beschreibt.

Gruppendynamik (griech. *dynamis* = „Kraft") Auf ▶ *Lewin, Kurt Tsadek* zurückgehender Begriff, der sämtliche Kräfte und Prozesse bezeichnet, die zwischen den Mitgliedern einer Gruppe wirken, weswegen die Eigenschaften und Kompetenzen einer Gruppe grundsätzlich andere sind als die Summe der Eigenschaften und Kompetenzen ihrer einzelnen Mitglieder. Aus diesem Grund ist die G. ein geeignetes Mittel, die Leistung von ▶ *Individuen* – durch ihre wechselseitige positive Beeinflussung – zu steigern.

Gruppen(psycho)therapie (griech. *psyche* = „Atem", „Hauch", „Seele"; *therapeia* = „Dienst[leistung]", „Behandlung", „Pflege") Wichtiger Aspekt hinsichtlich des ▶ *therapeutischen* ▶ *Settings*: In der ▶ *Therapie*stunde kommen mehrere ▶ *Patienten* bzw. ▶

*Klient*en mit dem ▶ *Therapeut*en zusammen. Die Vorteile einer G. liegen insb. darin, dass jeder Teilnehmer durch die unterschiedlichen Sichtweisen auf die gemeinsame Thematik einen breiteren Einblick gewinnen sowie die eigene Problemlage besser einordnen oder gar relativieren kann. Zudem besteht die Chance, die Lösungsmöglichkeiten anderer daraufhin zu überprüfen, ob sie sich für die eigene Problembewältigung eignen könnten (vgl. ▶ *Modell-Lernen*!); nicht zu vergessen ist auch die ▶ *emotional* entlastende Erfahrung, mit ebenfalls Betroffenen „in einem Boot zu sitzen". Darüber hinaus gibt es therapeutische ▶ *Intervention*en, wie etwa das Training von ▶ *sozial*en Kompetenzen, die ohnehin nur i. R. einer Gruppe durchführbar sind. Die G. versucht, sämtliche ▶ *Phänomene*, die i. R. einer Gruppe auftreten – z. B. ▶ *Übertragung* und ▶ *Gegenübertragung*, aber auch die ▶ *Gruppendynamik* – gezielt für den therapeutischen Prozess zu nutzen. Der G.-Begriff geht auf ▶ *Moreno, Jacob Levy* zurück.

Gürtelgefühl ▶ *Zönästhesie*.

Gustatorik Adj. **gustatorisch** (lat. *gustare* = „schmecken") Geschmackssinn, das Wahrnehmen von Geschmack über Zunge und Gaumen, das Schmecken betreffend.

Gynäkologie (griech. *gyne* = „Frau"; *logos* = „Vernunft", „Lehre", „Wort") „Frauenheilkunde". Teildisziplin der ▶ *Medizin*, die sich mit ▶ *Prävention*, ▶ *Diagnose* und ▶ *Therapie* all jener ▶ *Erkrankung*en befasst, die mit den weiblichen Geschlechtsorganen sowie der Brust tun haben, die Fortpflanzungsmedizin mit eingeschlossen. Im weiteren Sinn ist auch die Geburtshilfe der G. zuzuordnen.

Gyri temporales transversi (griech. *gyros* = „Biegung", „Kreis"; lat. *tempus* = „Schläfe"; transversus = „quer verlaufend") Windungen des ▶ *Großhirns* über dem ▶ *Schläfenlappen*, in denen sich das Hörzentrum befindet.

Gyrus Pl. **Gyri** (griech. *gyros* = „Biegung", „Kreis") Gehirnwindung. Oberflächenstruktur der ▶ *Großhirn-* und ▶ *Kleinhirn*rinde. Die Gyri sind voneinander durch dazwischen liegende Furchen und Gräben getrennt.

Gyrus frontalis inferior (griech. *gyros* = „Biegung", „Kreis"; lat. *frons* = „Vorderseite", „Stirn"; *inferior* = „tiefer gelegen") Windung des ▶ *Großhirns* am äußeren unteren ▶ *Stirnlappen*. Er lässt sich untergliedern in die Pars orbitalis (lat. ▶ *pars* = „Teil"; orbis = „Kreis"), die Pars triangularis (lat. ▶ *pars* = „Teil"; ▶ *triangularis* = „dreieckig") und die Pars opercularis (lat. ▶ *pars* = „Teil"; ▶ *operculum* = „Deckel"); die beiden Letztgenannten bilden den Sitz des ▶ *motorisch*en Sprachzentrums.

Gyrus postcentralis (griech. *gyros* = „Biegung", „Kreis"; lat. *post-* = „hinter", „nach"; *centrum* = „Mittelpunkt") Auf dem ▶ *Scheitellappen* des ▶ *Großhirns* hinter dem ▶ *Sulcus centralis* befindliche Hirnwindung, in der ▶ *somatosensorische* Rindenfelder [▶ *Hirnrinde*] liegen.

Gyrus praecentralis (griech. gyros = „Biegung", „Kreis"; lat. prae- = „vor"; centrum = „Mittelpunkt") Vor dem ▸ Sulcus centralis befindliche Hirnwindung, in der das Zentrum der Willkürmotorik liegt.

H

H ▶ *Symbol* für das ▶ *chemische* Element ▶ *Wasserstoff (H)*.

Habituation (lat. *habituari* = „etwas an sich haben") ▶ *Lerntheoretisch*er Begriff, der besagt, dass ein zunächst neuartiger ▶ *Reiz* nach mehrfacher Darbietung irgendwann kaum eine bis keine Reaktion mehr auslöst; es ist Gewöhnung eingetreten.

Hahn, Kurt Martin *5. Juni 1886 in Berlin, † 14. Dezember 1974 in Heiligenberg, Ortsteil Hermannsberg (Bodenseekreis), deutscher Pädagoge, begründete die ▶ *Erlebnistherapie*.

Halberg, Franz *5. Juli 1919 in Bistritz (Rumänien), † 9. Juni 2013, Minneapolis (USA), begründete als Entdecker der „inneren Uhr" die ▶ *Chronobiologie* und prägte den Begriff des ▶ *zirkadianen Rhythmus*.

Halbwertszeit Zeitdauer, innerhalb der 50 % einer dem ▶ *Organismus* zugeführten ▶ *Substanz* wieder abgebaut, d. h. verstoffwechselt [▶ *Stoffwechsel*] bzw. ausgeschieden, werden. Schlafmittel mit hoher H. bergen z. B. das Risiko, dass sich nach dem erzwungenen ▶ *Schlaf* noch ein hoher Anteil der Wirkstoffe im Körper befindet, was für den Betroffenen Müdigkeit und Konzentrationsschwierigkeiten mit sich bringen kann.

Haldol® ▶ *Typisches Neuroleptikum* mit hoher neuroleptischer Potenz. Wirkstoff: Haloperidol.

Halluzination Adj. **halluzinatorisch** (lat. *alucinari* = „geistig abwesend sein", „gedankenlos sein", „träumen") ▶ *Wahrnehmungsstörung*, die durch Sinneswahrnehmungen ohne äußeren ▶ *Reiz* gekennzeichnet ist; die subjektive Gewissheit des Betroffenen weicht von realen Sinneseindrücken ab. H.en können in allen Sinnesbereichen auftreten, weswegen ▶ *optische* (z. B. Wahrnehmen von Farben, Blitzen, Gegenständen, ▶ *Person*en bis hin zu ganzen Szenen; z. B. beobachtbar beim ▶ *Alkoholentzugsdelir*), ▶ *akustische* (z. B. ▶ *Akoasmen* oder ▶ *Phoneme*, wobei die Stimmen dialogisierend, kommentierend oder befehlend wahrgenommen werden können; z. B. beobachtbar bei ▶ *Schizophrenie*, ▶ *Alkoholhalluzinose* oder ▶ *epileptisch*er ▶ *Aura*), ▶ *haptische* (z. B. das Gefühl, festgehalten oder durchstochen zu werden, aber auch die ▶ *Wahrnehmung*, dass kleine Tiere über oder in der Haut laufen; z. B. bei ▶ *Schizophrenie* zu beobachten), ▶ *gustatorische* (z. B. die ▶ *Wahrnehmung* eines bitteren Geschmacks im Kontext eines ▶ *Vergiftungswahns*) sowie ▶ *olfaktorisch*e, aber auch Körperhalluzinationen [▶ *Zönästhesie*] voneinander unterschieden werden. An weiteren Formen von H.en findet man die ▶ *Metamorphopsie*, ▶ *Makropsie* und ▶ *Mikropsie*.

H

Halluzinogen (lat. *alucinari* = „geistig abwesend sein", „gedankenlos sein", „träumen"; γενεά = „von jemandem abstammen", „verursachen", „etwas hervorbringen") ▶ *Psychotrope Substanz*, die eine scheinbar bewusstseinserweiternde [▶ *Bewusstsein*] Wirkung besitzt und lebhafte Veränderungen der ▶ *Wahrnehmung* – insb. durch das Auftreten von ▶ *Halluzination*en – hervorruft. Während die ▶ *physische* ▶ *Abhängigkeit* ausbleibt, ist die ▶ *psychische* Abhängigkeit unterschiedlich stark ausgeprägt. Die ▶ *Toleranzentwicklung* stellt sich schnell ein; ▶ *Flashbacks* sind wesentlich häufiger zu beobachten als z. B. beim Konsum von ▶ *Cannabinoid*en, und eine besondere Gefährlichkeit bergen die mitunter auftretenden ▶ *Horrortrips*, bei denen extremes ▶ *Depersonalisation[serleben]* kombiniert mit intensiver ▶ *Angst*, ▶ *paranoid*en Ideen und intensiven ▶ *Wahrnehmungsstörung*en zu ▶ *suizidal*en oder fremdaggressiven [▶ *Aggression*] Handlungen führen kann. Das stärkste und wichtigste H. ist ▶ *LSD*; als weitere Vertreter sind ▶ *Mescalin*, ▶ *Psilocybin*, ▶ *Phencyclidin*, ▶ *Muskarin* und ▶ *Atropin* zu nennen. Typische psychische Auswirkungen von H. sind z. B. ▶ *optische* ▶ *Halluzination*en sowie ▶ *illusionäre Verkennung*en und eine Intensivierung von Farben oder Formen. Zu den körperlichen Auswirkungen zählen u. a. Bluthochdruck [▶ *arterielle Hypertonie*], ▶ *Mydriasis* und Schwindelzustände. Störungen durch H. werden in der ▶ *ICD*-10 unter F16 gelistet (▶ *ICD*-11: 6C49).

Syn.: psychedelische Droge, Psychedelikum.

Haltetremor (lat. *tremere* = „zittern“) Feinschlägiger, hochfrequenter ▶ *Tremor*, der bei kraftaufwendigen Haltebewegungen auftritt und dessen Ursache häufig unklar bleibt.
Haltungsstereotyp[ien] (griech. *stereos* = „starr“, „haltbar“, „fest“; *typos* = „Vorbild“, „Abbild“, „Regel“, „in dieser Art“, „Gestalt“, „Gepräge“) „Immer gleichbleibendes Schema bzw. Muster in Bezug auf die Körperhaltung“. Störung der ▶ *Psychomotorik*, die insb. bei Menschen mit ▶ *Schizophrenie* beobachtbar ist. Gekennzeichnet ist sie durch die Einnahme von bzw. das Verharren in unsinnigen, häufig unbequemen und ▶ *bizarr*en Körperhaltungen.
Hämatom (griech. *haima* = „Blut“) „Bluterguss“; „blauer Fleck“. Blutansammlung im Körpergewebe oder in einem Hohlraum, bedingt durch die Verletzung eines nahegelegenen Blutgefäßes.
Hamburg-Wechsler-Intelligenztest für Kinder Auf ▶ *Wechsler, David* zurückgehendes Testverfahren zur Ermittlung der ▶ *Intelligenz* bei Kindern und Jugendlichen im Alter zwischen 6 und 16 Jahren. In den ▶ *Intelligenzquotienten (IQ)* fließen dabei wahrnehmungsgebundenes logisches ▶ *Denken* und Sprachverständnis, aber auch Erinnerungsvermögen („Arbeitsgedächtnis“) und Verarbeitungsgeschwindigkeit mit ein, wodurch ▶ *individuelle* Stärken bzw. Defizite aufgedeckt werden können.
Haptik Adj. **haptisch** (griech. *haptos* = „fühlbar“, „greifbar“) Taktile ▶ *Wahrnehmung*, Fühlbarkeit, Lehre vom Tastsinn.
harter Suizid ▶ *Suizidmethode*.
Hasch Kurzform für ▶ *Haschisch*.
Haschisch (arab. *hasis* = „Gras“) Harz, das aus den Blütenstauden der indischen Hanfpflanze gewonnen und alsdann Speisen bzw. Getränken beigemischt oder als ▶ *Joint* geraucht wird. H. gehört zu den als ▶ *Cannabis* bekannten Rauschdrogen [▶ *Rausch*, ▶ *Droge*] und ist als solches den ▶ *Cannabinoiden* zuzuordnen.
Syn.: Hasch, Braunes.
Hauptzellen ▶ *Pepsinogen*bildende ▶ *Zellen* der ▶ *Schleimhaut* des Magens.
Haustrum (lat. *haustrum* = „Schöpfrad“) Ausbuchtung der Dickdarmwand.
HCl Summenformel für die ▶ *chemische* Verbindung ▶ *Salzsäure (HCl)*.
Hebe In der griechischen Mythologie die Göttin der Jugend. Sie hatte die Macht, den Menschen neue Jugend zu schenken, und wird als geflügelte Gestalt mit einem nektargefüllten Krug dargestellt.
Hebephilie Adj. **hebephil** (griech. *hebe* = „Jugend“; siehe auch *Hebe*; *philia* = „Freundschaft“, „Zuneigung“) ▶ *Sexuelle* Ausrichtung im Kontext der ▶ *sexuellen Präferenz*, die durch eine dauernde sexuelle Neigung von Erwachsenen für Jugendliche in oder unmittelbar nach der ▶ *Pubertät* charakterisiert ist. Wird diese Neigung realisiert, spricht man von „Hebesexualität“.
hebephrene Schizophrenie (griech. *hebe* = „Jugend“; siehe auch ▶ *Hebe*; *phren* = „Zwerchfell [als Sitz der Seele]“, „Geist“, „Verstand“, „Gemüt“) Meist zwischen dem 15. und 23. Lj. ausbrechender ▶ *Subtyp* der ▶ *Schizophrenie*, der schleichend beginnt und gekennzeichnet ist durch Störungen des ▶ *Affekts* (heiter-läppische Gestimmtheit mit pubertärem Charakter, ▶ *Affektverflachung* und ▶ *Manierismen*) sowie ▶ *formalen Denkstörungen* (insb. ▶ *Zerfahrenheit*) und Ziellosigkeit in Aktivität oder Bewegungen. ▶ *Wahn*hafte Züge sind hingegen selten. Die ▶ *Prognose* ist eher ungünstig. Die ▶ *ICD*-10-Codierung erfolgt mit F20.1 (▶ *ICD*-11: 6A20.Z).
Syn.: Hebephrenie, Jugendschizophrenie.

Hebephrenie ▶ *hebephrene Schizophrenie.*
HEE Abk. für ▶ *High-Expressed-Emotions.*
Hegar, Alfred *6. Januar 1830 in Darmstadt, † 5. August 1914 in Oberried i. Breisgau, deutscher Gynäkologe, hatte von 1864 bis 1904 den Lehrstuhl für Gynäkologie und Geburtshilfe an der Universität Freiburg inne. Nach ihm sind die sog. ▶ *Hegar-Stifte* benannt, die z. B. im Rahmen der Geburtshilfe zur Weitung des Gebärmutterhalskanals eingesetzt werden.
Hegar-Stifte Nach ▶ *Hegar, Alfred* benannte leicht gekrümmte Edelstahlstifte, die u. a. im Rahmen der ▶ *Therapie* von ▶ *Vaginismus [nichtorganisch]* Anwendung finden. Dabei kann die Frau versuchen, diese Stifte i. R. von Entspannungstechniken und/oder dem ▶ *sexuell*en Vorspiel (i. S. einer ▶ *systematischen Desensibilisierung*), mit dem kleinsten Stift beginnend, in die ▶ *Vagina* einzuführen.
Heilerziehungspflege ▶ *Ambulant* oder ▶ *stationär* durchzuführende Hilfe(n) für Menschen mit ▶ *Behinderung*en oder ▶ *Verhaltensstörung*en, die sich – je nach ▶ *individuell*em Bedarf – auf unterschiedlichste Bereiche (z. B. Bildung, Beratung, Begleitung, Pflege) erstrecken können. Für straffällig gewordene ▶ *Jugendliche*, welche die Verantwortung (▶ *Verantwortlichkeit [JGG]*) für ihre Tat mangels Reife nicht übernehmen können, kommt die gerichtliche Anordnung einer heilerzieherischen Behandlung in Betracht.
Heilige Krankheit ▶ *Epilepsie.*

H

Heilpädagogik Adj. **heilpädagogisch** (griech. *holos* = „völlig", „ganz"; *pais* = „Knabe", „Kind"; *agein* = „führen", „leiten") Teildisziplin der ▶ *Pädagogik*, die sich – sowohl theoretisch als auch praktisch – mit der Förderung, Erziehung und (Aus-)Bildung von körperlich ▶ *behindert*en oder geistig bzw. ▶ *emotional* gestörten Menschen unter ganzheitlichen (daher όλοζ bzw. „Heil-"), d. h. vor allem integrativen, Gesichtspunkten befasst.
Heilpraktiker (griech. *praktikos* = „das Handeln betreffend") ▶ *Person*, die mit staatlicher Erlaubnis die Heilkunde ausübt, ohne ▶ *approbiert*er Arzt zu sein.
Heilpraktiker für Psychotherapie (griech. *praktikos* = „das Handeln betreffend"; *psyche* = „Atem", „Hauch", „Seele"; *therapeia* = „Dienst[leistung]", „Behandlung", „Pflege" bzw. *therapeuein* = „pflegen") ▶ *Person*, deren staatliche Erlaubnis zur Ausübung der Heilkunde ohne ärztliche ▶ *Approbation* auf das Gebiet der ▶ *Psychotherapie* beschränkt ist; hierbei ist die Heilbefugnis wiederum auf bestimmte Störungsbilder – insb. ▶ *neurotische* ▶ *Erkrankungen* – begrenzt. Die Berufsbezeichnung ▶ *Psychotherapeut* darf nicht geführt werden.
Heilpraktikergesetz (HeilprG) Bundesgesetz der Bundesrepublik Deutschland, dessen vollständiger Titel „Gesetz über die berufsmäßige Ausübung der Heilkunde ohne Bestallung" lautet. Die ursprüngliche Fassung des HeilprG datiert aus dem Jahr 1939; den Durchführungsbestimmungen ist zu entnehmen, unter welchen Voraussetzungen jemand als ▶ *Heilpraktiker* tätig sein darf. Im Wesentlichen wird hierbei geprüft, dass von einem Antragsteller keine Gefahr für die Gesundheit anderer („Volksgesundheit") ausgeht.
HeilprG Abk. für ▶ *Heilpraktikergesetz.*
Heimerziehung § 12 Nr. 2 ▶ *Jugendgerichtsgesetz (JGG)*: „Der Richter kann dem Jugendlichen […] auferlegen, […] Hilfe zur Erziehung in einer Einrichtung über Tag und Nacht oder in einer sonstigen betreuten Wohnform […] in Anspruch zu nehmen.". § 34 ▶ *Achtes Buch Sozialgesetzbuch (SGB VIII)*: „[Diese soll] Kinder und Jugendliche durch eine Verbindung von Alltagserleben mit pädagogischen und therapeutischen Angeboten in

ihrer Entwicklung fördern. Sie soll entsprechend dem Alter und Entwicklungsstand des Kindes oder des Jugendlichen sowie den Möglichkeiten der Verbesserung der Erziehungsbedingungen in der Herkunftsfamilie (1) eine Rückkehr in die Familie zu erreichen versuchen oder (2) die Erziehung in einer anderen Familie vorbereiten oder (3) eine auf längere Zeit angelegte Lebensform bieten und auf ein selbstständiges Leben vorbereiten. [...]" Siehe auch: ▶ *Jugendlicher*, ▶ *pädagogisch*, ▶ *therapeutisch*.

Heinroth, Johann Christian August *17. Januar 1773 in Leipzig, † 26. Oktober 1843 ebd., deutscher ▶ *Psychiater* und Pädagoge, der ▶ *psychische* Störungen als ▶ *Erkrankung* der gesamten ▶ *Person* begriff und insofern eine ganzheitliche Auffassung i.R. der ▶ *Psychiatrie* vertrat. Er war es auch, der erstmals den Begriff „ ▶ *psychosomatisch*" erwähnte.

heißer Knoten ▶ *autonomes Schilddrüsenadenom*.

Helicobacter pylori (griech. *helix* = „Spirale", „Windung", „Schraube"; *baktron* = „Stab", „Stütze"; *pyloros* = „[Magen-]Pförtner") 0,3–0,5 Mikrometer kleines, spiralförmiges, nur beim Menschen vorkommendes ▶ *Bakterium*, das – trotz des sauren Magenmilieus – auf den Magenschleimhautzellen [▶ *Schleimhaut*, ▶ *Zelle*] lebt und für zahlreiche ▶ *Erkrankungen* wie z.B. ▶ *Ulcus duodeni* oder ▶ *Ulcus ventriculi* verantwortlich gemacht wird.

Heller, Theodor *9. Juni 1869 in Wien (Österreich), † 12. Dezember 1938 ebd., österreichischer Psychologe und Heilpädagoge, forschte auf dem Gebiet der Blindenpsychologie und arbeitete in Wien mit Freiherr ▶ *Krafft von Festenberg auf Frohnberg, genannt von Ebing, Richard Fridolin Joseph* zusammen. 1907 beschrieb er die ▶ *Dementia infantilis*. Als durch den Nationalsozialismus verfolgter Mensch jüdischen Glaubens unternahm er einen ▶ *Suizidversuch*, an dessen Folgen er verstarb.

Heller-Syndrom (griech. *syn-* = „zusammen-", „mit-"; *dromos* = „Weg", „Lauf") ▶ *Dementia infantilis*.

Hemisphäre (griech. *hemisphairion* = „Halbkugel") Jeweils eine Hälfte des ▶ *Kleinhirns* bzw. ▶ *Großhirns*. Beide H.n sind durch den ▶ *Balken* miteinander verbunden. Jede H. nimmt unterschiedliche Aufgaben wahr; so werden z.B. das Lesen, Sprechen und Schreiben der linken und räumliches Vorstellungsvermögen, ▶ *Gedächtnis*, Musik- und Sprachverständnis der rechten H. zugeordnet.

Hepatitis (griech. *hepar* = „Leber"; *-itis* = „Entzündung", „entzündliche Erkrankung") Entzündung des Lebergewebes, wodurch die Leberzellen [▶ *Zelle*] geschädigt werden und u.U. sogar absterben. Die Auslöser einer H. können vielfältig sein; sie reichen von Viren und ▶ *Bakterien* über Autoimmunerkrankungen und medikamentöse Nebenwirkungen bis hin zu ▶ *chronischem* ▶ *Alkoholismus* [▶ *Alkoholabhängigkeit*]. Die unterschiedlichen H.formen (A–G) unterscheiden sich lediglich hinsichtlich der Schwere und Dauer in Bezug auf die Leberzellenschädigung. Aufgrund der mit H. oft einhergehenden Gelbfärbung von Augen und Haut wird diese Erkrankung im Volksmund auch als „Gelbsucht" bezeichnet.

Heranwachsender Nach § 1 Abs. 2 ▶ *Jugendgerichtsgesetz (JGG)* ist H., wer das 18., aber noch nicht das 21. Lj. vollendet hat. Ein H. ist einem Jugendlichen rechtlich gleichgestellt, sofern Reifungs- und Entwicklungsrückstände vorliegen.

Heroin (griech. *heros* = „Held") Zu den ▶ *Opioid*en gehörende und durch eine Veränderung des ▶ *Morphins* hergestellte ▶ *psychotrope Substanz*, deren Wirkungsqualität der des Morphins ähnlich, aber stärker ist (etwa um den Faktor 6). Das ▶ *Suchtpotenzial* bei H. ist unter allen Morphinverbindungen am höchsten (u.U. kann bereits eine einmalige Anwendung zu physischer und psychischer ▶ *Abhängigkeit* führen); daher verbietet sich

jegliche ▶ *medizinische* Verwendung. H. zählt zu den harten ▶ *Drogen* und ist auch unter den Straßennamen „Brown Sugar" oder „Schnee" bekannt.
Syn.: Diacetylmorphin.
Hertz (Hz) Nach ▶ *Hertz, Heinrich Rudolf* benannte ▶ *physikalische* Einheit für die ▶ *Frequenz*. Sie gibt die Anzahl der Schwingungen bzw. ▶ *Wellen* pro Sekunde an.
Hertz, Heinrich Rudolf *22. Februar 1857 in Hamburg, † 1. Januar 1894 in Bonn, deutscher Physiker, forschte über elektromagnetische Wellen. Nach ihm ist die physikalische Einheit für die ▶ *Frequenz* benannt. Seine letzte Ruhestätte fand H. auf dem Ohlsdorfer Friedhof in Hamburg.
Herzangst-Syndrom (griech. *syn-* = „zusammen-", „mit-"; *dromos* = „Weg", „Lauf") ▶ *Herzneurose*.
Herzasthma ▶ *Asthma cardiale*.
Herzkranzgefäße Blutgefäße, die das Herz kranzförmig umgeben und es mit ▶ *Sauerstoff* versorgen. Bei Manifestation von ▶ *Arteriosklerose* an den H.n wird die ▶ *koronare Herzkrankheit (KHK)* diagnostiziert [▶ *Diagnose*].
Syn.: Koronargefäße.
Herzneurose Den ▶ *somatoformen autonomen Funktionsstörungen* zuzurechnendes Beschwerdebild, das sich i. R. des ▶ *kardiovaskulären* Systems äußert und mit stechenden Herzschmerzen einhergeht, die von Panikzuständen oder gar Todesängsten begleitet werden; der Nachweis einer organischen Herzerkrankung kann dabei jedoch nicht erbracht werden. Erstmals beschrieben wurde die H. durch ▶ *Da Costa, Jakob Mendes*. Allein in Deutschland sind schätzungsweise 100.000 Menschen – überwiegend Männer – von einer H. betroffen. Sie ist in der ▶ *ICD*-10 unter F45.30 gelistet; die ▶ *ICD*-11 unterteilt Störungen des körperlichen Leidens nicht mehr nach Subtypen, sondern in Schweregrade (6C20.x).
Syn.: Herzphobie, Herzangst-Syndrom, Da-Costa-Syndrom.
Herzphobie ▶ *Herzneurose*.
Heterosexualität Adj. **heterosexuell** (griech. *heteros* = „verschieden"; lat. *sexus* = „Geschlecht") Möglichkeit der ▶ *sexuellen Orientierung*, bei der das ▶ *sexuelle* Interesse ganz überwiegend auf das andere – vom eigenen „verschiedene" – Geschlecht gerichtet ist.
Heultage Umgangssprachliche Bezeichnung für Stimmungsschwankungen, die von manchen Frauen wenige Tage nach der Entbindung erlebt werden.
Heuschnupfen ▶ *Rhinitis allergica*.
Hg ▶ *Symbol* für das ▶ *chemische* Element ▶ *Hydrargyrum*; siehe unter ▶ *Quecksilber*.
Hierarchisierung der Problemfelder (griech. *hierarchia* = „Herrschaft des Heiligen"; aus *hieros* = „heilig" und *arche* = „Herrschaft", „Anfang", „Ursprung") ▶ *therapeutisches* Vorgehen, das primär jenes Problem im Fokus hat, von dem für den ▶ *Patienten* aktuell die stärkste Gefährdung ausgeht. Kommen z. B. die ▶ *Diagnosen* ▶ *Suizidalität*, ▶ *Alkoholabusus* und ▶ *sexuelle Funktionsstörungen* zusammen, so sollte zunächst die mögliche Selbstgefährdung im Vordergrund der ▶ *Therapie* stehen, bevor anschließend die ▶ *Suchterkrankung* und dann die ▶ *sexuelle Funktionsstörung* bearbeitet werden.
Hier und Jetzt Ausgangspunkt der Arbeit insb. i. R. der ▶ *Gestalttherapie*. Selbst wenn vergangene Ereignisse oder Erwartungen an die Zukunft das aktuelle Sein mit beeinflussen: Das ▶ *Denken*, Fühlen und Erleben eines Menschen ereignet sich ganz grundsätzlich in der Gegenwart. Zwar ist die Vergangenheit unabänderlich, doch wird sie im Hier und Jetzt unter einem veränderten Blickwinkel wahrgenommen, kann ihre Wirkung verändern.

High-Expressed-Emotions (HEE) (engl. = „stark ausgedrückte Gefühle") Theorie, wonach eine ▶ *pathologische* Kommunikationsstruktur in der Familie sowohl auslösender Faktor für eine ▶ *Schizophrenie* sein als auch den Verlauf der ▶ *Erkrankung* ungünstig beeinflussen kann sowie darüber hinaus ein evtl. Rückfallrisiko signifikant erhöht. So besagt HEE, dass die Angehörigen gegenüber dem ▶ *Patient*en z.B. eine überkritische Haltung einnehmen, feindselig bzw. ▶ *aggressiv* reagieren oder aber ▶ *emotional*es Überengagement zeigen, weswegen es sinnvoll sein kann, im Zuge der ▶ *Therapie* auch den familiären Kommunikationsstil in den Blick zu nehmen.

Hinterhauptslappen anat. **Lobus occipitalis** Kleinster der vier Lappen des ▶ *Großhirns*, der insb. für den Sehsinn zuständig ist.

Hinterhirn anat. **Metenzephalon** Aus dem ▶ *Kleinhirn* und der Brücke [▶ *Pons*] bestehender Teil des ▶ *Rautenhirns*; siehe auch ▶ *Gehirn*.

Hippokampus (lat. *hippocampus* = „Seepferdchen") Zu den evolutionär ältesten Teilen des ▶ *Gehirns* zählende Struktur, die pro ▶ *Hemisphäre* einmal auftritt und dessen Form der eines Seepferdchens ähnelt. Der H. ist ein Hauptbestandteil des ▶ *limbischen Systems* und eng mit dem ▶ *Gedächtnis* verbunden.

Hippokrates von Kos *um 460 v. Chr. auf Kos (Griechenland), † um 370 v. Chr. in Larisa/Thessalien (Griechenland), Arzt, der die ▶ *Genese* von ▶ *Erkrankung*en auf ein Ungleichgewicht von Körpersäften (▶ *Schleim*, Blut, Galle) und nicht mehr auf „göttliche Ratschlüsse" zurückführte. H. gilt damit als Begründer der ▶ *Medizin* als einer wissenschaftlichen Disziplin; siehe auch ▶ *Vier-Säfte-Lehre*.

Hirnanhangsdrüse ▶ *Hypophyse*.

Hirnmorphologie Adj. **hirnmorphologisch** (griech. *morphe* = „Gestalt", „Form", „Aussehen"; *logos* = „Vernunft", „Lehre", „Wort") Lehre von Aufbau, Gestalt und Struktur des ▶ *Gehirns*. Bei schweren ▶ *depressiven Episoden* scheinen die Durchblutung und die ▶ *Stoffwechsel*aktivität des Gehirns vermindert zu sein; eine Veränderung der ▶ *grauen Substanz* in bestimmten Hirnarealen kann in diesem Zusammenhang hinzutreten.

Hirnnerven (lat. *nervus* = „Sehne", „Muskel", „Nerv") Rechts und links aus dem ▶ *Hirnstamm* austretende Nervenzellansammlungen [▶ *Neuron*], die dem ▶ *peripheren Nervensystem (PNS)* zuzurechnen sind. Der Mensch besitzt 12 H.paare. Alle anderen ▶ *Nerv*en des Körpers entspringen dem ▶ *Rückenmark* (▶ *Spinalnerven*).

hirnorganisches Psychosyndrom (HOPS) (griech: *psyche* = „Atem", „Hauch", „Seele"; *syn-* = „zusammen-", „mit-"; *dromos* = „Weg", „Lauf") Veraltete Bezeichnung, die insb. auf nichtpsychiatrischen [▶ *Psychiatrie*] Stationen verwendet wird: Sie bezeichnet ▶ *akute* wie ▶ *chronische* organische ▶ *Psychosyndrome*, die insb. gekennzeichnet sein können durch ▶ *kognitive* und ▶ *affektive* Störungen, Veränderungen der ▶ *Psychomotorik* oder des ▶ *zirkadianen Rhythmus* sowie einen ▶ *emotional*en Kontrollverlust.

Hirnrinde An den äußeren Rändern des Großhirns und Kleinhirns befindliche Ansammlungen von Nervenzellen [▶ *Neuron*] in Rindenform; siehe auch ▶ *graue Substanz*.

Hirnstamm anat. **Truncus encephali** Stammähnlicher und entwicklungsgeschichtlich ältester Teil des Gehirns, der unterhalb des ▶ *Zwischenhirns* liegt und das ▶ *Gehirn* mit dem ▶ *Rückenmark* verbindet. Zum H. gehören das ▶ *Mittelhirn*, die Brücke [▶ *Pons*] und das verlängerte Rückenmark [▶ *Medulla oblongata*]. Nicht nur die Steuerung von Atmung, Herzfrequenz und Kreislauf obliegt dem H.; vielmehr laufen hier sämtliche Nervenimpulse zusammen und überkreuzen sich im unteren Bereich, weswegen die rechte Gehirnhälfte [▶ *Hemisphäre*] die linke Körperhälfte steuert (und umgekehrt).

Syn.: Stammhirn.

Hirntod Unumkehrbarer Funktionsverlust des ▶ *Gehirns*, der sich bei der ▶ *Elektroenzephalografie (EEG)* als Null-Linie zeigt.

Hirschfeld, Magnus *14. Mai 1868 in Kolberg/Westpommern (heute: Polen), † 14. Mai 1935 in Nizza (Frankreich), deutscher Mediziner und Sexualforscher, der sich insb. durch seine „Zwischenstufenlehre" einen Namen machte, wonach Menschen einzigartige ▶ *Individuen* seien, die weibliche und männliche Eigenschaften in unterschiedlichsten Konstellationen gleichermaßen auf sich vereinigen würden. Auf ihn geht auch der ▶ *Transvestitismus*-Begriff zurück.

Histamin Im Gehirn als ▶ *Neurotransmitter* und im übrigen Körper als ▶ *Hormon* auftretender Botenstoff, der u.a. Muskelkontraktionen oder eine Erweiterung der Blutgefäße bewirkt. Des Weiteren ist H. an der Regulation der Magensäureproduktion und des Appetits beteiligt und spielt bei ▶ *allergisch*en Reaktionen, aber auch bei der Abwehr körperfremder Stoffe eine Rolle. Unter gewissen Umständen (z.B. ▶ *Stress*, ▶ *psychische* Belastung oder falsche Ernährung) wird H. in verstärktem Maße ausgeschüttet, was zu einer Überproduktion von Magensäure führt, die wiederum den ▶ *Zwölffingerdarm* reizen kann.

Histologie Adj. **histologisch** (griech. *histos* = „Webstuhl", „Gewebe"; *logos* = „Vernunft", „Lehre", „Wort") „Gewebelehre". Teildisziplin von ▶ *Biologie* und ▶ *Medizin*, die sich mit der Struktur, dem mikroskopischen Feinbau, den Aufgaben und auch den ▶ *krankhaft*en Veränderungen von pflanzlichem, tierischem und menschlichem Gewebe – als Verband ähnlich gebauter ▶ *Zellen* – befasst.

H

histrionische Persönlichkeitsstörung (lat. *histrio* = „Gaukler", „Schauspieler"; *persona* = „Maske", „Rolle [des Schauspielers]", aus *per-* = „[hin]durch-" und *sonare* = „tönen") Spezifische ▶ *Persönlichkeitsstörung*, die gekennzeichnet ist durch dramatische Selbstdarstellung, ▶ *theatralisch*es Verhalten, übertriebene Gefühlsausdrücke, übermäßiges Streben nach Anerkennung und Aufmerksamkeit, leichte Beeinflussbarkeit durch ▶ *Person*en oder Ereignisse (▶ *Suggestibilität*), ▶ *Affektlabilität*, ▶ *Egozentrik*, Oberflächlichkeit, übertriebene Besorgnis um Äußerlichkeiten (Kleidung, Frisur, Schminke etc.) sowie unangemessen ▶ *sexuell* verführerisches Verhalten, oftmals einhergehend mit einer ▶ *infantil*en Wesensart und der Neigung, andere Personen zur Befriedigung eigener Bedürfnisse zu manipulieren. Nicht selten erleben ▶ *Patient*en mit einer h.n P. ▶ *Konversionssymptome* wie Atemnot, Herzschmerzen oder Lähmungserscheinungen, die zwar gespielt bzw. vorgetäuscht wirken können, von den Betroffenen jedoch i.d.R. als bedrohlich erlebt werden. Trotz ihres dramatischen Verhaltens sollten ▶ *Suizid*äußerungen grundsätzlich ernst genommen werden; aufgrund der ihnen eigenen Impulsivität kann aus einer Suizidandrohung ein tatsächlicher Suizid werden. Frauen sind von der h.n P. öfter betroffen als Männer; die Häufigkeit in der Allgemeinbevölkerung liegt bei 2–3%. Nicht selten tritt die h.P. zusammen mit einer ▶ *Abhängigkeit* von ▶ *psychotropen Substanz*en, einer ▶ *Angststörung*, ▶ *Zwangsstörung*, ▶ *somatoformen Störung* oder depressiven Störung [▶ *depressive Episode*] auf. In der ▶ *ICD*-10 ist die h.P. unter F60.4 gelistet (▶ *ICD*-11: 6D10.Z).

Hoffmann, Heinrich *13. Juni 1809 in Frankfurt am Main, † 20. September 1894 ebd., deutscher ▶ *Neurologe*, ▶ *Psychiater* und Kinderbuchautor, der – als Betroffener – in seinem ▶ *Struwwelpeter* die ▶ *Aufmerksamkeitsdefizi-Hyperaktivitätsstörung* beschrieb.

Holocaust-Syndrom (hebr. *olah* = „das, was [zur Gottheit] aufgestiegen ist"; griech. *holos* = „völlig", „ganz"; *kaustos* = „verbrannt"; *syn-* = „zusammen-", „mit-"; *dromos* = „Weg", „Lauf") ▶ *KZ-Syndrom.*

Holy Seven (engl. *holy* = „heilig"; *seven* = „sieben") Sieben klassische ▶ *psychosomatische* ▶ *Erkrankungen* (▶ *Psychosomatosen*), die erstmals von ▶ *Alexander, Franz Gabriel* beschrieben und von ihm ▶ *Holy Seven* genannt wurden: ▶ *Hyperthyreose*, ▶ *essenzielle Hypertonie*, ▶ *Asthma bronchiale*, ▶ *Neurodermitis*, ▶ *rheumatoide Arthritis*, ▶ *Ulcus duodeni* und ▶ *Colitis ulcerosa.*

Homosexualität Adj. **homosexuell** (griech. *homos* = „gleich[artig]"; lat. *sexus* = „Geschlecht") Möglichkeit der ▶ *sexuellen Orientierung*: Das ▶ *sexuelle* Interesse ist dabei ganz überwiegend auf das gleiche Geschlecht gerichtet. In der Zeit des Nationalsozialismus wurden schätzungsweise 10.000–15.000 Männer aufgrund ihrer H. in Konzentrationslager verschleppt; über die Hälfte von ihnen kam darin ums Leben. Bis in die 1970er-Jahre hinein wurde H. als ▶ *psychische* ▶ *Erkrankung* diagnostiziert; § 175 des deutschen ▶ *Strafgesetzbuches (StGB)*, der homosexuelle Handlungen mit Freiheits- bzw. Geldstrafen belegte, wurde erst 1994 gänzlich aufgehoben.

Hopfen ▶ *Phytopharmakon*, das z. B. zur Förderung eines gesunden Nachtschlafs eingenommen werden kann.

HOPS Abk. für ▶ *hirnorganisches Psychosyndrom.*

Hormon Adj. **hormonell** (griech. *horman* = „erregen", „antreiben"; bzw. griech. *hormon* = „in Bewegung setzen") Vom Organismus z. B. in der ▶ *Schilddrüse*, Nebennierenrinde oder Bauchspeicheldrüse [▶ *Pankreas*] produzierter ▶ *biochemisch*er Botenstoff, der in den Blutkreislauf ausgeschüttet wird, um verschiedene Körperfunktionen zu regulieren. Der Informationsfluss durch Nerven [▶ *Nervensystem*] ist ungleich schneller als der durch H.e; dennoch ist im Fall von ▶ *Adrenalin* der Zeitraum zwischen H.ausschüttung und H.wirkung sehr kurz.

Horrortrip (lat. *horror, -oris* = „Schauder", „Entsetzen"; engl. *trip* = „Ausflug", „Reise") ▶ *Rausch*zustand nach der Einnahme von ▶ *Drogen* (insb. ▶ *Halluzinogen*en), der subjektiv als bedrohlich bzw. von Schreckensvorstellungen begleitet wahrgenommen wird.

Hospitalismus (engl. *hospital* = „Krankenhaus") Sammelbegriff für alle möglichen negativen (körperlichen oder geistig-seelischen) Folgeerscheinungen von (Kinder-, aber auch Alten-)Heim- oder Krankenhausaufenthalten, die mit dem Verlust der (familiären) Bezugspersonen sowie einem Defizit an Zuwendung und Geborgenheit einhergehen. Infrage kommen hier u. a. eine passive Grundhaltung, allgemeine Leistungsschwäche, Kontaktstörungen, ängstlich-vermeidendes Verhalten, geringes Selbstwertgefühl [▶ *Selbstbewusstsein*] bis hin zu einer erhöhten ▶ *Krankheit*sanfälligkeit und früheren Sterblichkeit [▶ *Mortalität*]. Als Verschlüsselung gemäß ▶ *ICD*-10 kommt u. a. F94.1 („reaktive Bindungsstörung des Kindesalters"), nach ▶ *ICD*-11: 6B44, aber auch F43.2 (▶ *Anpassungsstörung*) in Betracht, nach ▶ *ICD*-11: 6B43.

Hug-Hellmuth, Hermine *31. August 1871 in Wien (Österreich), † 9. September 1924 ebd., österreichische Physikerin und Psychoanalytikerin, bahnte der Kinderpsychotherapie den Weg; auf sie geht auch die ▶ *Spieltherapie* zurück.

Humanismus Adj. **humanistisch** (lat. *humanitas* = „Menschlichkeit") Denkrichtung und Geisteshaltung im Europa der Renaissance (14.–16. Jh.), die zurückgreift auf die antike abendländische ▶ *Philosophie* und sich der Würde des ▶ *Individuums* verpflichtet weiß. Gewissens- und Gewaltfreiheit wurden ebenso wie Toleranz und die Gleichheit aller Menschen als grundlegende Prinzipien für ein gelingendes Zusammenleben vertreten. Siehe auch ▶ *humanistische Psychologie*, ▶ *humanistische Psychotherapie(verfahren)*.

humanistische Psychologie (lat. *humanitas* = „Menschlichkeit"; griech. *psyche* = „Atem", „Hauch", „Seele"; *logos* = „Vernunft", „Lehre", „Wort") Auf ▶ *Rogers, Carl Ransom* und ▶ *Maslow, Abraham Harold* zurückgehende, in den 1960er-Jahren entwickelte, den Geist des ▶ *Humanismus* aufgreifende ▶ *psychologische* Schule, die sich gegenüber der ▶ *Psychoanalyse* und dem ▶ *Behaviorismus* deutlich abgrenzt, geprägt ist von einem optimistischen Menschenbild – der Mensch als ein dem Grunde nach gutes, kreatives, selbstbestimmtes Wesen – und die Selbstverwirklichung [▶ *Selbstverwirklichungsstreben*] als zentrales Element einer gelingenden ▶ *Persönlichkeit*sentwicklung betrachtet; Umwelteinflüsse, die das ▶ *Individuum* an seiner Selbstverwirklichung hindern, werden als Ursachen für die Entstehung von ▶ *psychisch*en Störungen gesehen. Die h. P. hat ihre Umsetzung in der ▶ *klientenzentrierten Psychotherapie* erfahren; inhaltlich stehen ihr die ▶ *Neopsychoanalyse* von ▶ *Fromm, Erich*, die ▶ *Existenzanalyse*, das ▶ *Psychodrama* und die ▶ *Gestalttherapie* nahe.

humanistische Psychotherapieverfahren (lat. *humanitas* = „Menschlichkeit"; griech. *psyche* = „Atem", „Hauch", „Seele"; *therapeia* = „Dienst[leistung]", „Behandlung", „Pflege") ▶ *Psychotherapieverfahren*, die sich insb. von den ▶ *tiefenpsychologisch*en sowie ▶ *behavioral*en Ansätzen deutlich abgrenzen und von einer ganzheitlichen Sicht des Menschen ausgehen: Danach stellt der Mensch eine Einheit von Körper, Geist und Seele dar, strebt nach ▶ *Autonomie* und entwickelt sein ▶ *Selbst* im ▶ *sozial*en Kontext; seine ▶ *Motivation* liegt keineswegs nur in der ▶ *Trieb*befriedigung begründet, sondern insb. auch in seinen schöpferischen Kräften, wobei sein ▶ *Denken* und Tun immer auch mitbegleitet sind von Fragen nach Sinn und Ziel. Der im Mittelpunkt der ▶ *Therapie* stehende ▶ *Klient* wird i. R. einer Kombination von ▶ *psychodynamisch*en, erfahrungs-, ressourcen- und zielorientierten Vorgehensweisen dazu angeleitet, seine Gefühle wahrzunehmen und Sehnsüchte zu kultivieren sowie seine ▶ *Identität* zu erspüren; vor diesem Hintergrund wird er zur kreativen Gestaltung seines eigenen Lebenswegs ermutigt, der getragen sein soll von Selbstverwirklichung, ▶ *Authentizität* und Sinnerfahrung. Den h.n P. sind u. a. die ▶ *klientenzentrierte Psychotherapie*, die ▶ *Gestalttherapie*, die ▶ *Existenzanalyse*, die ▶ *bioenergetische Analyse* und das ▶ *Psychodrama* zuzurechnen.

Huntington, George *9. April 1850 in East Hampton/N. Y. (USA), † 3. März 1916 in New York City (USA), US-amerikanischer Mediziner, erlangte Bekanntheit durch die Beschreibung der nach ihm benannten ▶ *Chorea Huntington*.

Hydrargyrum (Hg) (griech. *hydro-* = „Wasser-"; *argyros* = „Silber") „Flüssiges Silber", „Wassersilber": ▶ *Quecksilber*.

Hydrogenium (H) ▶ *Wasserstoff*.

Hydrotherapie (griech. *hydro-* = „Wasser-"; *therapeia* = „Dienst[leistung]", „Behandlung", „Pflege") „Wassertherapie". Bestandteil der Naturheilkunde und ▶ *Physiotherapie*, die Wasser (kalt bzw. warm, als Eis oder Dampf …) zur Linderung von körperlichen Beschwerden bzw. zur ▶ *prophylaktisch*en Behandlung einzusetzen weiß.

Hydroxybuttersäure ▶ *Liquid Ecstasy*.

Hydroxytyramin ▶ *Dopamin*.

Hydrozephalus (griech. *hydro-* = „Wasser-"; *kephale* = „Kopf") „Wasserkopf". Aufstau von Nervenwasser (▶ *Liquor cerebrospinalis*) in den ▶ *Ventrikeln* des ▶ *Gehirns*, resultierend aus einem Missverhältnis von Produktion und Abfluss: Dadurch erweitern sich die Gehirnventrikel und drücken die Hirnsubstanz zusammen. Angeborene Fehlbildungen des Gehirns kommen bei einem H. ebenso in Betracht wie ▶ *Tumor*en oder Entzündungen [▶ *Enzephalitiden*] bzw. Blutungen im Gehirn. Siehe auch ▶ *Normaldruckhydrozephalus.*

Hyperaktivität (griech. *hyper* = „noch mehr", „über", „über [das Maß] hinaus"; lat. *activus* = „tätig", „wirksam") Überaktives, ▶ *motorisch* unruhiges, zuweilen für den Betroffenen unkontrollierbares Verhalten, bedingt durch ein Gefühl des „innerlichen Getriebenseins".

Hyperhidrose (griech. *hyper* = „noch mehr", „über", „über [das Maß] hinaus"; *hidros* = „Schweiß") Übermäßige Schweißsekretion (▶ *ICD*-10: R61.x [▶ *ICD*-11: EE00.x]). Das Gegenteil der H. ist die ▶ *Anhidrose.*

Hyperkinese Pl. **Hyperkinesien** (griech. *hyper* = „noch mehr", „über", „über [das Maß] hinaus"; *kinesis* = „Bewegung") Bewegungsunruhe bzw. ▶ *krankhaft* gesteigerte Bewegungstätigkeit, die insb. durch unwillkürliche, unregelmäßige und abrupt auftretende Zuckungen bzw. Bewegungen gekennzeichnet ist. Neben dem Rumpf können auch Gesicht und Hals betroffen sein. Gegenbegriff: ▶ *Hypokinese.*

hyperkinetische Störung (griech. *hyper* = „noch mehr", „über", „über [das Maß] hinaus"; *kinesis* = „Bewegung") ▶ *Aufmerksamkeitsdefizit-Hyperaktivitätsstörung.*

Hyperkortisolismus (griech. *hyper* = „noch mehr", „über", „über [das Maß] hinaus") ▶ *Pathologische* Folgeerscheinungen eines zu hohen ▶ *Kortisol*spiegels im Blut. Ein Zusammenhang zwischen schweren ▶ *depressiven Episoden* und dem H. wird diskutiert.

Hyperlipidämie (griech. *hyper* = „noch mehr", „über", „über [das Maß] hinaus"; *lipos* = „Fett"; *haima* = „Blut") Erhöhter Gehalt von Fettstoffen im Blut, häufig beobachtbar bei ▶ *Patient*en mit ▶ *Diabetes mellitus*, ▶ *Adipositas*, ▶ *Gicht* u.v.m., was das Risiko, an ▶ *Arteriosklerose* zu erkranken, signifikant erhöht. H. wird in der ▶ *ICD*-10 unter den ▶ *Stoffwechsel*störungen gelistet (E70 bis E90 [▶ *ICD*-11: 5C50 bis 5D2Z]).

Hypermotilität (griech. *hyper* = „noch mehr", „über", „über [das Maß] hinaus"; lat. *motio* = „Bewegung") Gesteigerte Bewegungsfähigkeit bzw. Beweglichkeit.

Hypermotorik (griech. *hyper* = „noch mehr", „über", „über [das Maß] hinaus"; lat. *movere* = „bewegen", *motor* = „Beweger") Situationsunangepasste, vermehrte, plötzlich auftretende und nicht selten auch unkontrollierte Bewegungsabläufe.

Hyperoxia nervosa (griech. *hyper* = „noch mehr", „über", „über [das Maß] hinaus"; *orexis* = „Verlangen", „Appetit"; lat. *nervus* = „Nerv" bzw. frz. *nerveux* = „die Nerven betreffend") „Nervlich bedingter Heißhunger"; ▶ *Bulimia nervosa.*

Hyperoxie (griech. *hyper* = „noch mehr", „über", „über [das Maß] hinaus"; *orexis* = „Verlangen", „Appetit") „Übermäßiger Appetit", „Heißhunger".

Hypersexualität (griech. *hyper* = „noch mehr", „über", „über [das Maß] hinaus"; lat. *sexus* = „Geschlecht") Gesteigerte ▶ *sexuelle* ▶ *Appetenz* bzw. stark überdurchschnittlich sexuell ▶ *motiviert*es Handeln, wobei das Mehr an Lust bei der/dem Betroffenen mit einem Weniger an Ausgeglichenheit bzw. Lebensfreude einhergeht.

Hypersomnie [nichtorganisch] (griech. *hyper* = „noch mehr", „über", „über [das Maß] hinaus"; lat. *somnus* = „Schlaf") Täglich auftretende und mindestens 1 Monat lang andauernde (in wiederkehrenden Perioden auch von kürzerer Dauer) ▶ *Dyssomnie [nichtorganisch]*, die gekennzeichnet ist durch eine ausgeprägte ▶ *Tageschläfrigkeit* als ▶ *Leitsymptom*, ohne dass ein zu kurzer bzw. gestörter Nachtschlaf [▶ *Schlaf*] oder ein unangepasster ▶ *zirkadianer Rhythmus* hierfür ursächlich sind. Die Betroffenen fühlen sich deutlich erschöpft und in ihren Alltagsaktivitäten stark eingeschränkt. Nicht selten ist dieses Zustandsbild mit einer ▶ *psychisch*en Störung verknüpft. Die ▶ *ICD*-10 listet die H. [n.] unter F51.1 (▶ *ICD*-11 jeweils sowohl organisch als auch nichtorganisch: 7A26, verknüpft mit einer ▶ *psychisch*en Störung: 7A25).

hyperthyme Persönlichkeit[sstörung] (griech. *hyper* = „noch mehr", „über", „über [das Maß] hinaus"; *thymos* = „Gemüt", „Leben", „Leidenschaft", „Empfindungsvermögen"; lat. *persona* = „Maske", „Rolle [des Schauspielers]", aus *per-* = „[hin]durch-" und *sonare* = „tönen") Veraltete Bezeichnung für ▶ *Zyklothymia*. Hyperthyme ▶ *Person*en sind übertrieben fröhlich und überaktiv, was sich bei einer starken Ausprägung oft in Distanzlosigkeit, ständiger Unruhe und rücksichtslosem Verhalten ausdrücken kann; phasenweise kann es jedoch auch immer wieder zu leichteren ▶ *depressiv*en Verstimmungen kommen. Im Gegensatz zu den typischen ▶ *Persönlichkeitsstörung*en kann die ▶ *Zyklothymia* erstmals auch in späteren Lebensjahren auftreten.

Hyperthyreose (griech. *hyper* = „noch mehr", „über", „über [das Maß] hinaus"; *thyreos* = „[großer] Schild", „Türstein") ▶ *Krankhafte* Überfunktion der ▶ *Schilddrüse* durch eine gesteigerte Produktion von ▶ *Thyroxin* (T_4) und ▶ *Trijodthyronin* (T_3). Die dadurch im Körper angekurbelten ▶ *Stoffwechsel*funktionen können u. a. zu Herzrasen, ▶ *Diarrhö*, Schweißausbrüchen, ▶ *Angst*gefühlen, gesteigerter Aufmerksamkeit und erhöhter Leitgeschwindigkeit der ▶ *Nerv*en führen. Die H. ist in der ▶ *ICD*-10 unter E05 gelistet (▶ *ICD*-11: 5A02)) und kommt hauptsächlich i. R. eines ▶ *autonomen Schilddrüsenadenoms* oder beim ▶ *Morbus Basedow* vor. Sie zählt zu den ▶ *Psychosomatosen* bzw. den von ▶ *Alexander, Franz Gabriel* beschriebenen ▶ *Holy Seven*; der Einfluss ▶ *psychisch*er Faktoren auf Entstehung und Verlauf der H. konnte jedoch nie befriedigend gesichert werden. Gegenteil: ▶ *Hypothyreose*.

Hypertonie ▶ *arterielle Hypertonie* und ▶ *essenzielle Hypertonie* bzw. ▶ *sekundäre Hypertonie*.

Hyperventilation(ssyndrom) (griech. *hyper* = „noch mehr", „über", „über [das Maß] hinaus"; lat. *ventilare* = „fächeln"; griech. *syn-* = „zusammen-", „mit-"; *dromos* = „Weg", „Lauf") Den ▶ *somatoformen autonomen Funktionsstörung*en zuzurechnendes Beschwerdebild, das sich i. R. des ▶ *respiratorisch*en Systems äußert und mit einer gesteigerten Lungenbelüftung einhergeht. Kommt es – z. B. bedingt durch ▶ *Angst* – zu einer Steigerung der Atmung, so führt dies zu einem starken Anstieg des ▶ *Sauerstoff*- und einem massiven Abfall des ▶ *Kohlenstoffdioxid*gehalts im Blut. Letzteres führt wiederum zu einer Engstellung der Hirngefäße – dem Betroffenen wird schwarz vor Augen – und einer Verschiebung von ▶ *Kalzium* aus dem Blut in die ▶ *Zellen* (relative ▶ *Hypokalzämie*). Der so verursachte Kalziummangel bewirkt schließlich eine gesteigerte Leitfähigkeit der ▶ *Nerv*en, die sich z. B. in Hand- oder Fußkrämpfen und ▶ *Parästhesien* äußern kann. Die dabei subjektiv empfundene Atemnot führt zur Erstickungsangst, wobei die vermehrte Atemtätigkeit die ▶ *Symptomatik* weiter verstärkt. Idealerweise ist eine Rückatmung von Kohlenstoffdioxid anzustreben, was durch eine vor den Mund gehaltene Tüte erreicht werden kann. Das ▶ *psychogene* H. ist in der ▶ *ICD*-10 unter F45.33 gelistet; die ▶ *ICD*-11 unterteilt Störungen des körperlichen Leidens nicht mehr nach Subtypen, sondern in Schweregrade (6C20.x). Eine ▶ *latente* ▶ *Epilepsie* kann durch H. ausgelöst werden.

hypnagoge Halluzinationen (griech. *hypnos* = „Schlaf", siehe auch *Hypnos*; *agein* = „[hinein-]führen", „leiten"; lat. *alucinari* = „geistig abwesend sein", „gedankenlos sein",

„träumen") Im Zustand der Schläfrigkeit wahrgenommene traumähnliche, lebhafte, oft beunruhigende, ▶ *Angst* auslösende Vorstellungen, Geräusche oder Bilder, die mitunter auch mit der Vorstellung einhergehen, es sei noch jemand mit im Raum. H. H. sind z. B. im Rahmen der ▶ *Narkolepsie* beobachtbar.

Hypnos In der griechischen Mythologie der Gott des ▶ *Schlaf*s; meist dargestellt mit Schmetterlingsflügeln auf der Schläfe. Er ist der Vater der ▶ *Träume* und der Bruder des Todes (▶ *Thanatos*).

Hypnose (griech. *hypnos* = „Schlaf", siehe auch *Hypnos*) Durch ▶ *Suggestion* herbeigeführter veränderter Zustand des ▶ *Bewusstsein*s, der gekennzeichnet ist durch eine Verminderung von Eigeninitiative, Willensbildung und Realitätsbezug sowie durch eine gesteigerte Zuwendung auf den Hypnotiseur und die Beeinflussbarkeit durch ihn. Bei H. handelt es sich um ein Verfahren zur Erreichung von ▶ *Trance*, das u. a. in der ▶ *Hypnotherapie* angewendet wird, die z. B. bei der Behandlung von ▶ *chronisch*en Schmerzzuständen, ▶ *Suchterkrankungen*, ▶ *Schlafstörungen* oder aber zur Steigerung des Selbstwertgefühls [▶ *Selbstbewusstsein*] eingesetzt wird.

Hypnotherapie (griech. *hypnos* = „Schlaf", siehe auch *Hypnos*; *therapeia* = „Dienst[leistung]", „Behandlung", „Pflege") Oberbegriff für moderne Formen der ▶ *Hypnose*, im Wesentlichen aus ▶ *Trance* und ▶ *Suggestion* bestehend, die auf ▶ *Erickson, Milton Hyland* zurückgehen. Der ▶ *Patient* befindet sich dabei in einem tiefen Entspannungszustand, bei dem der Zugang zu unbewussten Prozessen unter gleichzeitiger Umgehung von evtl. Widerständen oder Kontrollmechanismen möglich wird. Eine besondere Bedeutung kommt der H. im Rahmen der Behandlung von Schmerzzuständen zu; ihre Wirksamkeit ist darüber hinaus belegt bei ▶ *Depressionen*, ▶ *Phobien*, ▶ *Schlafstörungen*, ▶ *sexuellen Störungen* u. a.

H

Hypnotikum Pl. **Hypnotika** (griech. *hypnos* = „Schlaf", siehe auch *Hypnos*) Medikamentengruppe, die den ▶ *Schlaf* herbeiführen soll; die Übergänge zu den ▶ *Sedativa* und den Narkotika [▶ *Allgemeinanästhetika*] sind dabei fließend. Johanniskraut und die ▶ *Baldrian*wurzel zählen zu den bekanntesten pflanzlichen Schlafmitteln; zu den ▶ *synthetisch*en Schlafmitteln gehören z. B. ▶ *Benzodiazepin*e und ▶ *Barbiturate*; Letztere werden hauptsächlich bei der ▶ *Narkose*-Einleitung eingesetzt.

Hypochondrie (griech. *hypochondria* = „das unter dem Brustknorpel Befindliche", also: die Unterleibsorgane, die – nach antiker Meinung – ursächlich waren für *Erkrankung*en des *Gemüts*) ▶ *Ängstliche* Befürchtungen, die sich ohne Anlass und Grund auf die eigene Gesundheit beziehen, wobei ▶ *normale* Körpervorgänge mit Sorge wahrgenommen und übertrieben bewertet werden. Von H. sind z. B. Charlie Chaplin (1889–1977) und Harald Schmidt (*1957) betroffen (gewesen).

hypochondrischer Wahn (griech. *hypochondria* = „das unter dem Brustknorpel Befindliche", also: die Unterleibsorgane, die – nach antiker Meinung – ursächlich waren für *Erkrankung*en des *Gemüts*) ▶ *Wahn*hafte Überzeugung, die eigene Gesundheit sei bedroht bzw. man leide bereits unheilbar an einer lebensgefährlichen ▶ *Erkrankung* (siehe auch ▶ *Wahninhalt*). Eine Verschlüsselung des h. W. erfolgt gemäß ▶ *ICD*-10 mit F22.9 („nicht näher bezeichnete anhaltende wahnhafte Störung"), in der ▶ *ICD*-11 mit 6A24.x (unter wahnhafte Störung, ohne Subtypen, mit Verlaufsmerkmalen). Oftmals tritt er jedoch nicht isoliert, sondern im Kontext einer ▶ *Depression* mit ▶ *psychotisch*er ▶ *Symptom*atik oder einer ▶ *schizoaffektiven Störung* auf.

hypochondrische Störung (griech. *hypochondria* = „das unter dem Brustknorpel Befindliche“, also: die Unterleibsorgane, die – nach antiker Meinung – ursächlich waren für *Erkrankungen* des *Gemüts*) ▶ *Somatoforme Störung*, die gekennzeichnet ist durch eine permanente gedankliche Beschäftigung sowie anhaltende irrationale ▶ *Angst*, an (mindestens) einer schweren körperlichen ▶ *Erkrankung* zu leiden, wobei diese Überzeugung aus vermeintlich oder tatsächlich vorhandenen ▶ *vegetativen Störungen* hergeleitet wird. Eine Versicherung von Ärzten, dass den Beschwerden keinerlei körperliche Ursachen zugrunde liegen, kann die Betroffenen – wenn überhaupt – nur kurzzeitig beruhigen. Die ▶ *Charakter*struktur von ▶ *Patienten* mit einer h.n St. ist meist ▶ *ängstlich-depressiv*. Bevor diese ▶ *Diagnose* gestellt werden kann, muss die ▶ *Symptomatik* mindestens 6 Monate bestanden haben; codiert wird die h. St. gemäß ▶ *ICD*-10 mit F45.2. Ihr wird die dysmorphophobe Körperstörung (▶ *Dysmorphophobie*) zugerechnet (in der ▶ *ICD*-11 eigenständig als 6B21.x). Die ▶ *ICD*-11 unterscheidet außerdem den Eigengeruchswahn (6B22.x), die Hypochondrie (6B23.x) und das pathologische Horten (6B24.x).

Hypoglykämie (griech. *hypo* = „unter“, „wenig“; *glykys* = „süß“; *haima* = „Blut“) „Unterzucker(ung)“. Absinken des ▶ *Blutzuckerspiegels* auf unter 60 mg pro 100 ml, was u. a. bedingt sein kann durch übermäßige körperliche Betätigung, Fasten oder eine Überdosierung von ▶ *Insulin* (bei ▶ *Diabetes mellitus*). Der im ▶ *Gehirn* vorhandene Mangel an ▶ *Glukose* kann zu ▶ *Tremor*, ▶ *Tachykardie* oder ▶ *akut*er Bewusstlosigkeit führen; bei immer wiederkehrender H. sind ▶ *epileptische* Krampfanfälle möglich.

H

Hypokaliämie (griech. *hypo* = „unter“, „wenig“; arab. *al-qalya* = „Pflanzenasche“; griech. „wenig“; *haima* = „Blut“) ▶ *Elektrolyt*störung, die durch ein Defizit an ▶ *Kalium* im Blut gekennzeichnet ist. Typischerweise ist die H. eine Folge von Wasserverlust (▶ *Diarrhö*, Erbrechen u. a.); darüber hinaus wird die Ausscheidung von Kalium durch diverse Medikamente – z. B. ▶ *Laxanzien* – gefördert. H. kann zu Lähmungserscheinungen der Muskeln führen und ist in der ▶ *ICD*-10 unter E87.6 gelistet (▶ *ICD*-11: 5C77).

Hypokalzämie (griech. *hypo* = „unter“, „wenig“; lat. *calx* = „Kreide“, „Kalkstein“; griech. *haima* = „Blut“) Absinken des ▶ *Kalzium*spiegels im Blut auf unter 9 mg/dl. Die H. kann zu einer Übererregbarkeit des ▶ *Nervensystems* führen. Als mögliche Ursachen kommen u. a. ▶ *Bulimia nervosa*, eine Entzündung der ▶ *Bauchspeicheldrüse* (▶ *Pankreatitis*) oder das ▶ *Hyperventilations(syndrom)* in Betracht.

Hypokinese Pl. **Hypokinesien** (griech. *hypo* = „unter“, „wenig“; *kinesis* = „Bewegung“) Ein „Weniger-Bewegen“, „Bewegungsarmut“. ▶ *Motorische* Störung, die durch eine Verminderung körperlicher Bewegungen gekennzeichnet ist. Von der H. ist die ▶ *Akinese* („Nicht-Bewegen“) abzugrenzen. H. zählen bei der ▶ *Schizophrenie* zu den ▶ *Negativsymptomen*; sie gelten jedoch auch als ▶ *Leitsymptom* bei ▶ *Morbus Parkinson*. Gegenbegriff: ▶ *Hyperkinese*.

Hypomanie Adj. **hypomanisch** (griech. *hypo* = „unter“, „wenig“; *mania* = „Wahnsinn“, „Raserei“) Leichtere Ausprägung der ▶ *Manie*, verbunden mit gehobener ▶ *Stimmung*, gesteigertem ▶ *Antrieb*, vermindertem Schlafbedürfnis. Die ▶ *ICD*-10 listet die H. unter F30.0 (▶ *ICD*-11: 6A60.2 und 6A61.0).

Hypomimie (griech. *hypo* = „unter“, „wenig“; *mimeomai* = „nachahmen“ bzw. *mimos* = „Schauspieler“) „Wenig Mimik“. Reduzierung der ▶ *Mimik* bzw. herabgesetzte Ausdrucksbewegungen des Gesichts („Salbengesicht“). H. kann als ▶ *Symptom* des ▶ *Parkinsonoids* auftreten.

Hypophyse (griech. *hypophysis*, aus *hypo* = „unter", „wenig" und *physis* = „Natur", „Körperbeschaffenheit") Das „unten anhängende Gewächs". Dem ▶ *Hypothalamus* unterstehende, rötlich-graue, haselnussgroße ▶ *Hormon*drüse, die für die Regulierung des gesamten Hormonhaushalts sowie für die Steuerung zahlreicher Organfunktionen von zentraler Bedeutung ist.
Syn.: Hirnanhangsdrüse.
Hypothalamus (griech. *hypo* = „unter", „wenig"; *thalamos* = „Kammer", „Höhle", „Schlafgemach") Der H. ist ein Teil des ▶ *Zwischenhirns*, das im Bereich der Sehnervenkreuzung angesiedelt ist und sämtliche ▶ *endokrinen* sowie ▶ *vegetativen* Vorgänge koordiniert. Als oberste Befehlsstelle des autonomen Nervensystems [▶ *vegetatives Nervensystem*] steuert der H. insb. den Kreislauf, die Körpertemperatur, den ▶ *Blutdruck*, die Aufnahme von Flüssigkeit und Nahrung, den ▶ *Schlaf* sowie das Fortpflanzungsverhalten. Schließlich ist er der Sitz der ▶ *Hypophyse*, die er zur Freisetzung von ▶ *Hormon*en anregt.
Hypothese (griech. *hypo* = „unter", „wenig"; *thesis* = „das Setzen, Stellen, Legen") Das „Unterstellte". Vorläufige, wissenschaftlich noch unbewiesene Annahme, die durch Forschungen verifiziert oder widerlegt werden will.
Hypothyreose (griech. *hypo* = „unter", „wenig"; *thyreos* = „[großer] Schild", „Türstein") Verminderte Produktion der ▶ *Schilddrüsenhormone* ▶ *Thyroxin* (T_4) und ▶ *Trijodthyronin* (T_3), i.d.R. bedingt durch eine Unterfunktion der ▶ *Schilddrüse*. Der dadurch im Körper verlangsamte ▶ *Stoffwechsel* kann u.a. zu Kropfbildung, Müdigkeit, ▶ *Obstipation*, ▶ *Depression*, ▶ *Bradykardie*, Hauttrockenheit und Kälteempfindlichkeit führen. Gegenteil: ▶ *Hyperthyreose*.
Hypotonie ▶ *arterielle Hypotonie*.
Hypoxie **Hypoxie** (griech. *hypo* = „unter", „wenig"; *oxys* = „scharf", „spitz", „sauer") Mangelversorgung des Körpers mit ▶ *Sauerstoff*, oftmals einhergehend mit Verwirrtheit, Atemnot und ▶ *Tachykardie*. H. kann zu Schädigungen des ▶ *Gehirns* führen und tritt z.B. beim ▶ *Status epilepticus* auf.
Hysterie (griech. *hystera* = „Gebärmutter") Veralteter Begriff für ▶ *psychische* Erkrankungen, zu deren Spektrum heute die ▶ *dissoziativen Störungen*, die ▶ *somatoformen Störungen*, die ▶ *psychosomatisch*en Störungen und die ▶ *histrionische Persönlichkeitsstörung* gezählt werden. Die H. gilt als das älteste beschriebene psychische ▶ *Krankheits*bild, wobei ursprünglich davon ausgegangen wurde, dass die im weiblichen Körper umherschweifende Gebärmutter störungsursächlich sei. ▶ *Charcot, Jean-Martin* stellte im 19. Jh. fest, dass die ▶ *erkrankten* ▶ *Person*en bestimmte Erlebnisinhalte vom ▶ *Bewusstsein* abgekoppelt hätten, und ▶ *Freud, Sigmund* wies darauf hin, dass von H. keineswegs nur Frauen betroffen sind.
hysterische Neurose (griech. *hystera* = „Gebärmutter") Veraltet für ▶ *dissoziative Bewusstseinsstörung*.
hysterische Persönlichkeitsstörung (griech. *hystera* = „Gebärmutter") Veraltet für ▶ *histrionische Persönlichkeitsstörung*.
hysterischer Dämmerzustand (griech. *hystera* = „Gebärmutter") Veraltet für ▶ *Ganser-Syndrom*.
Hz Abk. für ▶ Hertz (Hz).

I

i. c. Abk. für ▶ *intrakutan.*

ICD Abk. für ▶ *International Classification of Diseases.*

Ich Bestandteil des von ▶ *Freud, Sigmund* entwickelten ▶ *Instanzenmodells*, das für das meist bewusst ablaufende logische ▶ *Denken* (Vernunft) steht und als realitätsbezogene „Vermittlerinstanz" zwischen dem ▶ *Es* und dem ▶ *Über-Ich* zu verstehen ist. Wenn Impulse des Es bzw. des Über-Ich ungerechtfertigt bzw. mit der Realität unvereinbar zu sein scheinen bzw. sind, so bedient sich das I. der ▶ *Abwehrmechanismen.* Die erworbene Fähigkeit des I., die Unlustvermeidung bzw. die Lustgewinnung – jeweils auf kürzestem Weg – dahingehend zu ergänzen, dass es Umweltfaktoren mit zu berücksichtigen vermag, wird als „Realitätsprinzip" bezeichnet.

ich-dyston (griech. *dys-* = „ungünstig", „schwierig", „schlecht", „schwer"; *tonos* = „[An-]Spannung", „Kraft") Verhaltensweisen, ▶ *Charakter*züge, Zustände, ▶ *Phänomene* oder ▶ *Krankheitssymptome* werden von einem Menschen als i.-d. erlebt, wenn er sie als nicht zu sich gehörig, sondern als fremd oder gar störend empfindet und deshalb Leidensdruck verspürt. ▶ *Angststörungen* und ▶ *Zwangsstörungen*, aber auch ▶ *depressive Episoden* werden als i.-d. wahrgenommen. Gegenbegriff: ▶ *ich-synton.*

Ich-Identität (lat. *idem* = „derselbe") „Ernte" der ▶ *psychosozial*en und ▶ *psychosexuellen Entwicklung* am Abschluss der ▶ *Adoleszenz*: Bündelung aller bisherigen (Kindheits-)Erfahrungen zu einem ▶ *individuell*en „Werkzeugkoffer", anhand dessen – im Idealfall – sämtliche Herausforderungen des ▶ *Erwachsenen*lebens unter gleichzeitiger Integration immer neuer ▶ *sozial*er Erfahrungen in gelingender Weise gemeistert werden können. Dies geschieht im Wissen um die Individualität des eigenen, ▶ *biografisch* erworbenen Erfahrungsschatzes sowie der eigenen Zustimmung zum So-geworden-Sein einschließlich des Gefühls der ▶ *Kongruenz* in Bezug auf das eigene ▶ *Selbst.*

Ich-Stärke Der Begriff der I. vereinigt in sich Attribute wie ▶ *Autonomie*, Mündigkeit, Souveränität und ▶ *Trieb*kontrolle. Sie zählt zu den ▶ *Therapie*voraussetzungen aufseiten des ▶ *Klient*en.

Ich-Störung Beeinträchtigung der Ganzheit und Unversehrtheit des subjektiven Erlebens und Verhaltens, der Abgrenzung der eigenen ▶ *Person* gegenüber der Umwelt sowie des Ich-Erlebens, sodass der Betroffene eigene seelische Vorgänge als nicht mehr zu sich selbst gehörig empfindet, sondern vielmehr als von außen bzw. von anderen Menschen gemacht, beeinflusst oder gesteuert. Zu den I.-St.en zählen: ▶ *Depersonalisations[erleben]*, ▶ *Derealisation[serleben]*, ▶ *Gedankenausbreitung*, ▶ *Gedankenentzug*, ▶ *Gedankeneingebung*, ▶ *Fremdbeeinflussung.*

ich-synton (griech. *syn-* = „zusammen-", „mit-"; *tonos* = „[An-]Spannung", „Kraft") Verhaltensweisen, ▶ *Charakter*züge, Zustände, ▶ *Phänomene* oder ▶ *Krankheitssymptome* werden von einem Menschen als i.-s. erlebt, wenn er sie als zu sich gehörig wahrnehmen und sich mit ihnen identifizieren kann. ▶ *Wahn*zustände oder ▶ *Persönlichkeitsstörungen* werden als i.-s. empfunden. Gegenbegriff: ▶ *ich-dyston.*

Idealgewicht Über den I.-Begriff besteht kein ▶ *medizinisch*er Konsens. Die ▶ *Weltgesundheitsorganisation* stützt sich auf den ▶ *Body-Mass-Index (BMI)* und definiert von ihm ausgehend das ▶ *Normalgewicht.*

Ideenflucht ▶ *Formale Denkstörung*, die gekennzeichnet ist durch beschleunigtes ▶ *Denken* und Sprechen sowie einen extrem einfallsreichen Gedankengang, wobei einzelne Gedanken nicht zu Ende geführt, sondern durch ▶ *Assoziations*flut unterbrochen werden; z. B. bei der ▶ *Manie* zu beobachten.

Identifikation (lat. *identitas* = „Wesenheit"; *facere* = „machen") ▶ *Abwehrmechanismus*, der gekennzeichnet ist durch die Übernahme von Eigenschaften einer anderen ▶ *Person* (im Extremfall eines ▶ *autoritären*, gewaltsamen Menschen) bis hin zum Gefühl einer völligen ▶ *Kongruenz* mit ihr, um dadurch eigene Bedürfnisse (etwa nach ▶ *Autonomie*) abzuwehren.

Syn.: Introjektion.

Identität (lat. *idem* = „derselbe" bzw. *identitas* = „Wesenseinheit") ▶ *Persönlichkeits*gerüst, das die Unverwechselbarkeit eines ▶ *Individuums* einschließlich seiner Selbstbejahung beschreibt; Übereinstimmung i. S. von „sich selbst treu sein bzw. bleiben".

Idiopathie Adj. **idiopathisch** (griech. *idios* = „eigen"; *pathos* = „Leiden[schaft]") Ohne erkennbare Ursache, also primär entstandene ▶ *Erkrankung*.

Syn.: ▶ *kryptogen*.

Idiotie (griech. *idios* = „eigen") Veraltet für schwerste ▶ *Intelligenzminderung*. Das deutsche ▶ *Strafgesetzbuch (StGB)* versteht unter I. die schwere Form des als schuldmildernd anzuerkennenden ▶ *Schwachsinns* (§§ 20 f. StGB).

iktal (lat. *ictus* = „Schlag") „Während eines [▶ *epileptisch*en] Anfallgeschehens".

Illusion (lat. *illudere* = „spielend hinwerfen", „ins Spiel werfen", „sein Spiel treiben", „veralbern", „verspotten", „verhöhnen", „täuschen", „betrügen") Zu den ▶ *Wahrnehmungsstörung*en zählende Fehlinterpretation eines realen Sinnesreizes [▶ *Reiz*]. I.en können durch eine starke ▶ *affektive* Spannung, Unschärfe eines Objekts im Halbdunkel sowie durch Übermüdung, Fieber oder ▶ *Drogen* begünstigt werden.

illusionäre Verkennung (lat. *illudere* = „spielend hinwerfen", „ins Spiel werfen", „sein Spiel treiben", „veralbern", „verspotten", „verhöhnen", „täuschen", „betrügen") Fehldeutung von real vorhandenen Dingen; z. B. wenn nachts ein Kleiderhaufen auf dem Stuhl für eine Hexe gehalten wird.

Syn.: Fehlidentifikation.

i. m. Abk. für ▶ *intramuskulär*.

Imagination[sübung] (lat. *imago* = „[Ab-]Bild", „Vorstellung") ▶ *Entspannungstechnik*, bei der der ▶ *Patient* schöpferisch – ggf. unter Anleitung seines ▶ *Therapeut*en – entspannende Bilder, sichere Orte, freudige Ereignisse oder angenehme Prozesse vor seinem geistigen Auge entwickelt. Durch eine präzise Vorstellung dieser Szenen sollen sämtliche Sinne erschlossen und positive Gefühle erfahren werden können. Im Idealfall profitiert der ▶ *Patient* mit einem Mehr an ▶ *physisch*er wie ▶ *psychisch*er Stabilität, die ihm z. B. eine Auseinandersetzung mit seinen Problemen ermöglicht.

Imbezillität (lat. *imbecillitas* = „Gebrechlichkeit", „Schwäche") Das deutsche ▶ *Strafgesetzbuch (StGB)* versteht unter I. die mittelschwere Form des als schuldmildernd anzuerkennenden ▶ *Schwachsinns* (§§ 20 f. StGB); siehe auch ▶ *Intelligenzminderung*.

Imipramin Arzneistoff mit stark depressionslösender [▶ *Antidepressivum*] Eigenschaft aus der Gruppe der ▶ *trizyklischen Antidepressiva*, der insb. bei ▶ *depressiven Episoden* mit ausgeprägter Störung der ▶ *Vitalgefühle* angewendet wird und darüber hinaus leicht antriebssteigernd [▶ *Antrieb*] und angstlösend wirkt. Unter dem Handelsnamen ▶ *Tofranil*® ist I. seit 1958 auf dem Markt.

I

Imitationslernen (lat. *imitari* = „nachahmen“) ▶ *Modell-Lernen*.
Immunität (lat. *immunis* = „rein“, „unberührt“) Unempfindlichkeit des ▶ *Organismus* gegenüber ▶ *Krankheit*serregern o. Ä.
immunmodulatorisch (lat. *immunis* = „rein“, „unberührt“; *modulari* = „abmessen“) Anwendung von bestimmten, sich dem ▶ *individuell*en Problem des ▶ *Patient*en anpassende ▶ *Therapie*verfahren, mit denen gezielt eine stützende bzw. regulierende Wirkung auf dessen ▶ *Immunsystem* bewirkt werden soll.
Immunologie Adj. **immunologisch** (lat. *immunis* = „rein“, „unberührt“; griech. *logos* = „Vernunft“, „Lehre“, „Wort“) Wissenschaft vom ▶ *Immunsystem*.
Immunsystem (lat. *immunis* = „rein“, „unberührt“) Abwehrsystem des Organismus gegenüber körperfremden ▶ *Substanz*en bzw. Strukturen, ▶ *Infektion*serregern (z. B. ▶ *Bakterien*, ▶ *Viren*) oder ▶ *krankhaft*en Körperzellen (Krebszellen).
Impotentia coeundi (lat. *in-* = „nicht“; *potens* = „vermögend“, „mächtig“; *co-* = „zusammen“; *ire* = „gehen“; *coire* = „sich begatten“) ▶ *erektile Dysfunktion*.
Impotentia ejaculandi (lat. *in-* = „nicht“; *potens* = „vermögend“, „mächtig“; *eiaculari* = „herausschleudern, -werfen“) ▶ *Anejakulation*.
Impotentia generandi (lat. *in-* = „nicht“; *potens* = „vermögend“, „mächtig“; *generare* = „[er]zeugen“, „erschaffen“, „hervorbringen“) Zeugungsunfähigkeit bzw. Sterilität des Mannes; siehe auch ▶ *Impotenz*.
Impotenz Adj. **impotent** (lat. *in-* = „nicht“; *potens* = „vermögend“, „mächtig“) „Unfähigkeit“; „Unvermögen“. Bezeichnung für ▶ *sexuelle Funktionsstörung* insb. des Mannes: (a) ▶ *erektile Dysfunktion* bzw. erektile Dysfunktion (eingeschränkte Fähigkeit bis hin zum völligen Unvermögen, den Geschlechtsverkehr auszuführen, da bei sexueller Erregung eine ▶ *Erektion* des Glieds nicht eintritt oder nicht gehalten werden kann); (b) ▶ *Impotentia generandi* (Unfähigkeit, Kinder zu zeugen) bzw. ▶ *Anejakulation* (Unfähigkeit, einen Samenerguss zu bekommen).
Impulsivität Adj. **impulsiv** (lat. *impellere* = „anstoßen“) Unkontrolliertes, ggf. situationsinadäquates Verhalten auf äußere oder innere ▶ *Reize*, ohne mögliche Konsequenzen mitzubedenken. I. ist ein ▶ *Symptom* bei unterschiedlichen ▶ *psychisch*en Störungen, z. B. bei ▶ *ADHS*, der ▶ *dissozialen Persönlichkeitsstörung* oder bei der ▶ *emotional instabilen Persönlichkeitsstörung* vom ▶ *Borderline*-Typ.
Impulskontrollstörung Auflösung eines als belastend bzw. beklemmend erlebten Zustands der inneren Anspannung durch einen nach äußerem Augenschein unmotivierten [▶ *Motivation*], unangepassten, eruptiv auftretenden, stark dranghaften, ggf. sogar Schaden verursachenden und vom Betroffenen willentlich nicht verhinderbaren Verhaltensablauf. Bei I.en handelt es sich um ▶ *Verhaltensstörung*en, die sich nicht unter ▶ *Essstörungen*, Störungen im Bereich der ▶ *Sexualität* oder den Gebrauch ▶ *psychotroper Substanzen* subsumieren lassen; die ▶ *ICD*-10 benennt hier unter F63.x ▶ *pathologisches Spielen* (▶ *ICD*-11: 6C50.x [Glücksspiel, on- oder offline] und 6C51.x [Spielen, on- oder offline]), ▶ *Pyromanie* (▶ *ICD*-11: 6C70), ▶ *Kleptomanie* (▶ *ICD*-11: 6C71) und ▶ *Trichotillomanie* (▶ *ICD*-11: 6B25.0).
Syn.: Störung der Impulskontrolle.
Inappetenz (lat. *in-* = „un-“, *appetentia* = „Verlangen“) ▶ *Anorexie*.
Indikation (lat. *indicare* = „anzeigen“) Heilanzeige. Umstände bzw. Gründe für die Wahl eines bestimmten ▶ *prophylaktisch*en oder ▶ *therapeutisch*en Vorgehens in einem

konkreten ▶ *Krankheits*fall nach vorheriger gewissenhafter Abwägung von Nutzen und Risiko bzw. Sinnhaftigkeit und Notwendigkeit.

indirekte Bestrafung (lat. *in-* = „un-“, *directus* = „in gerader Richtung“) Wirkmöglichkeit eines ▶ *Verstärkers* im Kontext der ▶ *operanten Konditionierung*: Abnahme der Auftretenswahrscheinlichkeit eines bestimmten Verhaltens durch das Ausbleiben der ▶ *positiven Verstärkung*. Beispiel: ▶ *Patient* leidet unter ▶ *somatoformer Schmerzstörung* → ▶ *Therapeut* reagiert nicht mit Zuwendung → Klagen des Patienten über den Schmerzzustand und seine damit verbundene Fokussierung werden geringer.

Individualpsychologie (lat. *in-* = „un-“, *dividere* = „teilen“; griech. *psyche* = „Atem“, „Hauch“, „Seele“; *logos* = „Vernunft“, „Lehre“, „Wort“) Von ▶ *Adler, Alfred* 1911 durch die Auseinandersetzung mit ▶ *Freud, Sigmund* entwickelte ▶ *psychoanalytische* Lehre bzw. ▶ *tiefenpsychologische Therapie*form, welche die Einzigartigkeit, relative Undeterminiertheit (siehe auch ▶ *Determiniertheit*) und unteilbare Einheit eines jeden – von Natur aus grundsätzlich guten – Menschen hervorhebt und dessen Beziehungen – also seine ▶ *sozial*en Prozesse, gesellschaftlichen Abhängigkeiten etc. – in den Mittelpunkt rückt. Lebensäußerungen seien weniger aus der Vergangenheit ableitbar, sondern müssten vielmehr als auf die Zukunft gerichtet betrachtet werden; sie bestünden insb. in der Verwirklichung von ▶ *Persönlichkeits*idealen oder des ▶ *individuell*en Lebensplans. In ▶ *Psychosen* sah Adler lediglich eine verschärfte Ausprägung von ▶ *Neurosen*, die in ungünstigen Einflüssen während der Kindheit (Verhätschelung oder zu strenge Erziehung) begründet seien und zu Pessimismus oder Lebensangst führten. Daher ist die I. darum bemüht, mit dem ▶ *Patient*en unter Berücksichtigung seiner individuellen Strukturen ein Gemeinschaftsgefühl zu erarbeiten, das weitestgehend ohne ▶ *Ängste* auszukommen vermag sowie ihn zur ▶ *Wahrnehmung* seiner (individuellen und gesellschaftlichen) Verantwortung ermutigen will.
Syn.: individuelle Psychologie.

Individuation (lat. *individuare* = „sich unteilbar machen“) Entwicklungsprozess hin zum ▶ *Individuum*. Ganzwerdung zu etwas Einzigartigem; Erspüren des eigenen Lebenssinns; Selbstwerdung zu dem Menschen, der man „wirklich“ ist.

individuelle Psychologie ▶ *Individualpsychologie*.

Individuum Pl. **Individuen**, Adj. **individuell** (lat. *in-* = „un-“, *dividere* = „teilen“) Das „Unteilbare“; „Einzelexemplar“. Etwas, das nicht auseinandergenommen werden kann, ohne aufzuhören, das zu sein, was es vorher gewesen ist. Der einzelne, unverwechselbare Mensch (im Gegensatz zur Gesellschaft).

indiziert Subst. **Indikation** (lat. *indicare* = „anzeigen“) „Ratsam“, „angezeigt“. Gegenbegriff: ▶ *kontraindiziert*.

induzierte wahnhafte Störung (lat. *inducere* = „hereinführen“) ▶ *symbiotischer Wahn*; ▶ *wahnhafte Störung [induziert]*.

infantiler Autismus (lat. *infans* = „kleines Kind“, aus *in-* = „nicht“, „ohne“ und *fari* = „sprechen“; griech. *autos* = „selbst“) ▶ *frühkindlicher Autismus*.

Infantilität Adj. **infantil** (lat. *infans* = „kleines Kind“; aus *in-* = „nicht“, „ohne“ und *fari* = „sprechen“) Kindliches bzw. kindisches Verhalten.

Infarkt (lat. *infarcire* = „hineinstopfen“) ▶ *Nekrose* durch ▶ *Hypoxie* beruhend auf ▶ *Ischämie*.

Infektasthma (lat. *inficere* = beeinflussen, beeinträchtigen; griech. *asthma* = „Atemnot“, „Keuchen“, „Beklemmung“) Unterform des ▶ *Asthma bronchiale*, die gekennzeichnet ist durch eine besondere Anfälligkeit der Atemwege für äußere ▶ *Reize*, bedingt durch eine vorangegangene ▶ *virale* ▶ *Infektion*.

Infektion Adj. **infektiös** (lat. *inficere* = beeinflussen, beeinträchtigen) Eintritt von krankheitserregenden Mikroorganismen, z. B. ▶ *Bakterien* oder ▶ *Viren*, in den menschlichen Körper.

inhaltliche Denkstörung Verzerrung oder Veränderung des inhaltlichen Ergebnisses eines Denkprozesses [▶ *Denken*]. Unter dem Begriff der i. D. werden vornehmlich ▶ *Wahn*formen und ▶ *Zwänge* zusammengefasst.

Inhaltsebene ▶ *Wortebene*.

Initialschrei (lat. *initium* = „Anfang", „Eingang") Unwillkürliches Aufschreien zu Beginn eines ▶ *generalisierten Anfall*s.

Injektion (lat. *inicere* = „hineinwerfen") Einbringung eines Arzneimittels in den Organismus unter Umgehung des Magen-Darm-Trakts mittels Kanüle und Spritze. Je nach ▶ *Applikationsform* werden z. B. ▶ *intravenöse*, ▶ *intramuskuläre* oder ▶ *subkutane* I.en unterschieden.

Inkohärenz (lat. *in-* = „un-"; *cohaerere* = „zusammenhängen") „Zusammenhanglosigkeit"; ▶ *Zerfahrenheit*.

Inkongruenz (lat. *in-* = „un-"; *congruentia* = „Übereinstimmung") „Fehlende Übereinstimmung". Im Kontext der ▶ *klientenzentrierten Psychotherapie* meint I. das Auseinanderklaffen von ▶ *Selbstbild* und realer Erfahrung, was ursächlich für ▶ *psychische* Störungen sein kann.

Inkontinenz (lat. *in-* = „un-"; *continentia* = „Zurückhalten") Unvermögen, die Harn- und Stuhlentleerung zu kontrollieren.

I

in sensu (lat. *sensus* = „Gedanke"; *in sensu* = „gedanklich") Gestaltungsmöglichkeit des ▶ *Expositionstraining*s: Der ▶ *Patient* stellt sich dem für ihn problematischen ▶ *Reiz* nicht in der Realität (siehe auch ▶ *in vivo*), sondern (nur) in seiner Vorstellung.

Insomnie [nichtorganisch] (lat. *in-* = „un-"; *somnus* = „Schlaf") ▶ *Dyssomnie [nichtorganisch]*, die gekennzeichnet ist durch eine subjektiv wahrgenommene Diskrepanz zwischen ▶ *Schlaf*bedarf und der Fähigkeit zu schlafen über einen beträchtlichen Zeitraum hinweg (mindestens 3-mal pro Woche, mindestens 1 Monat lang). Sie äußert sich in Einschlafstörungen (es vergehen mehr als 30 Minuten bis zum Einschlafen), Durchschlafstörungen (nach einem nächtlichen Aufwachen vergehen mehr als 30 Minuten, bis ein Wiedereinschlafen möglich wird) und einer schlechten Schlafqualität [▶ *Schlafstörung*]. Die I. [n.] kann sie mit starkem Leidensdruck einhergehen. Die ▶ *ICD*-10 listet sie unter F51.0 (▶ *ICD*-11: 7A0x sowohl organisch als auch nichtorganisch).

Instanzenmodell (lat. *instantia* = „[inständiges] Bitten", „Heftigkeit", „Verwaltung"; *modus* = „Verschrift", „Maß", „Art und Weise") Von ▶ *Freud, Sigmund* erarbeitetes ▶ *Persönlichkeit*smodell, das gemeinsam mit dem ebenfalls von ihm entwickelten Modell der ▶ *psychosexuellen Entwicklung* sowie den ▶ *Abwehrmechanismen* die Basis für das Verständnis seiner ▶ *Psychoanalyse* darstellt. Es geht davon aus, dass innerhalb der menschlichen ▶ *Psyche* drei Instanzen – ▶ *Es*, ▶ *Ich* und ▶ *Über-Ich* – wirken, die das ▶ *Denken* und Handeln einer ▶ *Person* bestimmen; dieses „Zusammenspiel" wird wiederum „ ▶ *Psychodynamik*" genannt.

institutionelle Abwehr (lat. *institutio* = „Einrichtung", „Anweisung") ▶ *psychosoziale Abwehr*.

instrumentelle Konditionierung (lat. *instrumentum* = „Werkzeug"; *conditio* = „Bedingung") ▶ *operante Konditionierung.*
Insuffizienz (lat. *in-* = „nicht"; *sufficere* = „ausreichen") Eingeschränkte bzw. unzureichende Leistungsfähigkeit eines Organs oder Organsystems.
Insuffizienzgefühl (lat. *in-* = „nicht"; *sufficere* = „ausreichen") ▶ *Affektive Störung*, die durch den Verlust des Vertrauens in die eigene Leistungsfähigkeit oder den eigenen Wert gekennzeichnet ist. ▶ *Depression*en können mit einem I. einhergehen.
Insulin Von der ▶ *Bauchspeicheldrüse* produziertes ▶ *Hormon*, das den Kohlenhydratstoffwechsel [▶ *Kohlenhydrate*] reguliert und die Aufnahme von ▶ *Glukose* (Traubenzucker) aus dem Blut in die ▶ *Zellen* ermöglicht.
Intellekt Adj. **intellektuell** (lat. *intellectus* = „das Innewerden"; *intellegere* = „einsehen", „verstehen") Denk- bzw. Erkenntnis-, Abstraktions- und Problemlösungsvermögen eines Menschen; die Fähigkeit, den eigenen Verstand zu gebrauchen sowie erworbenes Wissen an- und Sprache zu verwenden.
Intelligenz (lat. *intelligentia* = „Verstand", „Einsicht"; aus: *inter-* = „zwischen" und *legere* „wählen", „lesen") Geistige Beweglichkeit und Problemlösungskompetenz eines Menschen, basierend auf seiner Fähigkeit, durch eigene Beobachtung Beziehungs- und Sinnzusammenhänge seiner Umwelt zu erkennen. Die I. wird nach dem sog. ▶ *Intelligenzquotient*en (IQ) gemessen. Auch bei schweren ▶ *Intelligenzminderung*en ist es möglich, dass einzelne Teilaspekte der I. (Ausdrucksfähigkeit, ▶ *motorische* Kompetenz, ▶ *soziale* Fähigkeiten etc.) unterschiedlich stark betroffen sind. Ausreichende I. ist eine wesentliche Voraussetzung aufseiten des ▶ *Klient*en, um sich einer ▶ *Psychotherapie* stellen zu können.
Intelligenzminderung (lat. *intelligentia* = „Verstand", „Einsicht"; aus: *inter* = „zwischen" und *legere* „wählen", „lesen") ▶ *psychische* Störung des Kindes- und Jugendalters (▶ *Kinder- und Jugendpsychiatrie und -psychotherapie (KJGG)*), die gekennzeichnet ist durch eine angeborene oder während der Geburt erworbene unterdurchschnittliche allgemeine ▶ *intellektuelle* Leistungsfähigkeit. Von I. spricht man bei einem ▶ *Intelligenzquotient*en (IQ) von unter 70. Die I. ist von der ▶ *Demenz* klar zu unterscheiden, da hier bereits ausgebildete ▶ *intellektuelle* Fähigkeiten wieder verloren gehen. IQ-Werte zwischen 90 und 70 bilden einen Übergangsbereich zwischen durchschnittlicher ▶ *Intelligenz* und einer leichten I. (sog. Lernbehinderung); zwischen 69 und 50 liegt eine leichte (▶ *ICD*-10: F70 [▶ *ICD*-11: 6A00.0]), zwischen 49 und 35 eine mittelgradige I. (früher: ▶ *Debilität*) vor (▶ *ICD*-10: F71 [▶ *ICD*-11: 6A00.1]). Von schwerer I. (▶ *ICD*-10: F72 [▶ *ICD*-11: 6A00.2]) spricht man bei IQ-Werten zwischen 34 und 20 (früher: geistige Behinderung), darunter (▶ *ICD*-10: F73 [▶ *ICD*-11: 6A00.3]) liegt die schwerste I. (früher: ▶ *Idiotie*). Der Anteil intelligenzgeminderter Menschen beträgt in der Gesamtbevölkerung etwa 2–3 %, wobei Jungen häufiger als Mädchen – etwa im Verhältnis 3 : 2 – betroffen sind. Das Risiko, mit einer I. zusätzlich an einer psychischen Störung zu erkranken, ist um den Faktor 3–4 erhöht. Etwa 60 % der Nachkommen intelligenzgeminderter Eltern leiden ihrerseits an I., wobei die ▶ *soziale* Unterschicht davon besonders betroffen ist. – Die Ursachen von I. bleiben in über 50 % d. F. im Dunkeln; bei etwa 15 % liegt ein ▶ *genetisch*er Defekt vor. Im Übrigen kommen ▶ *Infektion*en des ▶ *Zentralnervensystems (ZNS)* vor oder nach der Geburt (z. B. ▶ *Röteln* bei der Schwangeren), ▶ *Chromosom*enschädigungen (z. B. ▶ *Down-Syndrom*), ▶ *toxische* Schädigungen während der Schwangerschaft (z. B. ▶ *Alkoholabusus*), Geburtsschäden durch auftretende Komplikationen, Frühgeburten,

▶ *Stoffwechsel*erkrankungen, ▶ *Schädel-Hirn-Trauma*ta (z. B. Sturz vom Wickeltisch oder Misshandlungen) in Betracht. Von wenigen Ausnahmen (z. B. bei Stoffwechselerkrankungen) abgesehen, ist eine I. nicht heilbar; i. R. der ▶ *Therapie* sollte die eigenständige Lebensführung so weit wie möglich gefördert werden. In der ▶ *ICD*-10 ist das Kapitel F7 der I. gewidmet (▶ *ICD*-11: 6A00).
Syn.: Oligophrenie, Schwachsinn, Imbezillität, geistige Behinderung, Minderbegabung.
Intelligenzquotient Abk. **IQ** (lat. *intelligentia* = „Verstand", „Einsicht"; aus: *inter* = „zwischen" und *legere* „wählen", „lesen"; *quotiens* = „wie oft") Einer von vielen anderen möglichen Richtwerten für das allgemeine ▶ *intellektuelle* Leistungsvermögen eines Menschen; der IQ wird durch ein spezielles Testverfahren ermittelt und in einer Punktzahl ausgedrückt. Der Wert „IQ = 100" bezeichnet eine dem Alter des Probanden entsprechende, durchschnittliche (darüber liegende Werte eine höhere, darunter liegende Werte eine niedrigere) ▶ *Intelligenz*reife. Der IQ-Begriff geht zurück auf ▶ *Stern, William* und seine Formel: IQ = (Intelligenzalter : Lebensalter) × 100.
Intentionstremor (lat. intentio = „Zweck", „Absicht"; *tremere* = „zittern") Zittern von Gliedmaßen i. R. einer zielgerichteten Bewegung, das auf eine Schädigung des ▶ *Kleinhirns* schließen lässt und bei ▶ *multipler Sklerose (MS)* beobachtet werden kann. Der I. ist vom ▶ *Ruhetremor* abzugrenzen, der z. B. bei ▶ *Morbus Parkinson* auftritt.
Interaktion V. **interagieren** (lat. *inter-* = „zwischen"; *agere* = „[be]treiben") Aufeinander bezogenes Handeln einschließlich der sich daraus ergebenden Wechselwirkung.
intermittierende Verstärkung (lat. *intermittere* = „aussetzen", „unterbrechen") Das Auftreten eines gewünschten Verhaltens wird nicht jedes Mal, sondern nur unregelmäßig verstärkt; der Vorgang des ▶ *Lernens* dauert dadurch länger, das Gelernte ist jedoch löschungsresistenter als bei ▶ *kontinuierlicher Verstärkung*.

I

International Classification of Diseases Abk. **ICD** (engl. *international* = „international"; *classification* = „Einteilung", „Systematik", „Klassifizierung"; *disease* = „Krankheit") Internationale Klassifikation der Krankheiten: von der ▶ *Weltgesundheitsorganisation* herausgegebenes ▶ *Manual* zur Verschlüsselung von ▶ *Diagnosen* aller anerkannten ▶ *Erkrankung*en und verwandter Gesundheitsprobleme; darüber hinaus bietet die *ICD* ▶ *therapeutische* Kriterien sowie ▶ *Ausschlussdiagnose*n, durch die eine ▶ *psychische* Erkrankung einer bestimmten Störungskategorie zugeordnet werden kann. Derzeit ist die 10. Ausgabe aktuell (ICD-10), ICD-11 wird am 1. Januar 2022 in Kraft treten. In Deutschland bleibt zunächst die jeweils aktuelle Fassung der ICD-10 GM (Abk. für German Modification) gültig, ein Termin für die Einführung einer an die Erfordernisse des deutschen Gesundheitswesens angepassten ICD-11 GM steht noch nicht fest. Das Kapitel F der ICD-10 befasst sich mit psychischen Störungen und ▶ *Verhaltensstörung*en (▶ *ICD*-11: Kapitel 6).
internistisch Das Fachgebiet der Inneren Medizin betreffend. Diese hat insb. Krankheitsbilder im Fokus, die eine Störung von Herz und Kreislauf, Blut und Gefäßsystem, Verdauungsorganen und Nieren sowie Atmungs- und Immunsystem darstellen; hinzu kommen ▶ *Infektionskrankheit*en, Vergiftungen, ▶ *Tumor*en und der Bereich der i.en Intensivmedizin.
interpersonelle Psychotherapie (IPT) (lat. *inter-* = „dazwischen", „mitten"; *personalis* = „sich auf eine Person beziehend"; griech. *psyche* = „Atem", „Hauch", „Seele"; *therapeia* = „Dienst[leistung]", „Behandlung", „Pflege" bzw. *therapeuein* = „pflegen") Als ▶ *ambulante*, ▶ *manualisierte* ▶ *Einzel(psycho)therapie* konzipiertes Kurzzeitverfahren, das insb. bei der Behandlung von ▶ *Depression*en (ohne ▶ *psychotische* ▶ *Symptome*)

angewendet wird, vorrangig die – wohl depressionsauslösenden – zwischenmenschlichen ▶ *Konflikte* des ▶ *Patient*en in den Blick nimmt, nach dem kognitiv-verhaltenstherapeutischen Ansatz [▶ *kognitive Verhaltenstherapie*] eine Kompetenzsteigerung hinsichtlich des Umgangs mit dem ▶ *sozial*en Umfeld zu erreichen versucht und nach 12–20 Sitzungen abgeschlossen wird. Die IPT geht zurück auf ▶ *Klerman, Gerald* und ▶ *Weissman, Myrna M.*

Interpretation (lat. *interpretatio* = „Auslegung", „Erklärung") Zweiter der vier ▶ *Intervention*sschritte i. R. der ▶ *Psychoanalyse*: Der ▶ *Therapeut* deutet die zentralen Konfliktinhalte des ▶ *Patient*en und erarbeitet einen Zusammenhang zwischen dem ▶ *Konflikt* und den ▶ *Symptom*en des Patienten.

Intervall (lat. *inter-* = „zwischen"; *vallus* = „[spitzer] Holzpfahl") „Raum zwischen zwei Pfählen", „Zwischenraum", „Zeitabstand". Gegenbegriff: Kontinuum.

Intervention (lat. *inter-* = „zwischen", *venire* = „gehen") „Dazwischengehen", „eingreifen". Durchführung eines ▶ *therapeutisch*en oder ▶ *prophylaktisch*en Behandlungseingriffs (im Gegensatz zur Entscheidung, den derzeitigen Zustand bzw. Prozess nicht unterbrechen bzw. beeinflussen zu wollen). Die ▶ *psychotherapeutische* I. ist von einer ▶ *Psychotherapie* abzugrenzen, da sie nur einzelne therapeutische Aspekte umfasst, die sich auf ein bestimmtes Problemfeld beziehen, etwa die Abwendung einer ▶ *suizidal*en ▶ *Krise.*

Interventionsschritte (lat. *inter-* = „zwischen", *venire* = „gehen") Im Kontext der ▶ *Psychoanalyse* vollzieht sich die Aufdeckung (▶ *aufdeckende Psychotherapieverfahren*) von verdrängten ▶ *Konflikt*en in vier Schritten: ▶ *Klarifizieren* → ▶ *Interpretation* → ▶ *Konfrontation* → ▶ *Durcharbeiten.*

Interventionstechnik (lat. *inter-* = „zwischen", *venire* = „gehen"; griech. *techne* = „Kunst[fertigkeit]", „Geschick") In Abhängigkeit vom ▶ *Psychotherapieverfahren* und vom konkreten Störungsbild des ▶ *Patient*en bzw. ▶ *Klient*en zur Verfügung stehende ▶ *therapeutische* Eingriffsmöglichkeit. Beispiele: ▶ *Psychoanalyse* → vier aufeinanderfolgende ▶ *Interventionsschritte*; ▶ *Verhaltenstherapie* → z. B. ▶ *Konfrontationsverfahren*, ▶ *operante Verfahren*, ▶ *kognitive Verfahren*; ▶ *humanistische Psychotherapieverfahren* → z. B. ▶ *Spiegeltechnik.*

Intestinum caecum (lat. *intestinum* = „Darm"; *caecus* = „blind") ▶ *Blinddarm.*

Intestinum duodenum (lat. *intestinum* = „Darm"; *duodenum* = „je zwölf") ▶ *Zwölffingerdarm.*

Intoxikation (griech. *toxikose* = „Vergiftung"; lat. *toxon* = „Pfeil", „Gift") Vergiftung des Körpers durch schädigende Substanzen (▶ *Toxine*). Der I.s-Begriff umfasst sowohl den Vorgang der Giftaufnahme als auch den Vergiftungszustand.

intrakutan Abk. **i.c.** (lat. *intra-* = innerhalb; *cutis* = Haut) ▶ *Anatomische* Ortsangabe bezüglich der ▶ *Applikationsform*, nämlich in die Lederhaut.

intramuskulär Abk. **i.m.** (lat. *intra-* = „innerhalb"; *musculus* = „Mäuslein", „Muskel") ▶ *Anatomische* Ortsangabe bezüglich der ▶ *Applikationsform*, nämlich in einen Skelettmuskel.

intravenös Abk. **i.v.** (lat. *intra-* = „innerhalb"; *vena* = „Blutader", „Vene") ▶ *Anatomische* Ortsangabe bezüglich der ▶ *Applikationsform*, nämlich in ein venöses Blutgefäß.

Introitus [vaginae] (lat. *introitus* = „Eingang"; *vagina* = „Scheide") Scheideneingang.

Introjekt (lat. *intro-* = „hinein-"; *iacere* = „werfen") Das, was bei der ▶ *Introjektion* entsteht: Im Kontext der ▶ *Gestalttherapie* meint dies die „Einnistung" eines ungeprüft

I

von der Umwelt aufgenommenen Inhalts im ▶ *Organismus* des ▶ *Individuums*. Hierbei kann es sich um unpassende Glaubenssätze o. Ä. handeln.

Introjektion (lat. *intro-* = „hinein-"; *iacere* = „werfen") Im Kontext der ▶ *Psychoanalyse*: ▶ *Identifikation*. – Im Kontext der ▶ *Gestalttherapie* meint I. die Übernahme von Neuem aus der Umgebung, ohne dass das ▶ *Individuum* – anders als bei der ▶ *Assimilation* – diese Impulse vorab auf ihre Sinnhaftigkeit hin überprüft hätte. Dies hat zur Folge, dass das so entstandene ▶ *Introjekt* als Fremdkörper oder gar Störfaktor in den ▶ *Organismus* einzieht, dessen ▶ *Gestalt*werdung dadurch erschwert bzw. verhindert wird.

Introspektion (lat. *intro* = „hinein-", „nach innen"; *spicere* = „sehen", „blicken") Selbstbeobachtung, Innenschau. Die Fähigkeit zur I. gehört zu den Voraussetzungen aufseiten des ▶ *Klienten*, um sich einer ▶ *Psychotherapie* stellen zu können.

introspektiv (lat. *intro-* = „hinein-", „nach innen"; *spicere* = „sehen", „blicken") „In sich selbst hineinblickend", „die eigene Handlungsweise zum Gegenstand der Selbstbetrachtung machend".

Introversion Adj. **introvertiert** (lat. *intro* = „nach innen"; *vertere* = „wenden") „Nach-innen-Wendung". Zu den ▶ *Big Five* gehörendes ▶ *Persönlichkeitsmerkmal*, das eine nach innen orientierte Grundeinstellung beschreibt. Introvertierte Menschen sind z. B. reflektierend, still, scheu und sorgfältig; das Handeln innerhalb von sozialen Gruppen erleben sie tendenziell als anstrengend und mühevoll. Der I.s-Begriff wurde entscheidend geprägt von ▶ *Jung, Carl Gustav*. Gegenbegriff: ▶ *Extraversion*.

invasiv (lat. *invadere* = „eindringen", „einbrechen") „Eindringend". ▶ *Diagnostisch*es oder ▶ *therapeutisch*es Vorgehen, bei dem Gewebe verletzt wird, z. B. durch Injektionen oder bei Operationen. Falls der Patient in die i.e Maßnahme nicht eingewilligt hat und kein sie rechtfertigender Notstand vorliegt, stellt diese gemäß §§ 223 bis 231 ▶ *Strafgesetzbuch (StGB)* eine Straftat gegen die körperliche Unversehrtheit dar.

in vivo (lat. *in vivo* = „im Leben" bzw. „in der Realität") Gestaltungsmöglichkeit des ▶ *Expositionstrainings*: Der ▶ *Patient* stellt sich dem für ihn problematischen ▶ *Reiz* nicht (nur) gedanklich (siehe auch ▶ *in sensu*), sondern in der Realität.

Involutionsdepression (lat. *involutio* = „Einhüllung", „Rückbildung [des menschlichen Körpers oder einzelner Organe mit zunehmendem Alter]"; *deprimere* = „niederdrücken") „Rückbildungsdepression". Ältere Bezeichnung für eine schwere ▶ *depressive Episode* des höheren Lebensalters, wobei hier die ▶ *Spätdepression* (erstmaliges Auftreten einer depressiven Episode nach dem 45. Lj.) von der ▶ *Altersdepression* (erstmaliges Auftreten einer depressiven Episode nach dem 65. Lj.) zu unterscheiden ist. Inzwischen wird jedoch davon ausgegangen, dass altersbedingte Rückbildungs- und Umstellungsvorgänge die Entstehung einer depressiven Episode kaum beeinflussen; der I.s-Begriff ist insofern irreführend.

Iod Andere Schreibweise für ▶ *Jod*.

IPT Abk. für ▶ *interpersonelle Psychotherapie (IPT)*.

IQ Abk. für ▶ *Intelligenzquotient*.

irrationale Überzeugungen (lat. *ir- (in-)* = „un-", „nicht"; *ratio* = „Vernunft", „Denkvermögen", „Gesetzmäßigkeit") Subjektiv belastende, die Selbstverwirklichung erschwerende, situationsinadäquate Gefühle und/oder Handlungen auslösende Denkinhalte, welche die Entstehung von ▶ *psychisch*en Störungen mit beeinflussen können. Diese ▶ *kognitiv*en Fehlleistungen beziehen sich sowohl auf den Denkenden selbst als auch auf seine Umwelt und sind im Wesentlichen durch verallgemeinernde bzw. überzogene

I

Negativbewertungen sowie durch „Muss-" bzw. „Schwarz-Weiß-Denken" bis hin zu Katastrophisierungen gekennzeichnet. Der Begriff geht zurück auf ▶ *Ellis, Albert.*
Syn.: irrationale Grundannahmen.
irreversibel (lat. *ir- (in-)* = „un-", „nicht"; *re-* = „zurück"; *versare* = „wenden", „drehen") Nicht umkehrbar.
Ischämie (griech. *ischein* = „zurückhalten"; *haima* = „Blut") Örtlich begrenzte Blutleere, Durchblutungsausfall oder Minderdurchblutung eines Gewebes bzw. Organs, die eine Mangelversorgung an ▶ *Sauerstoff* auslöst und zu ▶ *Nekrosen* führen kann.
isolierte Phobie auch **spezifische Phobie** (lat. *insula* = „Insel"; griech. *phobos* = „Furcht", „Angst") ▶ *spezifische Phobie.*
i. v. Abk. für ▶ intravenös.

J

J Abk. für ▶ *Joule (J).*
Jacobson, Edmund *22. April 1888 in Chicago/Illinois (USA), † 7. Januar 1983 ebd., US-amerikanischer Mediziner, der sowohl die ▶ *progressive Muskelrelaxation* begründete als auch die Forschungen bezüglich des ▶ *Biofeedback* vorantrieb. Wegweisend wurde seine Erkenntnis, dass übermäßige muskulöse Anspannung mit ▶ *physisch*en und/oder ▶ *psychisch*en ▶ *Erkrankung*en einhergeht, umgekehrt jedoch die Entspannung heilende Wirkungen entfalten kann.
Jakob, Alfons Maria *2. Juli 1884 in Aschaffenburg, † 17. Oktober 1931 in Hamburg, deutscher ▶ *Neurologe*, der unmittelbar nach ▶ *Creutzfeldt, Hans-Gerhard* die ▶ *spongiöse* ▶ *Enzephalopathie* entdeckte, die heute als ▶ *Creutzfeldt-Jakob-Krankheit* bekannt ist.
Jammerdepression (lat. *deprimere* = „niederdrücken") ▶ *agitierte Depression.*
Janet, Pierre (eigentl. Janet, Pierre-Marie-Félix) *30. Mai 1859 in Paris (Frankreich), † 24. Februar 1947 ebd., französischer ▶ *Psychiater* und ▶ *Psychotherapeut*, der Störungen der ▶ *Identität* oder ▶ *Amnesi*en als Folge von ▶ *traumatisch*em Erleben beschrieb und unser heutiges Verständnis von ▶ *Dissoziation* bzw. ▶ *dissoziativen Störung*en wesentlich prägte.
Jellinek, Elvin Morton *15. August 1890 in New York (USA), † 22. Oktober 1963 in Stanford (USA), US-amerikanischer Physiologe und Anthropologe, nahm als einer der ersten Forscher die ▶ *Alkoholabhängigkeit* als ▶ *Krankheit* wahr, erforschte dieses Krankheitsbild und teilte die davon betroffenen ▶ *Patient*en in fünf Kategorien ein: ▶ *Alpha-Trinker*, ▶ *Beta-Trinker*, ▶ *Gamma-Trinker*, ▶ *Delta-Trinker*, ▶ *Epsilon-Trinker.*
Jetlag (engl. *jet* = „Düsenflugzeug"; *lag* = „Zeitverzögerung") ▶ *Störung des Schlaf-wach-Rhythmus [nichtorganisch]*, bedingt durch eine Flugreise über mehrere Zeitzonen hinweg.
JGG Abk. für ▶ *Jugendgerichtsgesetz.*
Jod (griech. *io-eides* = „veilchenfarben") ▶ *Chemisch*es Element (▶ *Symbol*: I), das bereits bei Raumtemperatur violette („veilchenfarbene") Dämpfe entwickelt. J. ist ein bedeutsamer ▶ *Mineralstoff*, wird mit der Nahrung (z. B. Seefisch) aufgenommen und findet sich hauptsächlich in der ▶ *Schilddrüse*. Eine Unterversorgung mit J. führt zur Bildung eines Kropfs.

Johanniskraut ▶ *Phytopharmakon* gegen leichte bis mittelgradige ▶ *depressive* Verstimmungen und nervöse Unruhe; vermutlich führt J. zu einer Hemmung der Wiederaufnahme von ▶ *Serotonin* und ▶ *Noradrenalin* in das präsynaptische ▶ *Neuron* (▶ *präsynaptische Endigung*). Als mögliche Nebenwirkungen sind Lichtempfindlichkeit sowie Magen-Darm-Beschwerden bekannt.

Johnson, Virginia *11. Februar 1925 in Springfield/Missouri (USA), † 24. Juli 2013, St. Louis (USA), US-amerikanische Psychologin, betrieb gemeinsam mit ▶ *Masters, William Howell* – beide waren von 1971 bis 1993 miteinander verheiratet – umfangreiche Studien über die menschliche ▶ *Sexualität*. Sie führten insb. ▶ *Paartherapien* durch, weil sie davon überzeugt waren, dass bei jeder Sexualstörung immer beide Partner beteiligt sind. Die Paartherapien beinhalteten u.a. auch – je nach Art der ▶ *sexuellen Störung* – spezielle Übungsprogramme wie z.B. das ▶ *Sensualitätstraining*, die ▶ *Teasing-Technik* bzw. ▶ *Squeeze-Technik*, den Einsatz von ▶ *Hegarstiften* u.v.m.

Joint (frz. *joindre* = verbinden) Selbstgedrehte Zigarette, deren Tabak mit ▶ *Marihuana* oder ▶ *Haschisch* – ggf. auch mit anderen ▶ *psychotropen Substanz*en – vermischt wurde.

Jo-Jo-Effekt Unerwünschte Folge nach Beendigung einer Reduktionsdiät: Da der ▶ *Organismus* während der ▶ *Diät* seinen Grundumsatz absenkt, kommt es bei einer Wiederaufnahme der ursprünglichen Ernährungsgewohnheiten zu einer umso schnelleren Gewichtszunahme. Insofern ist einzelnen „Hungerphasen" eine dauerhafte Ernährungsumstellung vorzuziehen.

Joule Abk. **J** Nach James Prescott Joule (1818–1889) benannte international verwendete Maßeinheit zur Bezifferung des Energiegehalts von Nährstoffen, der dem menschlichen Körper mit der Nahrung zugeführt wird. 1 J entspricht 0,2388 ▶ *Kalorien* [▶ *kcal*].

Jugendarrest ▶ *Zuchtmittel*, das in Jugendarrestanstalten vollzogen wird und – je nach Urteil – 2 Tage bis maximal 4 Wochen andauern kann.

J

Jugendgerichtsgesetz (JGG) Bundesgesetz der Bundesrepublik Deutschland, in dem das formelle Jugendstrafrecht geregelt ist, u.a. ist dort festgeschrieben, wann ein ▶ *Jugendlicher* für von ihm begangene Straftaten zur Rechenschaft zu ziehen ist (▶ *Verantwortlichkeit [JGG]*) und welche Maßnahmen in diesem Fall vonseiten des Gerichts veranlasst werden können. Der Erziehung wird dabei Vorrang vor Strafe eingeräumt. Das JGG geht als Spezialgesetz dem ▶ *Strafgesetzbuch (StGB)* bzw. der Strafprozessordung vor.

Jugendlicher ▶ *Person* in der Lebensphase zwischen Kindheit und Erwachsensein. Nach § 1 Absatz 2 ▶ *Jugendgerichtsgesetz (JGG)* ist J., wer das 14., aber noch nicht das 18. Lj. vollendet hat. Ein J. ist (bedingt) strafmündig.

Jugendschizophrenie ▶ *hebephrene Schizophrenie*.

Jugendstrafe Freiheitsstrafe für ▶ *Jugendliche* oder ▶ *Heranwachsende*, welche die Verantwortung [▶ *Verantwortlichkeit [JGG]*] für ihre Tat mangels Reife nicht übernehmen können, wobei eine bloße Verhängung von ▶ *Erziehungsmaßregeln* oder ▶ *Zuchtmitteln* – etwa aufgrund der Schwere der Schuld – nicht geboten erscheint.

Jung, Carl Gustav *26. Juli 1875 in Kesswil (Schweiz), † 6. Juni 1961 in Küsnacht (Schweiz), Schweizer Mediziner und Psychologe, habilitierte sich bei ▸ Bleuler, Paul Eugen, arbeitete anschließend mit ▸ Freud, Sigmund zusammen und begründete schließlich die ▸ analytische Psychologie. Als Zentrum einer jeden ▸ Persönlichkeit sieht J. das ▸ Selbst an, in dem sämtliche – auch gegenläufige – Persönlichkeitsanteile vereinigt werden; indem immer mehr dieser Persönlichkeitsaspekte ins ▸ Bewusstsein gelangen, schreitet der lebenslang andauernde Prozess der ▸ Individuation eines Menschen voran, wobei dem ▸

Psychotherapeuten die Rolle eines vorurteilsfreien Begleiters zukommt. Darüber hinaus forschte J. bezüglich der ► Archetypen im Kontext seiner Theorie über das ► kollektive Unbewusste und über die Frage, welche Rolle der ► Religion in Bezug auf die ► Psyche zukommt. Seine Grabstätte befindet sich auf dem Friedhof in Küsnacht im Kanton Zürich.

K

Kachexie (griech. *kakos* = „schlecht"; *hexis* = „Zustand") ▶ *Pathologisch*er, massiver Muskel- und Gewichtsverlust, resultierend aus einer Grunderkrankung wie z. B. ▶ *Tumor*wachstum, ▶ *AIDS*, ▶ *Stoffwechsel*störungen, ▶ *Anorexia nervosa* u. Ä. Die ▶ *ICD*-10 listet die K. unter R64 (▶ *ICD*-11: MG20.x).

Kalium (arab. *al-qalya* = „Pflanzenasche") ▶ *Chemisch*es Element (▶ *Symbol*: K) sowie für den menschlichen ▶ *Organismus* bedeutsamer ▶ *Mineralstoff* und ▶ *Elektrolyt* (neuromuskuläre Reizbarkeit, Steuerung des Zellwachstums, Regulation des ▶ *Blutdrucks* u. v. m.).

Kalorie Adj. **kalorisch** (lat. *calor* = „Wärme") Veraltete ▶ *physikalische* Einheit für den Energiegehalt eines Lebensmittels; siehe auch ▶ *kcal*, ▶ *Joule*.

kalter Entzug Durchführung der ▶ *Entgiftung* ohne den Einsatz von medikamentösen Ersatzstoffen. Gegenbegriff: ▶ *warmer Entzug*.

Kalzium (lat. *calx* = „Kreide", „Kalkstein") ▶ *Chemisch*es Element (▶ *Symbol*: Ca), das u. a. in Milchprodukten enthalten ist und im menschlichen ▶ *Organismus* ein zentraler Knochenbestandteil ist: Ca ist mit 1.200 Gramm der am stärksten im menschlichen Körper vertretene ▶ *Mineralstoff* (zu 99 % in Knochen und zu 1 % in den ▶ *Zellen* und im extrazellulären Raum) und ist u. a. an der Erregung von ▶ *Nerv*en und Muskeln und der Blutgerinnung beteiligt.

Kanfer, Frederick H. *6. Dezember 1925 in Wien (Österreich), † 18. Oktober 2002 in Champaign/Illinois (USA), US-amerikanischer Psychologe, ▶ *Psychotherapeut* und Vertreter der modernen ▶ *Verhaltenstherapie*, der das ▶ *SORCK-Modell* mitentwickelte.

Kanner, Leo *13. Juni 1896 in Klekotow (Österreich-Ungarn, heute: Ukraine), † 3. April 1981 in Sykesville/Maryland (USA), österreichischer/US-amerikanischer Kinder- und Jugendpsychiater, studierte in Berlin ▶ *Medizin* und beschrieb 1943 als Erster den ▶ *frühkindlichen Autismus*.

Kanner-Syndrom (griech. *syn-* = „zusammen-", „mit-"; *dromos* = „Weg", „Lauf") ▶ *frühkindlicher Autismus*.

Kant, Immanuel *22. April 1724 in Königsberg, † 12. Februar 1806 ebd., deutschsprachiger Philosoph und einer der bedeutendsten Denker der Neuzeit. Zu seinen wichtigsten Werken gehört die „Kritik der reinen Vernunft". Sein philosophisches ▶ *Denken* kreiste um die Fragen: Was kann ich wissen? Was soll ich tun? Was darf ich hoffen? Was ist der Mensch?

Kardinalsymptom (lat. *cardinalis* = „wichtig") ▶ *Leitsymptom*.

kardiovaskulär (griech. *kardia* = „Herz"; lat. *vas* = „Gefäß") „Herz und (Blut-)Gefäße betreffend" bzw. „das Herz-Kreislauf-System betreffend".

Karies (lat. *caries* = „Fäulnis", „Morschheit") Zahnfäulnis. Häufigste Zahnkrankheit, die gekennzeichnet ist durch eine Erweichung bzw. Zerstörung der Zahnhartgewebe, bedingt durch Gärungsprozesse auslösende ▶ *Bakterien*besiedelungen. Unbehandelt kann K. zum Zahnverlust führen. Zahnkaries listet die ▶ *ICD*-10 unter K02 (▶ *ICD*-11: DA08.0).

Karzinom (griech. *karkinos* = „Krebs") Bösartige Geschwulst; siehe auch ▶ *Tumor*.

Karzinophobie (griech. *karkinos* = „Krebs"; *phobos* = „Furcht", „Angst") Übersteigerte Angst vor einer evtl. eigenen Krebserkrankung. Die K. zählt zu den ▶ *neurotischen Störungen*, als solche wiederum zu den ▶ *Angststörungen* und hier ist sie schließlich den ▶ *isolierten Phobien* zuzuordnen. Gemäß ▶ *ICD*-10 wird sie mit F40.2 verschlüsselt (▶ *ICD*-11: 6B03). Hält der Betroffene jedoch – entgegen allen ▶ *medizinisch*en Befunden – an der Überzeugung, an einem ▶ *Tumor* zu leiden, fest, so liegt eine hypochondrische Störung [▶ *Hypochondrie*] vor, die mit F45.2 zu codieren ist (▶ *ICD*-11: 6B23).

Kastration Adj. **kastriert** (lat. *castrare* = „verschneiden", „entmannen") Zur Unfruchtbarkeit führende Entfernung der ▶ *Gonaden* oder unumkehrbare medikamentöse Unterdrückung der Produktion von ▶ *Sexualhormonen*.

Kastrationsangst (lat. *castrare* = „verschneiden", „entmannen") Auf ▶ *Freud, Sigmunds* Konzept der ▶ *psychosexuellen Entwicklung* zurückgehender Begriff, der davon ausgeht, dass Kinder der Meinung sind, jeder Mensch besäße ganz grundsätzlich einen ▶ *Penis*. Wenn jedoch beim Durchlaufen der ▶ *ödipalen Phase* die ▶ *anatomisch*en Unterschiede von Frau und Mann erkannt werden, führt dies beim Jungen zur K.: Er geht davon aus, dass Menschen ohne Penis diesen durch ▶ *Kastration* verloren hätten, und fürchtet nun seinerseits (möglicherweise als Strafakt aufgrund seiner auf die Mutter gerichteten Begierde), ggf. sogar durch den eigenen Vater kastriert zu werden; hierdurch würde der Junge dazu ▶ *motiviert*, sich sein Begehren außerhalb seiner ▶ *Ursprungsfamilie* zu erfüllen und sich der Welt zuzuwenden. Siehe auch ▶ *Penisneid*.

Katalepsie (griech. *kata* = „von oben nach unten", „hinab", „herab", gänzlich"; *lepsis* = „das Festhalten", „Ergriffensein") Störung der ▶ *Psychomotorik*, die durch das starre Beibehalten einer unnatürlichen Körperhaltung bei maximal erhöhtem Muskeltonus [▶ *Tonus*] gekennzeichnet ist. Gegenbegriff: ▶ *Kataplexie*.

Kataplexie (griech. *kata* = „von oben nach unten", „hinab", „herab", gänzlich"; *plexis* = „Anfall") Oft durch Gemütsbewegungen hervorgerufener plötzlicher, vorübergehender Verlust des ▶ *Tonus* der Muskeln (Muskellähmung), der sich in leichteren Fällen als Schwächegefühl in den Knien, in schwereren Fällen durch ein Sturzereignis zeigt; das ▶ *Bewusstsein* des ▶ *Patient*en bleibt währenddessen unbeeinträchtigt. K. ist z. B. im Rahmen der ▶ *Narkolepsie* beobachtbar. Gegenbegriff: ▶ *Katalepsie*.

katathym-imaginative Psychotherapie (griech. *kata* = „von oben nach unten", „hinab", „herab", gänzlich"; *thymos* = „Gemüt", „Leben", „Leidenschaft", „Empfindungsvermögen"; lat. *imago* = „[Ab-]Bild", „Vorstellung"; griech. *psyche* = „Atem", „Hauch", „Seele"; *therapeia* = „Dienst[leistung]", „Behandlung", „Pflege" bzw. *therapeuein* = „pflegen") Tiefenpsychologisch fundiertes Psychotherapieverfahren [▶ *tiefenpsychologisch orientierte Psychotherapie*], das in den 1950er-Jahren von ▶ *Leuner, Hanscarl* entwickelt und ursprünglich „katathymes Bilderleben" genannt wurde. Zentraler Aspekt dieses Ansatzes ist die Arbeit mit ▶ *Imagination*en und Tagträumen, durch die der ▶ *Patient* mit seinen stärkenden Potenzialen bzw. Ressourcen sowie mit seinen bislang unbewussten Themen in Kontakt gebracht werden soll.

katatoner Stupor (griech. *kata* = „von oben nach unten", „hinab", „herab", gänzlich"; *tonos* = „[An-]Spannung", „Kraft"; lat. *stupere* = „betäubt sein"; *stupor* = „Erstarrung") ▶ *Katatonie*.

katatone Schizophrenie (griech. *kata* = „von oben nach unten", „hinab", „herab", gänzlich"; *tonos* = „[An-]Spannung", „Kraft"; lat. *stupere* = „betäubt sein"; *stupor* = „Erstarrung"; griech. *schizein* = „spalten", „abspalten", *phren* = „Zwerchfell [als Sitz der Seele]", „Geist", „Verstand", „Gemüt") ▶ *Subtyp* der ▶ *Schizophrenie*, der gekennzeichnet ist durch starke Störungen der ▶ *Psychomotorik*, wobei insb. die ▶ *katatonen* ▶ *Symptome* im Vordergrund stehen; diese wiederum zeigen sich in zwei gegensätzlichen Ausprägungen, nämlich in Sperrzuständen (▶ *Stupor*; ▶ *Mutismus*) bei voll erhaltenem ▶ *Bewusstsein*, aber auch in Erregungszuständen (wildes Um-sich-Schlagen), wobei beide Varianten einander rasch abwechseln können. Die k. Sch. tritt meist zwischen dem 18. und 25. Lj. auf; ihre ▶ *Prognose* ist eher günstig. Eine Extremform der k. Sch. stellt die ▶ *perniziöse Katatonie* dar. Die ▶ *ICD*-10 listet die k. Sch. unter F20.2 (▶ *ICD*-11: 6A4x). Jakob Lenz (1751–1792) soll unter k.r Sch. gelitten haben.

Katatonie Adj. **kataton** (griech. *kata* = „von oben nach unten", „hinab", „herab", gänzlich"; *tonos* = „[An-]Spannung", „Kraft") „Anspannung von Kopf bis Fuß". Schwer einzuordnendes ▶ *psychomotorisches* ▶ *Syndrom*, das mit einer ausgeprägten Störung der Willkürmotorik [▶ *Motorik*] einhergeht und sich in einer starken Verkrampfung des gesamten Körpers äußert. K. kann z.B. bei der ▶ *katatonen Schizophrenie* oder bei Hirntumoren [▶ *Tumor*] beobachtet werden.

Syn.: katatoner Stupor.

kcal Abk. für Kilokalorie, also 1.000 Kalorien (lat. *calor* = „Wärme"). ▶ *Physik*alische Einheit für den Energiegehalt eines Lebensmittels (Brennwert), der zwischenzeitlich jedoch durch das ▶ *Joule* (J) abgelöst wurde (1 kcal entspricht 4,1868 kJ). Eine Kalorie ist die Energiemenge, die zur Erhöhung der Temperatur von 1 Gramm Wasser um 1 Grad Celsius (von 14,5 auf 15,5 °C) benötigt wird. Der tägliche Bedarf an Kalorien ist u.a. abhängig von Alter, Größe, Aktivität, Geschlecht eines Menschen.

Kernberg, Otto Friedmann *10. September 1928 in Wien (Österreich), US-amerikanischer Biologe, Mediziner und Psychoanalytiker jüdischer Herkunft, entwickelte die ▶ *Transference-Focused Psychotherapy (TFP)*.

Kernspintomografie (engl. *spin* = „Drall", „Drehung"; griech. *tome* = „Schnitt"; *graphein* = „schreiben") ▶ *Magnetresonanztomografie (MRT)*.

Kernsymptom ▶ *Leitsymptom*.

KHK Abk. für ▶ *koronare Herzkrankheit*.

Kielholz, Paul *15. November 1916 in Königsfelden bei Brugg (Schweiz), † 25. Mai 1990, Schweizer Mediziner und ▶ *Psychiater*, forschte zu ▶ *Sucht*krankheiten sowie zur ▶ *Depression* und zur Entwicklung von ▶ *Psychopharmaka*. Er erarbeitete auch das nach ihm benannte ▶ *Dreikomponentenschema*, das die ▶ *trizyklischen Antidepressiva* nach ihren Wirkkomponenten in einen ▶ *Amitriptylin*-, ▶ *Imipramin*- und ▶ *Desipramin*-Typ einteilt.

Kielholz-Schema ▶ *Dreikomponentenschema* nach Kielholz.

Kiffen (arab. *kaif* = „Wohlbefinden") Rauchen eines ▶ *Joints*.

Killerweed (engl. *killer* = „Mörder"; *weed* = „[Un-]Kraut", „Glimmstängel", „Gras") Straßenname für ▶ *Phenylcyclohexylpiperidin*.

Kinder- und Jugendpsychiatrie und -psychotherapie (KJPP) (griech. *psychiatrike* = „Seelenheilkunde"; *psyche* = „Atem", „Hauch", „Seele"; *therapeia* = „Dienst[leistung]", „Behandlung", „Pflege") Teildisziplin der ▶ *Medizin*, die sich mit der ▶ *Prophylaxe*, ▶ *Diagnose* und ▶ *Therapie* von ▶ *psychischen* ▶ *Erkrankungen* bei Kindern und Jugendlichen bis zum 18. Lj. befasst. Im Wesentlichen handelt es sich hier um drei unterschiedliche

Gruppen von Störungsbildern, nämlich die ▶ *Intelligenzminderung* (▶ *ICD*-10: F7 [▶ *ICD*-11: 6A00]), die ▶ *Entwicklungsstörungen* (▶ *ICD*-10: F8 [▶ *ICD*-11: 6A01 bis 6A04]) sowie die ▶ *Verhaltens- und emotionalen Störungen mit Beginn in der Kindheit und Jugend* (▶ *ICD*-10: F9 [▶ *ICD*-11: keine eigenständige Gruppe, häufig nicht nur Kindheit und Jugend betreffende Diagnosen]). Die Beurteilung von psychischen Störungen im Kindes- und Jugendalter setzt die Berücksichtigung der konkreten Lebensumstände des betreffenden ▶ *Patient*en voraus; ferner sind u. a. ▶ *genetische* Faktoren, ▶ *kulturell* bedingte Einflüsse sowie die Eigengesetzlichkeit der Störung mit einzubeziehen. Die ▶ *Diagnostik* und evtl. medikamentöse Behandlung ist dabei ausschließlich Fachärzten vorbehalten.

kindliche Neurose (griech. *neuron* = „Nerv") ▶ *emotionale Störungen des Kindesalters.*

KJPP Abk. für ▶ *Kinder- und Jugendpsychiatrie und -psychotherapie (KJPP).*

K-Komplexe Spezifisches ▶ *Wellen*muster i. R. einer ▶ *Elektroenzephalografie (EEG)*: einzelne Ausschläge mit schneller negativer und darauffolgend langsamerer positiver Auslenkung, die darauf hindeuten, dass das schlafende ▶ *Gehirn* ▶ *Reize* aus der Umwelt oder aber auch innere ▶ *somatische* Reize wahrnimmt und darauf reagiert. K. treten nicht während des ▶ *REM-Schlafs* auf. Die ▶ *Frequenz* ist mit 1–2 ▶ *Hertz (Hz)* niedrig; die ▶ *Amplitude* mit 80 bis über 150 µV [▶ *Volt (V)*] hoch.

Klarifizieren Erster der vier ▶ *Intervention*sschritte i. R. der ▶ *Psychoanalyse*: Die entscheidenden ▶ *Konflikt*inhalte des ▶ *Patient*en werden aufgedeckt und benannt.

Klärung Einer von fünf grundlegenden Wirkfaktoren, die nach ▶ *Grawe, Klaus* den Erfolg der ▶ *Psychotherapie* bestimmen: Der ▶ *Therapeut* unterstützt seinen Patienten darin, die Zusammenhänge zwischen seinen Beschwerden, seinem Verhalten und seinen Gefühlen besser zu verstehen.

klassische Antidepressiva Unter den k. A. werden die „älteren" ▶ *Antidepressiva* (▶ *Trizyklika*, ▶ *Tetrazyklika* und ▶ *Monoaminoxidase-Hemmer)* zusammengefasst. Sie zeigen insb. zu Beginn der Therapie zahlreiche unerwünschte Nebenwirkungen (z. B. Mundtrockenheit, ▶ *Obstipation*, ▶ *Miktions*störungen, ▶ *Akkommodations*störungen, Herzrasen, ▶ *Blutdruck*senkung, ▶ *Kollaps*neigung, Schwitzen, Müdigkeit, Gewichtszunahme, ▶ *Libido*verlust, ▶ *Allergien*, Krampfanfälle [▶ *Spasmus*]), die sich jedoch bei längerer Einnahme häufig wieder zurückbilden. Eine Überdosierung von k. A. kann lebensbedrohend sein; ihre Verabreichung an ▶ *suizid*gefährdete ▶ *Patient*en ist daher sorgsam abzuwägen.

klassische Konditionierung (lat. *classicus* = „mustergültig", „erstrangig", „typisch"; *conditio* = „Bedingung") ▶ *Lerntheorie* des ▶ *Behaviorismus*, die durch ▶ *Pavlov, Ivan Petrovič* begründet wurde. Ausgehend von einer unbedingten, d. h. zwingend eintretenden, Reaktion (z. B. Speichelfluss beim Hund) auf einen unbedingten ▶ *Reiz* (z. B. Anblick von Nahrung) wird bei der k. K. der unbedingte Reiz mit einem neutralen Reiz (z. B. Klingelton) verknüpft, was bei einer wiederholten Abfolge dazu führt, dass bereits der ursprünglich neutrale, nun jedoch „bedingte" (konditionierte) Reiz zur ursprünglich unbedingten, nun „bedingten" (konditionierten) Reaktion führt. Die bedingte Reaktion kann jedoch auch wieder außer Kraft gesetzt werden, nämlich dann, wenn der bedingte Reiz mehrmals ohne den unbedingten Reiz dargeboten wird („Extinktion"). Wird der Speichelfluss auch durch andere, dem Klingelton ähnliche Geräusche (z. B. einen Gong) ausgelöst, spricht man von „Reizgeneralisierung". Der Gegenbegriff „Reizdiskriminierung" besagt, dass der Hund zwischen den einzelnen Klanggeräuschen zu differenzieren lernt, wenn er z. B. ausschließlich bei einem bestimmten Klingelton mit Futter belohnt wird.

Es ist davon auszugehen, dass zahlreiche ▶ *Angststörungen* klassisch konditioniert sind; insofern stellen hier die ▶ *Gegenkonditionierung*, die ▶ *systematische Desensibilisierung* oder die ▶ *Aversionstherapie* erfolgversprechende ▶ *Therapie*ansätze dar.

klassische Neuroleptika ▶ *typische Neuroleptika.*

Klaustrophobie (lat. *claustrum* = „Käfig"; griech. *phobos* = „Furcht", „Angst") „Raumangst". Übersteigerte ▶ *Angst*, sich in (ab)geschlossenen und/oder subjektiv als zu eng empfundenen Räumlichkeiten, gar noch ohne Fluchtweg (z. B. im Fahrstuhl), ggf. aber auch in dicht gedrängten Menschenmassen (z. B. im Kaufhaus) aufhalten zu müssen. Die K. zählt zu den ▶ *neurotischen Störungen*, als solche wiederum zu den ▶ *Angststörungen*, und hier ist sie schließlich den ▶ *isolierten Phobien* zuzuordnen. Gemäß ▶ *ICD*-10 wird sie mit F40.2 verschlüsselt (▶ *ICD*-11: 6B03).

Kleffner, Frank R. *10. Oktober 1925, † 12. Juni 2015, US-amerikanischer Pathologe, forschte über Sprachstörungen bei Kindern. Unter anderem ist nach ihm das Landau-Kleffner-Syndrom benannt, die erworbene Aphasie mit Epilepsie [▶ *Aphasie [erworben] mit Epilepsie*], die 1957 erstmals durch ihn und ▶ *Landau, William M.* beschrieben worden ist.

Klein, Melanie (geb. Reizes) *30. März 1882 in Wien (Österreich), † 22. September 1960 in London (England), österreichisch-britische Psychoanalytikerin, die das ▶ *Objektbeziehungsmodell* mit entwickelte.

Kleinhirn anat. **Cerebellum** Unterhalb der beiden ▶ *Hemisphären* des ▶ *Großhirns* in der hinteren Schädelgrube liegender ▶ *Gehirn*abschnitt, welcher der Erhaltung des Gleichgewichts dient und für die ▶ *Motorik* bzw. Bewegungskoordination zuständig ist. Kommt es im K. zu Ausfällen, führt dies zu Störungen der Feinabstimmung von Bewegungen. Das K. beherbergt – trotz seines geringeren Volumens – mehr ▶ *Zellen* als das Großhirn. Gemeinsam mit der Brücke [▶ *Pons*] bildet es das ▶ *Hinterhirn.*

Kleinhirnrinde anat. **Cortex cerebellaris** Stark gefurchte Rinde mit zahlreichen Windungen zur Oberflächenvergrößerung, bestehend aus ▶ *grauer Substanz*, von der das ▶ *Kleinhirn* völlig umschlossen wird.

Kleptomanie (griech. *kleptein* = „stehlen"; *mania* = „Wahnsinn", „Raserei") ▶ *Impulskontrollstörung*, die gekennzeichnet ist durch häufiges, ohne Komplizen durchgeführtes Stehlen von Gegenständen, die nicht der Bereicherung oder dem persönlichen Gebrauch dienen. Der Kleptomane empfindet vor seiner Tat eine starke innere Anspannung und im Anschluss daran ein Gefühl von Befriedigung. Schuldgefühle, die evtl. zwischen den Diebstählen auftreten, können Rückfällen nicht entgegenwirken. Die ▶ *ICD*-10 listet die K. unter F63.2 (▶ *ICD*-11: 6C71).

Syn.: pathologisches Stehlen.

Klerman, Gerald *1928 in New York City (USA), † 3. April 1992 ebd., US-amerikanischer ▶ *Psychiater*, entwickelte in den 1960er- und 1970er-Jahren gemeinsam mit seiner zweiten Ehefrau – ▶ *Weissman, Myrna M.* – die ▶ *interpersonelle Psychotherapie (IPT).*

Klient (lat. *cliens* = „Schützling") Empfänger einer – z. B. ▶ *therapeutischen* – Dienstleistung. Der Begriff stellt die Mündigkeit des K. – im Gegensatz zu dem des ▶ *Patienten* – in besonderer Weise heraus.

Klientenvariablen (lat. *cliens* = „Schützling"; *varius* = „verschieden") Eigenschaften bzw. Kompetenzen eines ▶ *Klienten*, die er als eigenständige, relevante Größen in den ▶ *therapeutischen* Prozesses einbringt und die geeignet sind, das ▶ *Therapie*ergebnis mit zu beeinflussen. Hierzu zählen z. B. seine ▶ *Reflexions*- und ▶ *Introspektions*fähigkeit, seine ▶ *Motivation* sowie sein Talent zu zwischenmenschlicher ▶ *Interaktion*.

klientenzentrierte Psychotherapie (lat. *cliens* = „Schützling"; griech. *kentron* = „Spitze"; *psyche* = „Atem", „Hauch", „Seele"; *therapeia* = „Dienst[leistung]", „Behandlung", „Pflege") ▶ *Therapie*verfahren der ▶ *humanistischen Psychologie*, das von ▶ *Rogers, Carl Ransom* entwickelt wurde. Im Wesentlichen geht es dabei um die Aufdeckung [▶ *aufdeckende Psychotherapieverfahren*] der Diskrepanz zwischen dem Wissen des ▶ *Klient*en, wie er erfüllt in Übereinstimmung mit sich selbst leben könnte (▶ *Selbstverwirklichungsstreben*), und der Art und Weise, wie er sein Leben tatsächlich gestaltet. Der ▶ *nondirektiv* arbeitende ▶ *Therapeut* versucht, die subjektive Welt seines ▶ *Klient*en zu erfassen, indem er sich z. B. darum bemüht, im Gespräch dessen ▶ *Gefühlsebene* hinter der ▶ *Wortebene* zu erspüren; er reflektiert [▶ *Reflexion*] mit ihm dessen Gefühle, Gedanken bzw. Wertvorstellungen (▶ *Spiegeltechnik*), eröffnet ihm dadurch die Schärfung seiner Selbsterkenntnis, ermöglicht durch seine unbedingte Akzeptanz [▶ *Akzeptanz [unbedingte]*] eine Reintegration von bislang verdrängten Erlebnisinhalten [▶ *Reintegration von Erlebnisinhalten*] und ermutigt ihn so zu einer positiven Veränderung (▶ *Selbstheilungskraft*) in Richtung eines Mehr an Selbstverwirklichung. Der Therapeut steht zu seinem Klienten in einer gleichwertigen Beziehung und nimmt eine Grundhaltung ein, die insb. von folgenden drei Faktoren geprägt ist: 1) ▶ *Selbstkongruenz*, 2) ▶ *Empathie* und 3) ▶ *positive Wertschätzung*. Bei ▶ *akuter* ▶ *Suizidalität* sowie bei ▶ *akuten* ▶ *affektiv*en oder ▶ *schizophren*en Störungen, aber auch bei ausgeprägten ▶ *Persönlichkeitsstörung*en ist die k. P. ▶ *kontraindiziert*.
Syn.: Gesprächspsychotherapie, nichtdirektive Gesprächstherapie.

Klimakterium (griech. *klimakter* = „Leitersprosse"; „problematischer Lebensabschnitt") Wechseljahre der Frau.

Klimatherapie (griech. *klima* = „Neigung [des Sonnenstands]"; *therapeia* = „Dienst[leistung]", „Behandlung", „Pflege") Nutzung von natürlichen, regional bedingten Umweltreizen (z. B. Luftfeuchtigkeit, Luftdruck, Windverhältnisse, Temperatur, ▶ *UV*-Einstrahlung, aber auch die Abwesenheit bestimmter, im alltäglichen Lebensbereich des ▶ *Patienten* vorkommender ▶ *Allergene*) zur Linderung ▶ *chronischer* ▶ *Erkrankungen*.

K

klinisches Bild kurz: **Klinik** Summe aller ▶ *Symptome*, die aus einem ▶ *Krankheits*prozess resultieren.

klonisch Subst. **Klonus** (griech. *klonos* = „Aufruhr") „Krampfhaft zuckend", „ruckartig", „schüttelnd". Unwillkürliche Muskelkontraktion.

Knopflochdeformität (lat. *de-* = „weg-"; *forma* = „Form", „Gestalt") „Gestaltabweichung". Fingerfehlstellung bei ▶ *rheumatoider Arthritis*: Das Fingermittelgelenk verbleibt – im Gegensatz zur ▶ *Schwanenhalsdeformität* – in Beugestellung, während das Fingerendgelenk überstreckt ist. Ursache hierfür ist eine Entzündung der Gelenkkapsel, welche die Strecksehne so weit zur Seite auseinanderdrängt, bis das Mittelgelenk – wie ein Knopf durch das Knopfloch – durch den Sehnenspalt tritt.

Koch, Heinrich Hermann Robert *11. Dezember 1843 in Clausthal, † 27. Mai 1910 in Baden-Baden, deutscher Mikrobiologe und Arzt, forschte insb. über ▶ *Infektion*en sowie Tropenkrankheiten und entdeckte 1882 den Erreger der ▶ *Tuberkulose (Tbc)*, das ▶ *Mycobacterium tuberculosis*.

Kodein Schwach wirksames ▶ *Opioid* und ▶ *Morphin*abkömmling mit dämpfender Wirkung auf das Schmerz- und Hustenzentrum, weswegen es auch oft als Hustenstiller

– insb. bei Reizhusten – angewendet wird. K. zählt zu den ▶ *Opiat*en, ist eine natürlich vorkommende ▶ *chemische* Verbindung und erscheint als weißes Kristallpulver.
Syn.: Methylmorphin.

Koffein Beispielsweise in Kaffeebohnen oder Teeblättern natürlich vorkommendes ▶ *Alkaloid*. K. wirkt als mildes ▶ *Analeptikum* auf das ▶ *Großhirn*, wodurch sich seine anregende bis leicht euphorisierende [▶ *Euphorie*] sowie Müdigkeit vertreibende und leistungssteigernde Wirkung einstellt. Im Reinzustand ist K. ein geruchloses, bitter schmeckendes Pulver. Zu seinen unerwünschten Begleiterscheinungen zählen Magen-Darm-Beschwerden, ▶ *Tachykardie* oder innere Unruhe.
Syn.: Teein.

Kognition Adj. **kognitiv** (lat. *cognoscere* = „erkennen", „erfahren", „kennenlernen") Sammelbegriff für alle Fähigkeiten des ▶ *Gehirns* in Bezug auf das ▶ *Denken*, Wahrnehmen, Erkennen, Wissen, Erinnern, Urteilen und Kommunizieren sowie das Interpretieren der Umwelt. In den 1970er-Jahren erkannte die ▶ *Lernpsychologie*, dass die ▶ *individuelle* ▶ *Wahrnehmung* und Speicherung von Informationen die Reaktion einer ▶ *Person* auf bestimmte äußere ▶ *Reize* – einschließlich ihrer damit verbundenen Gefühle – maßgeblich mit beeinflusst („kognitive Prozesse"). Evtl. erworbene ▶ *irrationale Überzeugungen* oder ▶ *dysfunktionale Kognitionen* können geeignet sein, ▶ *psychische* Störungen hervorzurufen.

kognitive Ebene (lat. *cognoscere*: = „erkennen", „erfahren", „kennenlernen") ▶ *Wortebene*.

kognitive Prozesse (lat. *cognoscere* = „erkennen", „erfahren", „kennenlernen"; *procedere* = „vorwärts gehen", „vorankommen") ▶ *Kognition*.

kognitive Therapie (lat. *cognoscere*: = „erkennen", „erfahren", „kennenlernen"; griech. *therapeia* = „Dienst[leistung]", „Behandlung", „Pflege") Von ▶ *Beck, Aaron Temkin* mitbegründetes ▶ *Psychotherapieverfahren*, in dessen Mittelpunkt die ▶ *Kognition*en des ▶ *Patient*en stehen, da diese wesentlichen Anteil daran haben, wie dieser sich fühlt, sich verhält und körperlich reagiert. Zentrale Inhalte der k. Th. bestehen in der Aufdeckung solcher Annahmen und deren Überprüfung auf ihre Angemessenheit, wobei evtl. vorhandene verzerrte Wirklichkeitswahrnehmungen bzw. ▶ *dysfunktionale Kognitionen* i. R. des ▶ *therapeutisch*en Prozesses zu bearbeiten und durch korrigierte Einstellungen zu ersetzen sind („kognitive Umstrukturierung"). Die k. Th. findet Anwendung bei der ▶ *Therapie* von ▶ *Depressionen*, ▶ *Essstörungen* und der ▶ *somatoformen Schmerzstörung [anhaltend]*.

kognitive Triade (lat. *cognoscere* = „erkennen", „erfahren", „kennenlernen"; griech. *triados* = „Dreiklang") Die k. Tr. geht auf ▶ *Beck, Aaron Temkin* zurück und beschreibt drei wesentliche dysfunktionale Gedankeninhalte [▶ *dysfunktionale Kognitionen*] von ▶ *depressiv*en bzw. für ▶ *depressive Episoden* anfällige ▶ *Patient*en. 1) Negatives Selbstbild [▶ *Selbstkonzept*]: Annahme, man sei wertlos, unattraktiv, unfähig, benachteiligt oder ▶ *krank*. 2) Negatives Weltbild: Erfahrungen mit der Umwelt werden grundsätzlich negativ interpretiert. 3) Negative Zukunftserwartungen: Eine Einflussnahme auf die momentan als hoffnungslos erlebte Situation, geschweige denn deren Veränderung, wird nicht für möglich gehalten. Siehe auch ▶ *kognitive Therapie*.

kognitive Umstrukturierung (lat. *cognoscere*: = „erkennen", „erfahren", „kennenlernen"; *structura* = „ordentliche Zusammenfügung") ▶ *kognitive Therapie*.

kognitive Verfahren (lat. *cognoscere*: = „erkennen", „erfahren", „kennenlernen") ▶ *Verhaltenstherapeutische* ▶ *Interventionstechnik*en, die insb. berücksichtigen, dass ein bestimmtes Verhalten durch vorausgehende Gedanken und ▶ *Emotion*en ausgelöst wird. Hierzu zählen die ▶ *rational-emotive Therapie* nach ▶ *Ellis, Albert* und die ▶ *kognitive Therapie* nach ▶ *Beck, Aaron Temkin*, aber auch der ▶ *Gedankenstopp*, das ▶ *Selbstverbalisationstraining*, die ▶ *dialektisch-behaviorale Therapie (DBT)* nach ▶ *Linehan, Marsha M.* sowie die ▶ *Schematherapie* nach ▶ *Young, Jeffrey E.*

kognitive Verhaltenstherapie (lat. *cognoscere*: = „erkennen", „erfahren", „kennenlernen"; griech. *therapeia* = „Dienst[leistung]", „Behandlung", „Pflege") Verknüpfung von „Bausteinen" der ▶ *kognitiven Therapie* (insb. das Erfassen von verzerrten Wirklichkeitswahrnehmungen sowie die Bearbeitung ▶ *dysfunktionaler Kognitionen*) mit denen der ▶ *Verhaltenstherapie* (insb. der Aufbau von konstruktiven Aktivitäten sowie das Training von ▶ *sozial*en Fertigkeiten). Die k.V. ist Standard in der Behandlung von ▶ *depressiven Episod*en.

Kohlenhydrate Aus ▶ *Kohlenstoff*, ▶ *Sauerstoff* und ▶ *Wasserstoff* aufgebaute organische Verbindungen, die neben ▶ *Fetten* und Eiweißen [▶ *Proteine*] die dritte zentrale Grundnahrungsquelle darstellen und zu denen insb. ▶ *Zucker* und ▶ *Stärke* zählen. 1 g K. = 4 ▶ *kcal*/17 kJ. Nahrungsmittel mit einem hohen Anteil an K.n sind z.B. Brot, Kartoffeln, Reis und Nudeln.
Syn.: Saccharide.

Kohlenstoff auch **Carboneum** (lat. *carbo* = „Holzkohle") Geruch- und geschmackloses, nichtmetallisches ▶ *chemisch*es Element (▶ *Symbol*: C) und gleichzeitig einer der wichtigsten Bausteine von lebenden Organismen überhaupt. K. ist ein zentraler Bestandteil aller wichtigen chemischen bzw. ▶ *biologisch*en Kreisläufe. In der Luft kommt K. als ▶ *Kohlen[stoff]dioxid* vor.

Kohlen[stoff]dioxid Summenformel: CO_2. ▶ *Chemische* Verbindung aus ▶ *Kohlenstoff* und ▶ *Sauerstoff*, die als farbloses Gas ein natürlicher Bestandteil unserer Atemluft ist.

Koitus (lat. *coire* = „zusammengehen"; aus *co-* = „zusammen-" und *ire* = „gehen") „[Genitale] Vereinigung".

K

Kokain ▶ *Alkaloid* aus den Blättern des in Südamerika heimischen Kokastrauchs (▶ *Erythroxylum coca*) sowie ▶ *Psychostimulans* mit hohem ▶ *Suchtpotenzial*. K. ist das älteste bekannte ▶ *Lokalanästhetikum* und wird heute als solches kaum mehr – und wenn, dann lediglich i.R. von Eingriffen am Kopf – eingesetzt; ▶ *Freud, Sigmund* verabreichte K. – in Unkenntnis seiner gefährlichen Wirkung – im Zuge der ▶ *Entwöhnung* von ▶ *Alkohol* oder ▶ *Morphin*; schließlich war K. bis 1906 als – namensgebender – Zusatzstoff im Coca-Cola-Getränk enthalten. Es fungiert als Wiederaufnahmehemmer in die präsynaptische [▶ *Synapse*] ▶ *Zelle* und bewirkt so eine erhöhte ▶ *Neurotransmitter*konzentration im ▶ *synaptischen Spalt*, wodurch es beim Konsumenten zu ▶ *Halluzination*en oder ▶ *paranoid*en Gedanken, zeitlicher wie örtlicher Desorientierung [▶ *Orientierungsstörung*] und massiver ▶ *Nervosität* kommen kann. Der K.-Rausch [▶ *Rausch*] kann darüber hinaus gekennzeichnet sein durch eine vermeintliche Steigerung der Leistungsfähigkeit, enthemmtes Verhalten, ▶ *Euphorie*, reduziertes Hunger-, Durst- oder ▶ *Schlaf*bedürfnis sowie ein gesteigertes ▶ *sexuell*es Verlangen. Nach dessen Abklingen kommt es oft zu schläfrigen oder ▶ *depression*sartigen Zuständen, die einen erneuten K.-Konsum auslösen können. ▶ *Chronisch*er K.-Konsum führt zu starker psychischer, nicht jedoch physischer ▶ *Abhängigkeit*, weswegen auch keine ▶ *Toleranzentwicklung* eintritt und längerer K.-Missbrauch somit nicht notwendigerweise von einer Dosissteigerung begleitet sein muss. Dafür ist oftmals ein körperlicher Verfall (starke Abmagerung), einhergehend mit ▶ *kognitiv*en

Einbußen sowie ▶ *delirant*en Zuständen, ▶ *Mydriasis*, ▶ *Tachykardie*, Herzrhythmusstörungen, Temperaturerhöhung, ▶ *Impotenz* und ▶ *apathisch*em Wesen – nicht zu verwechseln mit dem ▶ *amotivationalen Syndrom*! –, zu beobachten. Während die Kokablätter in ihren Herkunftsländern Peru, Bolivien und Kolumbien traditionell gekaut werden, wird K. in Europa geschnupft oder gespritzt; das Kokaderivat [▶ *Derivat*] ▶ *Crack* hingegen wird geraucht. Die ▶ *Entgiftung* erfolgt abrupt und kann mit ▶ *Antidepressiva* unterstützt werden. Störungen durch K. werden in der ▶ *ICD*-10 unter F14 gelistet (▶ *ICD*-11: 6C45). **Syn.:** Koks, Schnee.

Kokainismus ▶ *Chronisch*er Konsum von ▶ *Kokain*. Von K. betroffen war z. B. Konstantin Wecker (*1947).

Koks Straßenname für ▶ *Kokain*.

kollabieren Subst. **Kollaps** (lat. *collabi* = „zusammenbrechen") ▶ *Akut*es, möglicherweise mit dem Verlust des ▶ *Bewusstseins* einhergehendes Zusammensinken, das auf einer vorübergehenden Minderdurchblutung des ▶ *Gehirns* bzw. einer kurzfristigen, sich spontan wieder zurückbildenden ▶ *Insuffizienz* des Blutkreislaufs beruht.

kollektives Unbewusstes (lat. *collectivus* = „angesammelt") Eine dem Konzept des ▶ *Unbewusst*en, wie ▶ *Freud, Sigmund* es verstand, durch ▶ *Jung, Carl Gustav* hinzugefügte Ergänzung: Im k.n U.n werden die Erfahrungen der vergangenen Generationen gesammelt, quasi als Bindeglied mit dem Geist unserer Vorfahren; in ihm manifestieren sich die ▶ *Archetypen*. Somit wird das kollektive Unbewusste samt seinen Archetypen von allen Menschen geteilt.

Kollusion (lat. *colludere* = „zusammenspielen") Zusammenspiel mehrerer ▶ *Person*en, deren ▶ *neurotische* Muster sich wie Schlüssel und Schloss ergänzen.

Koma (griech. *koma* = „tiefer Schlaf") Schwerste Form der ▶ *quantitativen Bewusstseinsstörung*, die gekennzeichnet ist durch tiefe Bewusstlosigkeit, fehlende Reaktion auf Außenreize, das Ausbleiben der natürlichen Schutzreflexe sowie u. U. eine Störung ▶ *vegetativ*er Funktionen, z. B. der Atmung.

Kommunikation Adj. **kommunikativ** (lat. *communicare* = „sich besprechen", „mitteilen") Austausch von Gedanken, Meinungen, Gefühlen oder Informationen zwischen ▶ *Individuen* oder Gruppen durch Sprache, Schrift, Bild, ▶ *Mimik*, ▶ *Gestik* usw. als grundlegender ▶ *Sozial*handlung.

Komorbidität (lat. *co-* = „mit-", „zusammen"; *morbus* = „Krankheit") „Zusatzerkrankung". Zusätzliches Vorhandensein mindestens eines ▶ *diagnostisch* klar abgrenzbaren Störungs- bzw. ▶ *Krankheit*sbildes, das neben einer definierten Grunderkrankung besteht.

Kompensation (lat. *compensare* = „ausgleichen") Ein durch ▶ *Adler, Alfred* 1907 eingeführter ▶ *Abwehrmechanismus*, der gekennzeichnet ist durch das Bestreben eines ▶ *Individuum*s, unangenehme Empfindungen (z. B. Minderwertigkeitsgefühle), aber auch vermeintliche (z. B. geringe Körpergröße) oder reale Defizite (z. B. mangelnde Sozialkompetenz) durch ein bestimmtes Verhalten (z. B. übertriebenen Ehrgeiz) auszugleichen.

Kompetenztraining (lat. *competere* = „zusammentreffen", „angemessen sein", „geeignet sein"; engl. *to train* = „erziehen", „schulen", „ausbilden") ▶ *Verhaltenstherapeutische* ▶ *Intervention*stechnik, die darauf abzielt, den ▶ *Patient*en beim Aufbau all jener Verhaltensweisen zu unterstützen, deren bisheriges Fehlen zur Aufrechterhaltung seiner ▶ *Erkrankung* beigetragen haben. Ein Beispiel hierfür ist das ▶ *soziale Kompetenztraining*.

komplizierter Rausch (lat. *complicitus* = „schwierig", „verwickelt") ▶ *Akute* ▶ *Alkoholintoxikation*, deren ▶ *Symptome* die des „einfachen Rauschs" quantitativ überbieten. Der k.R. ist insb. bei einem vorgeschädigten ▶ *Gehirn* beobachtbar. Vom k.R. ist der ▶ *pathologische Rausch* zu unterscheiden, der sich durch eine qualitative Veränderung der ▶ *Symptomatik* im Vergleich zum „einfachen Rausch" auszeichnet.

Kompulsionen (lat. *compulsio* = „Zwang", „Antreibung") „Nötigung", „Zwang"; ▶ *Zwangshandlungen*.

Konditionierung V. **konditionieren**, Adj. **konditioniert** (lat. *conditio* = „Bedingung") Erlernen eines ▶ *Reiz*-Reaktions-Musters, für das es zwei Grundformen gibt, nämlich die ▶ *operante Konditionierung* und die ▶ *klassische Konditionierung*.

Konfabulation (lat. *fabula* = „Geschichte", „Erdichtung", „Märchen") ▶ *Aufmerksamkeits- und Gedächtnisstörung*, die gekennzeichnet ist durch das Erzählen von frei erfundenen, objektiv unrichtigen Begebenheiten oder Aussagen, durch die der Betroffene von ▶ *Gedächtnis*lücken ablenken möchte; mitunter werden jene Inhalte vom ▶ *Patient*en fälschlich für Erinnerungen gehalten. Häufig erhält man beim Nachfragen auf dieselbe Frage zwei unterschiedliche Antworten. K.en sind ein typisches ▶ *Symptom* der ▶ *Wernicke-Enzephalopathie*.

Konflikt (lat. *con-* = „zusammen-", „mit-"; *fligere* = „schlagen") „Zusammenprall". Aufeinandertreffen von verschiedenen Impulsen, Interessen, Zielsetzungen oder Wertvorstellungen, die nicht zeitgleich miteinander befriedigt werden können. – K.fähigkeit gehört zu den Voraussetzungen aufseiten des ▶ *Klient*en, um sich einer ▶ *Psychotherapie* stellen zu können.

Konfluenz (lat. *con-* = „zusammen-"; *fluere* = „fließen") Zustand eines herabgesetzten oder gar fehlenden ▶ *Bewusstseins* an der Kontaktgrenze zwischen ▶ *Individuum* und Umwelt. Die ▶ *Gestalttherapie* interpretiert die ▶ *Introjektion* als Folge von K.

Konfrontation (lat. *confrontare* = „Stirn gegen Stirn [zum Vergleich] zusammenstellen", aus: *con-* = „zusammen-", „mit-"und *frons* = „Stirn") Dritter der vier ▶ *Interventions*schritte i.R. der ▶ *Psychoanalyse*: Der ▶ *Therapeut* teilt seinem ▶ *Patient*en die Deutung [▶ *Interpretation*] des bei ihm zugrunde liegenden ▶ *Konflikts* mit.

K

Konfrontationstherapie (lat. *confrontare* = „Stirn gegen Stirn [zum Vergleich] zusammenstellen", aus: *con-* = „zusammen-", „mit-"und *frons* = „Stirn"; griech. *therapeia* = „Dienst[leistung]", „Behandlung", „Pflege") ▶ *Expositionstraining*.

Konfrontationsverfahren (lat. *confrontare* = „Stirn gegen Stirn [zum Vergleich] zusammenstellen", aus: *con-* = „zusammen-", „mit-"und *frons* = „Stirn") ▶ *Verhaltenstherapeutische* ▶ *Interventionstechnik*en, zu denen insb. die ▶ *systematische Desensibilisierung* und das ▶ *Expositionstraining* zählen. Das besondere Merkmal der K. besteht darin, dass der ▶ *Patient* i.R. der ▶ *Therapie* jenen ▶ *Reizen* ausgesetzt wird, die in ihm ▶ *pathologische* ▶ *Symptome* (z.B. Ängste [▶ *Angststörung*] oder Zwänge [▶ *Zwangsstörung*]) auslösen.

kongrad (lat. *con-* = „zusammen", „mit-"; *gradi* = „schreiten") „[Zeitlich oder örtlich] gleich". K.e ▶ *Amnesie* bezeichnet z.B. den Gedächtnisverlust in Bezug auf ein konkretes schädigendes Ereignis, ohne dass die Erinnerung an vorherige oder spätere Begebenheiten davon betroffen wäre.

kongruent Subst. **Kongruenz** (lat. *congruentia* = „Übereinstimmung") „Übereinstimmend", „[deckungs]gleich". Im Kontext der ▶ *klientenzentrierten Psychotherapie* meint K. die Übereinstimmung von ▶ *Selbstbild* und realer Erfahrung als geglücktes ▶ *Selbstverwirklichungsstreben*. Gegenbegriffe: inkongruent bzw. ▶ *Inkongruenz*.

Konjunktivitis (lat. *coniungere* = „verbinden"; griech. *-itis* = „Entzündung", „entzündliche Erkrankung") Bindehautentzündung; siehe auch ▶ *allergische Konjunktivitis*.

Konkretismus ▶ *Formale Denkstörung*, die gekennzeichnet ist durch die Unfähigkeit, übertragene Bedeutungen von Sprichwörtern oder Redensarten zu erkennen; stattdessen wird alles „wörtlich genommen". Das ▶ *Abstraktions*vermögen ist gestört oder aufgehoben. K. kann z.B. im Kontext einer ▶ *Schizophrenie* auftreten.

Konsens (lat. *consentire* = „übereinstimmen", aus *con-* = „mit-" und *sentire* = „fühlen", „empfinden") Einigkeit, Übereinstimmung.

Konsil (lat. *consilium* = „Rat[sversammlung]", „Beschluss") Beratung eines Arztes oder Therapeuten durch einen anderen Arzt oder ▶ *Therapeut*en bezüglich eines ▶ *Patient*en oder ▶ *Klient*en.

Konstitution Adj. **konstitutionell** (lat. *constitutio* = „Zusammensetzung") Summe aller ▶ *genetisch* bedingten – und damit überdauernden – Eigenschaften eines Menschen. Hiervon zu unterschieden ist die ▶ *Disposition*.

Kontamination (lat. *contaminare* = „besudeln") Besonders bei Menschen mit ▶ *Schizophrenie* auftretende ▶ *formale Denkstörung*, bei der zwei nicht zueinander passende Begriffe verschmolzen werden, z.B. „Bibelerdung", „Eisbärenengel"

Kontingenz (lat. *con-* = „mit-", „zusammen"; *tangere* = „berühren"; engl. *contingent on* = „abhängig von", „bedingt durch") Übereinstimmung bzw. Verbundenheit zweier Ereignisse. ▶ *Lerntheoretisch*er Begriff, der den Zusammenhang von Verstärkerdarbietung und Verhalten (Beispiel: Bei erwünschtem Verhalten werden ▶ *Verstärker* geboten; bei unerwünschtem Verhalten werden Verstärker entzogen.) sowie die Regelmäßigkeit eines bestimmten Verhaltens auf einen konkreten ▶ *Reiz* (Beispiel: Sobald ▶ *Alkohol* im Kühlschrank steht, wird abends getrunken) beschreibt.

kontinuierliche Verstärkung (lat. *continuare* = „ohne Unterbrechung fortführen") Jedes Auftreten eines gewünschten Verhaltens wird verstärkt; der Vorgang des ▶ *Lernens* dauert hier kürzer an als bei der ▶ *intermittierenden Verstärkung*.

Kontinuitätsdelir (lat. *continere* = „festhalten"; *de-* = „weg"; *lira* = „Furche") Seltene Erscheinungsform des ▶ *Alkoholdelir*s, das nach langem Dauertrinken auftreten kann. Die ▶ *ICD*-10-Codierung erfolgt unter F10.3 (▶ *ICD*-11: 6C40.4x).

kontraindiziert Subst. **Kontraindikation** (lat. *contra-* = „gegen-"; *indicare* = „anzeigen") „Nicht angezeigt [wegen zu erwartender Nachteile für den ▶ *Patienten*]". Gegenbegriff: ▶ *indiziert*.

Kontraktion V. **kontrahieren** (lat. *contrahere* = „zusammenziehen", „einen Vertrag schließen") „Zusammenziehung", z.B. von Muskeln.

Kontrollwahn ▶ *Wahn*hafte Überzeugung, dass eigene Gedanken und/oder Handlungen durch andere Menschen oder fremde Mächte kontrolliert werden. Der K. kann z.B. im Kontext einer ▶ *Schizophrenie* oder ▶ *schizoaffektiven Störung* auftreten.

Konversion (lat. *conversio* = „Umkehr", „Umwendung") ▶ *Abwehrmechanismus*, der gekennzeichnet ist durch die Umwandlung eines ungelösten seelischen ▶ *Konflikts* in ein körperliches ▶ *Symptom* (▶ *motorisch* oder ▶ *sensibel*) ohne erkennbare organische Ursache; siehe auch ▶ *dissoziative Störung*.

Konversionshysterie Veraltet für ▶ *Konversionsstörung*.

K

Konversionsneurose (lat. *conversio* = „Umkehr", „Umwendung"; griech. *neuron* = „Nerv") Der K.-Begriff entstammt dem ▶ *triadischen System*. Dort beschreibt er zusammen mit dem Begriff der ▶ *Psychoneurose* die beiden denkbaren Formen der ▶ *Symptomneurose*. Während bei der Psychoneurose die ▶ *Symptome* des ▶ *Patienten* primär im ▶ *psychisch*en Bereich angesiedelt sind, stehen bei der K. körperliche – ▶ *motorische* wie ▶ *sensorische* – Funktionsstörungen im Vordergrund. Heute wird die K. als ▶ *dissoziative Störung* oder ▶ *Konversionsstörung* bezeichnet; die ▶ *ICD*-10 listet sie unter F44 (▶ *ICD*-11: 6B6).

Konversionsstörung (lat. *conversio* = „Umkehr", „Umwendung") ▶ *Dissoziative Störung*, die sich auf der körperlichen Ebene – etwa im ▶ *motorisch*en oder sensiblen [▶ *sensibel*] Bereich – zeigt. Beispiele hierfür sind ▶ *dissoziative Wahrnehmungs- und Empfindungsstörungen*, aber auch die ▶ *dissoziative Bewegungsstörung* oder der ▶ *dissoziative Krampfanfall*.

Syn.: psychogene Körperstörung.

Konvulsion Adj. **konvulsiv** (lat. *con-* = „mit-"; *vellere* = „rupfen"; *convellere* = „herumzerren", „losreißen", „einen Krampf bekommen") Aus (Muskel-)Zuckungen bestehender (Schüttel-)Krampf mit nur kurzzeitigen Entspannungsintervallen [▶ *Intervall*], evtl. verbunden mit einem Verlust des ▶ *Bewusstsein*s, ausgelöst durch eine ▶ *Erkrankung* des ▶ *Zentralnervensystems (ZNS)*.

Konzentrationsstörung (lat. *concentra* = „zusammen zum Mittelpunkt") ▶ *Aufmerksamkeits- und Gedächtnisstörung*, die gekennzeichnet ist durch die Unfähigkeit, die Aufmerksamkeit über eine längere Zeit hinweg auf ein bestimmtes Thema oder eine bestimmte Tätigkeit zu richten.

Koprolalie (griech. *kopros* = „Kot"; *lalein* = „reden", „sprechen", „schwatzen") Komplexe ▶ *vokale* ▶ *Tic-Störung*, die gekennzeichnet ist durch spontanes, impulsives, grundloses Ausstoßen obszöner Begriffe und/oder Fäkalworte, ohne dass die Betroffenen sich dagegen wehren könnten. K. ist z.B. beim ▶ *Tourette-Syndrom* zu beobachten.

K

Kopulation (lat. *copulatio* = „Verbindung") Begattung; Paarung; Geschlechtsverkehr zwischen Frau und Mann.

koronare Herzkrankheit (KHK) (lat. corona = „Krone") Durch ▶ *Arteriosklerose* ausgelöste ▶ *krankhafte* Verengung der ▶ *Herzkranzgefäße*, die zu einer ▶ *chronisch*en Minderdurchblutung der Herzmuskulatur führt, die sich ▶ *klinisch* durch eine ▶ *Angina Pectoris* bemerkbar machen kann. Von der KHK war u.a. Bernd Eichinger (1949–2011) betroffen.

Koronargefäße (lat. *coronarius* = „kranzförmig") ▶ *Herzkranzgefäße*.

Körperbildstörung ▶ *Dysmorphophobie*.

körperdysmorphophobe Störung ▶ *Dysmorphophobie*.

Körperhalluzination (lat. *alucinari* = „geistig abwesend sein", „gedankenlos sein", „träumen") ▶ *Zönästhesie*.

körperorientierte Psychotherapie(verfahren) (lat. *corpus* = „Leib", „Körper"; *oriri* = „sich erheben", „ausrichten"; griech. *psyche* = „Atem", „Hauch", „Seele"; *therapeia* = „Dienst[leistung]", „Behandlung", „Pflege") ▶ *Körperpsychotherapie*.

Körperpsychotherapie (lat. *corpus* = „Leib", „Körper"; griech. *psyche* = „Atem", „Hauch", „Seele"; *therapeia* = „Dienst[leistung]", „Behandlung", „Pflege") Meist ▶ *tiefenpsychologisch* orientierte ▶ *Psychotherapieverfahren*, bei denen davon ausgegangen wird, dass sowohl ▶ *physisch*es als auch ▶ *psychisch*es Erleben den Fluss der ▶ *Lebensenergie*

in gleicher Weise hemmen und ▶ *neurotische* ▶ *Erkrankung*en hervorrufen können. Da Leib und Seele als untrennbare Einheit begriffen werden, wird i. R. des ▶ *therapeutisch*en Prozesses versucht, über die ▶ *Wahrnehmung* des Körpers psychische ▶ *Konflikte* aufzuspüren und bewusst zu machen. ▶ *Reich, Wilhelm* gilt als einer der Begründer der K.
Syn.: körperorientierte Psychotherapie.

Körperschema (griech. *schema* = „Haltung", „Form", „Gestalt") Subjektive Leibwahrnehmung, basierend auf Bewegungsempfindungen, ▶ *taktil*en bzw. ▶ *optisch*en ▶ *Reizen*, ▶ *sozial*en Informationen sowie der Funktion des ▶ *Gehirns* als reizverarbeitender Instanz.

Körperschemastörung (griech. *schema* = „Haltung", „Form", „Gestalt") Subjektive Fehlwahrnehmung des eigenen Körpers – z. B. in Bezug auf dessen Proportionen – i. R. von ▶ *psychisch* bedingten ▶ *Essstörung*en.

Korsakow, Sergei Sergejewitsch *22. Januar 1854 (julian. Kalender) bzw. 3. Februar 1854 (gregorian. Kalender) in Gus-Chrustalny (Zentralrussland), † 1. Mai 1900 (julian. Kalender) bzw. 14. Mai 1900 (gregorian. Kalender) in Moskau (Russland), russischer ▶ *Neurologe*, forschte insb. über die ▶ *Alkohol*psychose. Nach ihm ist das ▶ *Korsakow-Syndrom* benannt.

Korsakow-Syndrom (griech. *syn-* = „zusammen-", „mit-"; *dromos* = „Weg", „Lauf") Allein oder aber auch als Folge der ▶ *Wernicke-Enzephalopathie* auftretende, nach ▶ *Korsakow, Sergei Sergejewitsch* benannte Erkrankung, bei der es sich ursächlich um einen Mangel an ▶ *Thiamin* handelt. Neben ▶ *chronisch*em ▶ *Alkoholismus* kann das K.-S. auch durch ein ▶ *Schädel-Hirn-Trauma*, Hirnblutungen, ▶ *Toxikosen* oder ▶ *Infektion*en bedingt sein. Es zeichnet sich vor allem durch eine hochgradige Beeinträchtigung des Alt-, insb. aber auch des Neuzeitgedächtnisses (▶ *anterograde* und ▶ *retrograde* ▶ *Amnesie*) sowie durch ▶ *Orientierungsstörung*en und ▶ *Konfabulation*en aus. Die ▶ *ICD*-10-Codierung erfolgt unter F04 (▶ *ICD*-11: 6D72.0), sofern das K.-S. nicht durch ▶ *psychotrope Substanz*en bedingt ist (▶ *organisches amnestisches Syndrom)*; unter F10.6 (▶ *ICD*-11: 6D72.10), sofern Alkohol für das K.-S. ursächlich ist; unter F1x.6 (▶ *ICD*-11: 6D72.11 bis 6D72.13), falls das K.-S. durch andere psychotrope Substanzen als Alkohol bedingt ist.
Syn.: amnestisches Psychosyndrom.

kortikal (lat. *cortex* = „Rinde", „Hülle") „Von der ▶ *Hirnrinde* ausgehend", „in der Hirnrinde lokalisiert". Weiter gefasst aber auch: „die Rinde bzw. die äußere Zellschicht von Organen betreffend". Gegenbegriff: ▶ *subkortikal.*

kortikale Demenz (lat. *cortex* = „Rinde", „Hülle"; *de-* = „weg", *mens* = „Geist") Erscheinungsformen der ▶ *Demenz*, die in der Hirnrinde lokalisierbar sind: Demenz bei ▶ *Morbus Alzheimer* oder ▶ *Morbus Pick.* – Im Gegensatz hierzu siehe ▶ *subkortikale Demenz.*

Kortisol In der Nebennierenrinde gebildetes körpereigenes Stresshormon [▶ *Hormon*, ▶ *Stress*], das hinsichtlich seiner Wirkung dem ▶ *Kortison* ähnlich ist.

Kortison (lat. *cortex* = „Rinde") In der Nebennierenrinde gebildete inaktivierte Vorstufe des ▶ *Hormons* ▶ *Kortisol* und gleichzeitig Gegenspieler von ▶ *Insulin.* K. erhöht den ▶ *Blutzuckerspiegel* und beschleunigt den Abbau von ▶ *Fett* und ▶ *Proteinen*. Als – leider mit zahlreichen unerwünschten Nebenwirkungen einhergehendes – Arzneimittel wird es unter anderem zur Behandlung von ▶ *Rheuma*, ▶ *Allergie*n und Hauterkrankungen eingesetzt.

Kraepelin, Emil *15. Februar 1856 in Neustrelitz, † 7. Oktober 1926 in München, deutscher ▶ *Neurologe* und ▶ *Psychiater*, der die Grundlagen für die heutigen ▶ *psychiatrisch*en Klassifikationssysteme schuf. K. prägte den Begriff der ▶ *Dementia praecox* und gründete in München die weltweit erste Forschungsanstalt für ▶ *Psychiatrie*. Bei seinen Forschungen bezog er insb. den Verlauf von ▶ *Erkrankung*en mit ein, ersetzte jedoch das ▶ *Patient*engespräch – wie es z. B. für seinen Vorgänger ▶ *Griesinger, Wilhelm* selbstverständlich gewesen war – durch die reine Beobachtung von ▶ *Symptom*en. Von seinen Kritikern wird K. mitverantwortlich gemacht für die z. T. inhumanen Methoden in der deutschen ▶ *Psychiatrie* des 20. Jh.

Krafft von Festenberg auf Frohnberg, genannt von Ebing, Richard Fridolin Joseph Freiherr *14. August 1840 in Mannheim, † 22. Dezember 1902 in Graz (Österreich), deutsch-österreichischer ▶ *Psychiater*, erlangte Bekanntheit durch seine Forschungen auf dem Gebiet der Kriminalpsychologie. ▶ *Homosexualität* wurde von ihm als erblich bedingte Nervenkrankheit angesehen, weswegen er für deren Straffreiheit plädierte. Darüber hinaus führte er den ▶ *Pädophilie*-Begriff ein.

Krampf ▶ *Spasmus*.

kraniell (lat. *cranium* = „Schädel") „Zum Schädel gehörig", „den Schädel betreffend".

Krankheit Adj. **krank**, erkrankt, **krankhaft** Funktionsstörung eines Organs, Organsystems und/oder der ▶ *Psyche*, die zu ▶ *norm*abweichenden, oftmals vorübergehenden, im Extremfall jedoch auch zum Tod führenden Beeinträchtigungen und/oder Veränderungen von körperlichen Abläufen und/oder der seelischen Befindlichkeit führt. In den westlichen Ländern wurden ▶ *psychische* K.en während der 1970er-Jahre als eigenständige Krankheitsbilder anerkannt.

Krankheitseinsicht Fähigkeit des ▶ *Patient*en, seine Störung selbst wahrzunehmen, einschließlich seiner Bereitschaft, Hilfe in Anspruch zu nehmen.

Krankheitsgewinn Oberbegriff für alle erdenklichen Vorteile, die mit einer ▶ *Krankheit* verbunden sein können. Nach ▶ *Freud, Sigmund* wird ein ▶ *primärer Krankheitsgewinn* vom ▶ *sekundären Krankheitsgewinn* unterschieden.

K

Krankheitskonzept (lat. *concipere* = „sich etwas vorstellen") Theorien hinsichtlich der ▶ *Ätiologie* von ▶ *Erkrankungen*. So sieht z. B. die ▶ *Psychoanalyse* ▶ *pathologisch*es Erleben im aktuellen Wiederaufleben ungelöster frühkindlicher ▶ *Konflikte* begründet.

Kreislaufkollaps ▶ *Synkope*.

Krise Adj. **krisenhaft**, **kritisch** (griech. *krinein* = „trennen", „[unter]scheiden") Entscheidungspunkt einer Entwicklung oder Situation, der die Option für einen positiven oder negativen Ausgang bereithält.

Krisenintervention (griech. *krinein* = „trennen", „[unter]scheiden"; lat. *intervenire* = „sich einschalten", „dazwischentreten", „eingreifen") Unverzüglich einsetzende, zeitlich begrenzte Einflussnahme „von außen" auf einen Menschen, dessen ▶ *individuell*er Zustand sich ▶ *akut* ▶ *krisenhaft* zugespitzt hat. Primäres Ziel ist, durch ▶ *supportive Psychotherapie* eine Gefährdung von Leib und Leben abzuwenden und den ▶ *Patient*en darin zu unterstützen, die problematische Situation konstruktiv zu bewältigen. Hierfür können u. a. die Einbeziehung des ▶ *sozial*en Umfelds, die Planung der nächsten Stunden bzw. Tage, konkrete Hilfestellung zur Alltagsbewältigung oder auch die Erinnerung an sinnstiftende Elemente im Leben des Betroffenen (Kinder, Partner, evtl. vorhandene ▶ *religiöse* Vorstellungen) angezeigt sein; kontraproduktiv hingegen wäre es, i. R. der K. ▶ *aufdeckende Psychotherapieverfahren* anzuwenden.

Krisenplan (griech. *krinein* = „trennen", „[unter]scheiden") ▶ *Präventiv* erarbeitete Strategie, welche Maßnahmen bzw. Vorgehensweisen in welcher Reihenfolge im Falle eines evtl. eintretenden Notfalls zu ergreifen sind.

kritische Phase (griech. *krinein* = „trennen", „[unter]scheiden") Dritte von vier Phasen zum ▶ *süchtigen Trinker*. Diese ist gekennzeichnet durch zunehmenden Kontrollverlust nach Trinkbeginn sowie eine Zunahme der Entzugserscheinungen nach den Trinkpausen. Mit beginnender Wesensveränderung setzen auch familiäre wie berufliche Schwierigkeiten ein, wobei der ▶ *Alkohol*konsum bagatellisiert oder rationalisiert wird. Für das ▶ *soziale* Umfeld wird die ▶ *Abhängigkeit* wahrnehmbar und führt zur Ablehnung der betroffenen ▶ *Person*.

kryptogen (griech. *kryptein* = „geheim halten", „verbergen", „verstecken"; *-genes* = „von jemandem abstammen", „verursachend", „etwas hervorbringend") ▶ *Erkrankung*en werden als k. bezeichnet, wenn ihre Entstehung ungeklärt bleibt. Bei den ▶ *Epilepsie*n ist dies zu etwa 50 % der Fall.

Kultur Adj. **kulturell** (lat. *cultura* = „Ackerbau", „Hegen und Pflegen [von Geist, Körper und darüber hinaus alles Wichtigen bzw. Schätzenswerten]") Kollektiv geteilte Lebensform einer zeitlich und räumlich klar definierbaren Gesellschaft, die sich – im Unterschied zu anderen Gesellschaften – aus der Gesamtheit ihrer Sprache, Wissensinhalte, Werte, Überzeugungen und Verhaltensregeln speist und manifestiert.

Kulturschock ▶ *Anpassungsstörung*.

Kunsttherapie (griech. *therapeia* = „Dienst[leistung]", „Behandlung", „Pflege") Nutzung von künstlerischen Ausdrucksmöglichkeiten im ▶ *therapeutisch*en Kontext, die zum einen das Gesunde und Kreative im ▶ *Patient*en wecken, zum anderen aber auch eine Brücke zu seinem inneren Erleben schlagen und ihn zu weiterführenden ▶ *psychotherapeutisch*en ▶ *Intervention*en ermutigen wollen. Im Rahmen der K. kann zeichnerisch, malerisch, plastisch oder auch fotografisch gearbeitet werden.

Kupfer (lat. *cuprum* = „Kupfer") ▶ *Chemisch*es Element (▶ *Symbol*: Cu), das für den Menschen einen lebenswichtigen ▶ *Mineralstoff* darstellt; wird über die Nahrung – ca. 2–4 mg pro Tag – aufgenommen und über die Galle abgebaut; dient u. a. dem Wachstum der Knochen und der Abwehr von ▶ *Infektion*en. K. ist insb. in Nüssen und Fisch enthalten. Siehe auch ▶ *Morbus Wilson*.

kurativ (lat. *curare* = „sich sorgen um", „pflegen") ▶ *Therapeutische* Maßnahmen, die auf die Heilung einer ▶ *Krankheit* oder auf die Verhinderung ihres Fortschreitens ausgerichtet sind.

Kürettage (frz. *curettage* = „Auskratzung", „Ausschabung") ▶ *Operative* Gewebeentfernung durch Ausschabung mithilfe eines scharfkantigen Instruments; siehe auch ▶ *Abrasio uteri*.

Kurztherapie (griech. *therapeia* = „Dienst[leistung]", „Behandlung", „Pflege") Von ▶ *de Shazer, Steve* und seiner Ehefrau ▶ *Berg, Insoo Kim* während der 1980er-Jahre in den USA entwickelter ▶ *Therapie*ansatz, bei dem – ausgehend von der Frage „Was wird anders sein, wenn das Problem nicht mehr besteht?" – möglichst rasch Therapieziele formuliert und unter Aktivierung der persönlichen Ressourcen des ▶ *Klienten* ▶ *individuelle*, alltagsnahe Lösungen erarbeitet werden. Die umfassende Erforschung der Problementstehung wird dabei vernachlässigt zugunsten einer unvoreingenommenen Erkundung und Verstärkung, wie es sich anfühlt bzw. wie etwas ist, wenn es „besser" ist. Bei der K.

handelt es sich um eine spezielle Form der Gesprächstherapie mit deutlichen Bezügen zur systemischen Therapie [▸ *systemische Psychotherapie*] sowie zur ▸ *Verhaltenstherapie.*
KZ-Syndrom (griech. syn- = „zusammen-", „mit-"; dromos = „Weg", „Lauf") Schwere Form der ▸ posttraumatischen Belastungsstörung (PTBS). Ursprünglich wurden hierunter ▸ psychopathologische ▸ Symptome von Überlebenden der Nazi-Verfolgung verstanden: dauerhaftes Ausgesetztsein gegenüber einer recht- und würdelosen Bedrohungsatmosphäre mit Verunsicherung sämtlicher menschlicher Kontakte einschließlich der permanent vorhandenen Todesgefahr. Inzwischen wird der Begriff aber auch auf die Symptome aller Personen angewendet, die durch Lagerhaft, Folter oder Völkermord schwerst ▸ traumatisiert sind. Siehe auch ▸ erlebnisbedingter Persönlichkeitswandel.
Syn.: Holocaust-Syndrom, Überlebenden-Syndrom.

L

labil Subst. **Labilität** (lat. *labi* = „straucheln", „schwanken") Instabil; leicht aus dem Gleichgewicht geratend und beeinflussbar.
lallen part. Adj. **lallend** (griech. *lalein* = „reden", „sprechen", „schwatzen") Undeutliches Sprechen; ▸ *Artikulationsstörung.*
Landau, William M. US-amerikanischer ▸ *Neurologe*, forschte insb. über Bewegungsstörungen. Er gehört zu den Namensgebern des ▸ *Landau-Kleffner-Syndroms* (erworbene Aphasie mit Epilepsie [▸ *Aphasie [erworben] mit Epilepsie*]), das 1957 erstmals von ihm und ▸ *Kleffner, Frank R.* beschrieben wurde.
Landau-Kleffner-Syndrom (griech. *syn-* = „zusammen-", „mit-"; *dromos* = „Weg", „Lauf") ▸ *Aphasie [erworben] mit Epilepsie*; ▸ *Landau, William M.*, ▸ *Kleffner, Frank R.*
längere depressive Reaktion (lat. *deprimere* = „niederdrücken"; *re-* = „zurück"; *agere* = „tätig sein") Zu den ▸ *Belastungsstörung*en und dort wiederum zu den ▸ *Anpassungsstörung*en zählendes ▸ *Krankheits*bild, das in der ▸ *ICD*-10 unter F43.21 gelistet ist (▸ *ICD*-11: 6B43). Die l. d. R. wird beschrieben als ein leichter, nicht länger als 2 Jahre andauernder ▸ *depressiv*er Zustand infolge einer Belastungssituation, die in direktem zeitlichem Zusammenhang mit dem Auftreten der ▸ *affektiven* ▸ *Symptomatik* steht; dauern die Beschwerden länger als 2 Jahre an, ist der Übergang in eine ▸ *affektive Störung* (▸ *depressive Episode*, ▸ *Dysthymia*) möglich.
Lanugobehaarung (lat. *lana* = „Wolle") „Wollhaar". Dünner, kurzer, unpigmentierter Haarflaum, der die Haut des ungeborenen Kindes schützt. Bei Menschen mit extrem niedrigem Körpergewicht – etwa ▸ *Patient*en mit ▸ *Anorexia nervosa* – kann es ebenfalls zur Ausbildung einer L. kommen. Diese Reaktion i. R. eines reduzierten Allgemeinzustands kann als Versuch des Körpers interpretiert werden, einem Absinken der Körpertemperatur entgegenzuwirken.
larvierte Depression (lat. *larva* = „[hässliche] Maske", „Gespenst"; *deprimere* = „niederdrücken") „Maskierte, versteckte, verborgene Depression". Sonderform einer ▸ *depressiven Episode*, die dadurch gekennzeichnet ist, dass die nicht gelebte ▸ *depressive* Verstimmung in ▸ *somatisch*en Beschwerden zum Ausdruck kommt; diese treten also – anders als üblich – nicht als Begleitsymptome auf, sondern stehen im Vordergrund des Beschwerdebildes. Störungen der ▸ *Vitalgefühle* und ▸ *vegetative Störungen* sind hierfür typisch.

L

Syn.: somatisierte Depression.

latente Schizophrenie (lat. *latens* = „verborgen"; griech. *schizein* = „spalten", „abspalten"; *phren* = „Zwerchfell [als Sitz der Seele]", „Geist", „Verstand", „Gemüt") ▶ *schizotype Störung.*

Latenz Adj. **latent** (lat. *latens* = „verborgen") Verborgensein, Verborgenbleiben [einer ▶ *Erkrankung*]; Noch-nicht-Erschienenes, Wartendes.

Latenzphase (lat. *latens* = „verborgen"; griech. *phasis* = „Erscheinung", das „Sich-Zeigen") Vierte ▶ *psychosexuelle Entwicklungs*phase (6. bis 12. Lj.) nach ▶ *Freud, Sigmund*, die gekennzeichnet ist durch eine Abnahme des lustvollen Interesses am Geschlechtlichen zugunsten der Aufmerksamkeit für die ▶ *soziale* Umwelt und die Entwicklung ▶ *intellektuell*er Fähigkeiten, wobei der Freundeskreis oftmals gleichgeschlechtlich betont ist. Wesentliches Kriterium für ein gelingendes Durchlaufen dieser Phase ist die Bildung von ▶ *Ich* und ▶ *Über-Ich*. Wird die L. nicht gelingend durchlebt, so können sich im Erwachsenenalter u.a. ▶ *autistische* Entwicklungen, autoaggressive Tendenzen [▶ *Autoaggression*] sowie Kontaktstörungen und Konzentrations- bzw. Leistungsschwächen zeigen.

Laxativum Pl. **Laxativa**, auch **Laxanzien** (lat. *laxare* = „lockern", „lösen") Die Darmentleerung förderndes, beschleunigendes bzw. erleichterndes Arzneimittel. „Abführmittel".

L-Dopa ▶ *Chemische* Vorstufe des Dopamins, die – anders als das ▶ *Dopamin* selbst – die ▶ *Blut-Hirn-Schranke* zu passieren vermag, somit ins ▶ *Gehirn* gelangen kann und erst dort zu Dopamin verstoffwechselt [▶ *Stoffwechsel*] wird. Auf diese Weise lässt sich ein bestehender Mangel an Dopamin im Gehirn – wie er z.B. beim ▶ *Morbus Parkinson* feststellbar ist – ausgleichen. Stellt sich nach der Gabe von L-D. beim ▶ *Patient*en eine Besserung seiner Beschwerden ein, ist der Beweis für das Vorliegen eines Morbus Parkinson erbracht; eine Heilung kann durch L-D. jedoch nicht bewirkt werden. Weitere Anwendung findet L-D. auch in der Therapie des ▶ *Restless-Legs-Syndroms* sowie der ▶ *Chorea Huntington.* Die Wirksamkeit von L-D. lässt im Laufe der ▶ *Therapie* nach; hierbei können ▶ *akinetische* Phasen auftreten. L-D. ist u.a. im Medikament ▶ *Levodopa comp®* enthalten.

Lebensenergie (griech. *en-* = „mit-", „in", „innen", „innerhalb"; *ergon* = „Werk", „Leistung", „Aktivität") Urkraft; energetische Basis der menschlichen Existenz. ▶ *Freud, Sigmund* nannte sie „▶ *Libido*-Ökonomie". ▶ *Reich, Wilhelm* unternahm den Versuch, sie als ▶ *physische* Kraft zu erforschen, und gab ihr den Namen ▶ *Orgon(energie).*

Leberzirrhose (griech. *kirrosis* = „gelb-orange") Irreversibles [▶ *irreversibel*] Endstadium von ▶ *chronischen* ▶ *Erkrankung*en der Leber, die – bedingt durch den Untergang von Leberzellen [▶ *Zelle*] – zu einer starken Einschränkung oder gar zum Versagen der Leberfunktion führt. Die ▶ *Hepatitis* ist eine häufige Ursache der L.; in der ▶ *ICD*-10 ist die L. unter K74 gelistet (▶ *ICD*-11: DB93).

Legasthenie (lat. *legere* = „lesen"; griech. *atheneia* = „Krankheit", „Schwäche") ▶ *Lese- und Rechtschreibstörung.*

Leibhalluzination (lat. *alucinari* = „geistig abwesend sein", „gedankenlos sein", „träumen") ▶ *Ich-Störung*, die eine Sonderform der ▶ *Fremdbeeinflussung* darstellt: Der Betroffene nimmt seinen Körper als verändert wahr, weil er ihn als von außen beeinflusst erlebt, etwa durch Bestrahlung, Elektrisierung oder Energieabzug. Beispiel: „Sie schicken elektrischen Strom durch meinen Bauch, und dann zieht sich der Darm zusammen."

Leichtschlafstadium ▶ *Schlafphasen.*

Leitsymptom (griech. *syn-* = „zusammen-", „mit-"; *piptein* = „fallen") Zentrales ▶ *Phänomen* einer bestimmten ▶ *Erkrankung* oder Verletzung, das für die Stellung der ▶ *Diagnose* wegweisend ist.
Syn.: Kernsymptom, Kardinalsymptom.
Leonhard, Karl *21. März 1905 in Edelsfeld, † 23. April 1988 in Berlin, deutscher ▶ *Neurologe* und ▶ *Psychiater*, der über ▶ *akzentuierte Persönlichkeiten* forschte.
Leponex® Atypisches Neuroleptikum [▶ *atypische Neuroleptika*] mit dem Wirkstoff ▶ *Clonazepin*.
Lernbehinderung Niedrige ▶ *Intelligenz* mit einem ▶ *IQ*-Wert von 90–70.
Lernen ▶ *Individueller* oder kollektiver, geplanter oder beiläufiger Erwerb von Fähigkeiten und Fertigkeiten auf geistigem, körperlichem, ▶ *sozialem*, ▶ *kulturellem* oder ▶ *emotionalem* Gebiet.
Lernpsychologie (griech. *psyche* = „Atem", „Hauch", „Seele"; *logos* = „Vernunft", „Lehre", „Wort") Teildisziplin der ▶ *Psychologie*, das die Prozesse des Erziehens und Unterrichtens, des Erwerbs von Informationen und ihrer Verarbeitung unter Einbeziehung ▶ *psychologischer* Erkenntnisse erforscht und daraus ▶ *Lerntheorien* entwickelt. Bis in die 1960er-Jahre hinein waren die Theorien über das Lernen vom ▶ *Behaviorismus* dominiert.
Lerntheorie Adj. **lerntheoretisch** (griech. *theoria* = „Betrachtung", „Untersuchung") Von der ▶ *Lernpsychologie* erarbeitetes Erklärungsmodell hinsichtlich des Erwerbs und der Verarbeitung von Informationen. Beispiele für L.n: (a) ▶ *Behaviorismus*: Einübung einer Reaktion auf einen ▶ *Reiz* nach dem ▶ *Black-Box-Modell* ohne Beachtung von Interessen und Begabungen des Lernenden; (b) ▶ *Konditionierung*: ▶ *klassische Konditionierung* und ▶ *operante Konditionierung*; in den 1960er-Jahren ergänzt um das Prinzip des ▶ *Modell-Lernens*; (c) ▶ *kognitives* Lernen: Berücksichtigung von ▶ *Kognitionen*, ▶ *Emotionen* und Einsichten des Lernenden für den Lernprozess.
Lese- und Rechtschreibstörung ▶ *Umschriebene Entwicklungsstörung* schulischer Leistungen, die als ▶ *Teilleistungsschwäche* zu verstehen ist, als deren Ursache man eine Beeinträchtigung der ▶ *kognitiven* Informationsverarbeitung auf dem Boden einer ▶ *neurobiologischen* Störung sowie ▶ *genetischer* Faktoren – und nicht etwa eine erworbene ▶ *Gehirnschädigung* oder sonstige ▶ *Erkrankung* – vermutet. Sie ist gekennzeichnet durch erschwertes Lesen und verzögertes Lesenlernen sowie häufige Rechtschreibfehler bei sonst ▶ *normalen* Schulleistungen und mindestens durchschnittlicher ▶ *Intelligenz*. Nicht selten ist bei den betroffenen Kindern zusätzlich ein Aufmerksamkeitsdefizit zu beobachten, das von Überaktivität und ▶ *Impulsivität* begleitet ist. Etwa 6 % aller Kinder leiden an der L.- u. R., wobei Jungen um den Faktor 3–4 häufiger betroffen sind als Mädchen. Die L.- u. R. verläuft ▶ *chronisch*, wobei das Ausmaß der Beeinträchtigung durch eine gezielte und rechtzeitige ▶ *Therapie* reduziert werden kann; in der ▶ *ICD*-10 ist sie unter F81.0 gelistet (▶ *ICD*-11: 6A03.0 [das Lesen betreffend] bzw. 6A03.1 [das Schreiben betreffend]). Persönlich betroffen sollen z. B. John F. Kennedy (1917–1963), Walt Disney (1901–1966) und Agatha Christie (1890–1976) gewesen sein.
Syn.: Legasthenie, Entwicklungsdyslexie.
Leuner, Hanscarl * 8. Januar 1919 in Bautzen, † 22. Juni 1996 in Göttingen, deutscher ▶ *Psychiater* und ▶ *Psychotherapeut*, entwickelte die ▶ *katathym-imaginative Psychotherapie*.
Levodopa comp® In Deutschland erhältliches Medikament gegen ▶ *Morbus Parkinson*, das u. a. den Wirkstoff ▶ *L-Dopa* enthält.

Lewin, Kurt Tsadek *9. September 1890 in Mogilno (heute Polen), † 12. Februar 1947 in Newtonville/Massachusetts (USA), deutscher Gestaltpsychologe [▶ *Gestaltpsychologie*], der den Begriff der ▶ *Gruppendynamik* prägte.

Li ▶ *Symbol* für das ▶ *chemische* Element ▶ *Lithium (Li).*

Libido Adj. **libidinös** (lat. *libido* = „Begehren", „Begierde", „Trieb") Geschlechtliches Verlangen; ▶ *sexuelle* Erlebnisfähigkeit und alle damit verbundenen ▶ *psychisch*en Regungen. In den späteren Werken von ▶ *Freud, Sigmund* wird L. als von Geburt an vorhandene Lebenskraft oder lebensbejahende Energie verstanden; nach einem – gelingenden – Abschluss sämtlicher Phasen der ▶ *psychosexuellen Entwicklung* findet die L. ihren Ausdruck in der ▶ *Sexualität* mit ▶ *genital*er Befriedigung an einem anderen Menschen.

Lichttherapie (griech. *therapeia* = „Dienst[leistung]", „Behandlung", „Pflege") Nichtmedikamentöse zusätzliche ▶ *Therapie*option bei ▶ *Patient*en mit ▶ *Depression*, insb. bei einer ▶ *saisonalen Depression*: Hierzu verbringt der Patient täglich 30 bzw. 120 Minuten vor einer Speziallampe mit 10.000 bzw. 2.500 Lux, die mindestens einen Meter vor ihm positioniert wird („Lichtdusche"). Schon wenige Tage nach Behandlungsbeginn kann sich eine ▶ *Stimmung*saufhellung einstellen.

Liebeswahn ▶ *Wahn*hafte Überzeugung, von einem anderen Menschen, zu dem oft nur ein flüchtiger Kontakt besteht, geliebt zu werden (siehe auch ▶ *Wahninhalt*). Der L. kann z.B. im Kontext einer ▶ *Schizophrenie* oder ▶ *schizoaffektiven Störung* auftreten.

Life-Event (engl. *life event* = „Lebensereignis") Belastende, einschneidende Lebensereignisse wie etwa der Verlust des Partners, des Arbeitsplatzes, der eigenen körperlichen Unversehrtheit o. Ä. Es werden ▶ *psychoreaktive* Zusammenhänge zwischen L.-E.s und dem Entstehen ▶ *psychisch*er ▶ *Erkrankung*en diskutiert. Siehe auch ▶ *Vulnerabilitäts-Stress-Modell.*

limbisches System (lat. *limbus* = „Gürtel", „Streifen"; griech. *systema* = „ein aus Einzelteilen Zusammengefügtes", „das Zusammengesetzte", „das [miteinander] Verbundene") Funktionseinheit bzw. Netzwerkstruktur am unteren Rand des ▶ *Großhirns* mit enger Verbindung zu Stammhirn [▶ *Hirnstamm*], ▶ *Zwischenhirn* und Hirnrinde. Zum l.S. gehören u.a. der ▶ *Hippokampus*, die ▶ *Amygdala* und die ▶ *Mamillarkörper*. Es ist an der Steuerung unserer ▶ *vegetativ*en Funktionen beteiligt; allerdings werden ihm auch ▶ *intellektuelle* Leistungen (Lernfähigkeit, Einsicht, ▶ *abstrakt*es ▶ *Denken*) zugesprochen. Schließlich sollen auch ▶ *Emotion* und ▶ *Motivation* sowie das Sexualverhalten durch das l.S. maßgeblich mit beeinflusst werden.

Linehan, Marsha M. *5. Mai 1943 in Tulsa/Oklahoma (USA), US-amerikanische Psychologin, die über die ▶ *emotional instabile Persönlichkeitsstörung* vom ▶ *Borderline*-Typ forschte und die ▶ *dialektisch-behaviorale-Therapie (DBT)* entwickelte.

Linguistik (lat. *lingua* = „Sprache", „Zunge") Sprachforschung, die sich mit dem Aufbau bzw. der Struktur der gesprochenen sowie der geschriebenen Sprache befasst.

Liquid Ecstasy Farblose, salzig schmeckende Flüssigkeit, die ursprünglich als Narkotikum [▶ *Anästhetikum*] verwendet wurde und seit den 1990er-Jahren als Partydroge [▶ *Droge*] missbraucht wird. L. E. wirkt bei niedriger Dosierung stimulierend und angstlösend; höhere Gaben können zu ▶ *narkotisch*em Schlaf führen. Bei ▶ *Intoxikation*en muss mit Atemstillstand, Krampfanfällen und ▶ *Koma* gerechnet werden. L. E. ist eng verwandt mit ▶ *GABA*. Eine besondere Gefahr besteht in der unbemerkten Zugabe von GHB als sog. „K.-o.-Tropfen" zu Getränken, um die so betäubten Opfer ausrauben oder vergewaltigen zu können; aus diesem Grund spricht man bei L.E. auch von einer ▶ *date*

rape drug, also einer ▶ *Substanz*, die den Vollzug des Geschlechtsakts ohne Zustimmung der beteiligten ▶ *Person* aufgrund eingetretener Dämpfung ihres ▶ *Bewusstsein[szustand]*s ermöglichen soll.
Syn.: Gamma-Hydroxybuttersäure (GHB).

Liquor cerebrospinalis (lat. *liquor* = „Flüssigkeit"; *cerebrum* = „Gehirn"; *medulla spinalis* = „Rückenmark") „Zu ▶ *Gehirn* und ▶ *Rückenmark* gehörige Flüssigkeit". Wasserklare Gehirn-Rückenmarks-Flüssigkeit, die das ▶ *Zentralnervensystem (ZNS)* wie ein „Schutzkissen" umspült und u. a. dessen ▶ *Stoffwechsel*vorgängen dient. Es wird in den ▶ *Ventrikeln* des ▶ *Gehirns* produziert, und zwar in einer Menge von etwa 600 ml pro Tag.

Lispeln ▶ *Sigmatismus*.

Lithium (griech. *lithos* = „Stein") ▶ *Chemisch*es Element (▶ *Symbol*: Li), das in Form von Salzen als ▶ *Stimmungsstabilisierer* zur Behandlung der ▶ *bipolaren affektiven Störung* (▶ *euphorische* Phase) oder der ▶ *unipolar* rezidivierenden depressiven Störung [▶ *depressive Störung [rezidivierend]*] eingesetzt wird. Die ▶ *therapeutische Breite* von L. ist gering, weswegen bei zu hoher Konzentration im Blut – bedingt durch Wasserverlust (Schwitzen, Durchfall o. Ä.) – Vergiftungsgefahr besteht. Als mögliche unerwünschte Nebenwirkungen sind Durst, Gewichtszunahme, feinschlägiges Zittern, Bauchschmerzen, Übelkeit, Nierenfunktionseinschränkungen sowie ▶ *Schilddrüse*n- und Blutbildveränderungen bekannt. L. ist u. a. unter dem Handelsnamen ▶ *Quilonum*® auf dem Markt.

Little-Albert-Experiment (engl. *Little Albert* = „kleiner Albert"; lat. *experimentum* = „Versuch") Von ▶ *Watson, John Broadus* 1920 an einem 11-monatigen Kleinkind – „Little Albert" – durchgeführtes Experiment, das belegen sollte, dass die ▶ *klassische Konditionierung* (einschließlich der Reizgeneralisierung) nicht nur bei bestimmten Tieren („Pawlowscher Hund" [▶ *Pavlov, Ivan Petrovič*]), sondern auch – auf ▶ *emotional*er Ebene – beim Menschen erfolgreich durchgeführt werden kann: Er ließ das Kind mit einer weißen Ratte in einem Zimmer allein; immer dann, wenn es sich der Ratte nähern wollte, wurde es jedoch durch einen lauten Knall – Hammer auf Eisenstange – erschreckt. Schon nach kurzer Zeit zeigte „Little Albert" bereits beim Anblick der Ratte eine ▶ *Angst*reaktion, die zudem sogar beim Anblick eines Kaninchens oder Pelzmantels zu beobachten war (▶ *Reizgeneralisierung*).

Lobus frontalis (lat. *lobus* = „Lappen"; *frons* = „Vorderseite", „Stirn") ▶ *Stirnlappen*.

Lobus occipitalis (lat. *lobus* = „Lappen"; *occipitium* = „Hinterkopf") ▶ *Hinterhauptslappen*.

Lobus parietalis (lat. *lobus* = „Lappen"; *paries* = „Scheidewand") ▶ *Scheitellappen*.

Lobus temporalis (lat. *lobus* = „Lappen"; *tempus* = „Schläfe") ▶ *Schläfenlappen*.

Logopädie Adj. **logopädisch** (griech. *logos* = „Vernunft", „Lehre", „Wort"; *paideuein* = „erziehen") „Sprecherziehung". Die Sprach-, Sprech- bzw. Stimmheilkunde ist eine nichtärztliche ▶ *medizinische* Disziplin, die das Ziel verfolgt, die ▶ *Kommunikationsfähigkeit* eines ▶ *Patient*en zu verbessern bzw. (wieder)herzustellen. Der L.-Begriff geht auf ▶ *Fröschels, Emil* zurück.

Logorrhö (griech. *logos* = „Vernunft", „Lehre", „Wort"; *rhein* = „fließen", „strömen") „Sprechdurchfall". Störung der ▶ *Psychomotorik*, die durch einen verstärkten Redefluss gekennzeichnet ist. L. kann z. B. im Kontext einer ▶ *manischen Episode* beobachtet werden, aber auch bei übermäßigem Genuss von ▶ *Alkohol* oder anderen ▶ *Drogen*.

Logotherapie (griech. *logos* = „Vernunft", „Lehre", „Wort", *therapeia* = „Dienst[leistung]", „Behandlung", „Pflege") ▶ *Existenzanalyse.* Die L. erfüllt nicht die Erfordernisse der in Deutschland gültigen ▶ *Psychotherapie-Richtlinie*; für den ▶ *Patienten* bzw. ▶ *Klienten* besteht somit keine Möglichkeit der Kostenerstattung durch die gesetzliche Krankenkasse.
lokal (lat. *locus* = „Ort") Ortsbezogen; örtlich beschränkt. Gegenbegriff: ▶ *systemisch.*
Lokalanästhetikum Pl. **Lokalanästhetika** (lat. *locus* = „Ort"; griech. *an-* = „nicht", „ohne", „un-", „los-"; *aisthesis* = „Wahrnehmung", „Empfindung") ▶ *Chemische* ▶ *Substanz* zur örtlichen Schmerzbefreiung mit reversibler [▶ *reversibel*] Wirkung.
Lorazepam Arzneistoff aus der Gruppe der ▶ *Benzodiazepine* mit dem Handelsnamen ▶ *Tavor®.*
Lösemittel ▶ *Lösungsmittel.*
Lösungsmittel Flüssigkeiten, die in der Lage sind, andere Stoffe zu lösen, ohne sie und sich selbst dabei ▶ *chemisch* zu verändern. Das wichtigste L. ist Wasser; es löst im menschlichen ▶ *Organismus* u.a. ▶ *Zucker,* ▶ *Aminosäuren* und ▶ *Vitamine.* L. spielen aber auch in der industriellen Produktion eine große Rolle, so etwa bei der Herstellung von Farben, Klebern und Lacken. Als zentrales Einteilungskriterium für L. dient ihre Flüchtigkeit, womit ihre Tendenz zur Verdunstung gemeint ist: Leicht flüchtige Verbindungen legen ein anderes „Verdunstungsverhalten" an den Tag als schwer flüchtige L.(gemische). Einige handelsübliche Haushaltsmittel enthalten leicht flüchtige L., die Rauschwirkungen entfalten können (▶ *Schnüffeln*).
Syn.: Lösemittel.
Love-Drug Straßenname für ▶ *Ecstasy.*
Lowen, Alexander *23. Dezember 1910 in New York (USA), † 28. Oktober 2008 in New Canaan/Connecticut (USA), US-amerikanischer Mediziner und ▶ *Psychotherapeut,* war Schüler von ▶ *Reich, Wilhelm* und begründete die ▶ *bioenergetische Analyse.*
LSD Abk. für Lysergsäurediethylamid, eines der stärksten ▶ *Halluzinogene,* das meist als kleine weiße Tablette illegal erhältlich ist und bereits in geringen Dosen lang andauernde Veränderungen von ▶ *Wahrnehmung* und ▶ *Bewusstsein* auslöst; ein ▶ *Trip* kann 6–12 Stunden andauern. Dabei ist dem Konsumenten – im Unterschied zur ▶ *Psychose* – i.d.R. bewusst, dass der erlebte ▶ *Rausch*zustand willentlich herbeigeführt wurde; ▶ *Amnesien* sind kaum zu beobachten. LSD ist ein ▶ *synthetisch* hergestelltes ▶ *Derivat* der Lysergsäure, die wiederum natürlich im Mutterkorn vorkommt. Ursprünglich in der ▶ *tiefenpsychologischen* Forschung und i.R. der Behandlung der ▶ *Alkoholabhängigkeit* eingesetzt, gewann LSD in den 1980er-Jahren als Partydroge [▶ *Droge*] an Bedeutung. Aufgrund der schnell eintretenden ▶ *Toleranz[entwicklung]* – starke Wirkungseinbußen bei wiederholtem Konsum innerhalb von 1–2 Wochen – kommt eine tägliche Einnahme von LSD nicht in Betracht; das ▶ *Suchtpotenzial* ist gering. In Deutschland ist der Umgang mit LSD nach dem ▶ *Betäubungsmittelgesetz (BtMG)* strafbar.
Lubrikation (lat. *lubricare* = „befeuchten", „schlüpfrig machen") Absonderung von ▶ *Schleim* als Gleitsubstanz während der ▶ *sexuellen* Erregung als ▶ *Vaginalsekret* bei der Frau und ▶ *Präejakulat* beim Mann.
Lubrikationsstörung (lat. *lubricare* = „befeuchten", „schlüpfrig machen") ▶ *Versagen genitaler Reaktionen* bei der Frau und als solche eine ▶ *sexuelle Funktionsstörung,* die durch den Mangel oder Ausfall der ▶ *vaginalen* ▶ *Lubrikation* gekennzeichnet ist. Sie kann ▶ *psychisch* bedingt, Folge einer ▶ *lokalen* ▶ *Erkrankung* oder eines ▶ *Östrogen*mangels sein.
Ludiomil® ▶ *Maprotilin.*

Lues (lat. *lues* = „Seuche") ▶ *Syphilis.*
Lungenarterie ▶ *Arteria pulmonalis.*
Lupus erythematodes (lat. *lupus* = „Wolf"; griech. *erythema* = „Röte"; *-odes* = „ähnlich") ▶ *Autoimmunerkrankung*, die oft nicht nur durch Rötungen und Ausschläge der Haut gekennzeichnet ist, sondern auch zahlreiche innere Organe – u.a. Gelenke, Nieren, Herz, ▶ *Gehirn* – befallen kann. ▶ *Leitsymptom* ist das sich in Form eines Schmetterlings auf den Wangen bildende ▶ *Erythem*. Asiatische und europäische Menschen sind ausgesprochen selten von L.e. betroffen; der überwiegende Teil der ▶ *Patient*en ist weiblich. In der ▶ *ICD*-10 wird der L.e. unter M32.x (▶ *ICD*-11: 4A40.x) bzw. L93.x (▶ *ICD*-11: EB5x) gelistet.
Lust-Unlust-Prinzip ▶ *Es.*
Lysergsäurediethylamid ▸ LSD.

M

Magensaft Von Drüsen bzw. ▶ *Zellen* in der Magenwand gebildete gelb-grünliche Flüssigkeit – vornehmlich bestehend aus ▶ *Schleim*, ▶ *Salzsäure* und ▶ *Pepsinogen* –, die eine zentrale Rolle bei der Verdauung der aufgenommenen Nahrung spielt. Während die ▶ *Belegzelle*n für die Produktion der Salzsäure zuständig sind, sorgen die ▶ *Hauptzelle*n für die Erzeugung des Pepsinogens. Die ▶ *Nebenzelle*n hingegen sondern den Schleim ab, der die Magenwand überzieht und sie vor der Wirkung der Salzsäure schützt.
Magersucht ▶ *Anorexia nervosa.*
Magie Adj. **magisch** (arab. *sihr* bzw. griech. *mageia* = „Zauberei") Vermeintliche Kunst, durch übernatürliche Kräfte oder bestimmte Rituale Einfluss auf Lebewesen und Ereignisse nehmen zu können. So wird die Ausgestaltung des ▶ *Wahns* bei ▶ *schizophren*en Störungen als ▶ *bizarr* und magisch bzw. ▶ *mystisch* beschrieben.
Magnetresonanztomografie (MRT) (*Magnesia*, ein an magnetischen Erzen reicher Landstrich des Altertums; griech. *tome* = „Schnitt"; *graphein* = „schreiben") Modernstes nichtinvasives [▶ *invasiv*] Verfahren, das sämtliche Organe und Körperstrukturen durch Schnittbilder darzustellen vermag, hierfür jedoch – im Gegensatz zur ▶ *Computertomografie (CT)* – keine ▶ *Röntgen*strahlen, sondern magnetische Felder und Radiowellen nutzt. **Syn.:** Kernspintomografie.
Mahler, Margaret, geb. Schönberger *10. Mai 1897 in Sopron (Ungarn), † 2. Oktober 1985 in New York (USA), ungarische/US-amerikanische Medizinerin und Psychoanalytikerin, die in den 1930er-Jahren in Wien eine ▶ *psychoanalytisch* arbeitende Kinderklinik gründete und über die ▶ *psychische* Entwicklung von Säuglingen und Kleinkindern forschte.
Makropsie (griech. *makros* = „groß"; *optike* = „Lehre vom Sichtbaren", „Lehre vom Sehen") Objekte werden größer wahrgenommen, als sie tatsächlich sind; hierbei handelt es sich um eine Form der ▶ *Metamorphopsie*. Siehe auch ▶ *Halluzination*.
Malignität (lat. *malignitas* = „Bösartigkeit") Eigenschaft einer ▶ *Erkrankung* oder eines Krankheitsverlaufs, die bzw. der ohne ▶ *medizinische* ▶ *Intervention* den betroffenen ▶ *Organismus* in absehbarer Zeit zerstört und unweigerlich zum Tod führt. Bezogen auf ein ▶ *Tumor*wachstum handelt es sich um die umgangssprachlich als „Krebs" bezeichnete ▶ *Krankheit*. Gegenbegriff: Benignität (Gutartigkeit).

MALT Abk. für ▶ *Münchner-Alkoholismus-Test (MALT).*

Mamillarkörper anat. **Corpora mamillaria** An der Unterseite des ▶ *Gehirns* befindliche paarige Erhebung, die zum ▶ *Zwischenhirn* gehört und Teil des ▶ *limbischen Systems* ist. Werden die M. z. B. durch ▶ *Alkoholabhängigkeit* geschädigt, entwickelt sich das ▶ *Wernicke-Korsakow-Syndrom.*

mangelnde sexuelle Befriedigung (lat. *sexus* = „Geschlecht") ▶ *Sexuelle Funktionsstörung*, bei der ▶ *sexuelle* Reaktionen zwar ▶ *normal* verlaufen, der ▶ *Orgasmus* jedoch ohne entsprechendes Lustgefühl erlebt wird. Die ▶ *ICD*-10 listet die m. s. B. unter F52.11 (▶ *ICD*-11: HA00.x).

Manie Adj. **manisch** ▶ *manische Episode.*

Manifestation V. **manifestieren** (lat. *manifestare* = „sichtbar werden", „offenbaren") Erkennbarwerden einer ▶ *Erkrankung* durch die Ausprägung der für sie spezifischen ▶ *Symptom*atik.

maniform (griech. *mania* = „Wahnsinn", „Raserei"; lat. *forma* = „Gestalt", „Form") Der ▶ *Hypomanie* ähnlich, jedoch nicht eindeutig als ▶ *Manie* zu klassifizieren. Im weiteren Sinn kann jedoch auch von einer „m.en Symptomatik [▶ *klinisches Bild*]" gesprochen werden, sobald gemäß ▶ *ICD*-10 – vom Zeitkriterium abgesehen – eine ▶ *Diagnose*stellung unter F30.x gerechtfertigt ist (▶ *ICD*-11: 6A60.0 bis 6A60.2, 6A61.0).

Manieriertheit (ital. *maniera* = „Manier", „Art und Weise") Unnatürliches, ▶ *bizarr*, gekünstelt, pathetisch, schwülstig, geschraubt, aufgeblasen oder geziert wirkendes Ausdrucksgehabe in ▶ *Mimik*, ▶ *Gestik* und/oder Sprache; u. a. beobachtbar bei der ▶ *histrionischen Persönlichkeitsstörung* oder der ▶ *Manie*. Die M. gehört zu den Störungen der ▶ *Psychomotorik*. Siehe auch ▶ *Theatralik.*

Manierismen (ital. *maniera* = „Manier", „Art und Weise") Bewegungsabläufe, die unnatürlich, ▶ *bizarr*, gekünstelt oder verschnörkelt erscheinen, ggf. kombiniert mit einer gespreizt oder gestelzt wirkenden Sprache. M. sind u. a. bei bestimmten Arten der ▶ *Schizophrenie* beobachtbar (z. B. ▶ *hebephrene Schizophrenie*).

manische Episode (griech. *mania* = „Wahnsinn", „Raserei"; *epeisodion* = „Zwischenstück", „Einschiebsel") ▶ *Affektive Störung*, die – unter Ausschluss organischer Ursachen – insb. gekennzeichnet ist durch eine situationsinadäquate, anhaltend gehobene oder gereizte bis streitsüchtige ▶ *Stimmung* bei – ganz überwiegend – fehlender ▶ *Krankheitseinsicht*. Als weitere ▶ *Leitsymptome* können eine Störung des ▶ *Antriebs* (z. B. ▶ *Antriebssteigerung* mit Bewegungs- und Rededrang, geringes Ruhe- bzw. Schlafbedürfnis, Enthemmung) sowie ▶ *inhaltliche Denkstörungen* (Selbstüberschätzung, ▶ *synthym* erlebter ▶ *Größenwahn*, ▶ *Liebeswahn*, ▶ *Beziehungswahn* oder ▶ *Verfolgungswahn*) und ▶ *formale Denkstörungen* (z. B. ▶ *Ideenflucht*) hinzukommen, wobei sich beim ▶ *manisch*en – im Gegensatz zum ▶ *schizophrenen* – ▶ *Patient*en immer noch ein nachvollziehbarer Zusammenhang zwischen seinen einzelnen Gedanken erkennen lässt. Der gesteigerte ▶ *Antrieb* führt in Kombination mit der fehlenden kritischen Selbstreflexion [▶ *Reflexion*] zu leichtsinnigem, distanzlosem oder tollkühnem Verhalten, bei dem weder Selbst- noch Fremdgefährdung ausgeschlossen werden kann. Nach Abklingen einer m. E. entwickeln die Patienten oft Scham- oder Schuldgefühle für das Geschehene und sind währenddessen besonders anfällig für ▶ *Suizid*gedanken. Die ▶ *ICD*-10 listet die m. E. unter F30 (▶ *ICD*-11: 6A60.0 bis 6A60.2, 6A61.0) und teilt sie ein in ▶ *Hypomanie* (F30.0 [▶ *ICD*-11: 6A60.2, 6A61.0]) sowie nach einem evtl. Vorhandensein ▶ *psychotischer* ▶ *Symptome* (F30.1 bzw.

F30.2 [▶ *ICD*-11: 6A60.0 bzw. 6A60.1]). Theodore Roosevelt (1858–1919) soll von diesem Störungsbild betroffen gewesen sein.

Manualisierung Adj. **manualisiert** (lat. *manus* = „Hand"; vgl. „Manual" = „Handbuch") „Vermehrte Anwendung von Handbüchern". Anwendung von Orientierungshilfen bzw. Handlungsleitlinien, in denen ▶ *Therapeut*en Ratschläge für ihr Vorgehen in Bezug auf einzelne Störungsbilder erhalten, damit sie zu einem standardisierten Behandlungskonzept gelangen, durch das eine effiziente, wirksame ▶ *Therapie* für den einzelnen ▶ *Patient*en sichergestellt wird.

MAO Abk. für ▶ *Monoaminoxidase.*

MAO-Hemmer Kurzform für ▶ *Monoaminoxidase-Hemmer.*

Maprotilin Arzneistoff aus der Gruppe der ▶ *Tetrazyklika*, der unter dem Handelsnamen ▶ *Ludiomil*® zur Behandlung von ▶ *Depression*en erhältlich ist. Er zeichnet sich insb. durch eine starke Hemmung der Wiederaufnahme von ▶ *Noradrenalin* aus dem ▶ *synaptischen Spalt* aus.

Margraf, Jürgen *29. Juni 1956 in Korbach, deutscher Psychologe und ▶ *Psychotherapeut*, forscht auf dem Gebiet der ▶ *Psychophysiologie*, über ▶ *Angststörung*en und ▶ *Essstörung*en. Seit 2010 leitet er das Forschungs- und Behandlungszentrum für Psychische Gesundheit an der Universität Bochum.

Marihuana (mexik./span. *marihuana*, weitere Herleitung unbekannt; ggf. ein Anglizismus: *Mary Jane*) Eine zu ▶ *Cannabis* zählende und damit den ▶ *Cannabinoiden* zugehörige Rauschdroge [▶ *Droge*, ▶ *Rausch*], deren Besitz und Anbau in der Bundesrepublik Deutschland nach dem ▶ *Betäubungsmittelgesetz (BtMG)* strafbar ist.
Syn.: Gras.

Markscheide Eine das ▶ *Axon* spiralförmig umgebende, aus ▶ *Myelin* bestehende elektrisch isolierende Schutzstruktur, welche die Erregungsleitung zu beschleunigen vermag. Bei der ▶ *multiplen Sklerose (MS)* wird diese Hülle zerstört.
Syn.: Myelinscheide.

Maslow, Abraham Harold *1. April 1908 in New York City (USA), † 8. Juni 1970 in Menlo Park/Kalifornien (USA), US-amerikanischer Psychologe, entwickelte die ▶ *humanistische Psychologie* und forschte u. a. zum Thema ▶ *Motivation*.

Masochismus Adj. **masochistisch** (benannt nach *Sacher-Masoch, Leopold von*) ▶ *Störung(en) der Sexualpräferenz*, die gekennzeichnet ist durch die Neigung eines Menschen, ▶ *sexuelle* Erregung bzw. Befriedigung ganz überwiegend dadurch zu erreichen, dass er von einer anderen ▶ *Person* bzw. anderen Personen ▶ *physische* und/oder ▶ *psychische* Schmerzen zugefügt bekommt, unterdrückt und/oder demütigt wird. Wird diese ▶ *sexuelle Präferenz* ausgelebt, liegt zudem eine ▶ *Störung des Sexualverhaltens* vor; diese ist jedoch so lange als unproblematisch anzusehen, als die Beteiligten erwachsen sind, einvernehmlich miteinander agieren, unter ihrer sexuellen Präferenz bzw. ihren sexuellen Handlungen nicht leiden und sich durch sie auch in sonstiger Weise nicht in ihren Lebensumständen eingeschränkt fühlen. Wie für sämtliche sexuellen Präferenzen gültig, so ist auch der M. schicksalhaft bedingt. Die ▶ *ICD*-10 differenziert nicht zwischen M. und ▶ *Sadismus*; vielmehr werden sämtliche ▶ *sadomasochistisch*en Präferenzen und Handlungen unter F65.5 zusammengefasst (▶ *ICD*-11: 6D33 [sadistische Störung mit nicht einvernehmlicher sexueller Gewalt] und 6D36 [Störungen mit einvernehmlichem sexuellem Verhalten]). Einvernehmlich stattfindende sadomasochistische Handlungen sind in Deutschland unter

Erwachsenen grundsätzlich nicht strafbar; gehen sie jedoch mit einer Körperverletzung einher, könnte § 228 ▶ *Strafgesetzbuch (StGB)* zur Anwendung kommen.

massierte Reizkonfrontation (lat. *confrontare* = „Stirn gegen Stirn [zum Vergleich] zusammenstellen", aus: *con-* = „zusammen-", „mit-"; *frons* = „Stirn") ▶ *Flooding.*

Maßregelvollzug Unterbringung eines Straftäters in einem psychiatrischen Krankenhaus, nachdem für ihn der Strafvollzug aufgrund eines Gutachtens der ▶ *forensischen Psychiatrie* wegen ▶ *Schuldunfähigkeit* nicht in Betracht kommt.

Masters, William Howell * 27. Dezember 1915 in Cleveland/Ohio (USA), † 16. Februar 2001 in Tucson/Arizona (USA), US-amerikanischer Gynäkologe, betrieb gemeinsam mit ▶ *Johnson, Virginia* – beide waren von 1971 bis 1993 miteinander verheiratet – umfangreiche Studien über die menschliche ▶ *Sexualität*. Sie führten insb. ▶ *Paartherapien* durch, da sie davon überzeugt waren, dass bei jeder Sexualstörung immer beide Partner beteiligt sind. Die Paartherapien beinhalteten u.a. auch – je nach Art der ▶ *sexuellen Störung* – spezielle Übungsprogramme wie z.B. das ▶ *Sensualitätstraining*, die ▶ *Teasing-Technik* bzw. ▶ *Squeeze-Technik*, den Einsatz von ▶ *Hegarstiften* u.v.m.

Masturbation (lat. *manus* = „Hand"; *stuprum* = „Unzucht") In der Regel zum ▶ *Orgasmus* führende Stimulation [▶ *Reiz*] der ▶ *Genitalien* durch die Hand oder diverse Hilfsmittel.

masturbatorische Sättigung (lat. *manus* = „Hand"; *stuprum* = „Unzucht") Modifiziertes ▶ *aversionstherapeutisch*es Verfahren, das im Kontext von sexuellen Deviationen [▶ *Störung(en) der Sexualpräferenz*] angewendet werden kann: Dabei masturbiert [▶ *Masturbation*] der ▶ *Patient* bis zum ▶ *Orgasmus*, während er dabei laut über eine für ihn ▶ *sexuell* erregende Situation fantasiert. Anschließend erregt er sich durch detaillierte Fantasien ein zweites Mal bis zum Orgasmus und setzt diese Gedanken noch eine Stunde lang fort. Das Verfahren soll Überdruss erzeugen, der dann mit der sexuell erregenden Situation assoziiert wird.

MDMA Abk. für ▶ *Methylendioxy-N-methylamphetamin.*

Medizin Adj. **medizinisch** (lat. *medicus* = „Arzt"; *ars medicina* = „Heilkunst") Lehre von der ▶ *Prävention*, Erkennung sowie ▶ *Therapie* von ▶ *Krankheit*en und Verletzungen sowohl beim Menschen als auch beim Tier mit dem Ziel der Erhaltung oder Wiederherstellung der Gesundheit.

Medulla oblongata (lat. *medulla* = „Mark"; *oblongus* = „länglich") Verlängertes Rückenmark. Die ▶ *Pyramidenbahn*kreuzung enthaltendes, ca. 4 cm langes Mark, in dem ferner die Zentren für Atem- und Herztätigkeit, die Kontrolle des Blutkreislaufs sowie der Nies-, Schluck-, Husten- und Brechreflex beheimatet sind. Die M.o. bildet das ▶ *Nachhirn* und dieses wiederum gemeinsam mit dem ▶ *Hinterhirn* das ▶ *Rautenhirn.*

Megaphen® Das erste in Deutschland eingeführte ▶ *Neuroleptikum* mit dem Wirkstoff ▶ *Chlorpromazin.*

Melancholie (griech. *melas* = „schwarz"; *chole* = „Galle") „Schwarzgalligkeit". Der Begriff geht zurück auf den griech. Arzt ▶ *Hippokrates von Kos*, der von einer körperlichen Ursache für eine oft ohne bestimmten Auslöser bestehende tief traurige ▶ *Gemüts*verfassung ausging: Im Rahmen seiner Lehre von den Körpersäften (▶ *Vier-Säfte-Lehre*) vermutete er, ein Überschuss an schwarzer Galle würde sich ins Blut des betreffenden Menschen ergießen; tatsächlich hielt sich die Auffassung von der M. als einer körperlich begründeten ▶ *Erkrankung* bis ins Mittelalter hinein. Erst im 20. Jh. wurde der M.-Begriff durch den der ▶ *Depression* ersetzt. ▶ *Kraepelin, Emil* bezeichnete die M. 1913 als

„manisch-depressives Irresein"; ▶ *Tellenbach, Hubertus* beschrieb 1961 für die M. eine ▶ *prädisponierte* ▶ *Persönlichkeits*struktur (▶ *Typus melancholicus*), und ▶ *Schneider, Kurt* führte den Begriff der ▶ *Zyklothymie* zur Kennzeichnung einer manisch-depressiv (▶ *affektive Störung [bipolar]*) verlaufenden ▶ *Erkrankung* ein. Im Rahmen der Darstellung der M. in der bildenden Kunst wird die innere Schwermut oftmals auf die Außenwelt projiziert; Weltruhm erlangte der von ▶ *Dürer, Albrecht* 1514 geschaffene Kupferstich „Melencolia".

Melancholiker (griech. *melas* = „schwarz"; *chole* = „Galle") Nach der antiken ▶ *Temperamentenlehre* ein verlässlicher und selbstbeherrschter, jedoch von Traurigkeit und Schwermut gekennzeichneter Mensch. ▶ *Eysenck, Hans Jürgen* beschreibt den M. als durch ▶ *Introversion* und ▶ *emotionale* Instabilität gekennzeichnet.

Melatonin Ein unter Einfluss von Dunkelheit zur Steuerung des Tag-Nacht-Rhythmus in der ▶ *Zirbeldrüse* aus ▶ *Serotonin* produziertes ▶ *Hormon*. Da im tageslichtarmen Winter der M.-spiegel relativ hoch sein kann, ist eine grundsätzliche Anfälligkeit für ▶ *Symptome* wie Müdigkeit und Erschöpfung bis hin zu einer Winterdepression gegeben.

Methylendioxy-N-methylamphetamin Abk. **MDMA** Zur Gruppe der ▶ *Amphetamine* gehörende ▶ *chemische* Verbindung und gleichzeitig das durch die Partydroge ▶ *Ecstasy* [▶ *Droge*] am häufigsten konsumierte Amphetamin.

Melisse ▶ *Phytopharmakon*, das z. B. zur Förderung eines gesunden Nachtschlafs [▶ *Schlaf*] eingenommen werden kann. Darüber hinaus wirkt M. bei Magen-Darm-Beschwerden krampflösend.

Membran (lat. *membrana* = „Häutchen") Dünne Haut, Trennschicht, Hülle, die ein Zellorganell begrenzt bzw. schützt.

Meningismus (griech. *menigx* = „[Hirn-]Haut") Erregerfreie, vorübergehende, der ▶ *Meningitis* ähnliche Beschwerden, die durch Reizungen der Hirnhäute ausgelöst werden, ohne dass die für eine Meningitis entzündungstypischen Veränderungen in Blut und/oder ▶ *Liquor cerebrospinalis* nachgewiesen werden können. Als ▶ *Symptome* sind u. a. Übelkeit, Kopfschmerzen und Lichtempfindlichkeit beobachtbar; das ▶ *Leitsymptom* ist jedoch die Nackensteife. Die ▶ *ICD*-10 listet den M. unter R29.1 (▶ *ICD*-11: MB47.6).

Meningitis (griech. *menigx* = „[Hirn-]Haut"; *-itis* = „Entzündung", „entzündliche *Erkrankung*") Meist durch eine ▶ *Infektion* ausgelöste Entzündung der Gehirn- und/oder Rückenmarkshäute, die das ▶ *Zentralnervensystem (ZNS)* umgeben. Als ▶ *Symptome* können u. a. Fieber, Erbrechen, starke Kopfschmerzen, Nackenstarre, Kiefersperre, ▶ *Bewusstseinsstörungen* und Augenmuskellähmungen auftreten; in besonders ungünstigen Fällen kann eine M. zu Lähmungen oder bleibenden ▶ *kognitiv*en Beeinträchtigungen führen. In der ▶ *ICD*-10 ist die M. unter G00 bis G03 gelistet (▶ *ICD*-11: 1D01.x).

M

mental (lat. *mens* = „Verstand" bzw. *mentalis* = „vernünftig") ▶ *Kognitive* Kompetenz eines Menschen i. S. der Abwesenheit jeglicher ▶ *Orientierungsstörungen*.

Merkfähigkeitsstörung ▶ *Aufmerksamkeits- und Gedächtnisstörung*, die gekennzeichnet ist durch die Verminderung oder Aufhebung der Fähigkeit, neue Eindrücke über einen Zeitraum von etwa 10 Minuten zu behalten.

Merseburger Trias (lat. *trias* = „Dreiheit") Für den ▶ *Morbus Basedow* charakteristischer ▶ *Symptom*enkomplex aus ▶ *Exophthalmus*, ▶ *Struma* und ▶ *Tachykardie*.

Mescalin ▶ *Halluzinogen* und „Inspirationsdroge" [▶ *Droge*], die beim Menschen u. a. Farbsinnestäuschungen einhergehend mit Realitätsverlust auslösen kann; auch über Visionen von ▶ *religiös*er Dimension wird berichtet. Es handelt sich bei diesem braunorangefarbenen Feststoff um ein ▶ *Alkaloid* aus den in Mexiko beheimateten Kakteen der Gattung ▶ *Lophophora* (Peyote-Kaktus); auch die ▶ *synthetische* Herstellung ist möglich. In Deutschland ist nach dem ▶ *Betäubungsmittelgesetz (BtMG)* der Umgang mit M. strafbar.

Mesenzephalon ▶ *Mittelhirn*.

mesolimbisches System (griech. *meson* = „Mitte"; lat. *limbus* = „Gürtel", „Streifen"; griech. *systema* = „ein aus Einzelteilen Zusammengefügtes", „das Zusammengesetzte", „das [miteinander] Verbundene") Vom ▶ *Mittelhirn* ausgehende ▶ *Nerv*enbahnen, in denen der Sitz des ▶ *Suchtgedächtnis*ses vermutet wird. Durch Aktivierung des m.S. – was durch Nahrung, ▶ *Sexualität* oder aber auch ▶ *psychotrope Substanz*en geschehen kann – entstehen im Zuge einer vermehrten Freisetzung des ▶ *Neurotransmitters* ▶ *Dopamin* Glücks- und Lustgefühle, was wiederum eine Art „Belohnungslernen" auslöst.

Metabolismus Adj. **metabolisch** ▶ *Stoffwechsel*.

Metamorphopsie (griech. *metamorphose* = „Umgestaltung", „Umwandlung"; *optike* = „Lehre vom Sichtbaren", „Lehre vom Sehen") Verzerrtes Sehen bzw. Wahrnehmen der Umgebung, einer Farbe oder eines Gegenstands. Siehe auch ▶ *Halluzination*.

Metathalamus (griech. *meta-* = „nach", „hinter"; *thalamos* = „Kammer", „Höhle", „Schlafgemach") „Nachthalamus". Der M. ist ein Teil des ▶ *Zwischenhirns* und als solcher dem ▶ *Thalamus* zugehörig, an dessen hinterem Abschnitt er lokalisiert ist und aus zwei jeweils paarigen Kniehöckern besteht. Diese fungieren sowohl für den Seh- als auch für den Hörsinn.

Metenzephalon (griech. *meta-* = „nach", „hinter"; *egkephalon* = „Gehirn") ▶ *Hinterhirn*.

Methadon ▶ *Opioid* mit starker schmerzstillender Wirkung, das ▶ *synthetisch* hergestellt wird und als Ersatzstoff für ▶ *Heroin* i.R. von ▶ *Substitution*sprogrammen bei einschlägig abhängigen ▶ *Patienten* die ▶ *Entzugssymptome* zu unterdrücken vermag.

Methylmorphin ▶ *Kodein*.

Methylphenidat Dem ▶ *Betäubungsmittelgesetz (BtMG)* unterliegender ▶ *stimulierend*er Wirkstoff aus der Gruppe der ▶ *Amphetamine*, der ausschließlich bei ▶ *Patienten* mit ▶ *Aufmerksamkeitsdefizit-Hyperaktivitätsstörung* eine ausgleichende und aufmerksamkeitssteigernde Wirkung entfaltet. Das unter den Handelsnamen ▶ *Ritalin®* und ▶ *Concerta®* auf dem Markt erhältliche M. wird ab dem 6. Lj. angewendet.

Mikrografie (griech. *mikros* = „klein"; *graphein* = „schreiben") ▶ *Krankheits*bedingte Verkleinerung des Schriftbildes (oft zum Zeilenende hin), wie sie insb. bei ▶ *Patienten* mit ▶ *Morbus Parkinson* oder ▶ *Makropsie* beobachtbar ist.

Mikropsie (griech. *mikros* = „klein"; *optike* = „Lehre vom Sichtbaren", „Lehre vom Sehen") Objekte werden kleiner wahrgenommen, als sie tatsächlich sind; hierbei handelt es sich um eine Form der ▶ *Metamorphopsie*. Siehe auch ▶ *Halluzination*.

Miktion (lat. *mingere* = „urinieren") Natürliche, vollständige Harnentleerung der Blase.

Milchschorf Fettige, gelbbraune, an im Topf angebrannte Milch erinnernde Schuppenschicht mit Krustenbildung, die sich bei Säuglingen auf der Kopfhaut bilden kann. Der M. erscheint nur vorübergehend und bildet sich wieder zurück; er kann jedoch auch als ▶ *Erstmanifestation* einer ▶ *atopischen* ▶ *Erkrankung* auftreten und wird in diesem Fall z.B. von ▶ *Neurodermitis* abgelöst.

Milieu (frz. *milieu* = „Mittel", „Mitte") ▶ *Soziale*s Umfeld eines Individuums oder einer Gruppe. Zum M. gehören z.B. politische und wirtschaftliche Bedingungen, aber auch vorherrschende ▶ *Norm*en, Werte etc.

milieureaktive Störung (frz. *milieu* = „Mittel", „Mitte"; lat. *re-* = „zurück"; *agere* = „tätig sein") ▶ *emotionale Störungen des Kindesalters.*

Mimik (griech. *mimeomai* = „nachahmen"; *mimos* = „Schauspieler") Form der nonverbalen ▶ *Kommunikation.* Sichtbare Bewegung der Gesichtsoberfläche (im Gegensatz zur ▶ *Gestik*), um – ggf. begleitend zum gesprochenen Wort – das seelische Empfinden auszudrücken.

Minderbegabung ▶ *Intelligenzminderung.*

Mineralstoff (lat. *minera* = „Erzgrube") Natürlicher (aber auch künstlich herstellbarer) anorganischer Nährstoff, den der menschliche ▶ *Organismus* nicht selbst produzieren kann und daher über die Nahrung aufnehmen muss. Zu den M.en gehören u.a. ▶ *Kalzium,* ▶ *Kalium,* ▶ *Schwefel,* ▶ *Jod* und ▶ *Kupfer.*

Minimal Brain Dysfunction (engl. *mininal* = „mindest-", „minimal"; *brain* = „Gehirn", „Verstand"; *dysfunction* = „[Funktions-]Störung") „Minimale zerebrale Dysfunktion". Sammelbegriff für geringfügige Funktionsstörungen des (kindlichen) ▶ *Gehirns,* die ggf. im Rahmen einer ▶ *Elektroenzephalografie (EEG)* „sichtbar" gemacht werden können. Siehe auch ▶ *frühkindliche Hirnschädigung.*

Mini-Mental-State-Test (MMST) International anerkanntes Testverfahren zur Erfassung von evtl. vorliegenden Einschränkungen der ▶ *kognitiv*en Leistungsfähigkeit, vor allem i.R. einer Diagnostizierung von ▶ *Demenz* oder ▶ *Morbus Alzheimer.* Der Test wurde in den 1970er-Jahren u.a. von ▶ *Folstein, Marshal Frank* entwickelt und ist innerhalb weniger Minuten durchführbar.

Minus-Symptome (lat. *minus* = „kleiner") ▶ *Negativsymptome.*

Miosis (griech. *meiosis* = „Verkleinerung") Engstellung der Pupille durch Zusammenziehung der Pupillenmuskulatur, auslösbar durch Lichteinfall. Die Opiat-Intoxikation [▶ *Intoxikation,* ▶ *Opiat*] ist durch eine stecknadelkopfgroße Pupillenverengung gekennzeichnet. Gegenbegriff: ▶ *Mydriasis.*

Mirtazapin Zur Gruppe der ▶ *atypischen Antidepressiva* gehörender Wirkstoff, der durch eine Blockade der präsynaptischen [▶ *Synapse*] ▶ *Rezeptor*en vom Alpha-2-Typ [▶ *Alpha-2-Antagonisten (NaSSA)*] eine gesteigerte Freisetzung von ▶ *Noradrenalin* sowie ▶ *Serotonin* verursacht und auf diese Weise die Wirkung dieser ▶ *Neurotransmitter* verstärkt. M. ist auf dem Markt unter dem Namen ▶ *Remergil®* erhältlich.

Misstrauen ▶ *Ängstliche* Befürchtung, die den Mitmenschen eine feindselige Haltung unterstellt und Wahrnehmungen aus der Umwelt verunsichert auf die eigene ▶ *Person* bezieht.

Mitnahmesuizid (lat. *sui* = „sich"; *caedere* = „töten", „vernichten") ▶ *erweiterter Suizid.*

Mitochondrien (griech. *mitos* = „Faden"; *chondros* = „Korn") Eigenständige, innerhalb einer ▶ *Zelle* gelegene Organsysteme, deren Aufgabe in der Energiegewinnung besteht; M. werden deshalb auch als „Kraftwerke der Zelle" bezeichnet.

Mittelhirn anat. **Mesenzephalon** Das M. ist Bestandteil des ▶ *Hirnstamms* und liegt zwischen der Brücke [▶ *Pons*] und dem ▶ *Zwischenhirn.* Es ist rund 1,5 cm lang, bildet einen zentralen Bestandteil des ▶ *extrapyramidalmotorischen Systems (EPMS),* steuert ▶ *akustische* wie ▶ *optische* Vorgänge einschließlich der meisten Augenmuskeln und gilt als Reflexzentrum von unwillkürlichen Bewegungen.

M

mmHg (mm = Millimeter; Hg = Hydrargyrum [*Quecksilber*]) „Millimeter-Quecksilbersäule", ▶ *Torr*. Unter 1 Torr (mmHg) wird der Druck, den eine Quecksilbersäule von 1 mm Höhe erzeugt, verstanden.

mnestisch Subst. **Mnestik** (griech. *mnestis* = „Erinnerung", „Gedächtnis") „Die Erinnerung betreffend", „das ▶ *Gedächtnis* betreffend", „mit der Erinnerung/dem Gedächtnis zusammenhängend". Gegenbegriff: ▶ *amnestisch*.

Modell der Objektbeziehungen ▶ *Objektbeziehungsmodell*.

Modell-Lernen (lat. *modus* = „Maß", „Art und Weise") Auf modellhaftes Fremdverhalten zurückgreifende Lernmethode [▶ *Lernen*], bei der der Lernende das Verhalten seiner Vorbilder nachahmt, sofern er dadurch die gewünschten Folgen bzw. Erfolge erreichen kann. Beim M. handelt es sich – neben der ▶ *operanten Konditionierung* und der ▶ *klassischen Konditionierung* – um die dritte Form menschlichen Lernens. Um die Erforschung des M.s hat sich ▶ *Bandura, Albert* verdient gemacht.
Syn.: Beobachtungslernen, Nachahmungslernen, Imitationslernen.

Molekül Adj. **molekular** (lat. *molecula* = „kleine Masse") Gruppe von (mindestens zwei) ▶ *Atom*en, die durch ▶ *chemische* Bindungen stabil zusammengehalten wird.

Monoamin Pl. **Monoamine** ▶ *Neurotransmitter*, die eine Aminogruppe (–NH_2; also bestehend aus einem ▶ *Stickstoff*- und zwei ▶ *Wasserstoff*atomen) enthalten.

Monoaminoxidase (MAO) ▶ *Enzym*, das insb. in den ▶ *Neuron*en des Gehirns vorhanden und dort für den Abbau von ▶ *Monoamin*en, insb. des ▶ *Neurotransmitters* ▶ *Dopamin*, zuständig ist. Ein Mangel an solchen Monoaminen kann zu ▶ *Depression*en, aber auch zum ▶ *Morbus Parkinson* führen.

Monoaminoxidase-Hemmer kurz: **MAO-Hemmer** Bei den M. handelt es sich um antidepressiv [▶ *Antidepressivum*] wirkende ▶ *Psychopharmaka*, die das ▶ *Enzym* ▶ *Monoaminoxidase (MAO)* hemmen mit der Folge, dass die ▶ *Neurotransmitter* ▶ *Noradrenalin*, ▶ *Dopamin* und ▶ *Serotonin* langsamer abgebaut werden und somit vermehrt im ▶ *synaptischen Spalt* zur Signalübertragung bereitstehen; dies wirkt sich positiv sowohl bei ▶ *depressiven* ▶ *Erkrankung*en als auch beim ▶ *Morbus Parkinson* aus. M. wirken primär antriebssteigernd und sekundär stimmungsaufhellend, jedoch kaum ▶ *sedierend*. Wichtigste Wirkstoffe sind Moclobemid und Tranylcypromin.

monophasisch (griech. *monos* = „einzig"; *phasis* = „Erscheinung", das „Sich-Zeigen") „In einer einzigen Phase verlaufend". Gegenbegriff: „polyphasisch". So sind z.B. m.e Verläufe bei ▶ *depressiven Störungen* relativ selten.

Mood-Stabilizer (engl. *mood stabilizer* = „Stimmungsstabilisierer") ▶ *Stimmungsstabilisierer*.

Moral Adj. **moralisch** (lat. *moralis* = „die Sitte betreffend") Beschreibung von – dem permanenten Wandel unterliegenden – derzeit kollektiv für gut bzw. konsensfähig befundenen Handlungsregelungen (▶ *Norm*en, die das ▶ *individuelle* Tun bzw. Verhalten betreffen), basierend auf ▶ *religiösen*, ▶ *kulturell*en und weltanschaulichen Elementen, deren Beachtung vom Mitglied einer Gruppe bzw. Gesellschaft in konkreten Situationen erwartet wird (siehe auch ▶ *Über-Ich*).

Moralitätsprinzip (lat. *moralis* = „die Sitte betreffend"; *principium* = „Ursprung", „Grund[lage]") Siehe ▶ *Über-Ich*.

morbid (lat. *morbus* = „Krankheit") „Krank[haft]", „kränklich".

Morbus Alzheimer (lat. *morbus* = „Krankheit") Nach ▶ *Alzheimer, Alois* benannte ▶ *Erkrankung* des ▶ *Gehirn*s, die gekennzeichnet ist durch einen nicht ansteckenden, ▶

*chronisch*en, fortschreitenden Untergang von Nervenzellen [▶ *Neuron*] mit der Folge, dass die Betroffenen den Kontakt zu Vergangenheit und Gegenwart, aber auch zu ihrer eigenen ▶ *Persönlichkeit* verlieren. ▶ *Gedächtnisstörungen* und ▶ *Orientierungsstörungen* sind ebenso charakteristisch wie die Einschränkung der Urteilsfähigkeit. Kennzeichnend für den M.A. sind insb. extrazelluläre Ablagerungen in der ▶ *grauen Substanz*, die ▶ *Plaques*. Nach heutigem Kenntnisstand ist der M.A. ▶ *kurativ* nicht behandelbar; allein in Deutschland sind schätzungsweise 900.000 Menschen von dieser ▶ *Erkrankung* betroffen, die je nach Beginn vor bzw. nach dem 65. Lj. in eine ▶ *präsenile* bzw. ▶ *senile* ▶ *Demenz* vom Alzheimer-Typ eingeteilt wird. Vom Zeitpunkt der ▶ *Diagnose*stellung an – der M.A. ist grundsätzlich eine ▶ *Ausschlussdiagnose*! – beträgt die Lebenserwartung durchschnittlich noch 5–8 Jahre. Die ▶ *ICD*-10-Codierung erfolgt unter F00.x (▶ *ICD*-11: 6D80.x) bzw. G30.x (▶ *ICD*-11: 8A20). Der 2003 von Andreas Kleinert geschaffene deutsche Kinofilm „Mein Vater" mit Götz George in der Hauptrolle setzt dieses Störungsbild eindrucksvoll in Szene.

Morbus Basedow (lat. *morbus* = „Krankheit") Nach ▶ *Basedow, Carl Adolph von* benannte ▶ *Autoimmunerkrankung* (das körpereigene ▶ *Immunsystem* richtet sich „irrtümlich" gegen das ▶ *Schilddrüse*ngewebe), die durch die sog. ▶ *Merseburger Trias* (▶ *Exophthalmus*, ▶ *Struma* und ▶ *Tachykardie*) gekennzeichnet ist; oftmals tritt eine ▶ *Hyperthyreose* hinzu. Als Ursachen des M.B. werden ▶ *genetische* Faktoren, aber auch ▶ *Virus*infektionen und Umwelteinflüsse (▶ *Stress*, ▶ *Nikotinabusus* u. Ä.) diskutiert. Frauen im 3. und 4. Lebensjahrzehnt sind von M.B. besonders häufig betroffen. Die ▶ *ICD*-10 listet den M.B. unter E05.0 (▶ *ICD*-11: 5A02.0). Beispielsweise Helmut Schmidt (1918–2015) soll von M.B. betroffen gewesen sein.

Morbus Crohn (lat. *morbus* = „Krankheit") Nach ▶ *Crohn, Burrill Bernhard* benannte, nicht ansteckende, ▶ *chronisch*-entzündliche, meist in ▶ *Schüben* verlaufende Darmerkrankung, von der am häufigsten der Übergangsbereich von Dünn- zu Dickdarm betroffen ist, in seltenen Fällen jedoch auch der gesamte Verdauungstrakt von Mundhöhle bis After befallen sein kann. Der M.C. geht mit Durchfällen, Erbrechen, Blutstühlen und krampfartigen Schmerzen im Unterbauch einher und ist durch Entzündungen der Darmschleimhaut [▶ *Schleimhaut*] sowie der Darmwand gekennzeichnet, zu denen Geschwüre und Engstellen hinzutreten können. Es ist von einer ▶ *multifaktoriell* bedingten ▶ *Krankheit*sentstehung auszugehen, wobei jedoch insb. eine ▶ *immunologische* Störung i.S. einer ▶ *Autoimmunerkrankung* diskutiert wird. Eine familiäre Häufung ist beobachtbar; beide Geschlechter sind von der ▶ *Erkrankung* gleich stark betroffen; allein in Österreich leiden schätzungsweise 20.000–30.000 Menschen an M.C. Die ▶ *ICD*-10 listet M.C. unter K50.x (▶ *ICD*-11: DD70.x). Von diesem Störungsbild ist z.B. Anastacia Lyn Newkirk (*1968) betroffen.

Morbus Cushing (lat. *morbus* = „Krankheit") Nach ▶ *Cushing, Harvey Williams* benanntes ▶ *Krankheits*bild, dessen Kennzeichen ein ▶ *Hyperkortisolismus* ist, für den ein ▶ *Tumor* der ▶ *Hypophyse* ursächlich ist. Als mögliche ▶ *Symptome* kommen ▶ *Stoffwechsel*störungen, Fettleibigkeit, ▶ *arterielle Hypertonie* und ▶ *Impotenz* in Betracht. In der ▶ *ICD*-10 wird der M.C. unter E24.0 gelistet (▶ *ICD*-11: 5A70.0).

Morbus Huntington ▶ *Chorea Huntington*.

Morbus Koch ▶ *Tuberkulose (Tbc)*.

Morbus Parkinson (lat. *morbus* = „Krankheit") Nach ▶ *Parkinson, James* benannte und von ihm selbst als ▶ *shaking palsy* („Schüttellähmung") beschriebene, langsam fortschreitende ▶ *neurologische* ▶ *Erkrankung* des ▶ *Gehirns*, die i.d.R. zwischen dem 50. und 60. Lj. beginnt und insb. durch ein hyperkinetisch-hypertones Syndom [▶ *Hyperkinese*, ▶ *Tonus*, ▶ *Syndrom*] gekennzeichnet ist, das aus ▶ *Rigor*, ▶ *Ruhetremor*, ▶ *Bradykinese* bis hin zur ▶ *Akinese* sowie einer ausgeprägten Haltungsinstabilität besteht. Erschwerend treten ▶ *psychische* (z.B. ▶ *Affektlabilität*, ▶ *Bradyphrenie*, ▶ *depressive* und ▶ *demenzielle* ▶ *Symptome*) sowie ▶ *vegetative* (z.B. ▶ *Obstipation*, ▶ *Seborrhö*, ▶ *Blutdruck*abfall) Begleiterscheinungen hinzu. Beim M.P. degeneriert [▶ *degenerieren*] das u.a. für die Bewegungskoordination zuständige ▶ *extrapyramidalmotorische System (EPMS)*; die Behandlung kann nur ▶ *symptom*bezogen erfolgen, da die Krankheit bis heute nicht heilbar ist; eine Verbesserung der Lebenserwartung und Lebensqualität wird jedoch durch die Gabe von ▶ *L-Dopa* erreicht. Neben der vorbezeichneten ▶ *idiopathisch*en bzw. primären Form des M.P. existiert auch eine ▶ *differenzialdiagnostisch* auszuschließende ▶ *symptomatische* bzw. sekundäre Form, die z.B. durch die Einnahme von ▶ *Neuroleptika* ausgelöst werden kann; ein Zelluntergang findet hier i.d.R. nicht statt. Neben der körperlichen Untersuchung werden bei der ▶ *Diagnostik* auch die ▶ *Elektroenzephalografie (EEG)*, die ▶ *Computertomografie (CT)* bzw. ▶ *Magnetresonanztomografie (MRT)* oder die ▶ *Positronenemissionstomografie (PET)* eingesetzt. Die Codierung gemäß ▶ *ICD*-10 erfolgt unter G20, G21 oder G22 (▶ *ICD*-11: 8A00.x). Von diesem Störungsbild betroffen waren bzw. sind z.B. Erich Honecker (1912–1994), Prinz Claus der Niederlande (1926–2002), Karol Wojtyła (1920–2005), Muhammad Ali (1942–2016), Ottfried Fischer (*1953) und Michael J. Fox (*1961).

Morbus Pick (lat. *morbus* = „Krankheit") Nach ▶ *Pick, Arnold* benannte neurodegenerative [▶ *Neuron*, ▶ *degenerativ*] ▶ *Erkrankung* im ▶ *Schläfenlappen* bzw. ▶ *Stirnlappen* des ▶ *Gehirns*, die – im Gegensatz zum ▶ *Morbus Alzheimer* – relativ selten auftritt, meist schon vor dem 60. Lj. einsetzt und weniger durch ▶ *neurologische* ▶ *Symptome* als vielmehr durch eine Veränderung der ▶ *Persönlichkeit* bis hin zu völliger ▶ *Apathie*, Verwahrlosung oder aber Distanzlosigkeit, Triebhaftigkeit, Kriminalität und ähnlichem ▶ *sozial*em Tabubruch gekennzeichnet ist. Der M.P. verläuft langsam ▶ *progredient*, wobei die durchschnittliche Überlebenszeit 5–10 Jahre beträgt. ▶ *Demenz* bei M.P. ist gemäß ▶ *ICD*-10 unter F02.0 zu codieren (▶ *ICD*-11: 6D83).

Syn.: frontotemporale Demenz.

Morbus sacer ▶ *Epilepsie*.

Morbus Wilson Nach ▶ *Wilson, Samuel Alexander Kinnier* benannte selten auftretende, erblich (▶ *Chromosom* 13) bedingte ▶ *Stoffwechsel*störung, bei der es – bedingt durch einen verminderten Abbau von ▶ *Kupfer* durch die Galle – zur Kupferanreicherung in ▶ *Zellen* und Organen kommt. Bei der Leber kann dies zu Entzündungen führen, die schließlich in eine ▶ *Leberzirrhose* münden. Ferner können Begleitsymptome auftreten, die denen des ▶ *Morbus Parkinson* ähnlich sind. Der M.W. ist durch Medikamente, die den Kupferspiegel um Blut absenken, behandelbar. In Deutschland sind schätzungsweise 3.000 Menschen betroffen. In der *ICD*-10 ist der M.W. unter E83.0 gelistet (▶ *ICD*-11: 5C64.00).

Moreno, Jocob Levy *18. Mai 1889 in Bukarest (Rumänien), † 14. Mai 1974 in Beacon/New York (USA), österreichischer/US-amerikanischer ▶ *Psychiater* und Begründer des ▶ *Psychodramas* und der ▶ *Gruppen(psycho)therapie*.

Morphin Zu den ▶ *Opiat*en zählendes stark betäubendes und höchstwirksames Schmerzmittel. Ein ▶ *Derivat* des M.s ist das ▶ *Heroin*.

Morphium Veraltet für ▶ *Morphin*.

Morphologie (griech. *morphe* = „Gestalt", „Form", „Aussehen"; *logos* = „Vernunft", „Lehre", „Wort") „Formenlehre". Wissenschaft von Aufbau, Struktur und Gestalt von Wörtern bis hin zu ▶ *Organismen*, einschließlich ihrer Entwicklung, Veränderung und Wechselwirkung.

Mortalität (lat. *mortalitas* = „Sterblichkeit, Vergänglichkeit") Sterblichkeit. Verhältnis der Anzahl der Todesfälle zur Zahl der Gesamtbevölkerung (bzw. der beobachteten Gruppe) innerhalb eines definierten Zeitraums.

Motilität (lat. *motio* = „Bewegung") Bewegungsfähigkeit, Beweglichkeit, Fähigkeit zur aktiven Bewegung.

Motivation Adj. **motiviert**, V. **motivieren** (lat. *motio* = „Bewegung") Bewegende Kraft im Menschen, die sämtliche Beweggründe, ▶ *Triebe*, Instinkte und Motive beinhaltet, welche für eine konkrete Entscheidung oder ein konkretes Handeln ursächlich sind.

Motorik Adj. **motorisch** (lat. *movere* = „bewegen", *motor* = „Beweger") Fähigkeit eines menschlichen oder tierischen Körpers (einschl. seiner innerer Organe), sich zu bewegen.

motorische Endplatte (lat. *movere* = „bewegen", *motor* = „Beweger") ▶ *Synapse* zwischen dem ▶ *Axon* eines ▶ *Neurons* und dem Erfolgsorgan, etwa einer Muskelfaser. **Syn.:** neuromuskuläre Endplatte.

motorische Nervenbahnen (lat. *movere* = „bewegen", *motor* = „Beweger"; *nervosus* = „sehnig", „kraftvoll" i. S. von „Kraft einer Faser") ▶ *Nervenfasern* des ▶ *peripheren Nervensystems (PNS)*, die Signale aus dem ZNS in die ▶ *Peripherie* senden; diese Richtung der Erregungsleitung wird als ▶ *efferent* bezeichnet. Das Pendant der m.n N. sind die ▶ *sensorischen Nervenbahnen*.

motorische Unruhe (lat. *movere* = „bewegen", *motor* = „Beweger") Störung der ▶ *Psychomotorik*, die gekennzeichnet ist durch eine gesteigerte, ungerichtete Aktivität, angefangen beim „nervösen" Händereiben bis hin zum Umherlaufen oder Schreien. Zur m. U. gehören auch die Erregungszustände der ▶ *Katatonie*. M. U. kann u. a. zu beobachten sein bei der ▶ *agitierten Depression* und der ▶ *histrionischen Persönlichkeitsstörung*, aber auch unter Einfluss von ▶ *Amphetaminen*, ▶ *Koffein* oder ▶ *Nikotin*.

MRT Abk. für ▶ *Magnetresonanztomografie (MRT)*.

MS Abk. für ▶ *multiple Sklerose (MS)*.

Müller-Spahn, Franz *18. August 1950 in München, † 4. August 2009 in Basel (Schweiz), deutscher ▶ *Psychiater*, forschte u. a. auf dem Gebiet der ▶ *biologischen* ▶ *Psychiatrie* und lehrte zuletzt an der Universität Basel.

Multi-Infarkt-Demenz ▶ *vaskuläre Demenz*.

multifaktoriell (lat. *multus* = „viel[fach]", „mehrfach"; *factor* = „Urheber") „Durch zahlreiche Ursachen geworden bzw. ausgelöst".

multikonditional (lat. *multus* = „viel[fach]", „mehrfach"; *condicio* = „Bedingung") „Durch vielerlei Umstände bzw. Aspekte bedingt bzw. beeinflusst".

multiple Persönlichkeit[sstörung] ▶ *dissoziative Identitätsstörung*.

multiple Sklerose (MS) (lat. *multus* = „viel[fach]", „mehrfach"; *skleros* = „hart", „starr", „trocken", „derb", „spröde", „streng") Erstmals 1868 durch ▶ *Charcot, Jean-Martin* beschriebene ▶ *chronische* Entzündung des ▶ *Zentralnervensystems (ZNS)*, die zum Verlust der ▶ *Markscheiden* der Nervenzellen [▶ *Neuron*] – insb. bei Sehnerv, ▶ *Hirnstamm*, ▶ *Rückenmark*, ▶ *Kleinhirn* und ▶ *weißer Substanz* – führt; die Folge sind Kleinhirnsymptome (▶ *Charcot-Trias*), Lähmungen, ▶ *Sensibilitäts*- und Blasenstörungen, wobei es im weiteren Krankheitsverlauf auch zu ▶ *psychischen* Veränderungen bis hin zur ▶

Demenz kommen kann. Es wird davon ausgegangen, dass es sich bei der MS um eine ▶ *Autoimmunerkrankung* handelt: Im Blut befindliche, für die Abwehr fremder Erreger zuständige ▶ *Zellen* richten sich gegen das eigene ▶ *Myelin*, die „Isolierschicht" des ZNS, und setzen dort Entzündungsprozesse in Gang. Die MS ist nicht heilbar; der ▶ *Krankheits*verlauf kann jedoch durch verschiedene Maßnahmen günstig beeinflusst werden. Einer von 2.000 Einwohnern erkrankt an MS, wobei Frauen doppelt so häufig betroffen sind wie Männer. In der ▶ *ICD*-10 ist die MS unter G35 gelistet (▶ *ICD*-11: 8A40.x). Von MS betroffen ist z. B. Malu Dreyer (*1961).
Syn.: Encephalomyelitis disseminata, disseminierte Sklerose.

Multisystematrophie (lat. *multus* = „viel[fach]", „mehrfach"; griech. *systema* = „ein aus Einzelteilen Zusammengefügtes", „das Zusammengesetzte", „das [miteinander] Verbundene"; *a-* = „nicht", „ohne", „un-", „los-"; *trophe* = „Ernährung", „Nahrung") Selten auftretende, meist im mittleren Erwachsenenalter einsetzende ▶ *neurologische* ▶ *Erkrankung*, die insb. durch ein fortschreitendes Absterben von ▶ *Zellen* im Bereich des ▶ *Zentralnervensystems (ZNS)* gekennzeichnet ist, wodurch es zu starken Bewegungsstörungen kommt. ▶ *Differenzialdiagnostisch* ist ein ▶ *Morbus Parkinson* auszuschließen, bei dem sich durch die Gabe von ▶ *L-Dopa* die Beschwerden bezüglich ▶ *Akinese*, ▶ *Rigor* und ▶ *Tremor* bessern. Sowohl mögliche Ursachen als auch erfolgversprechende Behandlungsmethoden sind für die M. nicht bekannt; die ▶ *Therapie* kann nur ▶ *symptom*bezogen erfolgen. In der ▶ *ICD*-10 ist die M. unter G23.3 gelistet (▶ *ICD*-11: 8D87.00).

Münchhausen, Hieronymus Carl Friedrich Freiherr von *11. Mai 1720 in Bodenwerder, † 22. Februar 1797 ebd., deutscher Edelmann und Geschichtenerzähler, dem die Erzählungen des „Lügenbarons" zugeschrieben werden. Nach ihm ist auch das Münchhausen-Syndrom [▶ *artifizielle Störung*] benannt.

Münchhausen-Syndrom (griech. *syn-* = „zusammen-", „mit-"; *dromos* = „Weg", „Lauf") Nach Freiherr von ▶ *Münchhausen, Hieronymus Carl Friedrich* benannte psychische Störung. Siehe dazu ▶ *artifizielle Störung*.

Münchner-Alkoholismus-Test (MALT) Ein zur Erhebung der ▶ *Anamnese* geeignetes Fragebogenverfahren, das erste Hinweise liefert, ob beim ▶ *Patienten* eine ▶ *Alkoholabhängigkeit* vorliegen könnte. Der MALT besteht aus einem Selbst- und einem Fremdbeurteilungsteil. Er wurde u. a. von ▶ *Feuerlein, Wilhelm* entwickelt.

Münzverstärkungssystem (griech. *systema* = „ein aus Einzelteilen Zusammengefügtes", „das Zusammengesetzte", „das [miteinander] Verbundene") ▶ *Token-System*.

Musiktherapie (griech. *mousike techne* = „Musenkunst"; *therapeia* = „Dienst[leistung]", „Behandlung", „Pflege") Eine in den 1950er-Jahren entstandene besondere Form der ▶ *Psychotherapie*, in der Musik planmäßig eingesetzt wird, um die ▶ *physische* und ▶ *psychische* Gesundheit zu erhalten, zu fördern oder wiederherzustellen. Die Erlebnisfähigkeit des ▶ *Klienten* soll dadurch gestärkt, seine verborgenen Kräfte sollen aktiviert sowie ▶ *emotionale* Spannungszustände gelöst werden.

Muskarin ▶ *Alkaloid* aus dem Fliegenpilz ▶ *(Amanita muscaria)*. M. ist dem ▶ *Acetylcholin* ähnlich und wie dieses in der Lage, die ▶ *Rezeptoren* des ▶ *Parasympathikus* zu besetzen und dadurch eine Dauererregung der betreffenden ▶ *Nerven* auszulösen; es wirkt dadurch ▶ *cholinerg*. Zu den auftretenden Folgen zählen Sehstörungen aufgrund der ▶ *Miosis*, Tränenfluss, ▶ *Diarrhö* und ▶ *Tremor*. Gegenmittel hierzu ist das ▶ *anticholinerg* wirkende ▶ *Atropin*. Siehe auch ▶ *Halluzinogen*.

Muskelentspannung ▶ *progressive Muskelrelaxation (PMR)*.

Mutismus (lat. *mutitas* = „Stummheit"bzw. *mutus* = „stumm") Störung der ▸ *Psychomotorik*, die durch eine völlige Erstarrung des Sprechens gekennzeichnet ist, wobei weder die Sprechorgane noch das Gehör geschädigt sind. M. kann z. B. im Kontext einer ▸ *Schizophrenie* oder einer ▸ *depressiven Episode* auftreten. In der ▸ *ICD*-10 wird der M. unter F80.x („Umschriebene Entwicklungsstörungen des Sprechens und der Sprache") gelistet (▸ *ICD*-11: 6A01.x). Ist das Verstummen jedoch nur auf bestimmte ▸ *Person*en bezogen, so spricht man von ▸ *elektivem Mutismus*.
Mydriasis (griech. *mydriasis* = „Pupillenerweiterung") Weitstellung der Pupille > 5 mm, auslösbar durch Verdunkelung, Blick in die Ferne oder Schocksituation; auch der ▸ *Opiat*entzug (▸ *Entgiftung*) ist durch eine M. gekennzeichnet. Gegenbegriff: ▸ *Miosis*.
Myelenzephalon (griech. *myelos* = „Mark"; *egkephalon* = „Gehirn") ▸ *Nachhirn*.
Myelin (griech. *myelos* = „Mark") ▸ *Eiweiß*- und ▸ *fett*haltige ▸ *Substanz*, welche die ▸ *Axone* der meisten ▸ *Neurone* lamellenförmig umhüllt.
Myelinscheide ▸ *Markscheide*.
Mystik Adj. **mystisch** (griech. mystikos = „geheimnisvoll"; myein = „[in die Geheimnisse] einweihen") Spezielle Frömmigkeitsform bzw. ▸ individuelle Erfahrung i. R. ▸ physischer und ▸ psychischer Ausnahmezustände, welche die unmittelbare Schau bzw. Vereinigung mit der Gottheit oder dem Urgrund alles Seienden bezeichnet und jenseits aller reglementierten Religiosität [▸ Religion] anzusiedeln ist.

N

N ▸ *Symbol* für das ▸ *chemische* Element ▸ *Stickstoff (N)*.
Nachahmungslernen ▸ *Modell-Lernen*.
Nachahmungssuizid (lat. *sui* = „sich selbst"; *caedere* = „töten", „vernichten") Form des ▸ *Suizids*, die gekennzeichnet ist durch die Imitation beispielsweise der ▸ *Suizidmethode* oder des Suizidortes eines vorher zu Tode gekommenen Suizidenten.
Nachhirn anat. **Myelenzephalon** Zum ▸ *Hirnstamm* gehöriger hinterster Teil des ▸ *Gehirns*, der mit der ▸ *Medulla oblongata* den Übergang vom ▸ *Gehirn* zum ▸ *Rückenmark* darstellt und zusammen mit dem ▸ *Hinterhirn* das ▸ *Rautenhirn* bildet.
Nachsorge Planmäßige ▸ *therapeutische* Maßnahmen nach einer erfolgreich abgeschlossenen Primärbehandlung zur Vermeidung eines ▸ *Rezidiv*s. So hat z. B. die – u. U. lebenslang andauernde – N.phase nach erfolgter ▸ *Entwöhnung* von einer ▸ *psychotropen Substanz* die Aufrechterhaltung der ▸ *Abstinenz* sowie die Wiedereingliederung in ein ▸ *drogen*freies Berufs- und Arbeitsleben unter Einbeziehung von Beratungsstellen, ▸ *Selbsthilfegruppen* u. v. m. zum Ziel.
Narkolepsie (griech. *narke* = „Erstarrung", „Lähmung", „Krampf"; *lepsis* = „das Festhalten", „Ergriffensein") Organisch bedingte, ▸ *chronisch*e, (noch) nicht heilbare ▸ *Parasomnie*, die familiär gehäuft auftritt. Die Betroffenen klagen über ▸ *Schlafparalyse*, ▸ *Kataplexie*, ▸ *hypnagoge Halluzinationen* sowie über einen gestörten Nachtschlaf [▸ *Schlaf*] und zwanghafte Einschlafattacken am Tag [▸ *Tagesschläfrigkeit*]. In Deutschland sind von N. etwa 50.000 Menschen betroffen. Interessanterweise lassen sich N. und ▸ *Hyperaktivität*ssyndrome mit den gleichen Medikamenten positiv beeinflussen. In der ▸ *ICD*-10 ist die N. unter G47.4 gelistet (▸ *ICD*-11: 7A20). Beispielsweise Alfred Hitchcock (1899–1980) soll unter N. gelitten haben.

Syn.: Schlafsucht.

Narkose V. **narkotisieren**, Adj. **narkotisch**, Adj. attr. **narkotisierend** (griech. *narkosis* = „In-Schlaf-Versetzen“) Zu Behandlungs- bzw. ▶ *Operation*szwecken mithilfe eines ▶ *Allgemeinanästhetikums* herbeigeführter Zustand der Betäubung bzw. Bewusstlosigkeit.

Narkotikum Pl. **Narkotika** ▶ *Anästhetikum*.

Narziss [*Narkissos*] In der griechischen Mythologie der schöne Sohn des Flussgottes Kephisos, der sich in sein eigenes Spiegelbild, das er im Wasser erblickt hat, verliebt. Seine Selbstliebe ist so groß, dass er die Liebe all seiner Verehrerinnen bzw. Verehrer, einschließlich die der Bergnymphe Echo, zurückweist und hierfür von den Göttern in eine Narzisse verwandelt wird.

Narzissmus Adj. **narzisstisch** (griech. *Narkissos*; siehe auch *Narziss*) Selbstverliebtheit, Selbstbewunderung, Selbstbezogenheit, übersteigerte Eitelkeit bzw. – in ▶ *Freud, Sigmunds* ▶ *psychoanalytisch*er Theorie – die ▶ *libidinöse* Besetzung des ▶ *Ich*.

narzisstische Persönlichkeitsstörung (griech. *Narkissos*; siehe auch *Narziss*; lat. *persona* = „Maske“, „Rolle [des Schauspielers]“, aus *per-* = „[hin]durch-“ und *sonare* = „tönen“) Spezifische ▶ *Persönlichkeitsstörung*, die gekennzeichnet ist durch Gefühle der eigenen Großartigkeit und Außergewöhnlichkeit sowie das ständige Bedürfnis, die eigene Bedeutung dazustellen und von anderen gewürdigt bzw. bewundert zu werden. ▶ *Patient*en mit einer n.n P. fehlt oft das Einfühlungsvermögen für ihre Mitmenschen; ihr ▶ *Selbstbewusstsein* ist höchst instabil und wird durch Niederlagen rasch erschüttert, was zu ▶ *narzisstisch*en ▶ *Krise*n mit der Gefahr der ▶ *Suizidalität* führen kann. Menschen mit einer n.n P. sind oft arrogant, hochmütig, neidisch, toleranzlos, neigen zu Schwarz-Weiß-Malerei (Überidealisierung und schnelle Abwertung) sowie einer naiven Anspruchshaltung hinsichtlich einer bevorzugten Behandlung durch andere. Männer sind von der n.n P. öfter betroffen als Frauen; die Häufigkeit in der Allgemeinbevölkerung liegt unter 1 %. Nicht selten tritt die n. P. mit weiteren ▶ *Persönlichkeitsstörung*en, einer ▶ *sozialen Phobie*, der ▶ *Abhängigkeit* von ▶ *psychotropen Substanzen* sowie mit ▶ *Essstörungen*, ▶ *somatoformen Störungen* oder depressiven Störungen [▶ *depressive Episode*] auf. In der ▶ *ICD*-10 ist die n. P. den „sonstigen spezifischen Persönlichkeitsstörungen“ (F60.8) zugeordnet und wird mit F60.80 codiert (▶ *ICD*-11: 6D10.Z).

NaSSA Abk. für noradrenerge und spezifisch serotonerge Antidepressiva; siehe unter ▶ *Alpha-2-Antagonisten (NaSSA)*.

natal (lat. *natalis* = „zur Geburt gehörig“) „Im Zusammenhang mit der Geburt“.

Nebenzellen ▶ *Schleim*bildende ▶ *Zellen* der ▶ *Schleimhaut* des Magens.

negative Verstärkung (lat. *negare* = „verneinen“) Wirkmöglichkeit eines ▶ *Verstärkers* im Kontext der ▶ *operanten Konditionierung*: Erhöhung der Auftretenswahrscheinlichkeit eines bestimmten Verhaltens durch Verminderung oder Ausbleiben von ▶ *Reizen*, die als unangenehm empfunden werden. Beispiel: ▶ *Patient* leidet an ▶ *sozialer Phobie* → durch Vermeidung von Sozialkontakten fällt die ▶ *ängstliche* Erregung weg → Zementierung des Vermeidungsverhaltens mit Gefahr der Isolation.

Negativismus (lat. *negare* = „verneinen“) Eine der ▶ *Parakinese* zurechenbare Störung der ▶ *Psychomotorik*, die insb. bei Menschen mit ▶ *Schizophrenie* beobachtbar ist. Gekennzeichnet ist sie durch einen anscheinend unmotivierten [▶ *Motivation*] Widerstand gegenüber allen Aufforderungen; diese werden grundsätzlich mit dem Gegenteil beantwortet. Beispiel: Der ▶ *Patient* soll sich setzen, bleibt jedoch stehen.

Negativsymptome (lat. *negare* = „verneinen"; griech. *syn-* = „zusammen-", „mit-"; *piptein* = „fallen") Eine im Kontext der ▶ *Schizophrenie* gebräuchliche Kategorisierung von ▶ *psychotischen* ▶ *Phänomenen*, die ein „Weniger an Erleben" bzw. ein Fehlen von ▶ *Persönlichkeits*ausprägungen verglichen mit „gesunden" Menschen beschreibt. Dementsprechend gehören zu den N.n ▶ *Aufmerksamkeitsstörungen*, ▶ *Konzentrationsstörungen*, ▶ *Anhedonie*, ▶ *Affektverflachung*, ▶ *depressives* Erleben bzw. Niedergeschlagenheit, ▶ *Antriebsarmut*, ▶ *psychomotorische* ▶ *Hypokinesien* sowie ▶ *sozial*er Rückzug und Kontaktarmut. N. sind – im Gegensatz zu den ▶ *Positivsymptomen* – für das ▶ *klinische Bild* der ▶ *Schizophrenie* nicht bestimmend. Gegenbegriff: ▶ *Positivsymptome*.
Syn.: Minus-Symptome.

Nekrophilie Adj. **nekrophil** (griech. *nekros* = „Leiche", „Toter"; *philia* = „Freundschaft", „Zuneigung") ▶ *Störung der Sexualpräferenz*, die charakterisiert ist durch eine andauernde Neigung, ▶ *sexuelle* Erregung bzw. Befriedigung ganz überwiegend durch den Anblick oder das Berühren von Verstorbenen zu erreichen, einschließlich des Wunsches, mit einer Leiche sexuell zu verkehren. Wird diese ▶ *sexuelle Präferenz* ausgelebt, liegt zudem eine ▶ *Störung des Sexualverhaltens* vor (▶ *Nekrosexualität*). Wie alle anderen ▶ *sexuellen Präferenz*en ist auch die N. schicksalhaft bedingt. Gemäß ▶ *ICD*-10 ist sie mit F65.8 („Sonstige Störungen der Sexualpräferenz") zu codieren (▶ *ICD*-11: 6D3Z). Geprägt wurde der N.-Begriff von ▶ *Fromm, Erich*, der hierunter den menschlichen Zerstörungswillen oder – generell – die Angezogenheit von allem „Toten" verstanden hatte.

Nekrose Adj. **nekrotisch** (griech. *nekrosis* = „Absterben") Verletzungs- oder krankheitsbedingter lokaler Gewebsuntergang bzw. Zelltod [▶ *Zelle*] im lebenden ▶ *Organismus*.

Nekrosexualität (griech. *nekros* = „Leiche", „Toter"; *sexus* = „Geschlecht") ▶ *Störung des Sexualverhaltens*, die charakterisiert ist durch das Ausleben ▶ *nekrophil*er Wünsche bzw. Fantasien. N. wird in Deutschland gemäß § 168 ▶ *Strafgesetzbuch (StGB)* als Störung der Totenruhe geahndet. Obwohl der ▶ *Nekrophilie*-Begriff ausschließlich auf die ▶ *sexuelle Präferenz* abstellt, die N. hingegen die erfolgte Handlung meint, wird Letztere analog der Nekrophilie mit F65.8 („sonstige Störungen der Sexualpräferenz") codiert.

Neologismus Pl. **Neologismen** (griech. *neos* = „neu"; *logos* = „Vernunft", „Lehre", „Wort") „Wortneuschöpfung". N. ist eine ▶ *formale Denkstörung*, die durch Wortneuschöpfungen gekennzeichnet ist, die nicht der sprachlichen Konvention entsprechen und oftmals nicht unmittelbar verständlich sind; z. B. beobachtbar bei der ▶ *Schizophrenie*.

Neoplasie (griech. *neos* = „neu"; *plassein* = „formen") „Neuformung"; „neues Wachsen". Neubildung von Gewebe, meist verwendet im Kontext von krebsartigen Veränderungen; siehe auch ▶ *Tumor*.

N

Neopsychoanalyse (griech. *neos* = „neu"; *psyche* = „Atem", „Hauch", „Seele"; *analysis* = „Auflösung", „Zerlegung", i. S. von „Untersuchung") Unter anderem auf ▶ *Fromm, Erich* und ▶ *Sullivan, Harry Stack* zurückgehendes ▶ *tiefenpsychologisches Therapie*verfahren, das sich aus der ▶ *Psychoanalyse* von ▶ *Freud, Sigmund* entwickelte und verschiedene Elemente der ▶ *Individualpsychologie* von ▶ *Adler, Alfred* aufgenommen hat. Die N. nimmt mehr die Gegenwart als die Vergangenheit in den Blick und geht davon aus, dass sowohl ▶ *Neurosen* als auch ▶ *Psychosen* therapierbar [▶ *Therapie*] sind; Freuds Konzept hinsichtlich der ▶ *Libido* wird abgelehnt.

Nerv (lat. *nervus* = „Sehne", „Muskel", „Nerv") Strangartiges Gebilde von parallel angeordneten ▶ *Axon*en, die von einer Bindegewebshülle umfangen sind und der ▶ *Reiz*-

weiterleitung zwischen ▶ *Gehirn*, ▶ *Rückenmark* und Körperorganen dienen. N.en sind ein Bestandteil des ▶ *peripheren Nervensystems*.

Nervenfaser (lat. *nervus* = „Sehne", „Muskel", „Nerv") ▶ *Axon* eines ▶ *Neurons* einschließlich der ▶ *Markscheide*.

Nervensystem (lat. *nervosus* = „sehnig", „kraftvoll" i. S. von „Kraft einer Faser"; griech. *systema* = „ein aus Einzelteilen Zusammengefügtes", „das Zusammengesetzte", „das [miteinander] Verbundene") Aus Nervenzellen [▶ *Neuron*] und ▶ *Gliazellen* bestehendes Organsystem; es dient der Wahrnehmung von ▶ *peripher*en Sinnesreizen durch ▶ *Rezeptor*en, der Weiterleitung dieser ▶ *Reiz*information über ▶ *sensorische Nervenbahnen* zum Zentralnervensystem und – ggf. – der Übermittlung einer entsprechenden Reizantwort an die ▶ *Peripherie* (Erfolgsorgan oder Drüse) durch ▶ *motorische Nervenbahnen*. Das N. wird zum einen unter dem Aspekt der Lokalisation eingeteilt in ▶ *peripheres Nervensystem (PNS)* und ▶ *Zentralnervensystem (ZNS)*, zum anderen nach seiner Funktion in ▶ *somatisches Nervensystem* und ▶ *vegetatives Nervensystem*.

Nervenzelle ▶ *Neuron*.

Nervenzusammenbruch ▶ *akute Belastungsreaktion*.

Nervosität Adj. **nervös** (lat. *nervosus* = „sehnig", „kraftvoll" i. S. von „Kraft einer Faser") ▶ *Psychisch*er Zustand der Belastung, Anspannung und erhöhten ▶ *Reiz*barkeit, der sich in Unruhe, Ungeduld, Hektik, Herzklopfen, Schweißausbrüchen oder Zittern äußern kann.

Nervus facialis (lat. *nervus* = „Sehne", „Muskel", „Nerv"; *facies* = „Gesicht") „Gesichtsnerv". Dieser (siebte) ▶ *Hirnnerv*) ist u. a. für die Steuerung der ▶ *Mimik* des Gesichts sowie für die Empfindungsübermittlung von Zunge und Ohrmuschel verantwortlich. Schäden am N. f. können u. a. zu Gesichtslähmungen führen.

Nervus trigeminus (lat. *nervus* = „Sehne", „Muskel", „Nerv"; *trigeminus* = „Drilling") „Drillingsnerv". Dieser aus dem ▶ *Pons* austretende, sich dreifach verästelnde (fünfte) ▶ *Hirnnerv* leitet sensible [▶ *sensibel*] Informationen aus dem Bereich des Gesichts ans ▶ *Gehirn* weiter.

neuere Antidepressiva Unter den n. A. werden die „modernen" ▶ *Antidepressiva* – ▶ *SSRI*, ▶ *SNRI*, ▶ *SSNRI*, ▶ *atypische Antidepressiva* – zusammengefasst.

neuere Neuroleptika ▶ *atypische Neuroleptika*.

Neuralgie (griech. *neuron* = „Nerv"; *algos* = „Schmerz") „Nervenschmerz". Meist anfallsartig auftretende Schmerzzustände, die im Ausbreitungsgebiet von beschädigten bzw. erkrankten ▶ *peripher*en Nervenzellen [▶ *Neuron*] als einschießend oder brennend wahrgenommen werden, wobei sich oft keine Ursache oder ▶ *anatomische* Veränderung nachweisen lässt. In der ▶ *ICD*-10 ist die N. unter M79.2 gelistet (▶ *ICD*-11: MG30.5x).

Neurobiologie Adj. **neurobiologisch** (griech. *neuron* = „Nerv"; *bios* = „Leben"; *logos* = „Vernunft", „Lehre", „Wort") Disziplin der ▶ *Biologie*, die sich mit der Erforschung des genauen Aufbaus, der Funktionsweise sowie der Entwicklung von ▶ *Nerv*en(systemen) befasst.

Neuroborreliose (griech. *neuron* = „Nerv"; Borrelien = eine nach Amadée Borrel benannte Bakteriengattung) ▶ *Neurologische* und ▶ *psychiatrische* ▶ *Symptomatik*, die i. R. einer Lyme-Borreliose (eine durch das ▶ *Bakterium* ▶ *Borrelia burgdorferi* ausgelöste, meist durch Zecken übertragene multisystemische [▶ *systemisch*] ▶ *Infektionskrankheit*) auftreten kann.

Neurodermitis (griech. *neuron* = „Nerv", *derma* = „Haut"; *-itis* = „Entzündung", „entzündliche Erkrankung") Die N. ist eine ▶ *Erkrankung* des ▶ *atopischen Formenkreis*es, zählt zu den ▶ *Psychosomatosen* bzw. zu den von ▶ *Alexander, Franz Gabriel* beschriebenen ▶ *Holy Seven* und ist in der ▶ *ICD*-10 unter L20 gelistet (▶ *ICD*-11: EA80). Es handelt sich hierbei um eine ▶ *chronisch*-entzündliche, jedoch nicht ansteckende Hautveränderung, die sich meist im Gesicht, an Ellenbeugen, Kniekehlen und Händen in Gestalt von Rötung, Schwellung, Nässen, Bläschenbildung oder trockenen Schuppen – letzteres im ▶ *chronisch*en Entzündungsstadium – zeigt und mit starkem, oft unerträglichem, periodisch auftretendem Juckreiz bzw. Brennen an den betroffenen Stellen einhergeht. Hinsichtlich der Entstehung von N. wird eine ▶ *genetische* Komponente diskutiert. Als Auslöser und für den ▶ *Krankheits*verlauf mitbestimmend kommen jedoch zahlreiche weitere Faktoren – u.a. Nahrungsmittel(zusatzstoffe), ▶ *bakterielle* ▶ *Infektion*en der Haut, Umwelt- bzw. Klimaeinflüsse, ▶ *psychische* Faktoren wie ▶ *Krisen* und ▶ *Stress* – in Betracht; auch die ▶ *Psychoimmunologie* liefert mögliche Erklärungsansätze. Bei vielen ▶ *Patient*en treten die ersten ▶ *Symptome* einer N. erstmals ab dem 3. Lebensmonat in Form von nässenden Rötungen im Gesicht oder ▶ *Milchschorf* auf dem behaarten Kopf auf; rund 80 % der Betroffenen berichten von einer ▶ *Erstmanifestation* vor dem 5. Lj. In Deutschland sind schätzungsweise mehr als 3 Mio. Menschen von N. betroffen; die Behandlung erfolgt mittels (halb)fetter und ggf. ▶ *kortison*haltiger Salben bzw. Cremes, ▶ *Hydrotherapie*, ▶ *Klimatherapie*, dosierter ▶ *UV*-Bestrahlung sowie ▶ *Diät* bei Nahrungsmittelüberempfindlichkeit und ▶ *Psychotherapie* zur ▶ *Krankheits*bewältigung bzw. Selbstwertsteigerung.
Syn.: atopisches Ekzem, atopische Dermatitis, endogenes Ekzem.

Neuroendokrinologie Adj. **neuroendokrinologisch** (griech. *neuron* = „Nerv"; *endon* = „innen", „innerhalb"; *krinein* = „trennen", „[unter]scheiden"; *logos* = „Vernunft", „Lehre", „Wort") Lehre von den „Schnittstellen" bzw. Verknüpfungen und Wechselwirkungen zwischen ▶ *Nervensystem* und ▶ *Hormon*system. So ist z.B. der ▶ *Hyperkortisolismus* ein n.es ▶ *Phänomen*.

Neurofibrillen (griech. *neuron* = „Nerv"; lat. *fiber* = „Faser") In Bündeln angelegte feinste leitende Nervenfäserchen [▶ *Nervenfaser*], von denen sowohl der Zellkörper [▶ *Zelle*] als auch die Nervenzellfortsätze [▶ *Axon*] durchzogen sind.

neurokognitive Störung (griech. *neuron* = „Nerv"; lat. *cognoscere:* = „erkennen", „erfahren", „kennenlernen") Beschreibung bzw. Erklärung ungünstiger ▶ *physiologisch*er Prozesse im ▶ *Zentralnervensystem (ZNS)* und deren ▶ *pathologische* Auswirkung(en) auf die ▶ *Kognition*.

Neuroleptikum Pl. **Neuroleptika**, Adj. **neuroleptisch** (griech. *neuron* = „Nerv"; *lambanein* = „ergreifen", „fassen") Zu den ▶ *Psychopharmaka* zählende Medikamentengruppe, die als Dopamin-Antagonisten [▶ *Dopamin*, ▶ *Antagonist*] insb. bei der Behandlung von ▶ *Psychosen* (z.B. ▶ *Schizophrenie*) und i.R. der ▶ *Rezidivprophylaxe* eingesetzt wird. N. wirken vornehmlich beruhigend und hemmen die Aktivität sowie das Bewegungsvermögen; ▶ *Wahn*symptome gehen zurück, und der Gedankenverlauf ordnet sich, wodurch der ▶ *Patient* seinen Zustand als ▶ *pathologisch* zu erkennen vermag. Es werden die klassischen bzw. ▶ *typischen Neuroleptika* von den neueren bzw. ▶ *atypischen Neuroleptika* unterschieden.
Syn.: Antipsychotikum.

Neurologe (griech. *neuron* = „Nerv"; *logos* = „Vernunft", „Lehre", „Wort") Facharzt, der sich auf das Gebiet der ▶ *Neurologie* (Nervenheilkunde) spezialisiert hat.

Neurologie Adj. **neurologisch** (griech. *neuron* = „Nerv"; *logos* = „Vernunft", „Lehre", „Wort") „Nervenlehre". Teildisziplin der ▶ *Medizin*, deren Inhalt die Erforschung und ▶ *Therapie* von ▶ *Erkrankungen* des ▶ *Zentralnervensystems (ZNS)*, des ▶ *peripheren Nervensystems (PNS)* und des ▶ *vegetativen Nervensystems* darstellt. Die Grenze zur ▶ *Psychiatrie* ist fließend, allerdings stehen in der N. ▶ *psychische* ▶ *Symptome* nicht im Vordergrund. Zu den neurologischen Erkrankungen, die mit psychischen Begleitveränderungen einhergehen, zählen beispielsweise ▶ *Epilepsie*, ▶ *Morbus Parkinson*, ▶ *multiple Sklerose (MS)*, ▶ *Chorea Huntington* sowie ▶ *Schädel-Hirn-Trauma*ta.

Neurolues (griech. *neuron* = „Nerv"; lat. *lues* = „Seuche") ▶ *Neurologische* und ▶ *psychiatrische* ▶ *Symptome*, die sich i. R. einer ▶ *Syphilis* zeigen können; dabei kommt es u. a. zu ▶ *Hirnnerven*ausfällen, Gleichgewichtsstörungen, Sprachproblemen und ▶ *Demenz*.

Neuromotorik Adj. **neuromotorisch** (griech. *neuron* = „Nerv"; lat. *movere* = „bewegen" bzw. *motor* = „Beweger") Beschreibung bzw. Erklärung ▶ *physiologisch*er Prozesse im ▶ *Zentralnervensystem (ZNS)* und deren Auswirkung(en) auf die ▶ *Motorik*.

neuromuskuläre Endplatte ▶ *motorische Endplatte*.

Neuron Adj. **neuronal** (griech. *neuron* = „Nerv") Informationsverarbeitende ▶ *Zelle*, die im Wesentlichen aus Zellkörper mit Zellkern und ▶ *Axon* besteht. In ihrer Gesamtheit bilden die Nervenzellen – zusammen mit den ▶ *Gliazellen* – das ▶ *Nervensystem*. Die Anzahl der N.en im menschlichen ▶ *Gehirn* wird auf zwischen 100 Mrd. bis zu 1 Billion geschätzt. Beim Erwachsenen können sich N.e meist nicht mehr teilen und werden deshalb – anders als bei ▶ *Synapsen* – beim Zelluntergang vom Körper i. d. R. nicht nachgebildet.

Neuropsychoimmunologie (griech. *neuron* = „Nerv"; *psyche* = „Atem", „Hauch", „Seele"; lat. *immunis* = „rein", „unberührt", griech. *logos* = „Vernunft", „Lehre", „Wort") Forschungsgebiet, das die Wechselwirkungen zwischen der ▶ *Psyche* und dem ▶ *Nervensystem* bzw. ▶ *Immunsystem* sowie dem ▶ *Hormon*haushalt zum Gegenstand hat.

Neuropsychologie Adj. **neuropsychologisch** (griech. *neuron* = „Nerv"; *psyche* = „Atem", „Hauch", „Seele"; *logos* = „Vernunft", „Lehre", „Wort") Teildisziplin der ▶ *Psychologie*, das sich insb. mit der Erforschung von Zusammenhängen zwischen dem ▶ *Zentralnervensystem (ZNS)* und ▶ *psychisch*en Vorgängen befasst.

Neurose Adj. **neurotisch** (griech. *neuron* = „Nerv") Ursprünglich als rein funktionelle, nervlich (vgl. ▶ *Neuron*) bedingte ▶ *Erkrankung* verstanden, definierte ▶ *Freud, Sigmund* unter N.n alle leichtgradigen und damit heilbaren ▶ *psychisch*en ▶ *Krankheiten*, deren ▶ *Symptome* einen ungelösten frühkindlichen ▶ *Konflikt* ▶ *symbolhaft* zum Ausdruck bringen, und stellte ihnen die ▶ *Psychosen* als schwere bzw. tiefgreifende seelische Störungen gegenüber. Innerhalb des ▶ *triadischen Systems* wird unter dem N.-Begriff eine psychische Störung klassifiziert, die keine erkennbare organische Ursache hat (z. B. ▶ *Angststörung*, ▶ *Zwangsstörung*) und nicht zu einem Realitätsverlust beim ▶ *Patienten* führt, sodass dessen Krankheitseinsicht meist erhalten bleibt. Heute werden N.n ganz überwiegend als umweltbedingte Störungen definiert, die eine seelische und/oder körperliche ▶ *Erkrankung* bedingen. In der ▶ *ICD*-10 sind die n.en Störungen in Kapitel F4 gelistet (▶ *ICD*-11: 6B0 bis 6B6).

Neurosenlehre (griech. *neuron* = „Nerv") Kernbestandteil des ▶ *psychoanalytisch*en ▶ *Krankheitskonzepts*: ▶ *Triebe* bzw. Regungen (▶ *Es* bzw. ▶ *Über-Ich*) der einzelnen Instanzen (vgl. ▶ *Instanzenmodell*) treffen während einer bestimmten Phase der ▶ *psychosexuellen Entwicklung* aufeinander, ohne dass das betreffende ▶ *Individuum* i. S. des Realitätsprinzips (▶ *Ich*) einen konstruktiven Ausgleich gestalten könnte. → Hieraus erwächst ein ▶ *Konflikt*, der Unsicherheit und ▶ *Angst* erzeugt. → Um das belastende Gefühl der Angst nicht aushalten zu müssen, wird es unter Anwendung von ▶ *Abwehrmechanismen* zu neutralisieren versucht. → Die betreffende Phase der psychosexuellen Entwicklung wird dadurch nicht sinnvoll bewältigt; es kommt zur ▶ *Fixierung* auf der entsprechenden Entwicklungsstufe. → Dieser bis dahin ungelöste – ▶ *infantile* – Konflikt wird ggf. zu einem späteren Lebenszeitpunkt durch bestimmte äußere Einflüsse reaktiviert; gleichzeitig werden die mit diesem Konflikt verbundenen Ängste wachgerufen. → Der – nun – Erwachsene bemüht sich, ebendiesen Konflikt mit den Mitteln des Kindes zu lösen (▶ *Regression*), etwa durch ▶ *Projektion* der unangenehmen Angstgefühle in die Außenwelt, was eine kurzzeitige Entlastung mit sich bringt. → Damit ist der Konflikt jedoch nach wie vor nicht angemessen bewältigt, wodurch es zu einer ▶ *neurotisch*en ▶ *Symptom*bildung kommt.

Neurosyphilis (griech. *neuron* = „Nerv"; *sys* = „Schwein"; *philein* = „lieben") ▶ *Neurolues.*

neurotische Depression (griech. *neuron* = „Nerv"; lat. *deprimere* = „niederdrücken") Nach dem traditionellen ▶ *triadischen System* eine ▶ *psychogene Erkrankung*, die durch ▶ *depressiv*es Erleben gekennzeichnet ist, das u. a. durch ▶ *biografische* Faktoren oder die Reaktivierung frühkindlicher ▶ *Konflikte* bedingt sein kann. Die ▶ *ICD*-10 spricht hier von einer „anhaltenden affektiven Störung" (F34 [▶ *ICD*-11: 6A62 und 6A72]).

neurotische Störung (griech. *neuron* = „Nerv"; lat. *deprimere* = „niederdrücken") ▶ *Psychische* Störung, die folgende drei Kriterien erfüllt: 1) Der Störung liegt keine organische Ursache zugrunde. 2) Der ▶ *Patient* erleidet keinen Realitätsverlust. 3) Die Zuordnung zu einer anderen ▶ *psychiatrisch*en ▶ *Erkrankung* ist nicht möglich. – Zur Gruppe der n. St.en gehören ▶ *Angststörung*en (▶ *ICD*-10: F40 und F41 [▶ *ICD*-11: 6B0]), ▶ *Zwangsstörung*en (*ICD*-10: F42 [▶ *ICD*-11: 6B2]) und ▶ *dissoziative Störung*en bzw. ▶ *Konversionsstörung*en (*ICD*-10: F44 [▶ *ICD*-11: 6B6]).

Neurotizismus Auf ▶ *Eysenck, Hans Jürgen* zurückgehendes ▶ *Persönlichkeitsmerkmal*, das zu den ▶ *Big Five* gehört. Menschen mit einem hohen N.-Wert geraten schnell aus dem ▶ *emotional*en Gleichgewicht, sie sind reizbar, launisch und furchtsam, erleben häufig negative Gefühle wie Unsicherheit, Sorge, Nervosität, Ärger oder Traurigkeit und leiden überdurchschnittlich oft an Kopf- sowie Magenschmerzen.

Neurotransmitter (griech. *neuron* = „Nerv"; lat. *transmittere* = „hinüberschicken") „Nervenbotenstoff". ▶ *Biochemische* ▶ *Substanz*, die Informationen von einer Nervenzelle [▶ *Neuron*] zu einer anderen überträgt. Die Ankunft eines Aktionspotenzials an einer präsynaptischen Zelle (▶ *präsynaptische Endigung*) veranlasst die Ausschüttung der N. aus den ▶ *Vesikeln* in den ▶ *synaptischen Spalt*; von dort gelangen die N. zu den ▶ *Rezeptor*en der postsynaptischen Nervenzelle, wodurch sich die Reizübertragung ereignet. Zu den wichtigsten N.n zählen z. B. ▶ *Acetylcholin*, ▶ *Adrenalin*, ▶ *Noradrenalin*, ▶ *Dopamin*, ▶ *Serotonin*, ▶ *Histamin* und ▶ *Glutamat.*

Neurotransmittersystem (griech. *neuron* = „Nerv"; lat. *transmittere* = „hinüberschicken"; griech. *systema* = „ein aus Einzelteilen Zusammengefügtes", „das Zusammengesetzte", „das [miteinander] Verbundene") Innerhalb des ▶ *Zentralnervensystems (ZNS)* zu unterscheidende Gruppen von ▶ *Neuron*en, die für die ▶ *Reiz*weiterleitung jeweils denselben ▶ *Neurotransmitter* verwenden; dementsprechend wird zwischen ▶ *cholinergen*, ▶ *dopaminergen* und ▶ *serotonergen* ▶ *Neuron*engruppen differenziert.

N

Neutropenie (lat. *neuter* = „keiner von beiden“; griech. *penia* = „Mangel“, „Armut“) Verringerung der Anzahl der weißen Blutkörperchen, die u. a. für die Abwehr von ▶ *Infektion*en eine wichtige Rolle spielen. Mit N. geht somit regelmäßig eine Schwächung des ▶ *Immunsystems* einher. In der ▶ *ICD*-10 ist die N. unter D70.x gelistet (▶ *ICD*-11: 4B00).

nichtdirektive Gesprächstherapie (lat. *dirigere* = „eine gerade Richtung geben“; griech. *therapeia* = „Dienst[leistung]“, „Behandlung“, „Pflege“) ▶ *klientenzentrierte Psychotherapie*.

Nichtigkeitswahn ▶ *nihilistischer Wahn*.

Nicot, Jean *1530 in Nimes (Frankreich), † Mai 1604 in Paris (Frankreich), frz. Diplomat, führte 1560 in Frankreich den ▶ *Tabak* als angebliche Heilpflanze ein; das in ihr wirksame ▶ *Alkaloid* ▶ *Nikotin* ist nach ihm benannt.

Nietzsche, Friedrich Wilhelm *15. Oktober 1844 in Röcken, † 25. August 1900 in Weimar, staatenloser Philosoph und Komponist, auf dessen Hauptwerk „Also sprach Zarathustra“ der Begriff des ▶ *Freitods* zurückgeht.

nihilistischer Wahn (lat. *nihil* = „nichts“) ▶ *Wahnhafte* Überzeugung, nicht mehr zu sein, keine Familie, keine Organe, keine Hoffnung zu haben (siehe auch ▶ *Wahninhalt*). Der n. W. kann z. B. im Kontext einer ▶ *Depression* mit ▶ *psychotisch*er ▶ *Symptom*atik oder einer ▶ *schizoaffektiven Störung* auftreten.
Syn.: Nichtigkeitswahn.

Nikotin (benannt nach *Nicot, Jean*) Farbloses, öliges ▶ *Alkaloid* der ▶ *Tabak*pflanze (▶ *Nicotiana tabacum*) mit ▶ *sucht*erzeugender Wirkung. N. stimuliert im ▶ *Gehirn* die Ausschüttung von ▶ *Dopamin*, was als vermeintlich stimmungsaufhellend, konzentrations- und ▶ *antriebs*steigernd erlebt wird. Etwa die Hälfte aller Raucher stirbt frühzeitig durch einschlägige Folgeschäden wie z. B. ▶ *kardiovaskuläre* ▶ *Erkrankung*en und ▶ *Tumor*en. Störungen durch N. werden in der ▶ *ICD*-10 unter F17 gelistet (▶ *ICD*-11: 6C4A).

Nitrogenium Abk. **N** ▶ *Stickstoff*.

Noetik Adj. **noetisch** (griech. *noos* = „Geist“, „Intellekt“, „Vernunft“) Lehre von der Fähigkeit menschlichen ▶ *Denkens* bzw. Erkennens. Der „Nous“ bezeichnet darüber hinaus bei verschiedenen antiken Philosophen [▶ *Philosophie*] ein göttlich-kosmologisches Wirk- und Vernunftprinzip.

Nomenklatur (lat. *nomenclatura* = „Namensverzeichnis“) Gesamtheit von Fachausdrücken, die sich auf ein bestimmtes Themengebiet beziehen.

nondirektiv Subst. **Nondirektivität** (lat. *non* = „nicht“; *dirigere* = „eine gerade Richtung geben“) Im ▶ *therapeutisch*en Kontext meint dies die Vermeidung von Beurteilungen oder Wertungen sowie den Verzicht auf das Erteilen von Ratschlägen durch den ▶ *Therapeut*en, dessen persönliche Sichtweise in den Hintergrund treten soll. Gegenbegriff: ▶ *direktiv*.

noogene Neurose (griech. *noos* = „Geist“, „Intellekt“, „Vernunft“; *-genes* = „von jemandem abstammen“, „verursachend“, „etwas hervorbringend“; *neuron* = „Nerv“) Begriff aus der ▶ *Existenzanalyse* von ▶ *Frankl, Viktor Emil*. Er bezeichnet eine ▶ *neurotische* Störung oder ▶ *Suchterkrankung*, die ganz wesentlich zurückgeht auf ein „existenzielles Vakuum“, d. h. auf einen Mangel an Sinn, einen Verlust von Werten, ein Gefühl von Leere.

Nootropikum Pl. **Nootropika** (griech. *noos* = „Geist“, „Intellekt“, „Vernunft“; *tropos* = „Wendung“, „Richtung“) Medikamentengruppe, die zur Behandlung von ▶ *Demenz* zugelassen, deren Wirksamkeit jedoch umstritten ist: z. B. Ginkgo-Extrakte.

Syn.: Antidementivum.

Noradrenalin Ein im Nebennierenmark gebildetes ▶ *Hormon* zur Anregung des ▶ *Sympathikus* und damit zur ▶ *Stress*bewältigung. Es besitzt eine ähnliche Wirkung wie ▶ *Adrenalin* und fungiert ebenfalls als ▶ *Neurotransmitter*.

Syn.: Norepinephrin.

Norepinephrin ▶ *Noradrenalin*.

Norm Adj. **normal** (lat. *norma* = „Richtschnur", „Maßstab", „Regel") Orientierungswerte, die zu einer bestimmten Zeit innerhalb einer konkreten Gruppe bzw. Gesellschaft vor einem konkreten ▶ *kulturellen*, ggf. auch ▶ *religiösen* Hintergrund als allgemein üblich (durchschnittlich) betrachtet werden. Gegenbegriff zu „normal" : „ver-rückt" (i. S. von „von der N. abweichend").

Normaldruckhydrozephalus (griech. *hydro--* = „Wasser-"; *kephale* = „Kopf") ▶ *Hydrozephalus*, bei dem der Druck des ▶ *Liquor cerebrospinalis* innerhalb der ▶ *Ventrikel* die meiste Zeit über ▶ *normal* bzw. nur kurzzeitig erhöht ist. Betroffen sind i. d. R. ältere Menschen. Die Ursachen des H. bleiben bei der Hälfte der ▶ *Patient*en unklar; als ▶ *Symptome* sind insb. Gangstörungen, ▶ *Inkontinenz* und eine ▶ *demenzielle* Entwicklung beobachtbar. Je früher ein N. erkannt wird, desto günstiger sind die Chancen auf eine erfolgreiche Behandlung. Allein in Deutschland sind schätzungsweise 60.000 Menschen von einem N. betroffen; die Dunkelziffer ist jedoch hoch. In der ▶ *ICD*-10 ist der N. unter G91.2 gelistet (▶ *ICD*-11: 8D64.04).

Syn.: Altershirndruck.

Normalgewicht Ein zwischen 18,5 und 25,0 kg/m^2 liegender ▶ *Body-Mass-Index (BMI)*.

Nortrilen® Medikament, das zu den ▶ *trizyklischen Antidepressiva* vom ▶ *Desipramin*-Typ gehört; enthält den Wirkstoff ▶ *Nortriptylin*.

Nortriptylin Arzneistoff mit vorwiegend ▶ *antriebs*steigernder, aber auch leicht stimmungsaufhellender Wirkung, der u. a. zur Behandlung ▶ *depressiver Episode*n, aber auch ▶ *chronisch*er Schmerzen zugelassen und unter dem Handelsnamen ▶ *Nortrilen®* erhältlich ist.

Nuclei vestibularis (lat. *nucleus* = „Kern"; *vestibulum* = „Vorhof") ▶ *Vestibulariskerne*.

Nucleus ▶ *Nukleus*.

Nucleus caudatus (lat. nucleus = „Kern"; *cauda* = „Schweif") Im ▶ *Endhirn* liegende Ansammlung von Zellkörpern, die zu den ▶ *Basalganglien* gehören und zusammen mit dem ▶ *Putamen* das ▶ *Striatum* bilden; damit ist der N. c. mitverantwortlich für die Kontrolle willkürlicher Bewegungen. Die ▶ *Chorea Huntington* ist dadurch gekennzeichnet, dass Nervenzellen [▶ *Neuron*] im N. c. und ▶ *Putamen* zugrunde gehen.

N

Nucleus ruber (lat. *nucleus* = „Kern"; *ruber* = „rot") „Roter Kern". Im ▶ *Mittelhirn* gelegenes rötlich erscheinendes Areal, in dem sich Nervenzellen [▶ *Neuron*] ansammeln („Kerngebiet"). Der N. r. ist Bestandteil des ▶ *extrapyramidalmotorischen Systems (EPMS)* und beeinflusst u. a. den Muskeltonus [▶ *Tonus*].

Nukleus Pl. **Nuklei** (lat. *nucleus* = „Kern"; Pl. *nuclei* = „Kerne", „Kerngebiete") Areale des ▶ *Gehirns*, in denen Nervenzellkörper in die ▶ *weiße Substanz* eingebettet sind; zusammen mit der ▶ *Hirnrinde* bilden sie die ▶ *graue Substanz*.

Nystagmus (griech. nystagmos = „Schläfrigkeit") Rhythmisch verlaufende und für den Betroffenen nicht beeinflussbare Organbewegung. Meist wird der Begriff in Bezug auf das Auge verwendet, weswegen man unter N. auch „Augapfelzittern" versteht. In der ▶ *ICD*-10 wird der N. unter H55 gelistet (▶ *ICD*-11: 9C84).

O

O ▶ *Symbol* für das ▶ *chemische* Element ▶ *Sauerstoff (O).*

Obduktion (lat. *obducere* = „bedecken") ▶ *Medizinische* Untersuchung einer Leiche unter besonderer Einbeziehung der inneren Organe (Leichenöffnung) mit dem Ziel, den Sterbevorgang zu rekonstruieren und die exakte Todesursache zu ermitteln. O.en werden von Pathologen und Gerichtsmedizinern vorgenommen.

Syn.: Autopsie.

Objekt (lat. *obicere* = „entgegenwerfen", „entgegenstellen") Im Kontext des ▶ *Objektbeziehungsmodells* bezeichnet „Objekt" die entscheidende Bezugsperson während der frühkindlichen Entwicklung, also eine auf die Äußerungen bzw. Bedürfnisse des Kindes („Subjekt") – in welcher Art und Weise auch immer – reagierende ▶ *Person* (z.B. die Mutter).

Objektbeziehungsmodell (lat. *obicere* = „entgegenwerfen", „entgegenstellen") Weiterentwicklung des Phasenmodells der ▶ *psychosexuellen Entwicklung* von ▶ *Freud, Sigmund* auf der Grundlage seiner ▶ *psychoanalytisch*en Theorie u.a. durch ▶ *Klein, Melanie,* ▶ *Winnicott, Donald Woods* und ▶ *Balint, Michael* unter dem besonderen Aspekt der frühen Mutter-Kind-Beziehung sowie deren zentraler Bedeutung für die spätere Entwicklung der ▶ *Persönlichkeit* und die Beziehungs- bzw. Bindungsgestaltung des Kindes: Dementsprechend präg(t)en frühe Bezugspersonen (▶ *Objekte*) die Art und Weise, wie ein ▶ *Individuum* seiner Umwelt begegnet und seine Beziehungen gestaltet; die ▶ *Selbstrepräsentanz* ist also eng an die ▶ *Objektrepräsentanz* gekoppelt. Je nachdem, wie die Bezugsperson auf die Bedürfnisse und Gefühle des Kindes reagiert, kann sich ein gesunder oder ein ▶ *pathologisch*er „Beziehungstyp" entwickeln. Im Wesentlichen werden vier Beziehungs- bzw. Bindungstypen unterschieden, wobei davon ausgegangen werden kann, dass die Grundlagen für die jeweilige ▶ *Disposition* bereits während der ersten 6 Lebensmonate gelegt werden: 1) ▶ *Autonome* Bindung: Das Individuum konnte bzw. kann darauf vertrauen, je nach Bedarf Liebe, Zuneigung, Trost, Hilfe, Unterstützung usw. durch die Bezugsperson zu erhalten. 2) Unsicher-vermeidende Bindung: Das Kind kann sich nicht sicher sein, von der Mutter genügend Beistand zu erhalten; es reguliert sich daher selbst, z.B. in der Hoffnung auf Anerkennung für angepasstes Verhalten. 3) Unsicher-ambivalente Bindung: Das Kind macht auf sich aufmerksam und fordert Zuwendung aus der Unsicherheit heraus, ob es von der Mutter überhaupt ertragen werden kann. 4) Desorganisierte Bindung: Das Kind ist überflutet vom Gefühl des Verlassen-Seins und zeigt sogar ▶ *Angst* vor der Bezugsperson.

Syn.: Modell der Objektbeziehungen.

Objektkonstanz (lat. *obicere* = „entgegenwerfen", „entgegenstellen"; *constare* = „feststehen") ▶ *Emotionale* Sicherheit, dass bei allen denkbaren äußerlichen Veränderungen das Wesentliche aus sämtlichen Beziehungen zwischen dem ▶ *Individuum* und seiner Umgebung stets erhalten bleibt.

Objektrepräsentanz (lat. *obicere* = „entgegenwerfen", „entgegenstellen"; *repraesentare* = „vergegenwärtigen") Begriff aus dem Kontext des ▶ *Objektbeziehungsmodells*, der die Wahrnehmung bzw. Vorstellung eines ▶ *Objekts* (Bezugsperson) durch das Subjekt (Kleinkind) bezeichnet.

Obsession (lat. *obsideo* = „besetzt halten") „Besessenheit"; ▶ *Zwangsgedanken.*

Obstipation (lat. *ob* = „zu", „entgegen"; *stipare* = „vollstopfen", „dicht zusammendrängen") ▶ *Vegetative Störung*, die durch eine ▶ *akute* oder ▶ *chronische* Verstopfung des Darms gekennzeichnet ist; eine O. liegt grundsätzlich dann vor, wenn der Stuhl weniger als dreimal wöchentlich entleert wird. Gegenteil: ▶ *Diarrhö*.

Obstruktion Adj. **obstruktiv** (lat. *obstructio* = „Verschließung", „Sperrung") Kompletter Verschluss eines Hohlorgans.

Ödem (griech. *oidema* = „Schwellung") Gewebeschwellung aufgrund von Flüssigkeitseinlagerungen.

ödipale Phase (griech. *Oidipous* = „Ödipus"; *phasis* = „Erscheinung", das „Sich-Zeigen") ▶ *Phallische Phase*.

Ödipus (griech. *Oidipous* = „Ödipus") Figur aus der gleichnamigen Tragödie von Sophokles: Geboren als leibliches Kind von Iokaste und Laios, dem König von Theben, tötete Ö. seinen Vater in Unwissenheit seiner familiären Herkunft und heiratete seine Mutter, beging also Vatermord und Inzest.

Ödipus-Konflikt (griech. *Oidipous* = „Ödipus"; lat. *confligere* = „zusammenstoßen") Theorie von ▶ *Freud, Sigmund*, wonach sich ein Junge während der ▶ *phallischen Phase* [▶ *psychosexuelle Entwicklung*] in Konkurrenz zum gleichgeschlechtlichen Elternteil erlebt, da beide um die Mutter buhlen. Wird diese Entwicklungsphase nicht gelingend durchschritten und verharrt der Erwachsene nach wie vor in dieser Problemstellung bzw. gelingt ihm die Loslösung vom geliebten Elternteil nicht, so spricht man vom Ö.-K.

Off-Phase (engl. *off* = „aus"; griech. *phasis* = „Erscheinung", das „Sich-Zeigen") Im Rahmen einer langfristigen medikamentösen Behandlung des ▶ *Morbus Parkinson* immer wieder auftretende ▶ *Intervalle*, die durch schlechte Beweglichkeit des ▶ *Patienten* – z. B. ▶ *Tremor*, Bewegungsstarre und fehlende ▶ *Mimik* – gekennzeichnet sind.

Okklusion (lat. *occludere* = „verschließen") Verschluss, z. B. eines Blutgefäßes oder Hohlorgans.

Olfaktorik Adj. **olfaktorisch** (lat. *olfacere* = „riechen") Geruchssinn, Riechwahrnehmung, den Geruchssinn betreffend.

oligoklonale Banden (griech. *oligos* = „wenig"; *klon* = „Zweig") Spezifisches Verteilungsmuster von Immunglobulinen (▶ *Antikörper*), das den Verdacht auf entzündliche Prozesse innerhalb des ▶ *Zentralnervensystems (ZNS)* [z. B. ▶ *multiple Sklerose (MS)*] nahelegt.

Oligophrenie (griech. *oligos* = „wenig"; *phren* = „Zwerchfell [als Sitz der Seele]", „Geist", „Verstand", „Gemüt") „Geistesschwäche". Angeborener oder im frühen Kindesalter erworbener ▶ *Intelligenz*defekt; ▶ *Intelligenzminderung*.

On-off-Phänomen (engl. *on* = an; *off* = „aus"; griech. *phainomenon* = „Erscheinung", „das sich Zeigende") Wechsel von Phasen guter Beweglichkeit (▶ *On-Phase*) und völliger Starre (▶ *Off-Phase*) i. R. der medikamentösen Behandlung des ▶ *Morbus Parkinson*.

On-Phase (engl. *on* = an; griech. *phasis* = „Erscheinung", das „Sich-Zeigen") Im Rahmen der medikamentösen Behandlung des ▶ *Morbus Parkinson* auftretende ▶ *Intervalle*, die sich durch gute Beweglichkeit auszeichnen.

OP Abk. für ▶ *Operation*.

OPD Abk. für ▶ *Operationalisierte Psychodynamische Diagnostik*.

operante Konditionierung (lat. *operari* = „arbeitend"; *conditio* = „Bedingung") Durch ▶ *Skinner, Burrhus Frederic* geprägter Begriff aus der Schule des ▶ *Behaviorismus*. Die

Häufigkeit eines beliebigen spontanen Verhaltens (von Mensch oder Tier) wird durch die o.K. nachhaltig beeinflusst bzw. verändert, und zwar durch eine auf das Verhalten unmittelbar folgende (positive oder negative) Konsequenz, den sog. ▶ *Verstärker*. Dementsprechend erhöht die ▶ *positive Verstärkung* die Wahrscheinlichkeit des Wiederauftretens eines Verhaltens, wenn die „Konsequenz" als wohltuend erlebt wird; die ▶ *negative Verstärkung* hingegen erhöht die Wahrscheinlichkeit des Wiederauftretens eines Verhaltens, wenn dadurch eine als unangenehm empfundene „Konsequenz" vermieden (bzw. abgestellt) wird. – Die positive bzw. ▶ *direkte Bestrafung* lässt die Auftretenswahrscheinlichkeit für ein konkretes Verhalten sinken, wenn der Verstärker als unangenehm wahrgenommen wird; die negative bzw. ▶ *indirekte Bestrafung* senkt sie, da durch sie eine als angenehm empfundene Konsequenz ausbleibt oder beendet wird. – Bei der o.K. geht es also um das „Lernen am Erfolg" im Unterschied zur ▶ *klassischen Konditionierung*, bei der einer natürlichen, unbedingten Reaktion durch Lernen eine neue, bedingte Reaktion hinzugefügt werden kann.
Syn.: instrumentelle Konditionierung, Belohnungslernen.

operante Verfahren ▶ *Verhaltenstherapeutische* ▶ *Intervention*stechniken, die das Prinzip der ▶ *operanten Konditionierung* zum Aufbau von gewünschtem bzw. zum Abbau von problematischem Verhalten nutzen. Hierzu zählt insb. das Münz-Verstärkungssystem [▶ *Token-System*]. O.V. werden vor allem in der Behandlung von ▶ *Essstörungen*, ▶ *Angststörungen*, ▶ *Schlafstörungen* und ▶ *Persönlichkeitsstörungen* sowie bei ▶ *Abhängigkeit*serkrankungen eingesetzt.

Operation Abk. **OP**, Adj. **operativ** (lat. *operatio* = Verrichtung) ▶ *Diagnose*- oder ▶ *therapie*bedingter, meist unter ▶ *Narkose* stattfindender ▶ *chirurgisch*er Eingriff am bzw. in den menschlichen Körper.

Operationalisierte Psychodynamische Diagnostik (OPD) (lat. *operatio* = „Verrichtung"; griech. *psyche* = „Atem", „Hauch", „Seele"; *dynamis* = „Kraft"; *dia-* = „[hin]durch-", „dazwischen"; *gnose* = „[Er-]Kenntnis", „Urteil"; *diagnose* = „Durchforschung") ▶ *Therapeutisch*es Manual [▶ *Manualisierung*], das 1996 veröffentlicht wurde und sich auf ▶ *psychoanalytische* ▶ *Psychotherapieverfahren* bezieht. Die OPD versucht, ▶ *Therapie*kriterien zu definieren und sie durch ▶ *Operationalisierung* überprüfbar zu machen.

Operationalisierung Adj. **operationalisiert** (lat. *operatio* = „Verrichtung") Verobjektivierung, Messbarmachung, Standardisierung.

Opiat Pl. **Opiate** Starkes Betäubungs- und Schmerzmittel, das in der Natur vorkommt (im Gegensatz zu den ▶ *Opioid*en, die zudem auch künstlich hergestellte ▶ *Substanzen* umfassen). Zu den O.en gehören z.B. ▶ *Opium*, ▶ *Kodein* und ▶ *Morphin*.

Opioid Pl. **Opioide** (griech. *opion* = „Pflanzensaft"; *eidos* = „ähnlich", „Ähnlichkeit") „Dem Opium ähnlich". Natürlich vorkommende oder künstlich hergestellte ▶ *psychotrope Substanzen* mit ▶ *morphin*artigen Eigenschaften, die in der ▶ *Medizin* als starke, dem ▶ *Betäubungsmittelgesetz (BtMG)* unterliegende Schmerzmittel angewendet werden. Der O.-Begriff umfasst ▶ *Opiate* und ▶ *Derivate* des Morphins. Sie werden hauptsächlich gespritzt, können aber auch geschluckt, geraucht oder geschnupft werden. Ein durch O.e missbräuchlich herbeigeführter ▶ *Rausch*zustand – etwa durch ▶ *Heroin* – kann einhergehen mit Wärme-, Glücks- und Befreiungsgefühlen sowie mit ausgeprägter ▶ *Euphorie* und ▶ *krankhaft* gesteigertem ▶ *Selbstbewusstsein*, wonach jedoch regelmäßig eine dämpfende Wirkung einsetzt, die den Konsumenten ▶ *apathisch* oder gereizt werden lässt.

Bei den O. handelt es sich um ▶ *Drogen* mit dem größten ▶ *Suchtpotenzial*, das bereits nach wenigen ▶ *intravenösen* ▶ *Applikation*en zu einer physischen und psychischen ▶ *Abhängigkeit* mit rascher ▶ *Toleranzentwicklung* führt. Die besondere Gefahr einer Vergiftung durch O.e liegt in der möglicherweise auftretenden ▶ *Atemdepression*, die zum Tod führen kann (▶ *goldener Schuss*). Störungen durch O.e werden in der ▶ *ICD*-10 unter F11 gelistet (▶ *ICD*-11: 6C43).

Opium (griech. *opion* = „Pflanzensaft") Zu den ▶ *Opiat*en zählender morphinhaltiger [▶ *Morphin*], getrockneter Milchsaft unreifer Samenkapseln des Schlafmohns, der schmerzstillend wirkt.

Optik Adj. **optisch** (griech. *optike* = „Lehre vom Sichtbaren", „Lehre vom Sehen") Teilgebiet der ▶ *Physik*, das sich insb. mit der Erzeugung und Ausbreitung von Licht einschließlich seiner Beeinflussungsmöglichkeiten sowie seiner Wechselwirkung mit Materie befasst.

oral (lat. *os, oris* = „Mund", „Gesicht") „Den Mund betreffend", „mündlich", „zum Mund" bzw. „zur Mundhöhle gehörig", „[Einnahme von Arznei] durch den Mund".

orale Phase (lat. *os, oris* = „Mund", „Gesicht"; griech. *phasis* = „Erscheinung", das „Sich-Zeigen") Erste Phase der ▶ *psychosexuellen Entwicklung* (0. bis 1½. Lj.) nach ▶ *Freud, Sigmund*, die gekennzeichnet ist durch Spannungsreduktion i. R. von Nahrungsaufnahme bzw. beim Nuckeln und Saugen, wobei der Mund [▶ *oral*] als Bezugsorgan und Lustzentrum erfahren wird. Wesentliches Kriterium für ein gelingendes Durchlaufen dieser Phase ist die Bildung von ▶ *Urvertrauen*. Wird die o. Ph. nicht gelingend durchlebt, kann sich im Erwachsenenalter ein sog. ▶ *oraler Charakter* ausbilden, der u. a. gekennzeichnet ist durch eine Gier nach Speisen und Menschen, ▶ *soziale* ▶ *Abhängigkeit* oder ▶ *Narzissmus* sowie eine ▶ *Disposition* für folgende ▶ *psychische* ▶ *Erkrankungen*: ▶ *Dysthymia*, ▶ *Abhängigkeits*-, Kontakt-, ▶ *Angststörungen* und ▶ *psychosomatische Störungen*, aber auch ▶ *narzisstische Persönlichkeitsstörung*, ▶ *schizoide Persönlichkeitsstörung*, ▶ *emotional instabile Persönlichkeitsstörung* [vom ▶ *Borderline*-Typ].

oraler Charakter (lat. *os, oris* = „Mund", „Gesicht"; griech. *charakter* = „Merkmal", „Eigentümlichkeit", „Prägestempel", „eingeritzter Buchstabe") Nach ▶ *Freud, Sigmund* durch die ▶ *Fixierung* der ▶ *oralen Phase* zu erklärender fordernder, abhängiger, neidischer, egoistischer, stark liebesbedürftiger, anhänglicher ▶ *Charakter*typ, der – wie das Baby – im Mittelpunkt allen Geschehens stehen möchte und nur über eine sehr geringe ▶ *Frustrationstoleranz* verfügt.

organische asthenische Störung (griech. *asthenes* = „schwach", „kraftlos") ▶ *pseudoeneurasthenisches Syndrom*.

organische Depression (lat. *deprimere* = „niederdrücken") ▶ *Depressive* ▶ *Symptome*, deren Ursache in einer direkten Schädigung des ▶ *Gehirns* – z. B. durch ▶ *Morbus Alzheimer*, ▶ *Tumor*wachstum oder ▶ *Schädel-Hirn-Trauma* – zu suchen sind. O. D.en werden in der Systematik des ▶ *triadischen Systems* zu den ▶ *exogenen affektiven Psychosen* gezählt. Ihre Codierung in der ▶ *ICD*-10 erfolgt unter F06.32 (▶ *ICD*-11: 6E62.0).

organische Halluzinose (lat. *alucinari* = „geistig abwesend sein", „gedankenlos sein", „träumen") Eine ▶ *exogene Störung* zweiten Ranges, die gekennzeichnet ist durch immer wieder auftretende ▶ *Halluzination*en eines bestimmten Sinnesgebiets unter gleichzeitiger Abwesenheit von ▶ *Bewusstseinstrübung*, ▶ *Wahneinfall*, ▶ *intellektuell*em Abbau und Störungen der ▶ *Affektivität*. Für die o. H. können die gleichen körperlichen Ursachen in Betracht kommen wie für eine ▶ *Demenz* oder ein ▶ *Delir*. Die ▶ *ICD*-10-Codierung erfolgt unter F06.0 (▶ *ICD*-11: 6E61.0). Der ▶ *Dermatozoenwahn* ist ein Beispiel für die o.H.; die ▶ *Alkoholhalluzinose* ist eine Sonderform der o.H.

organische Persönlichkeitsstörung (lat. *persona* = „Maske", „Rolle [des Schauspielers]", aus *per-* = „[hin]durch-" und *sonare* = „tönen") Tiefgreifende Veränderung des prämorbiden [▶ *morbid*] ▶ *Denkens*, Fühlens und Verhaltens infolge einer ▶ *Erkrankung* oder Verletzung, die das ▶ *Gehirn* mittelbar oder unmittelbar betrifft. Die ▶ *ICD*-10 listet die o.P. unter F07.0 (▶ *ICD*-11: 6E68).
Syn.: organische Wesensänderung.

organische psychische Störung (griech. *psyche* = „Atem", „Hauch", „Seele") ▶ *exogen[e Störung]*.

organische Psychose (griech. *psychosis* = „Beseeltheit") ▶ *exogen[e Störung]*.

organisches amnestisches Syndrom (OAS) (griech. *a-* = „nicht", „ohne", „un-", „los-" und *mnestis* = „Erinnerung", „Gedächtnis"; *syn-* = „zusammen-", „mit-"; *dromos* = „Weg", „Lauf") ▶ *Korsakow-Syndrom*, das nicht durch ▶ *Alkohol* oder sonstige ▶ *psychotrope Substanzen* verursacht ist, sondern seine Ursache in einem ▶ *Schädel-Hirn-Trauma*, einer ▶ *zerebrovaskulären* ▶ *Erkrankung*, ▶ *Infektion*, einem Hirntumor [▶ *Tumor*], ▶ *multipler Sklerose (MS)* oder einer Minderversorgung des ▶ *Gehirns* mit ▶ *Sauerstoff* hat. Das OAS ist in der ▶ *ICD*-10 unter F04 gelistet (▶ *ICD*-11: 6D72.0). – Das durch eine psychotrope Substanz bedingte ▶ *amnestische Syndrom* wird unter F1x.6 codiert (▶ *ICD*-11: 6D72.1x).

organisches Psychosyndrom (griech. *psyche* = „Atem", „Hauch", „Seele"; *syn-* = „zusammen-", „mit-"; *dromos* = „Weg", „Lauf") ▶ *Psychische* Veränderung eines Menschen, ausgelöst durch eine organische ▶ *Erkrankung*, die seinen Körper, insb. sein ▶ *Gehirn* betrifft. Dabei wird das – meist rückbildungsfähige – ▶ *akute* o.P. (z.B. ▶ *Delir*, ▶ *Dämmerzustand* u.a.) vom ▶ *chronischen* o.P. (z.B. ▶ *organische Persönlichkeitsstörung*, ▶ *Demenz*, ▶ *Korsakow-Syndrom*) unterschieden; darüber hinaus ist denkbar, dass sich ein ▶ *chronisches* o.P. auf dem Boden einer ▶ *Epilepsie* entwickelt.

organische Wesensänderung ▶ *organische Persönlichkeitsstörung*.

Organismus Pl. **Organismen** (griech. *organon* = „Werkzeug", „Instrument") Ein sich aus verschiedenen, sich gegenseitig beeinflussenden Teilen, die einzeln bzw. losgelöst voneinander nicht existieren können, zusammensetzendes Ganzes.

Organismusvariablen (griech. *organon* = „Werkzeug", „Instrument"; lat. *varius* = „verschieden") Sämtliche Eigenschaften eines konkreten ▶ *Organismus* bzw. ▶ *Individuums*, die i.R. einer Untersuchung nicht veränder- bzw. manipulierbar sind, z.B. das Geschlecht oder Alter einer ▶ *Person*, darüber hinaus aber auch deren Lebensumstände (z.B. Kontaktarmut, Arbeitslosigkeit), die ein bestimmtes – ggf. problematisches – Verhalten auslösen oder aufrechterhalten. Die O. sind „variabel" von ▶ *Organismus* zu Organismus, jedoch nicht innerhalb ein und desselben Organismus; siehe auch ▶ *SORCK*-Modell.

Organneurosen ▶ *Psychosomatosen*.

orgasmische Neuorientierung (griech. *organ* = „heftig verlangen", „glühen" bzw. *orgasmos* = „starke Erregung") Verfahren, das im Kontext sexueller Deviationen [▶ *Störung(en) der Sexualpräferenz*] zur Anwendung kommen kann: Dabei soll sich der ▶ *Patient* mit Bildern des unerwünschten Stimulus [▶ *Reiz*] erregen (z.B. entkleidete Kinder), wird jedoch während der ▶ *Masturbation* mit konventionellen Reizen (z.B. nackte Erwachsene) konfrontiert, damit sich – im Idealfall – seine ▶ *sexuelle* Erregtheit mit Letzteren verbinden kann.

Orgasmus (griech. *organ* = „heftig verlangen", „glühen" bzw. *orgasmos* = „starke Erregung") Höhepunkt ▶ *sexueller* Erregung – beim Mann normalerweise verbunden mit der ▶ *Ejakulation* des Samens – mit anschließendem Gefühl angenehmer Entspannung.
Orgasmusstörung (griech. *organ* = „heftig verlangen", „glühen" bzw. *orgasmos* = „starke Erregung") Dauerhaft oder situativ – d.h. nur in bestimmten Situationen mit ▶ *psychogener* Verursachung – völlig ausbleibender oder nur mit starker Verzögerung eintretender ▶ *Orgasmus*. In der ▶ *ICD*-10 wird die O. unter F52.3 gelistet (▶ *ICD*-11: HA02.x) und zählt zu den ▶ *sexuellen Funktionsstörung(en)*; Frauen sind häufiger betroffen als Männer.
Orgon(energie) (Wortschöpfung aus den beiden Begriffen *Orgasmus* und *Organismus*; griech. *en-* = „mit-", „in", „innen", „innerhalb"; *ergon* = „Werk", „Leistung", „Aktivität") Universale ▶ *Lebensenergie* nach ▶ *Reich, Wilhelm*.
Orientierungsstörung (lat. *oriri* = „aufstehen", „sich erheben") Fehlende Klarheit über die Gegebenheiten der Zeit (Wochentag – nicht jedoch das exakte Datum! –, Jahr oder Jahreszeit), des Ortes (derzeitiger Aufenthaltsort), der Situation (momentane Umstände wie z.B. Untersuchungssituation) sowie der eigenen ▶ *Person* (Name, Geburtsdatum, Personenstand, Beruf). Eine O. ist nicht automatisch eine ▶ *Bewusstseinsstörung*!
Orthopädie Adj. **orthopädisch** (griech. *orthos* = „aufrecht"; *paideia* = „Erziehung") Teilgebiet der ▶ *Medizin*, das sich mit ▶ *Prävention*, ▶ *Diagnose* und ▶ *Therapie* von Fehlbildungen, ▶ *Erkrankungen* und Verletzungen des Bewegungsapparats (Knochen, Bänder, Gelenke, Sehnen, Muskeln) befasst.
Ösophagitis Pl. **Ösophagitiden** (griech. *oisophagos* = „Speiseröhre"; *-itis* = „Entzündung", „entzündliche Erkrankung") „Speiseröhren[schleimhaut]entzündung", oft bedingt durch wiederholtes Rückfließen von saurem Mageninhalt. In der ▶ *ICD*-10 ist die Ö. unter K20 gelistet (▶ *ICD*-11: DA24.x).
Osteoporose (griech. *osteon* = „Knochen"; *poros* = „Pore") ▶ *Erkrankung*, die durch einen Schwund von Knochengewebe und einen Abbau der Knochendichte bzw. Knochenmasse gekennzeichnet ist. Es handelt sich hierbei um eine häufige Alterserscheinung; sie kann jedoch auch auftreten i.R. eines ▶ *Diabetes mellitus*, einer Überfunktion der ▶ *Schilddrüse* sowie bei ▶ *rheumatoider Arthritis* und einer Unterversorgung mit ▶ *Kalzium*. Der mit O. einhergehende Mangel an Stabilität und Belastbarkeit der Knochen führt zu einem erhöhten Frakturrisiko. Die ▶ *ICD*-10 listet O. unter M80 bis M82 (▶ *ICD*-11: FB83.1x).
Östrogen Pl. **Östrogene** (griech. *oistros* = „Leidenschaft", „Stachel") In Eierstöcken, Nebenniere und Leber gebildete weibliche ▶ *Sexualhormone*.
Oxygenium Abk. **O** ▸ Sauerstoff.

P

Paartherapie (griech. *therapeia* = „Dienst[leistung]", „Behandlung", „Pflege") Form der ▶ *systemischen Psychotherapie*, die den ▶ *Patienten* mit seinen ▶ *psychischen* Beschwerden als ▶ *Symptomträger* für das „System" – hier: seine Paarbeziehung – begreift, in das er eingebettet ist. Stehen alle am „Partnerschafts-System" Beteiligten für die ▶ *therapeutische* Mitarbeit zur Verfügung, können jene systemimmanenten gestörten ▶ *Interaktionsmuster* aufgedeckt werden, die ▶ *krankheitsauslösend* wirken. Gleichzeitig ist dem P.-Begriff ein Aspekt des ▶ *therapeutischen* ▶ *Settings* hinsichtlich der teilnehmenden ▶ *Personen* – nämlich die an der Beziehung Beteiligten – zu entnehmen.

Pädagogik Adj. **pädagogisch** (griech. *pais* = „Knabe", „Kind"; *agein* = „führen", „leiten") Handlungsorientierte Sozialwissenschaft, die ihren Fokus auf – inner- wie außerschulische – Erziehung, Bildung und Unterricht richtet, unabhängig davon, ob es sich bei den jeweiligen Adressaten um Kinder, ▶ *Jugendliche* oder ▶ *Erwachsene* handelt.

Pädophilie Adj. **pädophil** (griech. *pais* = „Knabe", „Kind"; *philia* = „Freundschaft", „Zuneigung") ▶ *Störung(en) der Sexualpräferenz*, die charakterisiert ist durch eine andauernde ▶ *sexuelle* Neigung von Erwachsenen für Kinder, die sich zumeist in der Vorpubertät oder im frühen Stadium der ▶ *Pubertät* befinden. P. kann sich als „Kernpädophilie" (ausschließliche Fixierung) oder als „pädophile Nebenströmung" (P. als begleitendes ▶ *Phänomen* anderer ▶ *sexueller Präferenzen*) äußern. Sofern sie ausgelebt wird (▶ *Pädosexualität*), kann sie zu Missbrauchshandlungen führen, die in Deutschland strafrechtlich relevant sind, vgl. § 176 ▶ *Strafgesetzbuch (StGB)*. Bei Weitem nicht alle pädophil empfindenden Männer – schätzungsweise 50.000–200.000 leben allein in Deutschland – treten jemals mit einschlägigen Delikten strafrechtlich in Erscheinung; umgekehrt ist nicht jeder, der ein Kind sexuell missbraucht, pädophil (in Betracht kommen hier z. B. allgemeine ▶ *Dissozialität*, ▶ *intelligenz*geminderte oder in ihrer Impulskontrolle gestörte [▶ *Impulskontrollstörung*] Täter). Wie für sämtliche sexuellen Präferenzen gültig, so ist auch die P. schicksalhaft bedingt. In der ▶ *ICD*-10 ist sie unter F65.4 gelistet (▶ *ICD*-11: 6D32). Nicht selten geht P. – bedingt durch sie selbst – mit zahlreichen anderen ▶ *psychischen* ▶ *Erkrankungen* wie ▶ *Angststörungen* und ▶ *affektiven Störungen*, aber auch mit dem Missbrauch ▶ *psychotroper Substanzen* einher. Der P.-Begriff wurde durch Freiherr ▶ *Krafft von Festenberg auf Frohnberg, genannt von Ebing, Richard Fridolin Joseph* eingeführt.

Pädosexualität (griech. *pais* = „Knabe", „Kind"; lat. *sexus* = „Geschlecht") ▶ *Störung(en) des Sexualverhaltens*, das gekennzeichnet ist durch das Ausleben ▶ *pädophil*er Wünsche bzw. Fantasien; in Deutschland handelt es sich hierbei in aller Regel um strafrechtlich relevante Missbrauchshandlungen, vgl. § 176 ▶ *Strafgesetzbuch (StGB)*. Obwohl der ▶ *Pädophilie*-Begriff ausschließlich auf die ▶ *sexuelle Präferenz* abstellt, die P. hingegen die erfolgte Handlung betont, wird Letztere in der ▶ *ICD*-10 nicht eigens erwähnt; P. ist somit analog zur Pädophilie mit F65.4 zu codieren (▶ *ICD*-11: 6D32).

Palilalie (griech. *palin* = „wieder"; *lalein* = „reden", „sprechen", „schwatzen") Komplexe ▶ *vokale* ▶ *Tic-Störung*, die gekennzeichnet ist durch die Wiederholung selbst gesprochener Sätze oder Worte, ohne dass die Betroffenen sich dagegen wehren könnten. P. ist z. B. beim ▶ *Tourette-Syndrom*, aber auch bei ▶ *Schizophrenie* oder einem fortgeschrittenen Stadium von ▶ *Morbus Parkinson* beobachtbar.

palliativ (lat. *pallium* = „Mantel" bzw. *palliare* = „[mit einem Mantel] verbergen") Behandlungsmaßnahme, die eine bestmögliche Anpassung an den ▶ *physischen* oder ▶ *psychischen* Befund des ▶ *Patienten* im Blick hat, ohne jedoch das Grundleiden selbst zu therapieren [▶ *Therapie*].

Pallidum (lat. *pallidus* = „blass") Das P. – entwicklungsgeschichtlich ein Teil des ▶ *Zwischenhirns* – ist das bahnende Zentrum im ▶ *extrapyramidalmotorischen System (EPMS)*.

Panikattacke (griech. *pan* = „Pan", Wald- und Hirtengott in der altgriech. Mythologie, dessen plötzliches Erscheinen die Menschen in *Angst* und Schrecken versetzte; charakteristischerweise wird er mit einem menschlichen Oberkörper und dem Unterkörper eines Ziegenbocks dargestellt) Einmalige, ▶ *akut* auftretende und nur wenige Minuten anhaltende ▶ *physische* wie ▶ *psychische* Alarmreaktion, ohne dass hierfür ein objektiver Grund bestünde. Eine P. kann i. R. von physischen (z. B. ▶ *Hyperthyreose*) wie psychischen (▶ *Phobie*, ▶ *generalisierte Angststörung*, ▶ *Depression*, ▶ *Schizophrenie*) ▶ *Erkrankungen* auftreten; jedoch ist sie von einer ▶ *Panikstörung* zu unterscheiden, da diese durch wiederholte (!) P.n gekennzeichnet ist. Die ▶ *vegetativen* und ▶ *psychischen* Begleitsymptome sind jedoch mit denen der Panikstörung identisch. Von P.n betroffen gewesen sein sollen Dustin Hoffman (*1937) und Madonna (*1958).

Panikstörung (griech. *pan* = „Pan", Wald- und Hirtengott in der altgriech. Mythologie, dessen plötzliches Erscheinen die Menschen in *Angst* und Schrecken versetzte; charakteristischerweise wird er mit einem menschlichen Oberkörper und dem Unterkörper eines Ziegenbocks dargestellt) Zu den ▶ *Angststörungen* zählende ▶ *neurotische Störung*, die in der ▶ *ICD*-10 unter F41.0 gelistet ist (▶ *ICD*-11: 6B01). Sie ist gekennzeichnet durch wiederholte, unvorhersehbare, abrupt auftretende schwere ▶ *Panikattacken* ohne objektive Gefahrenlage und ohne erkennbaren Anlass, im Gegensatz zur ▶ *Phobie* also nicht auf eine bekannte, vorhersagbare Situation oder auf bestimmte Umstände beschränkt; der Betroffene erlebt dabei ausgeprägte ▶ *vegetative* (Herzrasen, Schweißausbrüche, Hitzegefühl, Zittern, Brustschmerzen etc.) und ▶ *psychische* (Schwindelgefühl, ▶ *Depersonalistion[serleben]* und ▶ *Derealisation[serleben]*, Sorge vor Kontrollverlust etc.) Begleitsymptome und reagiert i. d. R. mit Vermeidungsverhalten. Zwischen den jeweiligen Panikattacken, die oftmals nur wenige Minuten andauern, müssen – die ▶ *Erwartungsangst* ausgenommen – angstfreie ▶ *Intervalle* liegen. Die ▶ *Gesamtlebenszeitprävalenz* liegt bei ca. 3 % und die ▶ *Erstmanifestation* zwischen dem 20. und 30. Lj.; Frauen sind deutlich häufiger betroffen als Männer.

Pankreas (griech. *pan* = „alles"; *kreas* = „Fleisch") ▶ *Bauchspeicheldrüse*.

Pankreatitis Pl. **Pankreatitiden** (griech. *pan* = „alles"; *kreas* = „Fleisch"; *-itis* = „Entzündung", „entzündliche Erkrankung") ▶ *Bauchspeicheldrüsenentzündung*.

PANSS Abk. für ▶ *Positive and Negative Syndrome Scale (PANSS)*.

Paracetamol Zu den ▶ *Analgetika* zählender Arzneistoff mit schmerzlindernder und fiebersenkender Wirkung. Meist wird P. bei leichten bis mittelschweren Kopf- oder Zahnschmerzen angewendet, aber auch bei Migräne.

paradoxe Intention (griech. *paradoxon* = „der herrschenden Meinung zuwiderlaufend", aus *para* = „abseits", „neben" und *doxa* = „Ansicht", „Meinung"; lat. *intentio* = „[An-]Spannung", „[Denk-]Anstrengung", „Absicht") Auf die ▶ *Existenzanalyse* zurückgehende ▶ *verhaltenstherapeutische* Technik: Der ▶ *Klient* wird ausdrücklich dazu ermuntert, sein ▶ *neurotisches* Verhalten auszuführen, wovon er eigentlich befreit werden möchte. Dies kann z. B. bestehen im Herbeiwünschen all jener – von ihm als bedrohlich erlebten – ▶ *Symptome*, die etwa aus seiner ▶ *Angststörung* oder ▶ *Zwangsstörung* resultieren. Jener absurde „Auftrag" kann die Chance der Distanzgewinnung bereithalten, die dem Betroffenen einen objektiv(er)en Blick auf die vermeintliche Bedrohungssituation zu werfen ermöglicht.

paradoxer Schlaf (griech. *paradoxon* = „der herrschenden Meinung zuwiderlaufend", aus *para* = „abseits", „neben" und *doxa* = „Ansicht", „Meinung") ▶ *REM-Schlaf*.

Parakinese (griech. *para* = „abseits", „neben"; *kinesis* = „Bewegung") Störung der ▶ *Psychomotorik*, die gekennzeichnet ist durch abnorme, meist komplexe, unharmonische und unregelmäßige Bewegungsabläufe, von der ▶ *Gestik*, ▶ *Mimik* oder Sprache betroffen sein können. Eine P. ist z. B. bei ▶ *Tic-Störung*en beobachtbar, kommt aber auch durch ▶ *Stereotypien* der ▶ *katatonen Schizophrenie*, ▶ *Befehlsautomatismen* und ▶ *Negativismus* vor.

Parallelismus [psychophysischer] (griech. *parallelismos* = „Nebeneinanderstellung"; *psyche* = „Atem", „Hauch", „Seele"; *physis* = „Natur", „Körperbeschaffenheit") Sammelbegriff für ▶ *philosophische* Theorien, die der Frage nachgehen, ob (Möglichkeit beidseitiger „Eigenständigkeit") bzw. wie (Ursache und Wirkung) sich Leib und Seele zueinander verhalten. So vertrat ▶ *Frankl, Viktor Emil* z. B. die Auffassung, dass beide in einem engen Zusammenhang stünden, wobei es möglich sei, dass sich eine dritte, nämlich die geistige Dimension [▶ *Noetik*] des Menschen über sie erheben könne.

Paralogik (griech. *para* = „abseits", „neben"; *logike* = „denkend[e Kunst bzw. Vorgehensweise]") „Abseits jeglichen vernünftigen Schlussfolgerns". ▶ *Formale Denkstörung*, die durch unlogische Verknüpfungen gekennzeichnet ist und insb. bei Menschen mit ▶ *Schizophrenie* beobachtet werden kann.

Parameter (griech. *para* = „abseits", „neben"; *metron* = „Maß") Maßzahl; Kennziffer; Wert, auf den man sich bezieht.

Paranoia Adj. **paranoid**, **paranoisch** (griech. *para* = „abseits", „neben"; *nous* = „Verstand") „Neben dem Verstand", „wahnsinnig". ▶ *psychische* Störung, die mit einem ausgeprägten, meist in sich stimmigen ▶ *Wahnsystem* unterschiedlichster Themen einhergeht, z. B. Verfolgung (▶ *Verfolgungswahn*, ▶ *Beziehungswahn*), Größenfantasien (▶ *Abstammungswahn*, ▶ *Sendungswahn*) oder Misstrauen (▶ *Eifersuchtswahn*). P. kann bei ▶ *Schizophrenie*, ▶ *Morbus Alzheimer*, ▶ *Intoxikation*en oder Hirntumoren [▶ *Tumor*] als ▶ *Krankheitssymptom* hinzutreten. Hinsichtlich der Codierung gemäß ▶ *ICD*-10 kommt u. a. in Betracht F22.0 („wahnhafte Störung/Paranoia") oder F22.8 („sonstige wahnhafte Störung/Altersparanoia"); die ▶ *ICD*-11 listet beides unter 6A24.x („wahnhafte Störung") mit Verlaufsmerkmalen.

paranoide Persönlichkeitsstörung (griech. *para* = „abseits", „neben"; *nous* = „Verstand") Spezifische ▶ *Persönlichkeitsstörung*, die gekennzeichnet ist durch ausgeprägtes Misstrauen und tiefen Argwohn gegenüber anderen Menschen, einhergehend mit der Neigung, Erlebtes zu verdrehen sowie neutrale Handlungen anderer als feindlich fehlzudeuten. Menschen mit einer p. P. sind nachtragend und selbstbezogen, neigen zu übertriebener Empfindlichkeit gegenüber Kritik, einer unbelehrbar rechthaberischen Haltung, einem streitsüchtigen bzw. situationsunangemessenen Bestehen auf den eigenen Rechten (steht dies im Vordergrund, kann auch von ▶ *querulatorischen Persönlichkeit*szügen oder gar einer ▶ *querulatorischen Persönlichkeitsstörung* gesprochen werden) sowie einem ungerechtfertigten Zweifel am Partner hinsichtlich seiner ▶ *sexuell*en Treue; darüber hinaus hegen sie oft haltlose Verschwörungsfantasien als Erklärung für alltägliche Ereignisse in ihrer näheren Umgebung, was nicht selten zu massiven ▶ *Angst*zuständen vor der gefürchteten Bedrohung führt. Männer sind von der p.n P. öfter betroffen als Frauen; die Häufigkeit in der Allgemeinbevölkerung liegt bei ca. 2 %. Nicht selten tritt die p. P. mit weiteren Persönlichkeitsstörungen, der ▶ *Abhängigkeit* von ▶ *psychotropen Substanz*en sowie einer ▶ *Angststörung*, ▶ *Zwangsstörung* oder ▶ *depressiv*en Störung [▶ *depressive Episode*] auf. In der ▶ *ICD*-10 ist die p. P. unter F60.0 gelistet (▶ *ICD*-11: 6D10.Z). Von diesem Störungsbild betroffen war z. B. Josef Stalin (1878–1953).

paranoide Schizophrenie (griech. *para* = „abseits", „neben"; *nous* = „Verstand"; *schizein* = „spalten", „abspalten"; *phren* = „Zwerchfell [als Sitz der Seele]", „Geist", „Ver-

stand", „Gemüt") Häufigster Subtyp (ca. 40 %) der ▶ *Schizophrenie*, der meist zwischen dem 30. und 40. Lj. auftritt. ▶ *Leitsymptome* sind die mit ▶ *Ich-Störungen* (insb. ▶ *Depersonalisation[serleben]* und/oder ▶ *Derealisation[serleben]*) einhergehende ▶ *Paranoia* sowie – meist ▶ *akustische* – ▶ *Halluzinationen*. Die ▶ *Prognose* ist eher günstig; oft sprechen die ▶ *Patienten* gut auf ▶ *Neuroleptika* an. Gemäß ▶ *ICD*-10 erfolgt die Codierung unter F20.0 (▶ *ICD*-11: 6A20.Z).
Syn.: paranoid-halluzinatorische Schizophrenie.
paranoid-halluzinatorische Schizophrenie ▶ *paranoide Schizophrenie.*
Paraphilie Adj. **paraphil** (griech. *para* = „abseits", „neben"; *philia* = „Freundschaft", „Zuneigung") ▶ *Störung(en) der Sexualpräferenz.*
Parasomnie [nichtorganisch] (griech. *para* = „abseits", „neben"; lat. *somnus* = „Schlaf") „Das während des Schlafes Auftretende". Oberbegriff für nichtorganisch bedingte ▶ *Schlafstörungen*, die gekennzeichnet sind durch unerwünschte körperliche ▶ *Phänomene* oder Verhaltensweisen während des ▶ *Schlafs*, sodass dieser nicht mehr erholsam sein kann und möglicherweise sogar unterbrochen wird. Zu den P.n zählen ▶ *Aufwachstörungen* (▶ *Pavor nocturnus*, ▶ *Schlafwandeln*, ▶ *Schlaftrunkenheit*), Störungen des Schlaf-wach-Übergangs (▶ *Sprechen im Schlaf*) oder aber P.n, die ausschließlich während der ▶ *REM-Schlaf*-Phasen auftreten (▶ *Albträume*). Auch die ▶ *Enuresis [nichtorganisch] nocturna* oder das nächtliche Zähneknirschen gehören zu den P.n.
Parästhesie Pl. **Parästhesien** (griech. *para* = „abseits", „neben"; *aisthesis* = „Wahrnehmung", „Empfindung") „Fehlempfindung". Missempfindung der ▶ *Nerven*, die sich z. B. in einem Taubheitsgefühl sowie durch Kribbeln („Ameisenlaufen") oder Pelzigkeit der Haut, aber auch durch „eingeschlafene" Gliedmaßen äußern kann.
Parasuizid (griech. *para* = „abseits", „neben"; lat. *sui* = „sich selbst"; *caedere* = „töten", „vernichten") Selbstgefährdendes oder selbstschädigendes Handeln ohne Tötungsabsicht. Grundsätzlich ist jedoch auch der P. als Hilfeschrei der/des Betroffenen ernst zu nehmen!
Parasympathikus (griech. *para* = „abseits", „neben"; *syn-* = „zusammen-"; *paschoun* = „leiden", „empfinden") „Gegen-Mitfühler" (basierend auf einer Fehleinschätzung der Funktion des ▶ *Sympathikus* durch den griechischen Arzt ▶ *Galenos von Pergamon* im 2. Jh. n. Chr.). Der P. ist ein Teil des ▶ *vegetativen Nervensystems*, der auch als „Ruhenerv" bezeichnet wird, da er für Schonung und Erholung sorgt, aber auch dem Aufbau körpereigener Reserven und der Aufrechterhaltung der Organfunktionen dient. Angeregt wird der P. u. a. durch ▶ *Acetylcholin*. Der ▶ *Antagonist* des P. ist der Sympathikus; durch das Zusammenwirken beider wird eine optimale Regulation der Organfunktionen ermöglicht.
Parathymie (griech. *para* = „abseits", „neben"; *thymos* = „Gemüt", „Leben", „Leidenschaft", „Empfindungsvermögen") „Affektive Inadäquatheit". ▶ *Affektive Störung*, die durch eine Diskrepanz zwischen Gefühlsausdruck und Erlebnisinhalt gekennzeichnet ist. P. kann im Kontext einer ▶ *Schizophrenie* auftreten. Beispiel: Ein ▶ *Patient* berichtet grinsend von bedrohlichen ▶ *Wahnvorstellungen*, bei denen er um sein Leben fürchten muss.
Parese (griech. *paresis* = „Erschlaffung") Inkomplette Lähmung einer Extremität oder eines Muskels, meist verursacht durch eine ▶ *neurologische* Störung.
Parkinson, James *11. April 1755 in Hoxton (London), † 21. Dezember 1824 in London (England), britischer Apotheker, Mediziner und Geologe, wurde durch seine Veröffent-

lichung aus dem Jahr 1817 zur Schüttellähmung („An Essay on the Shaking Palsy") berühmt; die dort beschriebene ▶ *Erkrankung* [▶ *Morbus Parkinson*] ist nach ihm benannt.

Parkinsonoid ▶ *Extrapyramidalmotorische Nebenwirkung* [siehe auch ▶ *extrapyramidalmotorisches System (EPMS)*] von hochpotenten ▶ *typischen Neuroleptika*, die sich in der beim ▶ *Morbus Parkinson* üblicherweise auftretenden ▶ *Symptomatik* (nämlich ▶ *Akinese*, ▶ *Rigor*, ▶ *Hypomimie* und ▶ *Tremor*) äußert.

Paroxetin Wirkstoff aus der Gruppe der ▶ *SSRI*, der insb. zur Behandlung von ▶ *Depressionen*, ▶ *Angststörungen*, ▶ *Zwangsstörungen* und der ▶ *posttraumatischen Belastungsstörung (PTBS)* eingesetzt wird. P. ist u. a. unter dem Namen ▶ *Seroxat*® im Handel erhältlich.

passager (frz. *passager* = „vorübergehend") „Vorübergehend".

Passionsblume ▶ *Phytopharmakon*, das z. B. gegen nervöse Unruhe und innere Anspannung sowie zur Förderung eines gesunden Nachtschlafs [▶ *Schlaf*] eingenommen werden kann.

passive Persönlichkeit ▶ *abhängige Persönlichkeitsstörung*.

Pathogenese (griech. *pathos* = „Leiden[schaft]"; *genesis* = „Geburt", „Ursprung", „Entstehung", „Schöpfung") „Krankheitsverlauf". Beschreibung eines ▶ *Krankheit*sprozesses unter besonderer Berücksichtigung der Gesamtheit sämtlicher Faktoren und Facetten, die an der Entwicklung der betreffenden ▶ *physisch*en oder ▶ *psychisch*en Störung bis hin zum Krankheitsausbruch und darüber hinaus beteiligt waren bzw. sind. Die Ursache der Erkrankung wird hingegen von der ▶ *Ätiologie* beleuchtet.

pathologisch (griech. *pathos* = „Leiden[schaft]"; *logos* = „Vernunft", „Lehre", „Wort") Bezeichnung für einen ▶ *krankhaft*en bzw. krankhaft veränderten, von der ▶ *Norm* abweichenden Zustand oder Vorgang im menschlichen ▶ *Organismus*.

pathologische Brandstiftung (griech. *pathos* = „Leiden[schaft]"; *logos* = „Vernunft", „Lehre", „Wort") ▶ *Pyromanie*.

pathologischer Rausch (griech. *pathos* = „Leiden[schaft]"; *logos* = „Vernunft", „Lehre", „Wort") Sonderform der ▶ *akuten* ▶ *Alkoholintoxikation*, die eine schlagartige Reaktion auf die Einnahme einer – oft nur geringen Menge – an ▶ *Alkohol* bei einem vorgeschädigten ▶ *Gehirn* (etwa durch langjährigen ▶ *Alkoholabusus*, ▶ *Schädel-Hirn-Trauma*, ▶ *Epilepsie*, ▶ *Hepatitis*, ▶ *Enzephalitis* o. Ä.) mit herabgesetzter ▶ *Alkoholtoleranz* darstellt. Der p. R. kann u. a. mit ▶ *Bewusstseinstrübung*, ▶ *Person*en- oder Situationsverkennung sowie ▶ *persönlichkeits*fremden, ▶ *aggressiv*en Tätlichkeiten einhergehen; meist geht er in einen ▶ *Terminalschlaf* mit anschließender ▶ *Amnesie* über. Während eines p. R. begangene Straftaten werden als ▶ *Vollrausch* geahndet, wenn der Täter – etwa aufgrund vorheriger ärztlicher Aufklärung – Kenntnis über sein durch die Hirnschädigung risikobehaftetes Krankheitsbild hatte; anderenfalls greift die ▶ *Schuldunfähigkeit wegen seelischer Störungen*.

pathologisches Haareausreißen (griech. *pathos* = „Leiden[schaft]"; *logos* = „Vernunft", „Lehre", „Wort") ▶ *Trichotillomanie*.

pathologisches Spielen (griech. *pathos* = „Leiden[schaft]"; *logos* = „Vernunft", „Lehre", „Wort") ▶ *Impulskontrollstörung*, die gekennzeichnet ist durch sich häufig wiederholendes, beharrliches Glücksspiel unter Inkaufnahme des Verfalls von beruflichen und ▶ *sozial*en Werten bis hin zu einer vollständigen Zerrüttung der persönlichen Verhältnisse. Oft wird der Drang zu p. Sp. durch belastende Ereignisse bzw. die sich zuspitzende Lebenssituation weiter verschärft (Teufelskreis). P. Sp. ist in der ▶ *ICD*-10 unter F63.0

gelistet (▶ *ICD*-11: 6C50.x [Glücksspiel, on- oder offline] und 6C51.x [Spielen, on- oder offline]). Persönlich betroffen war z. B. Carlo von Tiedemann (*1943).
Syn.: Spielsucht.

pathologisches Stehlen (griech. *pathos* = „Leiden[schaft]"; *logos* = „Vernunft", „Lehre", „Wort") ▶ *Kleptomanie.*

Patient (lat. *patiens* = „erduldend") Eine gesunde (z. B. Schwangere) oder aber auch ▶ *erkrankte* ▶ *Person*, die ▶ *medizinische* oder anderweitig ▶ *therapeutische* Hilfe in Anspruch nimmt.

Pavlov, Ivan Petrovi *14. September (julian. Kalender) bzw. 26. September 1849 (gregorian. Kalender) in Rjasan (Russland), † 27. Februar 1936 in Leningrad (Russland), russischer Mediziner und Verhaltensforscher, der das Prinzip der ▶ *klassischen Konditionierung* entdeckte.

Pavor nocturnus (lat. *pavor* = „Angst", „Entsetzen"; *nocturnus* = „bei Nacht") „Nächtliche Angst". Zu den ▶ *Aufwachstörungen* zählende ▶ *Parasomnie [nichtorganisch]*, die gekennzeichnet ist durch ein- oder mehrmalige ▶ *Episoden* von Erwachen aus dem ▶ *Schlaf*, meist während des ersten Drittels der Nacht, beginnend mit einem Panikschrei und begleitet von heftiger ▶ *Angst*, Körperbewegungen und ▶ *vegetativer* Übererregbarkeit (▶ *Tachykardie*, Pupillenerweiterung, Schweißausbruch und dgl. mehr). Die Erinnerung an das Geschehen ist meist auf wenige fragmentarische Vorstellungen begrenzt oder fehlt völlig. Vom P. n. sind hauptsächlich Klein- und Schulkinder – Jungen häufiger als Mädchen – betroffen, wobei eine familiäre Häufung besteht. Die ▶ *ICD*-10 listet den p. n. unter F51.4 (▶ *ICD*-11: 7B00.2).
Syn.: Schlafterror.

Payk, Theo Rudolf *30. Dezember 1938 in Gelsenkirchen, deutscher Mediziner und ▶ *Psychotherapeut*, lehrte als Professor für Psychiatrie in Bonn, Bochum und Düsseldorf. Siehe hierzu auch ▶ *Schlafphasen.*

Penis (griech. *peos* bzw. lat. *penis* = „männliches Glied") Männliches Geschlechtsorgan, das der Harnentleerung und Samenübertragung dient.

Penisneid (griech. *peos* bzw. lat. *penis* = „männliches Glied") Auf ▶ *Freud, Sigmunds* Konzept der ▶ *psychosexuellen Entwicklung* zurückgehender Begriff, der davon ausgeht, dass Kinder der Meinung seien, jeder Mensch besäße ganz grundsätzlich einen ▶ *Penis.* Wenn jedoch beim Durchlaufen der ▶ *ödipalen Phase* die ▶ *anatomischen* Unterschiede von Frau und Mann erkannt werden, führt dies beim Mädchen zum P.: Es lehnt die Mutter – den „ ▶ *kastrierten* Menschen" – ab, möchte keinesfalls so werden wie sie, macht sie sogar für ihre eigene „ ▶ *Kastration*" verantwortlich und begehrt gleichzeitig den ▶ *Penis* den Vaters. Siehe auch ▶ *Kastrationsangst.*

Pepsin (griech. *pepsis* = „Verdauung") Ein im ▶ *Magensaft* von Mensch und Wirbeltieren vorkommendes verdauungsaktives ▶ *Enzym*, das die mit der Nahrung aufgenommenen ▶ *Proteine* spaltet.

Pepsinogen Von den Hauptzellen der Magenwand erzeugte Vorstufe des ▶ *Enzyms* ▶ *Pepsin*, das unter Einwirkung von ▶ *Salzsäure* in eben dieses übergeht.

peptisches Ulkus (griech. *pepsis* = „Verdauung"; lat. *ulcus* = „Geschwür") Angriff des sauren ▶ *Magensafts* auf die vorgeschädigte ▶ *Schleimhaut* des Magens, was zur Bildung eines „Magengeschwürs" (P. u.) führt.

Perforation (lat. *foramen* = „Loch") Durchbruch, Durchbohrung, Durchlochung von flachen Gegenständen, Hohlkörpern oder ansonsten geschlossenen Wänden von Hohlorganen. Beispiele hierfür sind die P. des Magens (▶ *nekrotisch*-entzündliche Gewebeläsion durch ein ▶ *Ulcus ventriculi*) oder des Trommelfells (Riss im Trommelfell).

Perikaryon (griech. *peri* = „um … herum", „am Rand befindlich"; *karyon* = „Kern") Den Zellkern enthaltender Zellkörper eines ▶ *Neurons*. Der Zellkörper ist von den Zellfortsätzen (▶ *Dendrit*; ▶ *Axon*) zu unterscheiden. Siehe auch ▶ *Zelle*.

peripheres Nervensystem (PNS) (griech. *peri* = „um … herum", „am Rand befindlich"; *pherein* = „tragen", „bringen"; lat. *nervosus* = „sehnig", „kraftvoll" i. S. v. „Kraft einer Faser"; griech. *systema* = „ein aus Einzelteilen Zusammengefügtes", „das Zusammengesetzte", „das [miteinander] Verbundene") Teil des ▶ *Nervensystems*, der außerhalb – daher „peripher" – von ▶ *Gehirn* und ▶ *Rückenmark* liegt; damit ist das PNS abzugrenzen vom ▶ *Zentralnervensystem (ZNS)*. Das PNS bildet eine Art „Brücke" zwischen dem ZNS und den übrigen Körperabschnitten; es besteht neben ▶ *sensorischen* und ▶ *motorischen* ▶ *Nervenfasern* (▶ *sensorische Nervenbahnen* und ▶ *motorische Nervenbahnen*) aus Bindegewebe und Blutgefäßen. Ein dem ZNS vergleichbarer Schutz, etwa durch Knochen oder die ▶ *Blut-Hirn-Schranke*, ist nicht gegeben.

Peripherie Adj. **peripher** (griech. *peri* = „um … herum", „am Rand befindlich"; *pherein* = „tragen", „bringen"; *peripherein* = „herumtragen") ▶ *Neuronale* Strukturen außerhalb des ▶ *Zentralnervensystems (ZNS)* oder Körperteile, die vom Zentrum des Körpers weiter entfernt sind (z. B. Gliedmaßen oder in einem Abstand vom Herzen verlaufende Blutgefäße).

Peristaltik (griech. *peri* = „um … herum", „am Rand befindlich"; *stellein* = „in Bewegung bringen") Nur indirekt willkürlich beeinflussbares, wellenförmig fortschreitendes Bewegungsmuster von Hohlorganen (z. B. Speiseröhre, Magen oder Darm), das rein äußerlich der Fortbewegung von Regenwürmern ähnelt. Der ▶ *Parasympathikus* fördert die P.; vom ▶ *Sympathikus* wird sie gehemmt.

perkutan (lat. *per* = „durch"; *cutis* = „Haut") ▶ *Anatomische* Ortsangabe bezüglich der ▶ *Applikationsform*, die besagt, dass das Medikament durch bzw. über die Haut in den Körper aufgenommen wird.

Perls, Friedrich Salomon *8. Juli 1893 in Berlin, † 14. Mai 1970 in Chicago/Illinois (USA), deutscher Mediziner und ▶ *Psychotherapeut*, entwickelte mit seiner Ehefrau Laura die ▶ *Gestalttherapie*. Die Grabstätte der beiden befindet sich in Pforzheim auf dem jüdischen Friedhof.

perniziöse Katatonie (lat. *perniciosus* = „destruktiv"; griech. *kata* = „von oben nach unten", „hinab", „herab", gänzlich"; *tonos* = „[An-]Spannung", „Kraft") Extremform der ▶ *katatonen Schizophrenie*, die – über deren ▶ *Symptome* hinausgehend – durch hohes Fieber, Herzrhythmusstörungen, ▶ *vegetative Störungen* und eine Entgleisung des ▶ *Wasser-Elektrolyt-Haushalts* gekennzeichnet sein kann. Damit stellt die p. K. ein potenziell lebensbedrohliches Krankheitsbild dar.

peroral Abk. **p. o.** (lat. *per* = „durch"; *os, oris* = „Mund") ▶ *Anatomische* Ortsangabe bezüglich der ▶ *Applikationsform*, die besagt, dass das Medikament geschluckt wird.

Perseverationen (lat. *perseverare* = „beharren") P. sind eine ▶ *formale Denkstörung*, bei der ein bestimmter Gedankengang permanent wiederholt wird, auch in unpassenden Zusammenhängen; z. B. bei ▶ *Wahn*, ▶ *Zwangsstörung* oder ▶ *organischem Psychosyndrom* zu beobachten.

Person Adj. **persönlich** (lat. *persona* = „Maske", „Rolle [des Schauspielers]"; aus *per-* = „[hin]durch-" und *sonare* = „tönen") „Hindurchtönen" [der Stimme durch die Maske des Schauspielers]. Das ▶ *Individuum* samt seinem spezifischen ▶ *Ich*-Bewusstsein in seiner menschlichen Eigenart sowie jede(r), die/der – juristisch betrachtet – Trägerin/Träger von Rechten und Pflichten sein kann.

Persönlichkeit (lat. *persona* = „Maske", „Rolle [des Schauspielers]"; aus *per-* = „[hin]durch-" und *sonare* = „tönen") Summe all dessen, was eine ▶ *Person* ausmacht, nachdem sie reifen bzw. sich (z. B. ihr ▶ *Denken* und Fühlen, ihre Verhaltensmuster, ihre ▶ *Interaktion* mit der Umwelt etc.) sowie all das, womit sie sich in ihrer so gewonnenen Individualität [▶ *Individuum*] von anderen Personen unterscheidet, (relativ) entfalten konnte.

Persönlichkeitseigenschaft ▶ *Persönlichkeitsmerkmal.*

Persönlichkeitsmerkmal (lat. *persona* = „Maske", „Rolle [des Schauspielers]"; aus *per-* = „[hin]durch-" und *sonare* = „tönen") Zeitstabile ▶ *Disposition*, die sich auf das Verhalten einer ▶ *Person* in ganz konkreten Lebenssituationen auswirkt. Verhaltensgewohnheiten oder aktuelle Situationszustände gehören nicht zu den P.en. Die ▶ *Big Five* sind die bekanntesten P.e zur Erstellung eines Persönlichkeitsprofils.

Syn.: Persönlichkeitseigenschaft.

Persönlichkeitsstörung (lat. *persona* = „Maske", „Rolle [des Schauspielers]"; aus *per-* = „[hin]durch-" und *sonare* = „tönen") Tief verwurzelte, stabile, d. h. dauerhaft bestehen bleibende und nicht auf ▶ *Episoden* ▶ *psychischer* ▶ *Krankheit*en begrenzte, Verhaltensmuster und ▶ *Charakter*eigenschaften, die hinsichtlich Intensität, Dauer und Inhalt deutlich von denen einer durchschnittlichen ▶ *Persönlichkeit* abweichen, sich massiv auf die Wahrnehmung, das ▶ *Denken*, die ▶ *Affektivität*, die Impulskontrolle [▶ *Impulskontrollstörung*] sowie die ▶ *soziale* Beziehungsgestaltung der betroffenen ▶ *Patient*en auswirken, durch starre sowie eindeutig unpassende Reaktionen auf unterschiedlichste Lebenssituationen „außenwirksam" werden und dadurch zu massivem persönlichem Leid sowie zu beruflichen Einschränkungen führen. P.en entstehen bereits während der Kindheit bzw. Jugend und manifestieren sich auf Dauer im Erwachsenenalter, wobei für ihre ▶ *Genese* ▶ *neurobiologische* (verminderte ▶ *serotonerge* Aktivität in diversen Hirnarealen; ▶ *Minimal Brain Dysfunction*) und ▶ *psychosoziale* Faktoren diskutiert werden; die ▶ *Psychoanalyse* führt sie auf Störungen in den frühkindlichen Entwicklungsstufen zurück, wohingegen kognitiv-lerntheoretische [▶ *kognitiv*, ▶ *lerntheoretisch*] Modelle ihre Ursache in stark ausgeprägten dysfunktionalen Annahmen [▶ *dysfunktionale Kognitionen*] ausgemacht zu haben glauben. Meist werden P.n als ▶ *ich-synton* erlebt und gehen mit einer hohen ▶ *Komorbidität*srate sowie einem signifikant erhöhten ▶ *Suizid*risiko (2–6 %) einher. Zur ▶ *Diagnose*findung eignen sich z. B. das ▶ *SKID-II* oder das ▶ *Freiburger Persönlichkeitsinventar*; eine endgültige ▶ *Diagnose*stellung setzt jedoch voraus, dass andere evtl. vorhandene ▶ *akute* ▶ *psychische* Störungen abgeklungen sind und organische Ursachen ausgeschlossen werden konnten. Im Rahmen des ▶ *triadischen Systems* wurden die P.en den ▶ *psychogenen Erkrankungen* zugerechnet; in der Kategorie der ▶ *Big Five* versteht man die jeweiligen Extremvarianten als P.en. In der ▶ *ICD*-10 werden sie unter F60 bis F62 gelistet (▶ *ICD*-11: unter 6D10.Z bis 6D11.5 kombiniert mit einem Schweregrad unter 6D10.0 bis 6D10.2 sowie unter 6E68 und 6B41); die unter F60.x aufgezählten spezifischen P.en werden ausdifferenziert in ▶ *paranoide Persönlichkeitsstörung*, ▶ *schizoide Persönlichkeitsstörung*, ▶ *dissoziale Persönlichkeitsstörung*, ▶ *emotional instabile Persönlichkeitsstörung*, ▶ *histrionische Persönlichkeitsstörung*, ▶ *anankastische Persönlichkeitsstörung*, ▶ *ängstlich-vermeidende Persönlichkeitsstörung*, ▶ *abhängige Persönlichkeitsstörung*, ▶ *narzisstische Persönlichkeitsstörung* und die nicht

P

näher bezeichnete P. – Im Rahmen der ▶ *Psychotherapie* können – abhängig vom jeweiligen ▶ *Patienten* – u. a. eine ▶ *Gesprächspsychotherapie*, ▶ *Gruppen(psycho)therapie* oder ▶ *Paartherapie*, die Korrektur ▶ *dysfunktionaler Kognitionen*, die Entwicklung ▶ *sozial*er Fertigkeiten, ▶ *Selbstsicherheitstraining*, ▶ *Psychoedukation* (idealerweise unter Einbeziehung naher Bezugspersonen), ▶ *Gestalttherapie*, ▶ *Psychodrama*, ▶ *Musiktherapie* oder ▶ *soziotherapeutische* Maßnahmen Anwendung finden; im Fokus sollte dabei jeweils das Problem stehen, von dem aktuell die stärkste Gefährdung für den Patienten ausgeht (▶ *Hierarchisierung der Problemfelder*). ▶ *Psychopharmaka* können u. U. unterstützend zur Psychotherapie hilfreich sein.
Syn.: Charakterneurose, Soziopathie, Psychopathie.

PET Abk. für ▶ *Positronenemissionstomografie.*

Pethidin Ältestes ▶ *synthetisches* ▶ *Opioid* mit dem Handelsnamen ▶ *Dolantin*®.

Petit Mal (frz. *petit* = „klein", „schwach"; *mal* = „Übel", „Schaden") Veraltet für ▶ *Absence-Anfall.*

Phänomen (griech. *phainomenon* = „Erscheinung", „das sich Zeigende") Sinnlich wahrnehmbare Gegebenheit(en) oder Prozesse. Sowohl die ▶ *International Classification of Diseases (ICD)* als auch das ▶ *Diagnostic and Statistical Manual of Mental Disorders (DSM)* stützen sich in ihrer Einteilung nicht auf ▶ *ätiologisch*e, sondern auf ▶ *phänomenologische* Aspekte.

Phänomenologie Adj. **phänomenologisch** (griech. *phainomenon* = „Erscheinung", „das sich Zeigende"; *logos* = „Vernunft", „Lehre", „Wort") „Lehre von den Erscheinungen [z. B. in der Natur]". Wissenschaftliche Vorgehensweise, die sich primär auf das Beobacht- bzw. Beschreibbare stützt, ohne sofort Interpretationen oder Theorien zu bemühen, die auf mögliche Ursachen verweisen könnten und Kategorisierungen ermöglichen würden; hierdurch wird der ▶ *Autonomie* der ▶ *individuell*en Erfahrung ein respektvoller Raum eröffnet. Eine besondere Rolle spielt die Ph. in sämtlichen ▶ *Therapie*verfahren, die sich dem ▶ *Humanismus* verpflichtet wissen. Als ▶ *philosophisch*er Vertreter der Ph. ist Martin Buber (1878–1965) zu nennen.

phallisch (griech. *phallos* = „[erigiertes] männliches Glied") „Den Penis betreffend".

phallische Phase (griech. *phallos* = „[erigiertes] männliches Glied"; *phasis* = „Erscheinung", das „Sich-Zeigen") Dritte ▶ *psychosexuelle Entwicklung*sphase (4. bis 6. Lj.) nach ▶ *Freud, Sigmund*, die gekennzeichnet ist durch das lustvolle Erleben der eigenen Geschlechtsorgane sowie durch die Wahrnehmung der Geschlechtsunterschiede mit Werben und Konkurrenz. Danach erkennt das Kind die ▶ *anatomisch*en Unterschiede zwischen Frau und Mann, was ursächlich für seine ▶ *Kastrationsangst* bzw. den ▶ *Penisneid* sei; es entdeckt darüber hinaus die Liebe zum gegengeschlechtlichen und die Rivalität mit dem gleichgeschlechtlichen Elternteil (siehe auch ▶ *Ödipus-Komplex*). Wesentliches Kriterium für ein gelingendes Durchlaufen dieser Phase ist die Bildung der ▶ *sexuell*en Identifikation. Wird die ph. Ph. nicht gelingend durchlebt, so kann sich im Erwachsenenalter ein sog. ▶ *phallischer Charakter* ausbilden, der u. a. durch eine ▶ *Disposition* für folgende ▶ *psychische* Störungen gekennzeichnet ist: ▶ *Phobien*, ▶ *sexuelle Störung(en)* (Unzufriedenheit mit der eigenen Geschlechterrolle!), ▶ *Konversionsstörung*en sowie die ▶ *histrionische Persönlichkeitsstörung.*
Syn.: ödipale Phase.

phallischer Charakter (griech. *phallos* = „[erigiertes] männliches Glied"; *charakter* = „Merkmal", „Eigentümlichkeit", „Prägestempel", „eingeritzter Buchstabe") Nach ▶

Freud, Sigmund durch die ▶ *Fixierung* der ▶ *phallischen Phase* zu erklärender erfolgsbesessener, rücksichtsloser ▶ *Charakter*typ.

pharmakogene Depression (griech. *pharmakon* = „Arzneimittel", „Heilmittel", „Gift"; *-genes* = „von jemandem abstammen", „verursachend", „etwas hervorbringend"; lat. *deprimere* = „niederdrücken") ▶ *Depressive* ▶ *Symptome*, deren Ursache in einer indirekten, durch die Einnahme von Medikamenten bedingten Schädigung des ▶ *Gehirns* begründet liegen. Ph. D.en werden in der Systematik des ▶ *triadischen Systems* zu den ▶ *exogenen affektiven Psychose*n gezählt.

Pharmakologie Adj. **pharmakologisch** (griech. *pharmakon* = „Arzneimittel", „Heilmittel", „Gift"; *logos* = „Vernunft", „Lehre", „Wort") „Arzneimittellehre".

Pharmakon (griech. *pharmakon* = „Arzneimittel", „Heilmittel", „Gift") Medikament.

Pharmakotherapie (griech. *pharmakon* = „Arzneimittel", „Heilmittel", „Gift"; *therapeia* = „Dienst[leistung]", „Behandlung", „Pflege") Behandlung eines ▶ *Patient*en mit Medikamenten.

Pharyngitis Pl. **Pharyngitiden** (griech. *pharyggos* = „Rachen"; *-itis* = „Entzündung", „entzündliche Erkrankung") „Rachen[schleimhaut]entzündung" ist eine häufige Begleiterscheinung von entzündlichen Prozessen im Hals-Rachen-Bereich, die sich insb. durch starke Schluckbeschwerden bemerkbar macht.

Phencyclidin Kurzform für ▶ *Phenylcyclohexylpiperidin*.

Phenylcyclohexylpiperidin Abk. **PCP** Der ursprünglich als ▶ *Anästhetikum* entwickelte Arzneistoff wurde wegen seiner unerwünschten ▶ *psychisch*en Nebenwirkungen in den 1960er-Jahren vom Markt genommen und wird heute missbräuchlich als Freizeit- oder Partydroge [▶ *Droge*] konsumiert. PCP kann nasal, ▶ *oral* oder ▶ *intravenös* angewendet werden; die so ausgelösten ▶ *Rausch*zustände dauern normalerweise 1–2 Stunden an, gehen mit ▶ *Halluzination*en einher (▶ *Halluzinogen*) und ähneln einem ▶ *schizophren*en Schub. In Deutschland ist der Umgang mit PCP nach dem ▶ *Betäubungsmittelgesetz (BtMG)* strafbar.
Syn.: Angel Dust, Killerweed.

Phenylisopropylamin ▶ *Speed* bzw. ▶ *Amphetamin*.

Philosophie Adj. **philosophisch** (griech. *philosophia* aus *philia* = „Freundschaft", „Zuneigung" und *sophia* = „Weisheit") „Freundschaft zur Weisheit" bzw. „Liebe zum Wissen". Geisteswissenschaft, die den Versuch unternimmt, die menschliche Existenz zu deuten bzw. zu verstehen. Das philosophische Nachdenken von ▶ *Kant, Immanuel* kreiste z. B. um die Fragen: Was kann ich wissen? Was soll ich tun? Was darf ich hoffen? Was ist der Mensch? Siehe auch ▶ *Phänomenologie*.

Phlegmatiker (griech. *phlegma* = „Flamme", „Hitze", „Entzündung") Nach der antiken ▶ *Temperamentenlehre* ein ruhiger, (geistig) träger, schwerfälliger Mensch, oft jedoch mit großem Durchhaltevermögen und einem hohen Grad an Verlässlichkeit. ▶ *Eysenck, Hans Jürgen* beschreibt den Ph. als durch ▶ *Introversion* und ▶ *emotionale* Stabilität gekennzeichnet.

Phobie Adj. **phobisch** (griech. *phobos* = „Furcht", „Angst") Intensive, unangemessene, irrationale, sich zwanghaft aufdrängende ▶ *Furcht* vor einem bestimmten Objekt, einer konkreten Situation oder Handlung, die vom Betroffenen zwar als unsinnig erkannt wird, aber dennoch bei ihm ein Vermeidungsverhalten fördert. Siehe auch ▶ *ängstliches Erleben*. Ph.n zählen zu den ▶ *Angststörung*en und als solche zu den ▶ *neurotischen Störungen*. In der ▶ *ICD*-10 sind sie unter F40 gelistet (▶ *ICD*-11: 6B02 bis 6B04 und 6B0Z) und werden unterteilt in ▶ *Agoraphobie* (F40.0 [▶ *ICD*-11: 6B02]), ▶ *soziale Phobie* (F40.1 [▶ *ICD*-11: 6B04]), spezifische bzw. ▶ *isolierte Phobien* (F40.2 [▶ *ICD*-11: 6B03]) und sonstige phobische Störungen (F40.8 [▶ *ICD*-11: 6B0Z]).

Phonem (griech. *phonema* = „Ton", „Stimme", „Laut") Kleinste lautliche Spracheinheit mit bedeutungsdifferenzierender Funktion; siehe auch ▶ *Stimmenhören*, ▶ *akustische* ▶ *Halluzination*.

Phonologie (griech. *phonema* = „Ton", „Stimme", „Laut"; *logos* = „Vernunft", „Lehre", „Wort") „Lehre vom [funktionierenden] System der Laute".

phonologische Entwicklungsstörung (griech. *phonema* = „Ton", „Stimme", „Laut"; *logos* = „Vernunft", „Lehre", „Wort") ▶ *Artikulationsstörung*.

Physik Adj. **physikalisch** (lat. *phisica* = „Naturlehre") Ursprünglich eine Disziplin der ▶ *Philosophie*, beschäftigt sich die Ph. heute unter Einbeziehung von mathematischen Erkenntnissen mit den Vorgängen bzw. Gesetzmäßigkeiten der (unbelebten) Natur, insb. jedoch mit der Wechselwirkung von Materie und Energie, soweit diese nicht Gegenstand der ▶ *Chemie* ist.

Physiologie Adj. **physiologisch** (griech. *physis* = „Natur", „Körperbeschaffenheit"; *logos* = „Vernunft", „Lehre", „Wort") „Naturkunde". Teilgebiet der ▶ *Biologie*, das insb. ▶ *biochemische*, ▶ *physikalische* und informationsverarbeitende Abläufe in ▶ *Zellen* oder Organen sämtlicher Lebewesen zum Gegenstand hat und daher auch als „Lehre von den Lebensvorgängen" bezeichnet wird. Es besteht eine fachliche Nähe zu diversen ▶ *medizinischen* und ▶ *psychologischen* Wissenschaftszweigen.

Physiotherapie Adj. **physiotherapeutisch** (griech. *physis* = „Natur", „Körperbeschaffenheit"; *therapeia* = „Dienst[leistung]", „Behandlung", „Pflege") Behandlung von Funktionseinschränkungen des Bewegungsapparats sowie von Überbeanspruchung bzw. Fehlbelastung von Muskelgruppen, Gelenken oder der Wirbelsäule durch Massage, Krankengymnastik, Wasser, Licht, Magnetfelder, Wärme und Kälte. Gleichzeitig kann Ph. aus zweierlei Gründen eine nichtmedikamentöse zusätzliche ▶ *Therapie*option bei ▶ *depressiven Episoden* sein: Zum einen wird das Körpererleben positiv gefördert, zum anderen kann so Verspannungen bzw. Langzeitschäden – bedingt durch ▶ *depressiven* ▶ *Stupor* – wirksam vorgebeugt werden.

Physis Adj. **physisch** (griech. *physis* = „Natur", „Körperbeschaffenheit") Die Beschaffenheit alles Seienden, insb. der Natur und des menschlichen Körpers.

physische Abhängigkeit ▶ *Abhängigkeit*.

Phytopharmakon Pl. **Phytopharmaka** (griech. *phyton* = „Pflanze"; *pharmakon* = „Arzneimittel", „Heilmittel", „Gift") Arzneimittel, dessen Wirkstoffe ausschließlich aus Teilen von Pflanzen gewonnen werden.

Pick, Arnold *20. Juli 1851 in Groß Meseritsch (heute Tschechien), † 4. April 1924 in Prag (heute Tschechien), ▶ *Psychiater* und ▶ *Neurologe*, der die nach ihm bekannte Pick-Krankheit [▶ *Morbus Pick*] beschrieb.

Pillendreher-Phänomen (griech. *phainomenon* = „Erscheinung", „das sich Zeigende") Sonderform des ▶ *Ruhetremors*, bei dem die Finger betroffen sind; deren Aktivität erinnert an das Drehen von Pillen oder das Zählen von Münzen. Das P. ist insb. bei ▶ *Patienten* mit ▶ *Morbus Parkinson* beobachtbar.

Pisa-Syndrom (griech. *syn-* = „zusammen-", „mit-"; *dromos* = „Weg", „Lauf") Schiefhaltung von Kopf, Hals und Schultern; auftretend z. B. als ▶ *Spätdyskinesie* nach jahrelanger Einnahme von hochpotenten ▶ *typischen Neuroleptika*.

Placebo (lat. *placebo* = „ich werde gefallen") Wirkstofffreies (Schein-)Arzneimittel, von dem der ▶ *Patient* jedoch glaubt, es würde bestimmten ▶ *Symptom*en seiner ▶ *Krankheit* entgegenwirken. Zeigt sich dennoch ein Heilerfolg, so spricht man vom „P.-Effekt".
Plaque (frz. *plaque* = „Fleck", „Platte") Hartes, unauflösliches, aus ▶ *Protein*fragmenten bestehendes Material, das i. R. von ▶ *Obduktion*en in den ▶ *Gehirn*en von Menschen gefunden wird, die an ▶ *Morbus Alzheimer* erkrankt waren.
PLISSIT (engl. *permission* (P) = „Genehmigung", „Erlaubnis", „Berechtigung"; *limited information* (LI) = „gezielte Information"; *specific suggestion* (SS) = „spezifischer Ratschlag"; *intensive therapy* (IT) = „therapeutische Intervention") Ein von Jack Annon [▶ *Annon, Stafford Dorsey Denato*] in den 1970er-Jahren entwickeltes vierstufiges Beratungsmodell bei ▶ *sexuellen Störung(en)*, abhängig von deren Art und Schweregrad, womit belegt werden sollte, dass nicht jedes Sexualproblem einer ▶ *psychotherapeutisch*en Behandlung bedarf. Reicht die jeweilige ▶ *Intervention* nicht aus, wird zur nächsten Stufe übergegangen. Die vier Stufen im Einzelnen: (P) Die Haltung des Therapeuten eröffnet die Möglichkeit, über ▶ *sexuelle* Bedürfnisse und – vermeintliche? – sexuelle Probleme zu sprechen. Etwa durch die Information, dass sexuell „alles erlaubt ist, was beiden gefällt", werden evtl. vorhandene Ängste und irrationale Tabus abgebaut; dem Gespräch kann für den ▶ *Patient*en bzw. das Paar Modellcharakter zuwachsen. (LI) Der ▶ *Therapeut* gibt gezielte Informationen zum sexuellen Problem des ▶ *Patient*en; gleichzeitig hält er sich hinsichtlich der Deutung der Störung zurück, um einer evtl. Überforderung seines Gegenübers vorzubeugen. (SS) Entsprechend der vermuteten Entstehung der Störung gibt der ▶ *Therapeut* spezifische Empfehlungen an den Patienten; so wird der Patient z. B. bei ▶ *Erektionsstörung*en angewiesen, spezifische Techniken der ▶ *Sexualtherapie* anzuwenden. (IT) ▶ *Psychotherapeutische* ▶ *Intervention* entsprechend dem Störungsbild.
Plus-Symptome (lat. *plus* = „mehr" [Steigerung von *multus* = „viel"] griech. *syn-* = „zusammen-", „mit-"; *piptein* = „fallen") ▶ *Positivsymptome.*
PMR Abk. für ▶ *progressive Muskelrelaxation (PMR).*
p. o. Abk. für lat. *per os* (= „durch den Mund"); ▶ *peroral.*
Pöldinger, Walter J. *31. Mai 1929 in Wien (Österreich), † 15. Juli 2002, österreichischer Arzt und ▶ *Psychiater*, der die ▶ *Entwicklungsphasen der suizidalen Krise* erarbeitete.
Pollakisurie (griech. *pollakis* = „häufig"; *ouron* = „Harn") Drang zu häufiger Blasenentleerung, wobei jeweils nur kleine Mengen Urin ausgeschieden werden; die Gesamtmenge ist dabei jedoch nicht erhöht. Die ▶ *psychogene* P. ist ein den ▶ *somatoformen autonomen Funktionsstörung*en zuzurechnendes Beschwerdebild; in der ▶ *ICD*-10 ist es unter F45.34 gelistet; die ▶ *ICD*-11 unterteilt Störungen des körperlichen Leidens nicht mehr nach Subtypen, sondern in Schweregrade (6C20.x).
Poltern Störung des Redeflusses, die gekennzeichnet ist durch hohe Sprachgeschwindigkeit, ruckartige Anläufe, schlechte Sprechverständlichkeit (Verschlucken und Verstümmeln von Lauten und/oder Wortenden) sowie fehlerhafte Satzmuster. Begleitend sind ▶ *impulsive* ▶ *Persönlichkeits*züge möglich. Im Unterschied zu den Stotterern [▶ *Stottern*] können Polterer bei Aufforderung ihren Redefluss verbessern. ▶ *Logopädie* und ▶ *Verhaltenstherapie* stehen im Mittelpunkt der Behandlung. Die Codierung gemäß ▶ *ICD*-10 erfolgt mit F98.6 (▶ *ICD*-11: 6A01.1).
polymorph (griech. *polys* = „viel"; *morphe* = „Gestalt", „Form", „Aussehen") „Vielgestaltig", „in mehreren Formen auftretend".

Polyneuropathie (griech. *polys* = „viel"; *neuron* = „Nerv"; *pathos* = „Leiden[schaft]") Schädigungen des ▶ *peripheren Nervensystems (PNS)*, wobei grundsätzlich mehrere ▶ *Nerven* einer Körperregion betroffen sind. Die P. beginnt i. d. R. an den Extremitäten, geht mit Empfindungs- (Kribbeln, Taubheitsgefühl) und/oder Bewegungsstörungen (Gangunsicherheit, Augenmuskellähmungen) einher und kann unterschiedlichste Ursachen haben, z. B. ▶ *Alkoholabusus*, ▶ *Diabetes mellitus*, ▶ *arterielle Verschlusskrankheit (AVK)* o. Ä.

polyphasisch (griech. *polys* = „viel"; *phasis* = „Erscheinung", das „Sich-Zeigen") „In mehreren Phasen verlaufend". Gegenbegriff: „monophasisch". So verläuft die bipolare affektive Störung [▶ *affektive Störung [bipolar]*] grundsätzlich polyphasisch.

Polysomnografie (griech. *polys* = „viel"; lat. *somnus* = „Schlaf"; griech. *graphein* = „schreiben") Meist ▶ *stationär* in einem ▶ *Schlaflabor* durchgeführte Untersuchung des individuellen ▶ *Schlafs* eines ▶ *Patienten* mittels ▶ *Elektroenzephalografie (EEG)* und ▶ *Elektrokardiogramm (EKG)* sowie der Beobachtung von Atemfluss, Körpertemperatur, Muskeltonus [▶ *Tonus*], Augen- und Beinbewegungen etc., um so eine evtl. vorhandene ▶ *Schlafstörung* ▶ *diagnostizieren* zu können.

Polytoxikomanie (griech. *polys* = „viel"; *toxikon* = „[Pfeil-]Gift"; *mania* = „Wahnsinn", „Raserei") „Mehrfachabhängigkeit". Verhaltensstörung, die gekennzeichnet ist durch die ▶ *Abhängigkeit* eines Menschen von mehreren ▶ *psychotropen Substanzen*, sei es gleichzeitig oder nacheinander.

Pons Adj. **pontin** (lat. *pons* = „Brücke") Der P. ist ein Abschnitt des ▶ *Hirnstamms* und bildet zusammen mit dem ▶ *Kleinhirn* das ▶ *Hinterhirn*. Er ist vor allem für die Atemregulation zuständig.
Syn.: Brückenhirn.

Poppers (engl. *to pop* = „knallen") Leicht flüchtige Flüssigkeit mit einem intensiven, dem ▶ *Chloroform* ähnelnden Geruch, die ursprünglich als Arznei gegen ▶ *Angina pectoris* eingesetzt wurde. P. wirken gefäßerweiternd und sorgen für eine Intensivierung von Empfindungen; darüber hinaus sollen sie das ▶ *sexuelle* Lustempfinden steigern. Der ▶ *Rausch*zustand setzt rasch ein und hält wenige Minuten an. Siehe auch ▶ *Schnüffeln*.

Positive and Negative Syndrome Scale (PANSS) (engl., „Skalierung von Positiv- und Negativsymptomen") ▶ *Psychometrisch*es Verfahren, das durch ein knapp 1-stündiges Interview mit dem an ▶ *Schizophrenie* erkrankten Menschen und seinen Bezugspersonen die Schwere der ▶ *Positivsymptome* und ▶ *Negativsymptome* in einer ▶ *medizinisch*en Skala darzustellen vermag.

positive Verstärkung (lat. *positum* = „platziert", „gesetzt") Wirkmöglichkeit eines ▶ *Verstärkers* im Kontext der ▶ *operanten Konditionierung*: Erhöhung der Auftretenswahrscheinlichkeit eines bestimmten Verhaltens durch zeitnahe Darbietung von ▶ *Reizen*, die als angenehm empfunden werden. Beispiel: Schüler bereitet sich gewissenhaft auf eine Klassenarbeit vor → Test wird mit „sehr gut" bewertet → ▶ *Motivation* für weitere „Lernnachmittage".

positive Wertschätzung (lat. *positum* = „platziert", „gesetzt") Eine von drei wesentlichen ▶ *Therapeutenvariablen* gegenüber einem ▶ *Klienten* i. R. der ▶ *klientenzentrierten Psychotherapie*: Der ▶ *Therapeut* ist bereit, ohne Vorbedingungen und frei von jeder Bewertung an den Gedanken, Gefühlen und Problemen seines ▶ *Klienten* Anteil zu nehmen und sein Gegenüber als ▶ *Person* in seiner Ganzheitlichkeit wahrzunehmen.

Positivsymptome (lat. *positum* = „platziert", „gesetzt"; griech. *syn-* = „zusammen-", „mit-"; *piptein* = „fallen") Eine im Kontext der ▶ *Schizophrenie* gebräuchliche Kategorisierung ▶ *psychotischer* ▶ *Phänomene*, die ein „Mehr an Erleben" verglichen mit der „ ▶ *normalen*" ▶ *Persönlichkeit* beschreibt. Dementsprechend gehören zu den P.n ▶ *Halluzinationen*, ▶ *Wahn*erleben, ▶ *Ich-Störungen*, ▶ *Angst*, ▶ *Antriebssteigerung*, ▶ *psychomotorische* ▶ *Hyperkinesien* sowie Enthemmung und Distanzlosigkeit. Gegenbegriff: ▶ *Negativsymptome*.
Syn.: Plus-Symptome, produktive Symptome.

Positronenemissionstomografie (PET) (lat. *positum* = „platziert", „gesetzt"; griech. *elektron* = „Bernstein"; lat. *emittere* = „aussenden"; griech. *tome* = „Schnitt"; *graphein* = „schreiben") Nuklearmedizinische ▶ *Diagnose*methode, durch die ▶ *Stoffwechsel*prozesse im Körper sichtbar gemacht werden können. Sie eignet sich u. a. zur Erkennung bzw. Beurteilung von ▶ *Gehirn*- und ▶ *Tumor*erkrankungen.

postiktal[er Dämmerzustand] (lat. *post-* = „hinter", „nach"; *ictus* = „Schlag") Nach einem ▶ *generalisierten Anfall* erschöpfungsbedingt einsetzender ▶ *Dämmerzustand*.

postpartale Depression (lat. *post-* = „nach", „hinter"; *partus* = „Entbindung", „Geburt") ▶ *Wochenbettdepression*.

postschizophrene Depression (lat. *post-* = „nach", „hinter"; griech. *schizein* = „spalten", „abspalten"; *phren* = „Zwerchfell [als Sitz der Seele]", „Geist", „Verstand", „Gemüt"; lat. *deprimere* = „niederdrücken") ▶ *Subtyp* der ▶ *Schizophrenie*, der als teilweise über längere Zeit hinweg anhaltende ▶ *depressive Episode* im Anschluss an eine ▶ *schizophrene* ▶ *Erkrankung* auftritt. Das ▶ *klinische Bild* prägt die ▶ *depressive*, nicht (mehr) jedoch die ▶ *schizophrene* ▶ *Symptomatik*, wobei letztere jedoch nicht gänzlich abgeklungen ist. Die ▶ *ICD*-10 listet die p. D. unter F20.4 (▶ *ICD*-11: 6A20.Z).

posttraumatische Belastungsstörung (PTBS) (lat. *post-* = „hinter", „nach"; griech. *trauma* = „Wunde", „Verletzung", „Gewalteinwirkung") Zu den ▶ *Belastungsstörung*en zählendes ▶ *Krankheits*bild, das in der ▶ *ICD*-10 unter F43.1 gelistet ist (▶ *ICD*-11: 6B40, komplexe PTBS unter 6B41). Die PTBS wird beschrieben als eine – um Wochen oder gar Monate – verzögerte Reaktion auf eine extreme Bedrohungssituation (z. B. Naturkatastrophe, Geiselnahme u. Ä.), wobei Reaktionen, die eine enge Nähe zu der ▶ *traumatisch*en Situation herzustellen versuchen (z. B. ▶ *Träume*, Wiederaufsuchen des Ortes, Sammeln von Zeitungsberichten über das ▶ *Trauma*), von denen unterschieden werden, die tendenziell die ▶ *emotionale* Distanz zum Trauma suchen (z. B. ▶ *sozial*er Rückzug, Vermeidungsverhalten). Die PTBS dauert mindestens einen Monat lang an und mündet nicht selten – insb. bei nicht rechtzeitig erfolgter ▶ *Diagnose*stellung – in ▶ *Persönlichkeits*veränderungen, ▶ *Drogen*konsum oder ▶ *Suizid*gefährdung. Sie ist insb. durch das wiederholte Erleben des Traumas in sich aufdrängenden Erinnerungen, (Alb-)Träumen [▶ *Albträume*] oder ▶ *Flashbacks* gekennzeichnet. Hinzu treten können ein ausgeprägtes Vermeidungsverhalten in Bezug auf Situationen, die an das Trauma erinnern, sowie ▶ *emotionale* und soziale Rückzugstendenzen oder ▶ *Anhedonie*, aber auch eine ausgeprägte Neigung zum ▶ *Grübeln*; darüber hinaus wird ein erhöhtes Erregungsniveau mit gesteigerter ▶ *Vigilanz*, Schreckhaftigkeit und ▶ *Schlaflosigkeit* beschrieben. Die Entwicklung einer PTBS erfolgt u. a. in Abhängigkeit von der individuellen ▶ *Vulnerabilität* des Betroffenen, den ihm zur Verfügung stehenden ▶ *Coping-Strategien* und natürlich der Schwere des Traumas. Bewährt hat sich bei der PTBS eine Kombination aus Frühintervention [▶ *Intervention*] (Unterstützung des Betroffenen in

seinem Anpassungsprozess durch ▶ *Krisenintervention* und ggf. ▶ *Psychoedukation*), ▶ *psychodynamisch*en (Bearbeitung unreifer Beziehungsmuster und Klärung der Frage, welche Bedeutung das Trauma für das ▶ *Selbstkonzept* hat) sowie ▶ *kognitiv*-verhaltenstherapeutischen (Anregung sekundärer Verarbeitungsprozesse durch Konfrontation mit dem ▶ *traumatisch*en Erlebnis, bereichert durch neue Informationen) ▶ *Intervention*en einschließlich medikamentöser ▶ *Therapie* (Beruhigungsmittel – unter Abwägung des ▶ *Suchtpotenzials* – während der ▶ *akut*en Phase sowie die Gabe von ▶ *SSRI* bei ▶ *depressiv*er Begleitsymptomatik). Wegen der komplexen ▶ *Symptomatik* und zur Risikominimierung bezüglich einer evtl. ▶ *Retraumatisierung* sollte die Therapie der PTBS nur von hierfür speziell geschulten Fachleuten vorgenommen werden.
Syn.: traumatische Neurose.

Potenz (lat. *potentia* = „Kraft", „Vermögen") Fähigkeit des Mannes zum Vollzug des Geschlechtsverkehrs. Zeugungsfähigkeit. Bei P.verlust kann eine ▶ *vegetative Störung* vorliegen.

präalkoholische Phase (lat. *prae-* = „vor"; arab. *al-kuhul* = „das absolut Reine", „trockener Staub", „feines Pulver", „Augenschminke") Erste von vier Phasen zum ▶ *süchtigen Trinker*. Diese ist gekennzeichnet durch gelegentliches Trinken mäßiger ▶ *Alkohol*mengen, um unangenehme Situationen besser aushalten zu können („Erleichterungstrinken"); gleichzeitig nimmt die ▶ *Frustrationstoleranz* ab und die ▶ *Toleranzentwicklung* bezüglich des Alkohols zu.

Prädelir (lat. *prae-* = „vor"; *de-* = „weg"; *lira* = „Furche") ▶ *Pathologisch*er Zustand, der insb. durch ▶ *vegetative Störungen* gekennzeichnet ist und unbehandelt in ein ▶ *Alkoholdelir* übergehen kann.

prädisponiert **prädisponierend** (lat. *prae-* = „vor"; *disponere* = „bestimmen", „einrichten", „einteilen") „Vorherbestimmt", „vorbelastet"; [ggf. ▶ *genetisch*e] Veranlagung oder sonstiges besonderes Gefährdetsein hinsichtlich der Entwicklung einer bestimmten ▶ *Erkrankung*.

Präejakulat (lat. *prae-* = „vor"; *eiaculari* = „herausschleudern, -werfen") ▶ *Sekret*, das während der ▶ *sexuell*en Erregung – also „vor" der ▶ *Ejakulation* – beim Mann abgesondert werden kann.

prämorbid (lat. *prae-* = „vor"; *morbus* = „Krankheit") „Vorgeschädigt" [durch Vorerkrankungen].

präsenil (lat. *prae-* = „vor"; *senex* = „Greis") „Vor dem Greisenalter auftretend".

präsuizidales Syndrom (lat. *prae-* = „vor-"; *sui* = „sich selbst"; *caedere* = „töten", „vernichten"; griech. *syn-* = „zusammen-", „mit-"; *dromos* = „Weg", „Lauf") Für die ▶ *Prävention* eines ▶ *Suizids* bedeutsames Modell, das 1953 von ▶ *Ringel, Erwin* erarbeitet wurde. Es umfasst drei Merkmale, die einer ▶ *Suizid*handlung regelmäßig vorausgehen; ihr Auftreten ist ein ernst zu nehmendes Warnsignal. 1) Einengung: Lebenssituative (z. B. Verlustereignisse, Beziehungsprobleme, Entwurzelung, schmerzhafte oder lebensbedrohliche ▶ *Erkrankung*), ▶ *psychosoziale* (z. B. Isolation, Vereinsamung) und ▶ *kognitive* „Einengungen" (z. B. Hoffnungslosigkeit, Sinnleere), die den Betroffenen ihre Wahl- und/oder Gestaltungsmöglichkeiten als immer geringer werdend erleben lassen, bis schließlich als alleiniger Ausweg nur noch der Suizid übrig zu bleiben scheint. Es werden ausschließlich negative Dinge wahrgenommen unter gleichzeitiger Ausblendung all jener Werte, für die sich das Weiterleben lohnen könnte. 2) Aggressionsumkehr: Zunahme ▶ *aggressiv*er Tendenzen, die jedoch nicht adäquat ausgedrückt werden und sich daher zunehmend gegen die Betroffenen selbst richten. 3) Suizidfantasien: Das Gefühl, der Realität nicht gewachsen zu sein, führt zu einer Flucht in die Irrealität; die Betroffenen bauen sich eine Scheinwelt auf, in der Gedanken an den Tod oder den Suizid eine immer größere Rolle spielen und scheinbare Erleichterung in Aussicht stellen.

präsynaptische Endigung (lat. *prae-* = „vor"; griech. *syn-* = „zusammen-", „mit"; *haptein* = „ergreifen", „fassen", „tasten") „Vorsynaptische Endigung". Ende des ▶ *Axons* eines ▶ *Neurons* und Ort der Freisetzung von in den ▶ *Vesikeln* gespeicherten ▶ *Neurotransmittern* in den ▶ *synaptischen Spalt* nach Ankunft eines Aktionspotenzials. Zusammen mit dem sog. postsynaptischen (lat. ▶ *post-* = „nach-") Teil, bei dem es sich um eine andere ▶ *Zelle*, eine Muskelfaser o. Ä. handelt, bildet die p. E. die ▶ *Synapse*.

Syn.: Synapsenendknöpfchen, Axonende.

Prävalenz (lat. *praevalere* = „überwiegen") Kennzahl der ▶ *Epidemiologie*, welche die Häufigkeit von bestimmten Krankheitsfällen innerhalb einer Bevölkerungsgruppe zu einem bestimmten Stichtag oder innerhalb eines definierten Zeitraums angibt. Siehe auch ▶ *Gesamtlebenszeitprävalenz*.

Prävention Adj. **präventiv** (lat. *praevenire* = „zuvorkommen") Vorausschauende Maßnahme(n) zur Verhütung oder Vorbeugung eines unerwünschten Ereignisses bzw. drohenden Schadens, etwa einer ▶ *Erkrankung*.

Syn.: Prophylaxe.

primäre Hypertonie (lat. *primarius* = „an erster Stelle"; griech. *hyper* = „noch mehr", „über", „über [das Maß] hinaus"; *tonos* = „[An-]Spannung", „Kraft") ▶ *essenzielle Hypertonie*.

primärer Krankheitsgewinn (lat. *primarius* = „an erster Stelle") Unterform des ▶ *Krankheitsgewinns*, bei dem die von der ▶ *Erkrankung* betroffene ▶ *Person* – häufig unbewusst – einen Nutzen oder Vorteil aus ihrer Situation zieht. Dieser kann z. B. in der Umgehung eines ▶ *Konflikts* oder einer belastenden Situation am Arbeitsplatz bestehen.

primärer Verstärker (lat. *primarius* = „an erster Stelle") ▶ *Verstärker*.

Problemaktualisierung (griech. *problema* = „Schwierigkeit", „Hindernis") Einer von fünf grundlegenden Wirkfaktoren, die nach ▶ *Grawe, Klaus* den Erfolg der ▶ *Psychotherapie* bestimmen: Der ▶ *Therapeut* macht die Probleme seines ▶ *Patienten* i. R. des ▶ *therapeutischen* Prozesses erfahrbar, was für diesen i. d. R. mit negativen Gefühlen verbunden ist; gleichzeitig wird so jedoch ein Raum eröffnet, in dem neue, konstruktive Lösungswege erarbeitet werden können.

Problemlösetraining (griech. *problema* = „Schwierigkeit", „Hindernis"; engl. *to train* = „erziehen", „schulen", „ausbilden") ▶ *Verhaltenstherapeutische* ▶ *Interventions*technik, die sich – klar strukturiert – in sechs Schritten vollzieht und das Ziel verfolgt, dem ▶ *Klienten* einen Weg aufzuzeigen, wie er sich künftig selbst in schwierigen Situationen konstruktiv verhalten und bestehende Probleme einer sinnvollen Lösung entgegenführen kann: ▶ *Exploration* zur Herausarbeitung des Problems → Zusammentragen von Lösungsmöglichkeiten mittels ▶ *Brainstorming* → Diskussion der ermittelten Ideen bezüglich Erfolgsaussichten, Praktikabilität und Folgen → Bewertung der Lösungsoptionen durch Darstellung auf einer mehrstufigen Skala → Umsetzung der vermeintlich besten Option ▶ *in vivo* → Abschließende Auswertung und Überprüfung mit dem ▶ *Therapeuten*.

Prodromalphase (griech. *prodromos* aus *pro-* = „vor-" und *dromos* = „Weg", „Lauf") „Vorläuferphase". (a) Zweite von vier Phasen zum ▶ *süchtigen Trinker*. Diese ist gekennzeichnet durch häufiges Gedankenkreisen um ▶ *Alkohol* einschließlich der

Anlegung von Alkoholvorräten, „Filmrisse" für die Zeit während des Konsums von Alkohol, heimliches Trinken sowie eine Steigerung der Alkoholmengen bei gleichzeitiger Unfähigkeit, das Trinkverhalten zu ändern. Trinker in der P. sind gesellschaftlich meist toleriert, oft sogar anerkannt, da ein ▶ *Rausch* zuweilen als Zeichen von Kontaktfreudigkeit und Stehvermögen gedeutet wird. (b) Erste von drei Phasen des Krankheitsverlaufs der ▶ *Schizophrenie*, die durch unspezifische ▶ *Symptome* gekennzeichnet ist und bis zu 1 Jahr andauern kann.

produktive Symptome (lat. *productivus* = „zur Verlängerung geeignet", „ergiebig", „schöpferisch"; griech. *syn-* = „zusammen-", „mit-"; *piptein* = „fallen") ▶ *Positivsymptome.*

Prognose (griech. *prognosis* = „Voraus-Wissen") Wahrscheinlichkeitsurteil. Mit wissenschaftlichen Methoden erstellte Vorhersage einer weiteren Entwicklung, z. B. den Ausgang einer Wahl oder den Verlauf einer ▶ *Erkrankung.*

progredient (lat. *pro-* = „vor[an]"; *gredi* = „schreiten") „Fortschreitend". Das Fortschreiten einer ▶ *Erkrankung.*

progressiv (lat. *progredi* = „voranschreiten") „Fortschreitend"; „voranschreitend". Im Kontext der ▶ *Amnesie* meint der Begriff „p." eine fortschreitende Auflösung des ▶ *Gedächtnisses*, wie sie beim ▶ *Morbus Alzheimer* im Zuge der ▶ *Degeneration* des ▶ *Gehirns* feststellbar ist.

progressive Muskelentspannung ▶ *progressive Muskelrelaxation (PMR).*

progressive Muskelrelaxation (PMR) (lat. *progredi* = „voranschreiten", engl. *relaxation* = „Entspannung") ▶ *Entspannungstechnik*. Von ▶ *Jacobson, Edmund* entwickeltes Verfahren zur Verbesserung der Körperwahrnehmung, dessen Grundprinzip darin besteht, dass nacheinander einzelne Muskelgruppen für einige Sekunden willentlich angespannt und anschließend deutlich länger entspannt bzw. gelockert werden. Ziel ist eine generelle Verminderung der muskulösen Anspannung, die oftmals unbemerkt mit Unruhe- oder gar ▶ *Angst*zuständen einhergeht, und – daraus resultierend – eine Tiefenentspannung des Körpers unter gleichzeitiger Reduzierung jenes Angstgefühls. Die PMR wird daher nicht nur erfolgreich gegen ▶ *Stress*, ▶ *chronisch*en Rückenschmerz und ▶ *arterielle Hypertonie* angewendet, sondern auch als Baustein i. R. der ▶ *Verhaltenstherapie.*

Syn.: progressive Muskelentspannung.

Projektion V. **projizieren** (lat. *pro-* = „vor[an]"; *iacere* = „werfen") ▶ *Abwehrmechanismus*, der das ▶ *Phänomen* beschreibt, dass ein ▶ *Individuum* eigene „Schwachstellen", die es an sich nicht akzeptieren kann oder will, einer anderen ▶ *Person* zuschreibt; besagte Mängel werden alsdann am anderen Menschen kritisiert. – Die Entstehung von ▶ *Phobien* wird ebenfalls über den Mechanismus der P. erklärt: Die als gefahrvoll erlebten inneren Impulse (z. B. ▶ *Aggression*) werden einem äußeren Objekt zugeschrieben – auf dieses „projiziert"; dieses Objekt wird daraufhin als angstauslösend wahrgenommen und gemieden. ▶ *Freud, Sigmund* definierte knapp: „P. ist das Verfolgen eigener Wünsche in anderen."

Prophylaxe Adj. **prophylaktisch** (griech. *prophylaxis* = „Schutz", „Vorbeugung", „das vor etwas Aufgestellte") Maßnahmen zur Verhütung von Gefahren.

Syn.: ▶ *Prävention.*

Prostata (griech. *prostates* = Vorsteher, Vordermann) Vorsteherdrüse. Ein kastaniengroßes, unter der Blase liegendes und die Harnröhre bzw. den Samenleiter umgebendes, etwa 20 Gramm schweres und ausschließlich beim Mann vorkommendes Organ, dessen

Aufgabe in der Produktion eines milchigen ▶ *Sekrets* besteht, das die Beweglichkeit der Samenzellen erhöht und gemeinsam mit diesen als ▶ *Ejakulat* bei einem ▶ *Orgasmus* ausgestoßen wird. Ist die P. ▶ *krankhaft* vergrößert, so führt dies zu einer erschwerten Harnentleerung.

Protein Pl. **Proteine** (griech. *protos* = „das Erste", „das Wichtigste") Aus ▶ *Aminosäure*ketten aufgebaute große ▶ *Molekül*e, die zu den Grundbausteinen aller ▶ *Zellen* gehören und verschiedenste Aufgaben – u.a. die Auslösung chemischer [▶ *Chemie*] Reaktionen oder die Erkennung von Signalstoffen – innerhalb des ▶ *Organismus* erfüllen. P. bestehen aus ▶ *Kohlenstoff*, ▶ *Wasserstoff*, ▶ *Sauerstoff*, ▶ *Stickstoff* und ▶ *Schwefel*. Proteinhaltige Nahrungsmittel sind z.B. Fleisch, Fisch, Eier, Quark und Käse. 1 g P. = 4 ▶ *kcal*; Erwachsene haben einen täglichen P.-Bedarf von ca. 0,8 g P. pro kg Körpergewicht.
Syn.: Eiweiße, Eiweißstoffe.

Pschyrembel ▶ *Medizinisch*es Standardnachschlagewerkwerk, das in alphabetischer Reihenfolge die wichtigsten Begriffe der ▶ *Medizin* auflistet und vom Berliner Verlag Walter de Gruyter herausgegeben wird. Der Name geht zurück auf ▶ *Pschyrembel, Willibald*. Bis 2020 sind bereits 268 Auflagen von „P. – Klinisches Wörterbuch" erschienen. Inzwischen wird „P." vom De Gruyter-Verlag als Marke verwendet, unter dem weitere, das klinische Wörterbuch ergänzende Nachschlagewerke angeboten werden.

Pschyrembel, Willibald *1. Januar 1901 in Berlin, † 26. November 1987, deutscher Arzt und jahrzehntelang alleiniger Redakteur sowie Herausgeber des Lexikons „P. – Klinisches Wörterbuch"; siehe auch ▶ *Pschyrembel*.

Pseudodebilität (griech. *pseudo-* = „Schein-", „Tarn-"; lat. *debilitas* = „Gebrechlichkeit") ▶ *Ganser-Syndrom*.

Pseudodemenz (griech. *pseudo-* = „Schein-", „Tarn-"; lat. *de-* = „weg", *mens* = „Geist") „Scheindemenz", „vorgetäuschte Demenz". Sonderform der ▶ *depressiven Episode*, bei der insb. die ▶ *formalen Denkstörung*en das Bild einer ▶ *demenziell*en ▶ *Erkrankung* imitieren. Daher ist insb. bei älteren ▶ *Patient*en mit besonderer Sorgfalt ▶ *differenzialdiagnostisch* abzuklären, ob ein demenzielles oder ▶ *depressiv*es Krankheitsbild (▶ *Altersdepression*) vorliegt. Die P. unterscheidet sich von der ▶ *Demenz* durch ihren raschen Beginn (Demenz: schleichender Beginn) sowie die darauf folgende abrupte Zustandsverschlechterung (Demenz: langsame Verschlechterung). Dem voll orientierten ▶ *Patient*en (Demenz: ▶ *Orientierungsstörung*en) sind seine Defizite dabei bewusst (Demenz: Überspielen der ▶ *kognitiv*en Leistungseinbußen).
Syn.: depressive Pseudodemenz.

Pseudoepilepsie Adj. **pseudoepileptisch** ▶ *dissoziativer Krampfanfall*.

Pseudohalluzination (griech. *pseudo-* = „Schein-", „Tarn-"; lat. *hallucinari* = „gedankenlos sein", „träumen") ▶ *Wahrnehmungsstörung*, bei welcher der Betroffene den Trugcharakter erkennen kann, etwa durch das Wissen um die eigene Fiebererkrankung.

pseudoneurasthenisches Syndrom (griech. *pseudo-* = „Schein-", „Tarn-"; *neuron* = „Nerv"; *asthenes* = „schwach", „kraftlos"; *syn-* = „zusammen-", „mit-"; *dromos* = „Weg", „Lauf") Störungsbild, das durch rasche Ermüdbarkeit, ▶ *physische* wie ▶ *psychische* Schwäche, ▶ *Stimmung*slabilität und ein deutlich vermindertes Kraftpotenzial gekennzeichnet ist. In der ▶ *ICD*-10 ist das p.S. unter F06.6 gelistet (▶ *ICD*-11: 6E65).
Syn.: organische asthenische Störung.

Psilocybin ▸ *Alkaloid* des in Mexiko beheimateten Pilzes ▸ *Psilocybe mexicana* und ▸ *Halluzinogen*, das insb. ▸ *optische* ▸ *Halluzination*en auslöst. Im Vergleich zu ▸ *LSD* sind die ▸ *Rausch*zustände kürzer und ▸ *Flashbacks* seltener.

Psyche Adj. **psychisch** (griech. *psyche* = „Atem", „Hauch", „Seele") Königstochter in der römischen Mythologie, die aufgrund ihrer Schönheit die Eifersucht der Liebesgöttin Venus auf sich zieht. Diese befiehlt daraufhin ihrem Sohn Amor, dafür zu sorgen, dass sich P. in das hässlichste Geschöpf der Welt verliebt. Statt den Befehl auszuführen, verliebt sich Amor jedoch in P. und entführt sie im ▸ *Schlaf*. – Die ursprüngliche altgriech. Begriffsbedeutung umschrieb die „ganze ▸ *Person*" und stand als Inbegriff für Lebendigkeit, Lebenskraft oder das Lebensprinzip schlechthin. Heute bezeichnet „P." die Gesamtheit aller bewussten und unbewussten seelischen Vorgänge einschließlich aller geistigen Funktionen sowie Reaktions- und inneren Erlebnisweisen.

Psychedelikum Pl. **Psychedelika** (griech. *psyche* = „Atem", „Hauch", „Seele"; *delein* = „offenbaren", „offen legen") ▸ *Halluzinogen*.
Syn.: psychedelische Droge(n).

Psychiater (griech. *psyche* = „Atem", „Hauch", „Seele"; *iatros* = „Arzt") Facharzt für ▸ *Psychiatrie* und ▸ *Psychotherapie*. Ein P. verfügt über ein Studium der ▸ *Medizin* mit anschließender, mindestens 5-jähriger Weiterbildung und zeichnet insb. für die medikamentöse Behandlung von ▸ *psychisch* ▸ *kranken* ▸ *Patient*en verantwortlich. Berühmte P. waren ▸ *Alzheimer, Alois*, ▸ *Bleuler, Paul Eugen*, ▸ *Freud, Sigmund*, ▸ *Griesinger, Wilhelm*, ▸ *Hoffmann, Heinrich*, ▸ *Kraepelin, Emil*, Freiherr ▸ *Krafft von Festenberg auf Frohnberg, genannt von Ebing, Richard Fridolin Joseph*, ▸ *Ringel, Erwin* u. v. m.

Psychiatrie Adj. **psychiatrisch** (griech. *psychiatrike* = „Seelenheilkunde") Fachdisziplin der ▸ *Medizin*, die sich mit der ▸ *Prävention*, ▸ *Diagnostik* und ▸ *Therapie* von seelischen ▸ *Erkrankung*en beschäftigt. Es bestehen Schnittstellen zur ▸ *Psychotherapie*, ▸ *Psychologie*, ▸ *Psychosomatik* und ▸ *Neurologie*. Die moderne P. geht zurück auf ▸ *Griesinger, Wilhelm*. Teilbereiche der P. sind die ▸ *forensische Psychiatrie*, die ▸ *Gerontopsychiatrie* und die ▸ *Sozialpsychiatrie*.

psychiatrische Diagnostik (griech. *psychiatrike* = „Seelenheilkunde"; *dia-* = „[hin]durch-", „dazwischen"; *gnose* = „[Er-]Kenntnis", „Urteil"; *diagnose* = „Durchforschung") ▸ *Psychodiagnostik*.

psychische Abhängigkeit (griech. *psyche* = „Atem", „Hauch", „Seele") ▸ *Abhängigkeit*.

psychischer Schock (griech. *psyche* = „Atem", „Hauch", „Seele") ▸ *akute Belastungsreaktion*.

Psychisch-Kranken-Gesetz (griech. *psyche* = „Atem", „Hauch", „Seele") Landesgesetz, das im Fall von ▸ *akut*er Selbst- oder Fremdgefährdung bestimmte Behörden ermächtigt, betroffene ▸ *Patient*en auch gegen ihren Willen in der geschlossenen Abteilung einer ▸ *psychiatrisch*en Klinik unterzubringen [▸ *Unterbringung*]. Z. B. hat im Freistaat Bayern dieses Gesetz den Titel „Gesetz über die Unterbringung psychisch Kranker und deren Betreuung – Unterbringungsgesetz".

PsychKG Abk. für ▸ *Psychisch-Kranken-Gesetz*.

Psychoanaleptikum Pl. **Psychoanaleptika** (griech. *psyche* = „Atem", „Hauch", „Seele"; *ana-* = „[hin-]auf", „über … hin" und *lambanein* = „ergreifen", „fassen") ▸ *Psychostimulanzien*.

Psychoanalyse Adj. **psychoanalytisch** (griech. *psyche* = „Atem", „Hauch", „Seele", *analysis* = „Auflösung", „Zerlegung", i. S. von „Untersuchung") „Seelenzergliederung", „Enträtselung der Seele". Tiefenpsychologisches Verfahren [▶ *tiefenpsychologische Therapie*], das um 1890 von ▶ *Freud, Sigmund* zur ▶ *Therapie* seelischer Störungen – basierend auf seiner ▶ *Neurosenlehre* – begründet wurde. Im Rahmen der P. sollen ins ▶ *Unbewusste* verdrängte, jedoch ▶ *psychodynamisch* wirksame Erlebnisse dem ▶ *Patienten* – z. B. durch ▶ *freie Assoziation*, ▶ *Traum*deutung, ▶ *Übertragung* und ▶ *Gegenübertragung* – wieder bewusst gemacht werden; dies wiederum geschieht durch ▶ *Klarifizieren*, ▶ *Interpretation*, ▶ *Konfrontation* und schließlich ▶ *Durcharbeiten* mit dem Ziel der „Seelenreinigung" („Katharsis"). Als notwendige Grundpfeiler dieser Behandlungstechnik zählen die absolute Neutralität des Therapeuten, seine ▶ *gleichschwebende Aufmerksamkeit* sowie die ihn bindende ▶ *Abstinenzregel*. Zu den zentralen Theorien der P. gehören die Phasen der ▶ *psychosexuellen Entwicklung*, das ▶ *Instanzenmodell* und die ▶ *Abwehrmechanismen*. Das p.e ▶ *Setting* ist insofern festgelegt, als der Patient auf einer Couch liegt und der ▶ *Therapeut* an deren Kopfende – für den Patienten nicht sichtbar – sitzt; p.e Therapien sind oft über mehrere Jahre angelegt und finden zwei- bis dreimal wöchentlich statt. ▶ *Bloch, Ernst Simon* kritisierte an der P. ihre starke Rückwärtsgewandtheit: Statt sich der Zukunft zuzuwenden, liege ihr Fokus primär auf der Vergangenheitsaufdeckung. Nach Freuds Tod wurde die P. vielfach weiterentwickelt und modifiziert (siehe auch ▶ *Individualpsychologie*, ▶ *analytische Psychologie*, ▶ *Existenzanalyse*, ▶ *Neopsychoanalyse*, ▶ *tiefenpsychologisch orientierte Psychotherapie*, ▶ *Fokaltherapie*, ▶ *Transference-Focused Psychotherapy (TFP)*, ▶ *Psychoanalyse für Kinder und Jugendliche*). Von der P. werden die Erfordernisse der in Deutschland gültigen ▶ *Psychotherapie-Richtlinie* erfüllt; es besteht somit für den Patienten die Möglichkeit der Kostenerstattung durch die gesetzliche Krankenkasse.

Psychoanalyse für Kinder und Jugendliche (griech. *psyche* = „Atem", „Hauch", „Seele"; *analysis* = „Auflösung", „Zerlegung", i. S. von „Untersuchung") Auf ▶ *Mahler, geb. Schönberger, Margaret* zurückgehendes ▶ *tiefenpsychologisches Therapie*verfahren, dem ein von ihr vorgelegtes, auf ▶ *empirisch*en Beobachtungen fußendes Entwicklungsmodell von Säuglingen bzw. Kleinkindern unter dem besonderen Aspekt von ▶ *Symbiose* und ▶ *Individuation* zugrunde liegt.

psychoanalytisches Erstinterview (griech. *psyche* = „Atem", „Hauch", „Seele"; *analysis* = „Auflösung", „Zerlegung", i. S. von „Untersuchung"; lat. *inter-* = „[da]zwischen"; *videre* = „sehen") Ausführliche ▶ *tiefenpsychologische* ▶ *Anamnese* zu Beginn einer jeden ▶ *psychodynamisch*en ▶ *Therapie*.

psychoanalytische Therapie (griech. *psyche* = „Atem", „Hauch", „Seele"; *analysis* = „Auflösung", „Zerlegung", i. S. von „Untersuchung"; *therapeia* = „Dienst[leistung]", „Behandlung", „Pflege") ▶ *Psychodynamisch*es, ▶ *aufdeckendes Psychotherapieverfahren*, dessen klassischer Vertreter die ▶ *Psychoanalyse* ist; aus dieser wiederum entwickelten sich zahlreiche ▶ *tiefenpsychologisch orientierte Psychotherapie*formen.

Psychodiagnostik (griech. *psyche* = „Atem", „Hauch", „Seele"; *dia-* = „[hin]durch-", „dazwischen"; *gnose* = „[Er-]Kenntnis", „Urteil"; *diagnose* = „Durchforschung") Teilgebiet der ▶ *Psychologie*, in dem sämtliche Methoden zusammengefasst werden (z. B. ▶ *Exploration*, Testverfahren, Verhaltensbeobachtung), die dazu dienen, die seelischen Eigen- bzw. Besonderheiten einer ▶ *Person* zu erfassen, um so ihre – evtl. vorhandenen – ▶ *psychisch*en Störungen erkennen, ▶ *diagnostizieren* und klassifizieren zu können. Die P. vollzieht sich in 6 Schritten: Beobachten bzw. Wahrnehmen des ▶ *Patienten* → Umgangssprachliches Beschreiben dieser Beobachtungen → Benennung des Beschriebenen in der Sprache der ▶ *Psychopathologie* einschließlich der Zusammenfassung von benannten ▶ *Symptom*en in ein ▶ *Syndrom* → Aufzeigen von Zusammenhängen zwischen dem ▶ *krankhaft*en Verhalten bzw. Erleben und möglichen zugrunde liegenden Ursachen durch einschlägige Interpretation → Zuordnung des ▶ *Syndroms* unter Berücksichtigung von Verlauf, Dauer, erblichen Faktoren etc. zu einer ▶ *therapeutisch*en Kategorie → Klassifizierung der diagnostizierten Störung anhand eines anerkannten ▶ *Referenzsystems,* z. B. der ▶ *ICD*-10 oder ▶ *ICD*-11.

Syn.: psychiatrische Diagnostik.

Psychodrama (griech. *psyche* = „Atem", „Hauch", „Seele"; *drama* = „Handlung") Auf ▶ *Moreno, Jacob Levy* und der Idee des Stegreiftheaters basierendes ▶ *humanistisches* bzw. ▶ *erlebnisorientiertes Psychotherapieverfahren*, das in ▶ *Therapie*gruppen angewendet werden kann. Der ▶ *Klient* hat dabei als Protagonist die Möglichkeit, seine Themen bzw. ▶ *Konflikte* spielerisch darzustellen und kennenzulernen, wodurch diese nicht nur abreagiert, sondern in der Dynamik ihrer ▶ *sozial*en Beziehungen besser verstanden werden sollen. Mitspieler wie Zuschauer geben im Anschluss ▶ *empathische* und kritische Rückmeldungen. Vom P. werden die Erfordernisse der in Deutschland gültigen ▶ *Psychotherapie-Richtlinie* nicht erfüllt; es besteht somit für den ▶ *Klient*en keine Möglichkeit der Kostenerstattung durch die gesetzliche Krankenkasse.

Psychodynamik Adj. **psychodynamisch** (griech. *psyche* = „Atem", „Hauch", „Seele"; *dynamis* = „Kraft") „Seelenkraft". Zusammenspiel von innerseelischen Energieimpulsen bzw. Seelenkräften eines Menschen. Der P.-Begriff entstammt der ▶ *Psychoanalyse* und steht für den Zusammenhang zwischen beobachtbarem, quasi ▶ *symbolhaft*em ▶ *Symptom* (z. B. ▶ *Zwangsstörung*) und dem ihm zuzuordnenden bzw. den es begründenden ▶ *neurotisch*en oder ▶ *psychotisch*en, auf alle Fälle aber ungelösten und meist verdrängten Grundkonflikt (z. B. ▶ *Autonomiekonflikt* durch strenge Erziehung). Siehe auch ▶ *Instanzenmodell.*

psychodynamisch-integrative Psychotherapie (griech. *psyche* = „Atem", „Hauch", „Seele"; *dynamis* = „Kraft"; *therapeia* = „Dienst[leistung]", „Behandlung", „Pflege" bzw. *therapeuein* = „pflegen"; lat. *integrare* = „ergänzen") Die p.-i. P. baut auf der Gesprächspsychotherapie [▶ *Klientenzentrierte Psychotherapie*] nach ▶ *Rogers, Carl Ransom* auf und verfolgt einen übergreifenden Ansatz: Zur ▶ *nondirektiv*en Gesprächsführung treten weitere ▶ *therapeutische* Methoden hinzu, z. B. ▶ *Imagination*, ▶ *Focusing*, systemische Ansätze [▶ *systemische Psychotherapie*] und ▶ *Feldenkrais*. Bedeutendster Vorteil einer derartigen Zusammenführung unterschiedlichster ▶ *Therapie*ansätze liegt in der Möglichkeit einer intensiven, fokussierten und damit raschen Themenbearbeitung.

Psychoedukation (griech. *psyche* = „Atem", „Hauch", „Seele"; lat. *educare* = „aufziehen", „erziehen") Patientenschulung – ggf. unter Einbeziehung der Angehörigen – mit dem Ziel, die ▶ *Erkrankung* besser verstehen zu lernen und konstruktiv mit ihr umgehen zu können. P. kann sich zusammensetzen aus der Erarbeitung eines laienverständlichen ▶ *Krankheit*skonzepts, der Veranschaulichung von Ursachen, ▶ *Therapie*möglichkeiten und alltagsrelevanten Bewältigungsstrategien („Hilfe zur Selbsthilfe") einschl. der Erstellung eines ▶ *Krisenplans* bis hin zur Unterstützung hinsichtlich der Rückfallprophylaxe [▶ *Prophylaxe*]. Hierdurch kann eine längerfristige Behandlungsbereitschaft sichergestellt werden, und der ▶ *Patient* gewinnt die Chance, sich zum „Experten" für seine Erkrankung zu entwickeln. Darüber hinaus ermöglicht P. bei den Teilnehmenden eine ▶ *emotionale*

Entlastung. Es ist möglich und sinnvoll, P. als Therapiebaustein in Einzelsitzungen zu integrieren.

psychogene Depression (griech. *psyche* = „Atem", „Hauch", „Seele"; *-genes* = „von jemandem abstammen", „verursachend", „etwas hervorbringend"; lat. *deprimere* = „niederdrücken") Nach dem traditionellen ▶ *triadischen System* eine ▶ *psychogene Erkrankung*, die gekennzeichnet ist durch ▶ *depressiv*es Erleben, das einen klar erkennbaren Auslöser (z. B. den Verlust des Arbeitsplatzes) hat; sie ist der ▶ *reaktiven Depression* zuzuordnen. Die ▶ *ICD*-10 codiert dieses Krankheitsbild als „depressive Episode" unter F32 (▶ *ICD*-11: 6A70).

psychogene Erkrankungen (griech. *psyche* = „Atem", „Hauch", „Seele"; *-genes* = „von jemandem abstammen", „verursachend", „etwas hervorbringend") Dritte von drei Ursachengruppen der ▶ *affektiven Psychosen* gemäß der Klassifikation nach dem ▶ *triadischen System*, zu der sämtliche ▶ *affektiven* ▶ *Erkrankung*en gezählt wurden, die durch ▶ *Persönlichkeitsmerkmale*, Verhaltensweisen oder Umweltfaktoren bedingt waren. Dementsprechend sind als Beispiele für p. E. die ▶ *reaktive Depression* und die ▶ *neurotische Depression* anzuführen, aber auch ▶ *Sexualstörung*en, ▶ *Essstörung*en und ▶ *Schlafstörung*en sind hier zu erwähnen. Die ▶ *ICD*-10 und die ▶ *ICD*-11 gebrauchen den Begriff „psychogen" nicht mehr.

psychogene Körperstörung (griech. *psyche* = „Atem", „Hauch", „Seele"; *-genes* = „von jemandem abstammen", „verursachend", „etwas hervorbringend") ▶ *Konversionsstörung*.

psychogene Psychose (griech. *psyche* = „Atem", „Hauch", „Seele"; *-genes* = „von jemandem abstammen", „verursachend", „etwas hervorbringend"; *psychosis* = „Beseeltheit") ▶ *psychogene Störung*.

psychogener Anfall (griech. *psyche* = „Atem", „Hauch", „Seele"; *-genes* = „von jemandem abstammen", „verursachend", „etwas hervorbringend") In seiner Symptomatik [▶ *klinisches Bild*] der ▶ *Epilepsie* ähnelndes, von dieser aber aufgrund der ausschließlich seelischen – und nicht ▶ *neurologisch*en – Ursache abzugrenzendes Anfallsereignis; evtl. während des Anfalls gefertigte ▶ *Elektroenzephalografie*-Aufnahmen wären völlig unauffällig. Ursachen für psychogene Anfälle können in übermäßigem ▶ *Stress* oder Depressionen [▶ *depressive Episode*] bestehen.

psychogene Störung (griech. *psyche* = „Atem", „Hauch", „Seele"; *-genes* = „von jemandem abstammen", „verursachend", „etwas hervorbringend") „Durch seelische Vorgänge bewirkt", „in der Psyche begründet". Unter dem Begriff „p. St.", welcher der Systematik des ▶ *triadischen Systems* angehört, wird die Reaktion der Seele auf belastende Lebensumstände bzw. Lebensereignisse (▶ *Life-Events*) verstanden. Die in dieser Gruppe zusammengefassten ▶ *psychisch*en ▶ *Krankheit*sbilder sind ausgesprochen vielgestaltig; sie verbindet lediglich das Faktum, dass es sich bei ihnen nicht um ▶ *Psychosen* handelt. In der ▶ *ICD*-10 sind sie unter den Codierungen F34 sowie F4 bis F9 zu finden (▶ *ICD*-11: 6A62 und 6A72 sowie unter 6A0, 6B0 bis 6C2 und 6C7 bis 6D5).
Syn.: abnorme Variation psychischen Erlebens.

P

Psychoimmunologie (griech. *psyche* = „Atem", „Hauch", „Seele"; lat. *immunis* = „rein", „unberührt"; griech. *logos* = „Vernunft", „Lehre", „Wort") Forschungsgebiet, das die Wechselwirkungen zwischen ▶ *Psyche*, Nerven- und ▶ *Immunsystem* zum Gegenstand hat.

Psychologie Adj. **psychologisch** (griech. *psyche* = „Atem", „Hauch", „Seele"; *logos* = „Vernunft", „Lehre", „Wort") ▶ *Empirische* Wissenschaft, deren Gegenstand die Zustände des bewussten oder unbewussten Seelenlebens eines gesunden Menschen sind, wohingegen die klinische (vgl. ▶ *klinisches Bild*) P. bzw. die ▶ *Psychopathologie* sich mit gestörtem ▶ *psychisch*em Erleben bzw. Verhalten befasst. Neben der Arbeits-, Organisations-, Rechts- und Schulpsychologie ist insb. die ▶ *Entwicklungspsychologie* ein wichtiger Teilbereich dieses Fachs.

Psychometrie Adj. **psychometrisch** (griech. *psyche* = „Atem", „Hauch", „Seele"; *metria* = „Vermessung") Teilgebiet der ▶ *Psychologie*, das sich mit der – möglichst objektiven – Messung ▶ *psychisch*er Funktionen auseinandersetzt. Die ▶ *Positive and Negative Syndrome Scale (PANSS)* ist ein Beispiel für ein p.es Verfahren.

Psychomotorik Adj. **psychomotorisch** (griech. *psyche* = „Atem", „Hauch", „Seele"; lat. *movere* = „bewegen" bzw. *motor* = „Beweger") Kausale Verknüpfung zwischen ▶ *psychisch*en Vorgängen und den sie begleitenden, oftmals auch spontanen Reaktionen des Bewegungsapparats. Zu den Störungen der P. zählen u. a. ▶ *motorische Unruhe*, ▶ *Bewegungsstereotyp[ien]*, ▶ *Sprachstereotyp[ien]*, ▶ *Haltungsstereotyp[ien]*, ▶ *Flexibilitas cerea*, ▶ *Stupor*, ▶ *Parakinese* (z. B. ▶ *Tic-Störungen*, ▶ *Befehlsautomatismen*, ▶ *Negativismus*), ▶ *Hyperkinese*, ▶ *Hypokinese*, ▶ *Katalepsie*, ▶ *Manieriertheit*, ▶ *Mutismus*, ▶ *Katatonie*, ▶ *Rigidität*, ▶ *Echopraxie*, ▶ *Echolalie* und ▶ *Logorrhö*.

Psychoneurose (griech. *psyche* = „Atem", „Hauch", „Seele"; *neuron* = „Nerv") Der P.-Begriff entstammt dem ▶ *triadischen System*. Dort beschreibt er zusammen mit dem Begriff der ▶ *Konversionsneurose* die beiden denkbaren Formen der ▶ *Symptomneurose*. Während bei der Konversionsneurose die ▶ *Symptome* des ▶ *Patient*en primär im ▶ *physisch*en Bereich angesiedelt sind, stehen bei der P. ▶ *psychische* Beschwerden im Vordergrund. Sie finden sich heute in der ▶ *ICD*-10 als ▶ *Angststörungen* (F40 und F41 [▶ *ICD*-11: 6B02 bis 6B04, 6B0Z und 6B00 bis 6B01, 6B05 bis 6B0Y) oder ▶ *Zwangsstörungen* (F42 [▶ *ICD*-11: 6B20]) oder aber als ▶ *Dysthymia* (ehemals ▶ *depressive Neurose*) unter F34.1 [▶ *ICD*-11: 6A72].

Psychopathie (griech. *psyche* = „Atem", „Hauch", „Seele"; *pathos* = „Leiden[schaft]") ▶ *Persönlichkeitsstörung*.

psychopathische Persönlichkeitsstörung (griech. *psyche* = „Atem", „Hauch", „Seele"; *pathos* = „Leiden[schaft]"; lat. *persona* = „Maske", „Rolle [des Schauspielers]", aus *per-* = „[hin]durch-" und *sonare* = „tönen") ▶ *dissoziale Persönlichkeitsstörung*.

Psychopathologie Adj. **psychopathologisch** (griech. *psyche* = „Atem", „Hauch", „Seele"; *pathos* = „Leiden[schaft]"; *logos* = „Vernunft", „Lehre", „Wort") „Lehre von den seelischen Erkrankungen". Als Grundlagenwissenschaft der ▶ *Psychiatrie* befasst sich die P. mit ▶ *krank*haft veränderten Gefühls- und Seelenzuständen.

psychopathologischer Befund (griech. *psyche* = „Atem", „Hauch", „Seele"; *pathos* = „Leiden[schaft]"; *logos* = „Vernunft", „Lehre", „Wort") Kernstück der ▶ *psychiatrisch*en ▶ *Anamnese*, in dem sämtliche Untersuchungsergebnisse mit dem Ziel zusammengetragen werden, sich einen systematischen Überblick über die gestörten seelischen Funktionen eines ▶ *Patient*en zu verschaffen; dies ist unabdingbare Voraussetzung für eine fehlerfreie ▶ *Diagnose*stellung. Der p. B. beinhaltet daher das Auftreten des Patienten im Interview, seinen ▶ *psychisch*en Befund (▶ *Bewusstseinsstörungen*, ▶ *Orientierungsstörungen*, ▶ *Aufmerksamkeits- und Gedächtnisstörungen*, ▶ *formale Denkstörungen*, ▶ *inhaltliche Denkstörungen*, ▶ *Wahrnehmungsstörungen*, ▶ *Ich-Störungen*, ▶ *affektive Störungen*, Störungen der ▶ *Psychomotorik*, ▶ *Antriebsstörungen*, Störungen des ▶ *zirkadianen Rhythmus*), ▶ *soziale* (Sozial- und Freizeitverhalten) sowie ▶ *somatische* Aspekte (▶

vegetative Störungen, ▶ *Appetenz*störungen, ▶ *Schlafstörungen*) und wird abgerundet mit Angaben hinsichtlich der Behandlungsbereitschaft [▶ *Compliance*], möglicher ▶ *Simulations*- bzw. ▶ *Dissimulation*stendenzen und evtl. vorhandener ▶ *Suizidalität*, wobei Letztere zwingend zu ▶ *explorieren* ist.

Psychopharmakon Pl. **Psychopharmaka** (griech. *psyche* = „Atem", „Hauch", „Seele"; *pharmakon* = „Arzneimittel", „Heilmittel", „Gift") Im Rahmen der Behandlung ▶ *neurologisch*er Störungen und ▶ *psychisch*er ▶ *Erkrankung*en – oftmals in Kombination mit ▶ *Psychotherapie* – eingesetzte Arzneimittel, die auf das ▶ *Zentralnervensystem (ZNS)* wirken und dadurch z. B. die ▶ *Affektivität* und ▶ *Emotion*alität des ▶ *Patient*en beeinflussen. Folgende Gruppen von P. werden – ihrer Wirkungsweise entsprechend – unterschieden: ▶ *Antidepressiva*, ▶ *Neuroleptika*, ▶ *Tranquilizer*, ▶ *Lithium*salze und ▶ *Psychostimulanzien*.

Psychopharmakotherapie (griech. *psyche* = „Atem", „Hauch", „Seele"; *pharmakon* = „Arzneimittel", „Heilmittel", „Gift"; *therapeia* = „Dienst[leistung]", „Behandlung", „Pflege" bzw. *therapeuein* = „pflegen") Behandlung mit ▶ *Psychopharmaka*. Dabei wird die medikamentöse Behandlung ▶ *psychisch*er Störungen eingeteilt in: ▶ *akute* ▶ *Therapie*, ▶ *Erhaltungstherapie* und ▶ *Rezidivprophylaxe*.

Psychophysiologie Adj. **psychophysiologisch** (griech. *psyche* = „Atem", „Hauch", „Seele"; *physis* = „Natur", „Körperbeschaffenheit"; *logos* = „Vernunft", „Lehre", „Wort") In den Grenzgebieten von ▶ *Medizin*, ▶ *Biologie*, ▶ *Physik* und ▶ *Psychologie* angesiedelter Wissenschaftsbereich, der die Zusammenhänge von ▶ *psychisch*en ▶ *Phänomen*en und ihren zugrunde liegenden körperlichen Funktionen beschreibt, erforscht und einer ▶ *therapeutisch*en Nutzbarmachung zuführen will. Als konkrete Beispiele lassen sich die Zusammenhänge zwischen Verhaltensweisen bzw. ▶ *Bewusstseins*zuständen und Hirntätigkeit oder zwischen ▶ *Emotion*en und ▶ *Hormon*ausschüttung nennen.

psychoreaktiv (griech. *psyche* = „Atem", „Hauch", „Seele"; lat. *re-* = „zurück"; *agere* = „tätig sein") Eigenschaft sämtlicher für eine ▶ *psychische* ▶ *Erkrankung* begünstigenden Umstände bzw. Faktoren wie etwa ▶ *Trauma*tisierungen, familiäre bzw. ▶ *soziale* Probleme sowie eine Änderung der gewohnten Lebensumstände (Umzug, Rente, Unfall, Verlust von Bezugspersonen). So berichtet z. B. die Mehrheit der an einer ▶ *depressiven Episode* ▶ *erkrankt*en Menschen von einem ▶ *Life-Event* vor dem Eintreten einer einschlägigen ▶ *Symptom*atik.

Psychose Adj. **psychotisch** (griech. *psychosis* = „Beseeltheit") Ein dem Begriff der ▶ *Neurose* gegenüberstellender Terminus, der zahlreiche schwere, tiefgreifende seelische Störungen beschreibt, die oftmals mit einem Realitätsverlust beim ▶ *Patient*en einhergehen, nicht unbedingt aus dessen Lebenskontext ableitbar sind und sich zudem nicht (allein) durch ▶ *Psychotherapie* beeinflussen lassen. Während organische P.n aufgrund einer ▶ *Erkrankung* bzw. Verletzung des ▶ *Gehirns* oder aber durch Konsum von Medikamenten bzw. ▶ *Drogen* entstehen können, erklärt man sich derzeit die Entstehung von nichtorganischen P.n., zu denen insb. die ▶ *Schizophrenie* gezählt wird, durch das sog. ▶ *Vulnerabilitäts-Stress-Modell*. Der P.-Begriff hat sich in Zusammenhang mit dem ▶ *triadischen System* etabliert.

psychosexuelle Entwicklung (griech. *psyche* = „Atem", „Hauch", „Seele"; lat. *sexus* = „Geschlecht") Von ▶ *Freud, Sigmund* erarbeitetes menschliches Entwicklungsmodell während der Zeit von der Geburt bis zur ▶ *Pubertät*, das gemeinsam mit dem ebenfalls von ihm entwickelten ▶ *Instanzenmodell* sowie den ▶ *Abwehrmechanismen* die Basis für das Verständnis seiner ▶ *Psychoanalyse* darstellt und folgende Reifungsschritte beschreibt: ▶ *orale Phase*, ▶ *anale Phase*, ▶ *phallische Phase*, ▶ *Latenzphase*, ▶ *genitale Phase*. Hiervon ausgehend entwickelte ▶ *Erickson, Erik Homburger* sein Stufenmodell der psychosozialen Entwicklung.

Psychosomatik Adj. **psychosomatisch** (griech. *psyche* = „Atem", „Hauch", „Seele"; *soma* = „[menschlicher] Körper", „Leib", „Leben") Diese ▶ *person*enzentrierte Teildisziplin der ▶ *Medizin* hat die wechselseitigen Beeinflussungen zwischen Körper und Seele zum Gegenstand, die bei Entstehung, Verlauf und Behandlung von ▶ *Erkrankung*en bedeutsam sind. Die P. geht davon aus, dass ▶ *psychologische* Erscheinungen und ▶ *biologische* Abläufe durch ▶ *vegetative*, ▶ *zentralnervöse* und ▶ *endokrine* Funktionskreise miteinander verknüpft sind und durch äußere – ▶ *soziale* – Faktoren beeinflusst werden (▶ *biopsychosoziales Integrationsmodell*). Der psychosomatisch vorgehende Facharzt wendet zum einen ▶ *psychotherapeutische* Methoden an und arbeitet zum anderen i. R. seiner ▶ *Konsil*iartätigkeit eng mit den „Körperärzten" zusammen; ▶ *genetische*, ▶ *biografische* und ▶ *somatische* Aspekte eines ▶ *Patient*en werden dabei miteinander in Beziehung gesetzt und eine integrative ▶ *Therapie* entwickelt. Der P.-Begriff geht zurück auf ▶ *Heinroth, Johann Christian August.*

psychosomatische Störungen (griech. *psyche* = „Atem", „Hauch", „Seele"; *soma* = „[menschlicher] Körper", „Leib", „Leben") ▶ *Erkrankung*en, deren Entstehung, Verlauf und ▶ *Therapie* durch ▶ *biologische*, ▶ *psychische* und ▶ *soziale* Vorgänge bestimmt werden. Im weitesten Sinn gehören hierzu alle ▶ *psychogenen* ▶ *Krankheit*en, die zu körperlichen ▶ *Symptom*en führen, die dann durch einen organischen Befund nachweisbar sind (eben hierin besteht der Unterschied zu den ▶ *somatoformen Störung*en). Die klassischen p.n St., die ▶ *Psychosomatose*n, wurden erstmals von ▶ *Alexander, Franz Gabriel* beschrieben und ▶ *Holy Seven* genannt. Sie sind nicht als Einheit in der ▶ *ICD*-10 oder der ▶ *ICD*-11 vertreten, sondern werden unter den jeweiligen ▶ *internistisch*en, ▶ *neurologisch*en oder ▶ *psychiatrisch*en Gesichtspunkten gelistet.

Psychosomatosen (griech: *psyche* = „Atem", „Hauch", „Seele"; *soma* = „[menschlicher] Körper", „Leib", „Leben") Nach ▶ *Alexander, Franz Gabriel* die klassischen ▶ *psychosomatischen* ▶ *Erkrankung*en, die er als ▶ *Holy Seven* bezeichnete. Nach seiner Auffassung handelt es sich dabei um körperliche Reaktionen auf ▶ *konflikt*haftes Erleben oder eine ▶ *psychische* Daueranspannung; dabei leidet der Betroffene primär ▶ *somatisch*. – Heute wird bei den P. von einem multifaktoriellen Entstehungskonzept ausgegangen.
Syn.: Organneurosen, vegetative Neurosen.

psychosozial (griech: *psyche* = „Atem", „Hauch", „Seele"; lat. *socius* = „Gefährte") „Gleichermaßen auf ▶ *psychisch*en und ▶ *sozial*en Faktoren beruhend".

psychosoziale Abwehr (griech. *psyche* = „Atem", „Hauch", „Seele"; lat. *socius* = „Gefährte") Eigene ▶ *Konflikte* werden auf andere Menschen oder Institutionen projiziert [▶ *Projektion*], um den Preis, sie dadurch zum ▶ *Sündenbock* zu machen, um sich selbst zu entlasten.
Syn.: institutionelle Abwehr, psychosoziales Arrangement.

psychosoziales Arrangement (griech. *psyche* = „Atem", „Hauch", „Seele"; lat. *socius* = „Gefährte"; frz. arranger = „reihen", „ordnen") ▶ *psychosoziale Abwehr.*

Psychostimulans Pl. **Psychostimulanzien** (griech. *psyche* = „Atem", „Hauch", „Seele"; lat. *stimulare* = „anregen") ▶ *Psychopharmaka* zur Aktivitätserhöhung des ▶ *Zentralnervensystems (ZNS)*. P. reduzieren die Müdigkeit, beseitigen das ▶ *Schlaf*bedürf-

nis, stimulieren die Atmung, zügeln den Appetit und sorgen für eine Steigerung der ▶ *physischen* wie ▶ *psychischen* ▶ *Antriebs*- und Leistungsfähigkeit; daher werden sie auch ▶ *Doping*- oder Aufputschmittel genannt und nicht selten zur Selbstbehandlung von ▶ *Depressionen* eingenommen. P., die zur Stoffgruppe der ▶ *Amphetamin-Derivate* gehören, sind z.B. das in der Natur vorkommende ▶ *Ephedrin* oder das ▶ *synthetisch* hergestellte ▶ *Amphetamin* (Phenylisopropylamin bzw. ▶ *Speed*). Ferner gehört zur Gruppe der Amphetamine auch ▶ *MDMA*, wesentlicher Inhaltsstoff der Partydroge [▶ *Droge*] ▶ *Ecstasy*. Nicht zu den Amphetamin-Derivaten, aber dennoch den P. zugehörig sind z.B. ▶ *Koffein* und ▶ *Nikotin*. Eine körperliche ▶ *Abhängigkeit* mit typischen ▶ *Entzugssymptomen* ist bei der Einnahme von P. nicht feststellbar, wohl aber kommt es zu einer ▶ *Toleranzentwicklung*. ▶ *Chronischer* ▶ *Abusus* kann in eine ▶ *Dysphorie* münden. Im Fall einer ▶ *akuten* ▶ *Intoxikation* durch P. ist als erste Sofortmaßnahme an eine Flüssigkeits- bzw. ▶ *Glukose*zufuhr sowie an Abkühlung zu denken. Störungen durch P. sind in der ▶ *ICD*-10 unter F15 gelistet (▶ *ICD*- 11: 6C46).
Syn.: Energetika, Weckamine, Psychoanaleptika, Psychotonika.

Psychosyndrom (griech. *psyche* = „Atem", „Hauch", „Seele"; *syn-* = „zusammen-", „mit-"; *dromos* = „Weg", „Lauf") Funktions- bzw. Reaktionsveränderung des ▶ *Gehirns* nach einer erfolgten Schädigung, z.B. durch ▶ *Schädel-Hirn-Trauma (SHT)*, Fieber, ▶ *Intoxikation* usw.; siehe auch ▶ *Durchgangssyndrom*.

Psychotherapeut (griech. *psyche* = „Atem", „Hauch", „Seele"; *therapeia* = „Dienst[leistung]", „Behandlung", „Pflege") Geschützte Berufsbezeichnung für Mediziner („ärztlicher P.") bzw. Psychologen mit Diplom- oder Masterabschluss („psychologischer P.") mit einschlägiger, mehrjähriger Zusatzausbildung nach erfolgreichem Studienabschluss oder aber Lehrer, Sozialarbeiter bzw. Sozialpädagogen mit einer Ausbildung in Kinder- und Jugendlichenpsychotherapie („Kinder- und Jugendlichenpsychotherapeut"). Einschlägige Regelungen hierzu finden sich im Psychotherapeutengesetz (PsychThG).

Psychotherapie Adj. **psychotherapeutisch** (griech. *psyche* = „Atem", „Hauch", „Seele"; *therapeia* = „Dienst[leistung]", „Behandlung", „Pflege" bzw. *therapeuein* = „pflegen") Sammelbegriff für wissenschaftlich fundierte, nichtmedikamentöse Methoden bzw. Behandlungstechniken zur ▶ *Therapie* von ▶ *psychischen* oder ▶ *psychosomatischen* Störungen, deren Ziel es ist, die ▶ *Persönlichkeits*struktur des ▶ *Patienten* günstig zu beeinflussen sowie dessen Verhaltensweisen oder Denkmuster positiv zu ändern und dadurch Leid zu vermindern. Hierfür stehen zahlreiche unterschiedliche ▶ *Psychotherapieverfahren* zur Verfügung; welches von diesen zur Anwendung kommen kann bzw. soll, richtet sich nach dem ▶ *individuellen* Störungsbild des Patienten; ggf. ist auch eine Kombination sinnvoll. Die Durchführung einer P. setzt das Einverständnis des Patienten, seine ▶ *Motivation* zur Therapie, seine Ausdauer, ▶ *Konflikt*-, Beziehungs- sowie ▶ *Introspektions*fähigkeit voraus und verlangt aufseiten des ▶ *Therapeuten* eine fundierte Ausbildung einschließlich der Beherrschung von Techniken der Gesprächsführung, darüber hinaus aber auch ▶ *Empathie*, ▶ *Authentizität* und ▶ *emotionale* Wärme. In Deutschland sind zur Ausübung der P. nur ▶ *psychologische* und ▶ *medizinische* ▶ *Psychotherapeuten*, Kinder- und Jugendlichenpsychotherapeuten sowie – in beschränktem Umfang – ▶ *Heilpraktiker* bzw. ▶ *Heilpraktiker für Psychotherapie* befugt. Bei zahlreichen psychischen ▶ *Erkrankungen* hat sich gezeigt, dass eine Kombination von P. und ▶ *Pharmakotherapie* weitaus erfolgversprechender ist als eine Behandlung mit P. oder Medikamenten allein. ▶ *Grawe, Klaus* erforschte allgemeine, grundlegende Wirkfaktoren, die den Erfolg einer P. ausmachen; diese kommen in den unterschiedlichsten Psychotherapieverfahren zur Anwendung: (a) ▶ *Klärung*, (b) ▶ *Bewältigung*, (c) ▶ *Problemaktualisierung*, (d) ▶ *Ressourcenorientierung*, (e) ▶ *therapeutische Beziehung*.

Psychotherapie-Richtlinie "(griech. *psyche* = „Atem", „Hauch", „Seele"; *therapeia* = „Dienst[leistung]", „Behandlung", „Pflege" bzw. *therapeuein* = „pflegen; lat. *linea* = „Strich", „Schnur", „Faden") Aufgrund von § 92 Abs. 6a Fünftes Buch Sozialgesetzbuch (SGB V) erlassene „Richtlinien des Gemeinsamen Bundesausschusses über die Durchführung der Psychotherapie", in denen sämtliche ▶ *psychotherapeutisch*en Behandlungsformen aufgelistet sind, die in Deutschland von der gesetzlichen Krankenkasse übernommen werden. Hierzu gehören die tiefenpsychologisch fundierte Psychotherapie [▶ *tiefenpsychologisch orientierte Psychotherapie*], die analytische Psychotherapie [▶ *Psychoanalyse*], die ▶ *Verhaltenstherapie* sowie die ▶ *systemische Therapie*.

Psychotherapieverfahren (griech. *psyche* = „Atem", „Hauch", „Seele"; *therapeia* = „Dienst[leistung]", „Behandlung", „Pflege") Konkrete ▶ *psychotherapeutische* Vorgehensweise, die zu Beginn des ▶ *therapeutisch*en Prozesses auszuwählen und als Teil des ▶ *Settings* festzulegen ist, und zwar abhängig vom Beschwerdebild des ▶ *Patient*en, von der Qualifikation des ▶ *Therapeut*en sowie von ihrer wissenschaftlichen und ggf. sozialrechtlichen Anerkennung (d.h. davon, ob das P. auf Kosten der Krankenkasse durchführbar ist). Im Wesentlichen werden (a) ▶ *aufdeckende Psychotherapieverfahren*, (b) ▶ *supportive Psychotherapieverfahren* und (c) ▶ *übende Psychotherapieverfahren* unterschieden. Des Weiteren lassen sich P. in fünf Kategorien einteilen: 1) Sofern die P. auf ▶ *emotional*er Ebene ansetzt, hat sie primär das ▶ *Unbewusste* des Patienten im Blick, beispielsweise i.R. von tiefenpsychologischen Verfahren [▶ *tiefenpsychologische Therapie*]. Hierzu zählen insb. die „klassische" ▶ *Psychoanalyse*, die ▶ *Individualpsychologie*, die ▶ *analytische Psychologie* und die ▶ *Fokaltherapie*. 2) Bewegt sich die P. auf ▶ *kognitiv*er oder verhaltensbezogener Ebene, fokussiert sie vornehmlich die Auseinandersetzung mit überwiegend bewussten Denkinhalten oder Handlungsstrategien, so etwa im Kontext der ▶ *kognitiven Therapie*, der ▶ *Verhaltenstherapie* und der ▶ *kognitiven Verhaltenstherapie*. Diesem Bereich sind z.B. die ▶ *systematische Desensibilisierung* oder das ▶ *soziale Kompetenz*training zuzuordnen. 3) Ursprünglich aus der Kategorie der tiefenpsychologischen Verfahren stammend, jedoch ▶ *kognitiv-verhaltenstherapeutisch*e Vorgehensweisen anwendend, stellen die interpersonellen [▶ *interpersonelle Psychotherapie (IPT)*] oder systemischen Therapieformen [▶ *systemische Psychotherapie*] eine dritte große Gruppe dar. Hierzu zählt z.B. die systemische ▶ *Familientherapie* und die ▶ *Paartherapie*. 4) ▶ *Humanistische Psychotherapieverfahren* bzw. erlebnisorientierte Psychotherapieverfahren, zu denen z.B. die ▶ *Gestalttherapie*, die ▶ *Existenzanalyse*, das ▶ *Psychodrama*, die ▶ *Erlebnistherapie* oder die ▶ *klientenzentrierte Psychotherapie* gehören, bilden eine vierte Gruppe möglicher Vorgehensweisen. 5) Schließlich runden kreative, körperorientierte oder sonstige spezielle ▶ *Therapie*formen wie etwa ▶ *Kunsttherapie*, ▶ *Musiktherapie*, ▶ *Tanztherapie*, ▶ *bioenergetische Analyse*, ▶ *progressive Muskelrelaxation*, ▶ *Hypnotherapie*, ▶ *autogenes Training*, ▶ *Yoga* etc. die Palette der therapeutischen Möglichkeiten ab.

psychotische Störung (griech. *psychein* = „atmen", „[aus]hauchen", „sterben", „erfrischen") Oberbegriff für tiefgreifende ▶ *psychische* ▶ *Erkrankung*en, die in der ▶ *ICD*-10 ausdifferenziert werden in ▶ *Schizophrenien* (F20 [▶ *ICD*-11: 6A20 ohne Subtypen, mit Verlaufsmerkmalen]), die ▶ *schizotype Störung* (F21 [▶ *ICD*-11: 6A22]), ▶ *wahnhafte Störungen* (F22 bis F24 [▶ *ICD*-11: 6A24 und 6A23 jeweils ohne Subtypen, mit Verlaufsmerkmalen]) und die ▶ *schizoaffektive Störung* (F25 [▶ *ICD*-11: 6A21 ohne Subtypen, mit Verlaufsmerkmalen]).

psychotische Störung [akut, vorübergehend] (griech. *psychein* = „atmen", „[aus] hauchen", „sterben", „erfrischen"; lat. *acutus* = „scharf", „spitz") In der ▶ *ICD*-10 unter F23 gelistete Gruppe von Störungen (in der ▶ *ICD*-11: 6A23 ohne Subtypen, mit Verlaufsmerkmalen], zu denen die ▶ *akute* ▶ *polymorphe* ▶ *psychotische* Störung ohne (*ICD*-10: F23.0) und mit (*ICD*-10: F23.1) ▶ *Symptom*en einer ▶ *Schizophrenie* sowie die akute ▶ *schizophreniforme* Störung (*ICD*-10: F23.2) gehören. Ihnen gemeinsam ist der akute Beginn der psychotischen ▶ *Symptomatik* (Übergang von einem nicht psychotischen in einen eindeutig ▶ *psychotisch*en Zustand innerhalb von 2 Wochen oder weniger) und einer damit einhergehenden schweren Störung des „▶ *normal*en" Verhaltens bei gleichzeitigem Ausschluss einer organischen ▶ *Genese* der vorliegenden Störung. Ein Zusammenhang mit einem belastenden Ereignis 1 oder 2 Wochen vor Störungsbeginn ist möglich, aber keineswegs obligatorisch. Je abrupter der Beginn der Störung (innerhalb von 48 Stunden), desto günstiger scheint die ▶ *Prognose* zu sein. Oftmals erfolgt bereits nach wenigen Tagen oder Wochen eine ▶ *Vollremission.*

Psychotonikum Pl. **Psychotonika** ▶ *Psychostimulanzien.*

psychotrope Substanz (griech. *psyche* = „Atem", „Hauch", „Seele"; *tropos* = „Wendung", „Richtung") Stoff, der die ▶ *Psyche* des Menschen zu beeinflussen vermag, sei es durch eine Dämpfung oder Stimulierung des ▶ *Gemüts*zustands. Während nach erstem Konsum eine ▶ *Stimmungs*aufhellung einzutreten scheint, erfolgt nach Abklingen der Wirkung bei Realitätskonfrontation eine Ernüchterungsphase, die ein erneutes Bedürfnis nach Einnahme der p. S. auslöst, was schließlich zur ▶ *Abhängigkeit* führt. P. S.en schädigen den ▶ *Organismus*, insb. das ▶ *Zentralnervensystem (ZNS)*. Die ▶ *ICD*-10 klassifiziert Störungen durch p. S.en folgendermaßen: ▶ *Alkohol* (F10 [▶ *ICD*-11: 6C40]), ▶ *Opioide* (F11 [▶ *ICD*-11: 6C43]), ▶ *Cannabinoide* (F12 [▶ *ICD*-11: 6C41]), ▶ *Sedativa* oder ▶ *Hypnotika* (F13 [▶ *ICD*-11: 6C44]), ▶ *Kokain* (F14 [▶ *ICD*-11: 6C45]), sonstige Stimulanzien einschließlich ▶ *Koffein* (F15 [▶ *ICD*-11: 6C46]), ▶ *Halluzinogene* (F16 [▶ *ICD*-11: 6C49]), ▶ *Tabak* (F17 [▶ *ICD*-11: 6C4A]), flüchtige ▶ *Lösungsmittel* (F18 [▶ *ICD*-11: 6C4B]) sowie den multiplen ▶ *Substanz*gebrauch (▶ *Polytoxikomanie*) (F19 [▶ *ICD*-11: 6C4C bis 6C4Z]).
Syn.: Psychotropikum.

Psychotropikum Pl. **Psychotropika** ▶ *psychotrope Substanz.*

psychovegetatives Syndrom ▶ *somatoforme autonome Funktionsstörung.*

PTBS Abk. für ▶ *posttraumatische Belastungsstörung (PTBS).*

Pubertät (lat. *pubertas* = „Geschlechtsreife") Lebensphase, in der die Geschlechtsreife einsetzt.

Putamen (lat. *putamen* = „Schale") Bestandteil des ▶ *extrapyramidalmotorischen Systems (EPMS)*], das zu den im ▶ *Großhirn* gelegenen Ansammlungen von Zellkörpern (▶ *graue Substanz*) gehört, zusammen mit dem ▶ *Nucleus caudatus* das ▶ *Striatum* bildet und für die Willkürmotorik [▶ *Motorik*] zuständig ist. Die ▶ *Chorea Huntington* ist dadurch gekennzeichnet, dass Nervenzellen [▶ *Neuron*] im P. und Nucleus caudatus zugrunde gehen.

P

Pyramidenbahn (griech. *pyramis* = „Pyramide") Die „Pyramide" ist eine Vorwölbung im Bereich des verlängerten Marks [▶ *Medulla oblongata*] und Namensgeber für die P., welche die größte und wichtigste absteigende zentralnervöse [▶ *Nerv*] Leitungsbahn darstellt und für willkürliche Muskelbewegungen zuständig ist.

Pyromanie (griech. pyr = „Feuer"; mania = „Wahnsinn", „Raserei") ▸ Impulskontrollstörung, die gekennzeichnet ist durch wiederholte Brandstiftung ohne erkennbare Motive (z. B. politischer Extremismus oder Rache) sowie ein starkes Interesse an Feuer, der Beobachtung von Bränden und allem, was damit zu tun hat, einschließlich Löschfahrzeugen und Gegenständen zur Brandbekämpfung. Der Pyromane empfindet vor seiner Tat eine starke innere Anspannung, während der Tat massive Erregung und im Anschluss daran ein Gefühl der Erleichterung. P. ist in der ▸ *ICD*-10 unter F63.1 gelistet (▸ *ICD*-11: 6C70). **Syn.:** pathologische Brandstiftung.

Q

qualitative Bewusstseinsstörung (lat. *qualitas* = „Eigenschaft", „Beschaffenheit") ▸ *Bewusstseinsstörung*, die gekennzeichnet ist durch eine Veränderung des Erlebens, Erinnerns und ▸ *Denkens*. Zu den qu. B.en gehören die ▸ *Bewusstseinstrübung*, die ▸ *Bewusstseinseinengung* und die ▸ *Bewusstseinsverschiebung*.

quantitative Bewusstseinsstörung (lat. *quantitas* = „Größe", „Menge") ▸ *Bewusstseinsstörung*, die gekennzeichnet ist durch eine Minderung der ▸ *Vigilanz*; in seiner Qualität bleibt das ▸ *Bewusstsein* jedoch erhalten. Typische Formen der qu. B.en sind: ▸ *Benommenheit*, ▸ *Somnolenz*, ▸ *Sopor* und ▸ *Koma*.

Quecksilber Chemisches Element (▸ *Symbol*: Hg [Hydrargyrum]): silbrig glänzendes, hoch ▸ *toxisch*es Schwermetall, das erst bei −38,87 °C fest wird. Quecksilbervergiftungen können zu Gehirnschäden und Nervenlähmungen führen.

Querulant Adj. **querulatorisch** (lat. *querulus* = „sich Beschwerender") Person, die sich aus geringfügigsten Anlässen bzw. durch Bagatelldelikte in schwerwiegendes Unrecht gesetzt fühlt, daraufhin diesbezüglich bei Behörden wiederholt, unbeeinflussbar sowie starrsinnig Anträge stellt und ggf. sogar vor Gericht zieht, um dort ihr „Recht" erwirken zu können.

querulatorische Persönlichkeitsstörung (lat. *querulus* = „sich Beschwerender"; *persona* = „Maske", „Rolle [des Schauspielers]", aus *per-* = „[hin]durch-" und *sonare* = „tönen") Spezifische Form der ▸ *paranoiden Persönlichkeitsstörung*, bei der ein streitsüchtiges und situationsunangemessenes Bestehen auf den eigenen Rechten im Vordergrund steht.

Quetelet, Lambert Adolphe Jacques *22. Februar 1796 in Gent (Belgien), † 17. Februar 1874 in Brüssel (Belgien), belgischer Astronom und Statistiker, der Kennzahlen für den „durchschnittlichen" Menschen (etwa den bis heute gebräuchlichen ▸ *Body-Mass-Index (BMI)* entwickelte.

Quetschtechnik ▸ *Squeeze-Technik*.

Quilonum® ▸ Stimmungsstabilisierer mit dem Wirkstoff ▸ Lithium.

R

Rabbit-Syndrom (engl. *rabbit* = „Kaninchen") Rhythmischer ▸ *Tremor* im Unterkiefer; auftretend z. B. als ▸ *Spätdyskinesie* nach jahrelanger Einnahme von hochpotenten ▸ *typischen Neuroleptika*.

R

Rapid Cycling (engl. *rapid cycling [of a disease]* = „schneller [Krankheits-]Verlauf“) Besondere Klassifizierung innerhalb des ▶ *Krankheits*bildes der bipolaren affektiven Störung [▶ *affektive Störung [bipolar]*]: ▶ *hypomanische*, ▶ *manische*, ▶ *depressive* oder gemischte ▶ *affektive* ▶ *Episoden* wechseln häufiger als 4-mal innerhalb eines Jahres ab. Der rasche Episodenwechsel erfordert oftmals eine ▶ *stationäre* Behandlung; er geht mit einer schlechteren ▶ *Prognose* und einem höheren ▶ *Suizid*risiko einher.

Rapport (frz. *rapport* = Meldung, Bericht, Beziehung) Vertrauensvolle, tragfähige Beziehung zwischen ▶ *Therapeut* und ▶ *Klient*, die gekennzeichnet ist durch Verständnis und beidseitige ▶ *empathische* Aufmerksamkeit.

rational (lat. *ratio* = „Vernunft“) Verstandesmäßig, vernunftbestimmt, schlüssig, bewusst wählend. Im Gegensatz zu irrational, ▶ *emotional* oder ▶ *affektiv*.

rational-emotive Therapie (lat. *ratio* = „Denken“, „Denkvermögen“, „Vernunft“; *emovere* = „erregen“; griech. *therapeia* = „Dienst[leistung]“, „Behandlung“, „Pflege“) Zu den ▶ *kognitiven Verfahren* zählende ▶ *verhaltenstherapeutische* ▶ *Interventions*technik, die auf ▶ *Ellis, Albert* und dessen ▶ *ABC-Theorie* zurückgeht. Ziel ist es, den Zusammenhang zwischen ▶ *irrationalen Überzeugungen* und einem ▶ *krankhaft*en Verhalten erkennen zu können; über eine Korrektur dieser kontraproduktiven Gedanken soll anschließend das Verhalten positiv verändert werden.

Rationalisierung (lat. *rationalis* = „vernünftig“, „vernunftgemäß“) ▶ *Abwehrmechanismus*, der gekennzeichnet ist durch eine nachträgliche, oftmals konstruierte, verstandesmäßige Begründung eines ▶ *emotional* schmerzhaften Erlebens.

Ratlosigkeit Gefühl eines scheinbar unauflöslichen Widerspruchs, von Verwirrung oder Ausweglosigkeit, wie es z. B. als ▶ *affektive Störung* i. R. von ▶ *depressiv*en oder auch ▶ *schizophren*en Zustandsbildern anzutreffen ist. Nach ▶ *Schneider, Kurt* ist die R. bei der ▶ *Diagnose* der ▶ *Schizophrenie* den ▶ *Symptom*en zweiten Ranges zuzuordnen.

Rausch Pl. **Räusche** Zustandsbild nach Einwirkung einer ▶ *psychotropen Substanz* auf den menschlichen ▶ *Organismus*. Siehe hierzu insb. ▶ *Alkoholrausch*.

Rauschmittel ▶ *Droge*.

Rauschtat § 323a ▶ *Strafgesetzbuch (StGB)*: „(1) Wer sich vorsätzlich oder fahrlässig durch alkoholische Getränke oder andere berauschende Mittel in einen Rausch versetzt, wird mit Freiheitsstrafe bis zu fünf Jahren oder mit Geldstrafe bestraft, wenn er in diesem Zustand eine rechtswidrige Tat begeht und ihretwegen nicht bestraft werden kann, weil er infolge des Rausches schuldunfähig war oder weil dies nicht auszuschließen ist. (2) Die Strafe darf nicht schwerer sein als die Strafe, die für die im Rausch begangene Tat angedroht ist.“ Siehe hierzu auch ▶ *Alkoholrausch*, ▶ *Schuldunfähigkeit*.

Rautenhirn anatom. **Rhombenzephalon** Aus dem ▶ *Hinterhirn*- und ▶ *Nachhirn* bestehender ▶ *Gehirn*teil, der an das ▶ *Rückenmark* angrenzt.

Reaktionsbildung (lat. *re-* = „zurück“; *agere* = „tätig sein“) ▶ *Abwehrmechanismus*, der gekennzeichnet ist durch die Entwicklung eines Verhaltens, das im völligen Gegensatz zu dem des abgewehrten ▶ *Trieb*impulses steht.

reaktiv (lat. *re-* = „zurück“; *agere* = „tätig sein“) „[Auf ein Ereignis] reagierend“.

reaktive Depression (lat. *re-* = „zurück“; *agere* = „tätig sein“) „[Auf ein Ereignis] reagierende Depression“. In der Terminologie des traditionellen ▶ *triadischen Systems* eine ▶ *psychogene Erkrankung*, die durch eine einschlägige Reaktion auf ein aktuell belastendes Ereignis gekennzeichnet ist. Die Klassifikation gemäß ▶ *ICD*-10 erfolgt unter ▶ *depressive Episode* (F32 [▶ *ICD*-11: 6A70]).

Realitätsprinzip (lat. *realis* = „der Wirklichkeit entsprechend"; *principium* = „Ursprung", „Grund[lage]") ▶ *Ich*.

Reattribuierung (lat. *re-* = „zurück"; *attribuere* = „zuteilen") Erarbeitung von Neuzuschreibungen für bislang einseitige oder ▶ *dysfunktionale Kognitionen* i. R. der kognitiven Umstrukturierung [▶ *kognitive Therapie*].

Rebound-Phänomen (engl. *rebound* = „Rückprall", „Abprall"; griech. *phainomenon* = „Erscheinung", „das sich Zeigende") Entgegengesetzte Reaktion eines Medikaments, wenn dieses (evtl. nach längerer Behandlungsdauer) abrupt abgesetzt wird; R.-Ph.e sind insb. bei ▶ *Benzodiazepinen* und ▶ *Betarezeptorenblockern* beobachtbar.

Reboxetin Arzneistoff aus der Gruppe der ▶ *SNRI*, der unter dem Namen ▶ *Edronax*® im Handel erhältlich ist, jedoch seit 2011 wegen fraglicher Wirksamkeit nicht mehr von der gesetzlichen Krankenversicherung erstattet wird.

Rechenstörung ▶ *Umschriebene Entwicklungsstörung* schulischer Leistungen, die als ▶ *Teilleistungsschwäche* zu verstehen ist, als deren Ursache eine Beeinträchtigung der ▶ *kognitiv*en Informationsverarbeitung – und nicht etwa eine erworbene ▶ *Gehirnschädigung* oder sonstige ▶ *Erkrankung* – vermutet wird. Sie ist gekennzeichnet durch eine unterhalb der alters- und schulbedingten ▶ *Norm* liegende Leistungsfähigkeit im Beherrschen der Grundrechenarten, einhergehend mit einem Verständnismangel hinsichtlich mathematischer Zeichen, Mengenvorstellungen sowie einer verminderten bzw. fehlenden Kompetenz, numerische ▶ *Symbole* erkennen oder gar die Relation von Zahlen zueinander erfassen zu können. Ebenso wie bei der ▶ *Lese- und Rechtschreibstörung* sagt das Vorhandensein einer R. nichts über die ▶ *Intelligenz* des Betroffenen aus. Das Ausmaß der Beeinträchtigung kann durch gezielte und rechtzeitige Übungsprogramme reduziert werden; in der ▶ *ICD*-10 ist die R. unter F81.2 gelistet (▶ *ICD*-11: 6A03.2).
Syn.: Dyskalkulie, Zahlenblindheit.

Rechtsmedizin (lat. *medicus* = „Arzt"; *ars medicina* = „Heilkunst") Teildisziplin der ▶ *Medizin*, die sich mit der Klärung von kriminalistisch relevanten ▶ *medizinisch*en Sachverhalten im Kontext von juristischen Ermittlungs- und/oder Strafverfahren befasst.

Referenzsystem (lat. *referre* = „zurückbringen", „auf etwas beziehen"; griech. *systema* = „ein aus Einzelteilen Zusammengefügtes", „das Zusammengesetzte", „das [miteinander] Verbundene") Bezugs- bzw. Koordinationsschema, das geeignet ist, bestimmte Beobachtungen oder Fakten ein- bzw. zuzuordnen. So ist z. B. das ▶ *ICD*-Verzeichnis ein in Deutschland gängiges R.

Reflexion V. **reflektieren** (lat. *reflectere* = „zurückbeugen") „Widerspiegelung". Kritische Beleuchtung eines vergangenen Sachverhalts, etwa i. R. der ▶ *Supervision*, um diesen samt all seinen Hintergründen bzw. Auswirkungen besser zu verstehen und aus ihm zu lernen. – Die Fähigkeit zur R. gehört zu den Voraussetzungen aufseiten des ▶ *Klienten*, um sich einer ▶ *Psychotherapie* stellen zu können.

Regression V. **regredieren** (lat. *regredi* = „zurückgehen") ▶ *Abwehrmechanismus*, der gekennzeichnet ist durch eine vorübergehende Rückkehr zu unreifen, frühkindlichen Verhaltensmustern (z. B. Trotzreaktion), wodurch der Betroffene von seiner eigenen Entscheidung oder einer situationsangemessenen Verantwortung entpflichtet wird.

Rehabilitation (mittellat. *rehabilitatio* = „Wiederherstellung") (Wieder-)Eingliederung von ▶ *physisch* und/oder ▶ *psychisch* ▶ *erkrankt*en Menschen in das Privat-, Gesellschafts- und Berufsleben. Maßnahmen zur R. zielen daher primär ab auf die Alltagsbewältigung sowie auf eine möglichst selbstständige bzw. selbstbestimmte Lebensführung.

R

Neben ▶ *medizinisch*en und ▶ *physiotherapeutisch*en Maßnahmen gehören hierzu auch ▶ *soziale* und ▶ *ergotherapeutische* Angebote.

Reich, Wilhelm *24. März 1897 in Dobzau/Galizien (heute Ukraine), † 3. November 1957 in Lewisburg/Pennsylvania (USA), österreichischer/US-amerikanischer Soziologe und Psychoanalytiker, der eine ganzheitliche Sicht des Menschen vertrat und die ▶ *Körperpsychotherapie* mitbegründete.

Reintegration von Erlebnisinhalten (lat. *re-* = „zurück"; *integrare* = „wiederherstellen") Eine der Grundannahmen der ▶ *klientenzentrierten Psychotherapie*: Die Aufdeckung einer ▶ *Inkongruenz* zwischen ▶ *Selbstbild* und realer Erfahrung stellt für den ▶ *Klient*en die Bedingung für die Möglichkeit dar, neue Lösungswege für sich zu erarbeiten, die ohne eine Ausblendung jener Erlebnisinhalte auskommt, die dem ▶ *Selbstbild* zuwiderlaufen.

Reiz Ein von der Umwelt oder der Innenwelt eines Lebewesens ausgehendes – z. B. ▶ *physikalisch*es oder ▶ *chemisch*es – Signal, das durch einen ▶ *Rezeptor* oder ein Sinnesorgan erfasst wird und alsdann eine aktive – meist ▶ *genetisch* vorprogrammierte, automatische – Reaktion („Reizantwort") auslöst.
Syn.: Stimulus.

Reizdarm(syndrom) ▶ *Colon irritabile.*

Reizdiskriminierung (lat. *discriminare* = „unterscheiden", „trennen") „Reizunterscheidung". Begriff im Kontext des ▶ *Behaviorismus*. Siehe hierzu ▶ *klassische Konditionierung*.

Reizgeneralisierung (lat. *generalis* = „allgemein") Begriff im Kontext des ▶ *Behaviorismus*, der das Auslösen einer bestimmten Reaktion durch einander ähnliche ▶ *Reize* beschreibt. Siehe hierzu ▶ *klassische Konditionierung*.

Reizhierarchie (griech. *hierarchia* = „Herrschaft des Heiligen") ▶ *Angsthierarchie.*

Reizhunger Durch Neugierde, Langeweile oder Leeregefühle gespeister Trieb, oft verknüpft mit der Unfähigkeit zum Aufschub von Bedürfnissen und einer erhöhten Risikobereitschaft.

rektal (lat. *rectum* = „gerader Darm") ▶ *Anatomische* Ortsangabe bezüglich der ▶ *Applikationsform*, die besagt, dass das Medikament über den ▶ *Anus* bzw. Mastdarm aufgenommen wird.

Rektum (lat. *rectus* = „gerade") Mastdarm; Verbindung zwischen Dickdarm und Darmausgang.

Religion Adj. **religiös** (lat. *religio* = „Rückbindung"; *re-legere* = „wieder(auf)lesen", „wiederaufsammeln", „bedenken"; *re-ligare* = „zurück-binden") Das Bezogensein von Menschen zu einem Bereich, der für sie heilig und ▶ *transzendent* ist, wodurch eine normative Beeinflussung von Denken und Handeln bewirkt und der Versuch einer Weltdeutung unternommen werden kann.

REM-Schlaf (engl. *rapid eye movement* = „rasche Augenbewegung") ▶ *Schlafphase*, die gekennzeichnet ist durch maximale Entspannung der Skelettmuskulatur (ausgenommen die raschen Bewegungen des Augapfels), Erhöhung der ▶ *vegetativ*en Funktionen und intensives Traumerleben, meist gegen Ende der Nacht. Beim ▶ *Erwachsene*n nimmt der R. etwa 20 % des Schlafs ein; Neugeborene hingegen verbringen ihre gesamte Schlafdauer im R.
Syn.: Traum(phasen)schlaf, paradoxer Schlaf.

Remergil® Atypisches Antidepressivum [▶ *atypische Antidepressiva*] mit dem Wirkstoff ▶ *Mirtazapin*.
Remission (lat. *remittere* = „zurückschicken", „nachlassen") Dauerhaftes oder vorübergehendes Abklingen der ▶ *Symptome* einer ▶ *Krankheit*.
remittierend **remittiert** (lat. *remittere* = „zurückschicken", „nachlassen") „Zurückgehend", „(vorübergehend) nachlassend"; meist bezogen auf ▶ *Krankheitssymptome*.
Rentenneurose (griech. *neuron* = „Nerv") Rentenbegehren eines Menschen, der nach dem Ausheilen seiner – z. B. kriegs-, unfall- oder verbrechensbedingten – ▶ *physisch*en und/oder ▶ *psychisch*en Verletzungen die Wiedereingliederung ins Arbeitsleben ganz oder teilweise verweigert, um stattdessen hartnäckig die Rentenzahlung anzustreben, in der er eine Art „Wiedergutmachung" des ihm widerfahrenen ▶ *Krankheit*sschicksals und/oder die Erfüllung seines Wunschs nach „Lebensabsicherung" sieht. Die ▶ *ICD*-10 listet die R. unter F68.0 (▶ *ICD*-11: 6D10.Z).
repetitiv (lat. *repetere* = „wiederholen") Sich unaufhörlich und stereotyp wiederholend.
Residualphase (lat. *residuum* = „Rest", „Überbleibsel", „Rückstand", „Relikt", „Übriggebliebenes") Dritte von drei Phasen des ▶ *Krankheit*sverlaufs der ▶ *Schizophrenie*, in welche die ▶ *floride Phase* nach Abklingen der ▶ *Akutsymptom*atik übergeht. In der R. überwiegen eindeutig die ▶ *Negativsymptome*, z. B. Kontaktarmut oder ▶ *Affektverflachung*; auch letzte ▶ *psychotische* ▶ *Symptome* können beobachtet werden (▶ *Residualwahn*).
Residualwahn (lat. *residuum* = „Rest", „Überbleibsel", „Rückstand", „Relikt", „Übriggebliebenes") Unkorrigierbares Relikt eines ▶ *Wahnsystems* nach Abschluss einer ▶ *akuten* ▶ *psychotischen* ▶ *Episode*. Siehe auch ▶ *Residualphase*.
Residuum (lat. *residuum* = „Rest", „Überbleibsel", „Rückstand", „Relikt", „Übriggebliebenes") Nach erfolgter Genesung zurückgebliebene ▶ *Symptome* der ▶ *Krankheit*.
Resignation (lat. *resignatio* = „Verzicht"; aus *re-* = „zurück", „wieder" und *signare* = „mit einem Zeichen [Siegel] versehen") „Zurücknahme der Unterschrift", „Kapitulation", „Widerruf". Sich-Fügen in ein bestimmtes Schicksal, gegen das ursprünglich ohne den gewünschten Erfolg angekämpft wurde, oftmals verbunden mit ▶ *Apathie*, gedrückter ▶ *Stimmung*, Trauer.
Resorption (lat. *re-* = „wieder-", „zurück-"; *sorbere* = „schlucken", „zu sich nehmen") Aufnahme von flüssigen oder gelösten Stoffen über die Haut oder den Darm.
Respiration (lat. *re-* = „wieder-", „zurück-"; *spirare* = „atmen") „Atem[holen]", „Aufatmen". Atmung.
respiratorisch (lat. *re-* = „wieder-", „zurück-"; *spirare* = „atmen") „Die Atmung betreffend", „atmungsbedingt".
Ressource (frz. *ressource* = „Hilfsmittel", „Quelle"; lat. *resurgere* = „hervorquellen") Selbsterhaltende Kräfte, Fähigkeiten, Talente und Stärken eines Menschen.
Ressourcenorientierung (frz. *ressource* = „Hilfsmittel", „Quelle"; lat. *resurgere* = „hervorquellen"; *oriri* = „sich erheben", „ausrichten") Einer von fünf grundlegenden Wirkfaktoren, die nach ▶ *Grawe, Klaus* den Erfolg der ▶ *Psychotherapie* bestimmen: Der ▶ *Therapeut* benennt die ▶ *Ressourcen* seines ▶ *Patient*en und fördert sie dadurch deutlicher zutage; gleichzeitig können auf diese Weise sowohl das Selbstvertrauen als auch die ▶ *Motivation* des Patienten zu eigenverantwortlichem Handeln gesteigert werden.
Restless-Legs-Syndrom (engl. *restless* = „ruhelos"; *legs* = „Beine"; griech. *syn-* = „zusammen-", „mit-"; *dromos* = „Weg", „Lauf") „Syndrom der ruhelosen Beine". ▶

R

Neurologische ▶ *Erkrankung*, die gekennzeichnet ist durch einen starken Bewegungsdrang insb. in den Beinen, vornehmlich in den Abend- und Nachtstunden. Die Folge sind ▶ *Schlafstörungen*, verbunden mit Müdigkeit und Erschöpfungszuständen während des Tages. In der ▶ *ICD*-10 ist das R. unter G25.81 gelistet (▶ *ICD*-11: 7A80).

Restzustand ▶ *Schizophrene* ▶ *Erkrankung*, die ein ▶ *chronisch*es Stadium erreicht hat und insb. durch ▶ *Negativsymptome* gekennzeichnet ist. Siehe auch ▶ *schizophrenes Residuum*.

retikuläres System ▶ *Formatio reticularis*.

Retraumatisierung (lat. *re-* = „wieder"; griech. *trauma* = „Wunde", „Verletzung", „Gewalteinwirkung") Erneutes Er- bzw. Durchleben eines ▶ *Traumas*.

retrograd (lat. *retro* = „rückwärts", „zurück"; *gradus* = „Schritt") „[Zeitlich oder örtlich] zurückliegend". R.e ▶ *Amnesie* bezeichnet z. B. den ▶ *Gedächtnis*verlust unmittelbar vor einem bestimmten Ereignis.

Rett, Andreas *2. Januar 1924 in Fürth (Mittelfranken), † 25. April 1997 in Wien (Österreich), österreichischer Mediziner, beschrieb 1966 als Erster das nach ihm benannte ▶ *Rett-Syndrom*.

Rett-Syndrom (griech. *syn-* = „zusammen-", „mit-"; *dromos* = „Weg", „Lauf") Erstmals von ▶ *Rett, Andreas* beschriebene ▶ *tiefgreifende Entwicklungsstörung*, bei der es sich um eine ▶ *X-chromosomal* vererbte, nur bei Mädchen auftretende neurodegenerative ▶ *Erkrankung* handelt, die durch ▶ *stereotype* Bewegungsmuster und ▶ *autistisch*es Verhalten gekennzeichnet ist. Nach einer scheinbar ▶ *normal*en frühen Entwicklung beginnt zwischen dem 7. und 24. Lebensmonat ein teilweiser oder vollständiger Verlust bereits erworbener Fähigkeiten im Gebrauch der Hände und der Sprache; das Kopfwachstum verlangsamt sich, und wringende Handwaschbewegungen setzen ein; schließlich kommt es zu starrer ▶ *Spastik*, ▶ *Skoliose*, ▶ *Spinalatrophie* und ▶ *zerebral*en Krampfanfällen. Im Gegensatz zum ▶ *Autismus* sind beim R.-S. komplexe stereotype Bewegungen oder Selbstbeschädigungen eher selten. Die Erkrankung führt i. d. R. zu einer mehrfachen ▶ *Behinderung* und zwingt die Betroffenen schließlich in den Rollstuhl. In der ▶ *ICD*-10 ist das R.-S. unter F84.2 gelistet (▶ *ICD*-11: LD90.4).

reversibel (lat. *re-* = „zurück"; *versare* = „wenden", „drehen") „Umkehrbar". Gegenteil: ▶ *irreversibel*.

rezeptive Sprachstörung (lat. *recipere* = „aufnehmen", „empfangen") ▶ *Sprachstörung [rezeptiv]*.

Rezeptor (lat. *recipere* = „aufnehmen", „empfangen") Zielmolekül [▶ *Molekül*] einer ▶ *Zelle*, das – einer Signaleinrichtung ähnlich – für bestimmte ▶ *Reize* empfindlich ist, vergleichbar mit einem Schloss (Rezeptor) und einem Schlüssel (Reiz).

Rezidiv (lat. *recidere* = „zurückfallen") Wiederauftreten einer (vermeintlich) erfolgreich behandelten ▶ *Erkrankung*.

rezidivierende depressive Störung ▶ *depressive Störung [rezidivierend]*.

Rezidivprophylaxe (lat. *recidere* = „zurückfallen"; griech. *prophylaxis* = „Schutz", „Vorbeugung", „das vor etwas Aufgestellte") Die R. umfasst sämtliche Maßnahmen, die das Auftreten eines ▶ *Rezidivs* verhindern sollen. Es handelt sich – im Kontext von ▶ *affektiven Störungen* – um den dritten der drei ▶ *Therapie*schritte, der nach der ▶ *Erhaltungstherapie* beginnt und über Jahre hinweg – bei häufigen und schweren Episoden in der Vorgeschichte sogar lebenslang – andauern kann.

reziproke Hemmung (lat. *reciprocus* = „wechselseitig“, „aufeinander bezogen“, „auf demselben Weg zurückkehrend“, „in umgekehrtem Zusammenhang zueinander stehend“) ▶ *systematische Desensibilisierung.*

Rheuma Adj. **rheumatisch** (griech. *rhein* = „fließen“, „strömen“) „Fließender Schmerz“. Sammelbegriff für fließende, reißende oder ziehende Schmerzen, die hauptsächlich den Bewegungsapparat betreffen und oftmals mit funktionellen Einschränkungen verbunden sind; siehe auch ▶ *rheumatoide Arthritis.*

Rheumafaktor (griech. *rhein* = „fließen“, „strömen“) ▶ *Protein*, das sich gegen körpereigene ▶ *Antikörper* richtet und somit einer von zahlreichen Blutwerten, der i. R. der ▶ *Diagnose* von ▶ *rheumatisch*en ▶ *Erkrankungen* – etwa ▶ *rheumatoider Arthritis* – herangezogen wird.

rheumatoide Arthritis (griech. *rhein* = „fließen“, „strömen“; *eidos* = „ähnlich“, „Ähnlichkeit“; *arthritis* = „Gelenkentzündung“, aus *arthron* = „Gelenk“, „Glied“ und *-itis* = „Entzündung“, „entzündliche Erkrankung“) Die RA zählt zu den ▶ *Psychosomatosen* bzw. den von ▶ *Alexander, Franz Gabriel* beschriebenen ▶ *Holy Seven* und ist in der ▶ *ICD*-10 unter M05 bzw. M06 gelistet (▶ *ICD*-11: FA20.x). Es handelt sich hierbei um eine ▶ *chronisch*e, den gesamten Körper betreffende, oft ▶ *schubweise* verlaufende ▶ *Autoimmunerkrankung*, bei der ▶ *Antigene* gebildet werden, die körpereigenes Gewebe – bei der RA die Gelenke – angreifen; dieser Prozess wird möglicherweise durch äußere Einflüsse (z. B. ▶ *Infektion*en, ▶ *Stress* o. Ä.) in Gang gebracht; auch die ▶ *Psychoimmunologie* liefert mögliche Erklärungsansätze. Die RA beginnt schleichend und verursacht eine Entzündung insb. der Finger-, Hand-, Knie- und Fußgelenke, wodurch wiederum die typischen ▶ *Krankheitssymptome* – Wärme, Rötung, Schwellung, Schmerz und Funktionseinschränkung – ausgebildet werden. Langfristig mündet die RA in die Zerstörung der Gelenke mit bleibender körperlicher Behinderung; aber nicht nur Gelenke, sondern auch verschiedene innere Organe (z. B. Herz, Lunge, Augen, Leber, Blutgefäße) können betroffen sein. Zur ▶ *Diagnose*stellung sind einschlägige Laborwerte (z. B. ▶ *Blut(körperchen)senkungsreaktion*, ▶ *C-reaktives Protein*, ▶ *Rheumafaktor*, ▶ *antinukleäre Antikörper*, ▶ *antimitochondriale Antikörper*) heranzuziehen; die Behandlung erfolgt mit entzündungshemmenden und schmerzstillenden Medikamenten. Beachtenswert ist, dass das subjektive Leiden der Betroffenen nicht an das Ausmaß der Gelenkveränderung gekoppelt ist: ▶ *Sozial* aktive ▶ *Patient*en empfinden weniger Schmerzen als solche mit körperbezogenen ▶ *Ängst*en. Insofern sollten i. R. der ▶ *Therapie* mögliche Strategien zur ▶ *Krankheit*sbewältigung thematisiert werden, welche die Bewältigung von Schmerz, sozialer ▶ *Abhängigkeit* und persönlichen Einschränkungen aufgreifen. In Deutschland sind schätzungsweise 800.000 Menschen von dieser ▶ *Erkrankung* betroffen; rund zwei Drittel von ihnen sind Frauen.
Syn.: chronische Polyarthritis.

Rhinitis allergica (griech. *rhinitis* = „Nasen[schleimhaut]entzündung“; *allergia* = „Fremdeinwirkung“; aus *allos* = „anders(artig)“, „fremd“ und *ergon* = „Arbeit“, „Reaktion“, „Tat“) ▶ *Allergisch*er Nasenkatarrh, „Heuschnupfen“. Zum ▶ *atopischen Formenkreis* gehörende ▶ *Diagnose* (in der ▶ *ICD*-10 unter J30.x gelistet), die eine ▶ *Erkrankung* von Nasenschleimhaut und/oder Augen, u. U. auch verbunden mit Atemnot oder Hustenreiz, als Reaktion auf mindestens ein ▶ *Allergen* (z. B. Pollen) beschreibt (▶ *ICD*-11: CA08.x).

Rhombenzephalon (griech. *rhombos* = „Raute“, „Doppelkegel“, „Kreisel“; *egkephalon* = „Gehirn“) ▶ *Rautenhirn.*

R

rigide (lat. *rigidus* = „starr", „steif") Unveränderlich, hart, unnachsichtig.
Rigidität (lat. *rigiditas* = „Härte", „Starre") Störung der ▶ *Psychomotorik*, die insb. bei Menschen mit ▶ *Schizophrenie* beobachtbar ist. Gekennzeichnet ist sie durch die Beibehaltung einer starren Körperhaltung des ▶ *Patient*en gegenüber Versuchen, bewegt zu werden.
Rigor (lat. *rigor* = „Starrheit [der Muskeln]", „Härte", „Strenge", „Steifheit") Erhöhung des Muskeltonus [▶ *Tonus*]; gesteigerte Grundspannung der Skelettmuskulatur bis hin zur Erstarrung der Betroffenen, wie sie z. B. beim ▶ *Morbus Alzheimer* beobachtbar ist. Eine Sonderform des R. ist das ▶ *Zahnradphänomen*.
Rinderwahnsinn ▶ *bovine spongiforme Enzephalopathie (BSE)*.
Ringel, Erwin *27. April 1921 in Timişoara (Rumänien), † 28. Juli 1994 in Bad Kleinkirchheim (Österreich), österreichischer Arzt und ▶ *Psychiater*, war ▶ *Suizid*forscher und gründete das weltweit erste Zentrum für ▶ *Suizidprävention* in Wien. Von ihm wurde das Modell des „präsuizidalen Syndroms" [▶ *präsuizidales Syndrom*] erarbeitet.
Ritalin® Arzneimittel mit dem Hauptwirkstoff ▶ *Methylphenidat*.
Rivotril® Zur Behandlung von ▶ *Epilepsie* eingesetztes Medikament mit dem Wirkstoff ▶ *Clonazepam*.
Roediger, Eckhard *28. Februar 1959 in Frankfurt am Main, deutscher ▶ *Neurologe* und ▶ *Psychiater*, entwickelt(e) in Deutschland die von ▶ *Young, Jeffrey E.* begründete ▶ *Schematherapie* weiter.
Rogers, Carl Ransom *8. Januar 1902 in Oak Park/Illinois (USA), † 4. Februar 1987 in La Jolla/Kalifornien (USA), US-amerikanischer Psychologe und ▶ *Psychotherapeut*, entwickelte auf Basis der ▶ *humanistischen Psychologie* die ▶ *klientenzentrierte Psychotherapie*.
Rollenspiel ▶ *Verhaltenstherapeutische* ▶ *Intervention*stechnik, die dazu dient, kritische Situationen in einem geschützten Rahmen zu erproben und gewünschte Verhaltensweisen einzuüben; die Umsetzung im Alltag soll hierdurch vorbereitet werden.
Röntgen Nach ▶ *Röntgen, Wilhelm Conrad* benanntes bildgebendes Verfahren i. R. der ▶ *medizinisch*en ▶ *Diagnostik*, das auf einer Durchstrahlung von Körperteilen bzw. Körperregionen basiert.
Röntgen, Wilhelm Conrad * 27. März 1845 in Lennep (heute Remscheid), † 10. Februar 1923 in München, deutscher Physiker, der 1895 in Würzburg die nach ihm benannten Strahlen entdeckte und hierfür 1901 den Nobelpreis für ▶ *Physik* erhielt.
Röntgen-Thorax Untersuchung des ▶ *Thorax* durch ▶ *Röntgen*aufnahmen, z. B. bei Verdacht auf ▶ *Erkrankung*en der Lunge, des Rippenfells oder Herzens.
Röteln Hoch ansteckende ▶ *Infektionskrankheit*, ausgelöst durch das Rötelnvirus [▶ *Virus*], die sich durch rotfleckigen Hautausschlag, Fieber, Husten, Schnupfen sowie Bindehautentzündung äußert, insb. bei Kindern oder Jugendlichen auftritt und eine lebenslang andauernde ▶ *Immunität* hinterlässt. Treten R. während der Schwangerschaft auf, kann dies zu gravierenden Schädigungen beim Kind führen. In der ▶ *ICD*-10 sind R. unter B06 gelistet (▶ *ICD*-11: 1F02).
Rückenmark Innerhalb der Wirbelsäule als Teil des ▶ *Zentralnervensystems (ZNS)* verlaufender Nervenstrang, bestehend aus ▶ *weißer Substanz* und ▶ *grauer Substanz*, umgeben von denselben Häuten und derselben Flüssigkeit wie das Gehirn, beginnend am ▶ *Hirnstamm* und auf Höhe des zweiten Lendenwirbelkörpers (LWK 2) endend. Spinalnerven verlassen in jedem Wirbelzwischenraum das R. und versorgen so den Rumpf, die

Extremitäten und den Hals. Die zentrale Funktion des R.s besteht in der ▸ *motorisch*en wie ▸ *sensorisch*en Verbindungsleitung zwischen Gehirn und Körper.

Rückenmarksnerven ▸ *Spinalnerven.*

Ruhetremor (lat. *tremere* = „zittern") Sich insb. beim ▸ *Morbus Parkinson* zeigender ▸ *Tremor* mit relativ langsamem Takt, der bei Ruhe auftritt (z. B. Hände liegen auf dem Tisch). Im Gegensatz zum ▸ *Intentionstremor* lässt der R. bei zielgerichteten Bewegungen (z. B. nach einem Gegenstand greifen) nach. Eine Sonderform des R. ist das ▸ *Pillendreher-Phänomen.*

Rumination (lat. ruminare = „wiederkäuen") ▸ Fütterstörung im frühen Kindesalter, die gekennzeichnet ist durch ein wiederholtes Heraufwürgen von Nahrung ohne Übelkeit und ohne Vorhandensein einer organischen ▸ Erkrankung.

S

S

S ▸ *Symbol* für das ▸ *chemische* Element ▸ *Schwefel.*

Saccharide ▸ *Kohlenhydrate.*

Sachebene ▸ *Wortebene.*

Sacher-Masoch, Leopold von *27. Januar 1836 in Lemberg (Österreich), † 9. März 1895 in Lindheim (Hessen), österreichischer Historiker und Schriftsteller, erlangte Berühmtheit durch sein Talent der ästhetischen Formulierung ▸ *sexuell*er Unterwerfungsfantasien. Auf ihn geht der Begriff ▸ *Masochismus* zurück.

Sade, Donatien-Alphonse-François Marquis de *2. Juni 1740 in Paris, † 2. Dezember 1814 bei Paris, französischer Schriftsteller, dessen Romane durch ▸ *religiöse* und ▸ *moralische* Anstößigkeit auffielen. Auf ihn geht der Begriff ▸ *Sadismus* zurück.

Sadismus Adj. **sadistisch** (benannt nach Marquis de *Sade, Donatien-Alphonse-François*) Der S. gehört zu den ▸ *Störung(en) der Sexualpräferenz*, die gekennzeichnet ist durch die Neigung eines Menschen, ▸ *sexuelle* Erregung bzw. Befriedigung ganz überwiegend dadurch zu erreichen, dass er einer anderen ▸ *Person* bzw. anderen Personen ▸ *physische* und/oder ▸ *psychische* Schmerzen zufügt, sie unterdrückt und/oder demütigt. Wird diese ▸ *sexuelle Präferenz* ausgelebt, liegt zudem eine ▸ *Störung(en) des Sexualverhaltens* vor; diese ist jedoch so lange als unproblematisch anzusehen, als die Beteiligten erwachsen sind, einvernehmlich miteinander agieren, unter ihrer sexuellen Präferenz bzw. ihren sexuellen Handlungen nicht leiden und sich durch sie auch in sonstiger Weise nicht in ihren Lebensumständen eingeschränkt fühlen. Wie für sämtliche sexuellen Präferenzen gültig, so ist auch der S. schicksalhaft bedingt. Die ▸ *ICD*-10 differenziert nicht zwischen S. und ▸ *Masochismus*; vielmehr werden sämtliche ▸ *sadomasochistisch*en Präferenzen und Handlungen unter F65.5 zusammengefasst (▸ *ICD*-11: 6D33 [sadistische Störung mit nicht einvernehmlicher sexueller Gewalt] und 6D36 [Störungen mit einvernehmlichem sexuellem Verhalten]). Einvernehmlich stattfindende sadomasochistische Handlungen sind in Deutschland unter ▸ *Erwachsenen* grundsätzlich nicht strafbar; gehen sie jedoch mit einer Körperverletzung einher, könnte § 228 ▸ *Strafgesetzbuch (StGB)* zur Anwendung kommen.

Sadomasochismus Adj. **sadomasochistisch** Zusammenziehung der Begriffe ▸ *Sadismus* und ▸ *Masochismus.*

S

saisonale Depression Sonderform der ▶ *depressiven Episode*, die regelmäßig im Spätherbst bzw. Winter auftritt und neben dem ▶ *depressiven* ▶ *Affekt* oft mit Heißhunger, Gewichtszunahme und vermehrtem ▶ *Schlaf*bedürfnis sowie mit Gereiztheit und Ängstlichkeit einhergeht. Die s.D. spricht besonders gut auf ▶ *Lichttherapie* an.

Salzsäure Summenformel: HCl. Anorganische Säure, die in Vulkangasen, aber auch als Bestandteil des ▶ *Magensafts* (0,1–0,5 %) vorkommt und als solcher eine zentrale Rolle bei der Verdauung spielt: Durch die S. werden u.a. schädliche Mikroorganismen abgetötet, die durch die Nahrung mit aufgenommen werden. In hohen Konzentrationen wirkt S. stark ätzend und greift viele technisch wichtigen Metalle an.
Syn.: Chlorwasserstoffsäure.

Sanguiniker (lat. *sanguinis* = „Blut") Nach der antiken ▶ *Temperamentenlehre* ein heiterer, gesprächiger, lebhafter, optimistischer, zuweilen jedoch auch unsteter und skrupelloser Mensch. ▶ *Eysenck, Hans Jürgen* beschreibt den S. als durch ▶ *Extraversion* und ▶ *emotionale* Stabilität gekennzeichnet.

Saroten® ▶ *Antidepressivum* mit dem Wirkstoff ▶ *Amitriptylin*.

Sartre, Jean-Paul Charles Aymard *21. Juli 1905 in Paris (Frankreich), † 15. April 1980 ebd., französischer Philosoph, ist ein wichtiger Vertreter des ▶ *Existenzialismus*. Bestattet wurde er in Paris auf dem Cimetière Montparnasse.

SAS Abk. für ▶ *Schlafapnoe-Syndrom*.

Sauerstoff auch **Oxygenium** (griech. *oxys* = „scharf", „spitz", „sauer"; *-genes* = „von jemandem abstammen", „verursachend", „etwas hervorbringend") „Säure-Erzeuger". ▶ *Chemisch*es Element (▶ *Symbol*: O). Farb-, geruch- und geschmackloses Gas, das von den meisten Lebewesen für ihre Existenz benötigt wird. Kein anderes chemisches Element kommt in der Erdhülle häufiger vor. Luft enthält etwa 21 % S.

s.c. Abk. für ▶ *subkutan*.

Schädel-Hirn-Trauma (SHT) (griech. *trauma* = „Wunde", „Verletzung", „Gewalteinwirkung") Oberbegriff für Schädelverletzungen durch äußere Einflüsse – i.d.R. Gewalteinwirkung oder Unfälle –, mit ▶ *Gehirn*beteiligung (also keine reinen Kopfplatzwunden oder Schädelfrakturen [▶ *Fraktur*]); sie reichen von der „Gehirnerschütterung" [▶ *Commotio cerebri*] bis hin zu lebensbedrohlichen Schädigungen, wobei offene (Verletzung der ▶ *Dura mater*) von geschlossenen Schädelverletzungen unterschieden werden; die Schwere eines SHT wird anhand der ▶ *Glasgow Coma Scale (GCS)* ermittelt; bei der ▶ *Diagnose*stellung werden ▶ *Röntgen*, ▶ *Computertomografie (CT)* und/oder ▶ *Magnetresonanztomografie (MRT)* eingesetzt. Die ▶ *Symptome* eines SHT können von leichten Störungen der ▶ *Vigilanz* bis zum ▶ *Koma* reichen; hinzutreten können ▶ *neurologische* Aus- und ▶ *epileptische* Anfälle, aber auch Blutungen im Schädelinnern sind denkbar; als Folgeschäden kommen nicht zuletzt auch ▶ *psychische* Veränderungen beim ▶ *Patient*en in Betracht. In der ▶ *ICD*-10 ist das SHT unter S06.0, S06.7x! und S06.9 gelistet (▶ *ICD*-11: NA07.0x, NA07.Y und NA07.Z).

Schamneurose Veraltet für ▶ *soziale Phobie*.

Schaufensterkrankheit Ugs. für ▶ *arterielle Verschlusskrankheit (AVK)*.

Scheitellappen anat. **Lobus parietalis** Einer der vier Lappen des ▶ *Großhirns*, der insb. für den Tastsinn, das räumliche Denken sowie das Lesen und Rechnen zuständig ist.

Schematherapie (griech. *schema* = „Haltung", „Form", „Gestalt"; *therapeia* = „Dienst[leistung]", „Behandlung", „Pflege") Aus der ▶ *kognitiven Verhaltenstherapie* hervorgegangenes – im Wesentlichen von ▶ *Young, Jeffrey E.* entwickeltes – ▶ *Therapie-*

verfahren, das einen besonderen Schwerpunkt auf die Gestaltung der ▶ *therapeutischen* Beziehung legt und ▶ *kognitive*, ▶ *emotionale* sowie ▶ *behaviorale* Ansätze systematisch miteinander kombiniert. Unter „Schemata" werden dabei umfassende, tief verwurzelte Muster bzw. Lebensthemen verstanden, die dysfunktionale Verhaltensweisen auslösen und im alltäglichen Leben zu persönlicher Unzufriedenheit, Leid und Chaos führen. Die Sch. findet Anwendung bei ▶ *chronischen* ▶ *psychischen* ▶ *Erkrankungen*, insb. bei ▶ *Persönlichkeitsstörungen*, und dort wiederum vorzugsweise bei der ▶ *narzisstischen Persönlichkeitsstörung* sowie der ▶ *emotional instabilen Persönlichkeitsstörung* vom ▶ *Borderline*-Typ. In Deutschland wurde sie durch ▶ *Roediger, Eckhard* weiterentwickelt.

Schilddrüse anat. **Glandula thyreoidea** Im Kehlkopfbereich vor der Luftröhre liegende, schmetterlingsförmige ▶ *endokrine* Drüse, die aus dem mit der Nahrung zugeführten ▶ *Jod* die ▶ *Hormone* ▶ *Thyroxin* *(T_4)* sowie ▶ *Trijodthyronin* *(T_3)* aufbaut und ins Blut abgibt. Hierdurch werden u.a. Wachstum und Erregbarkeit von ▶ *Zellen*, aber auch ▶ *Blutdruck* und ▶ *Stoffwechsel* gesteuert. Somit ist die S.nsekretion [▶ *Sekret*] grundsätzlich und langfristig für die Steigerung oder Absenkung der Gesamtvitalität des ▶ *Organismus* verantwortlich.

Schilddrüsenautonomie ▶ *autonomes Schilddrüsenadenom.*

schizoaffektive Psychose (griech. *schizein* = „spalten", „abspalten"; lat. *affectus* = „Gemütserregung"; *psychosis* = „Beseeltheit") Das ▶ *triadische System* bezeichnete die ▶ *schizoaffektive Störung* als sch. P. und zählte sie zu den endogenen Psychosen (▶ *endogen[e Störung]*).

schizoaffektive Störung (griech. *schizein* = „spalten", „abspalten"; lat. *affectus* = „Gemütserregung") ▶ *Psychische* Störung, bei der ▶ *Symptome* der ▶ *Schizophrenie* (▶ *Wahn*, ▶ *Halluzinationen*, ▶ *Ich-Störungen*) und stark ausgeprägte, das ▶ *klinische Bild* zumindest zeitweilig beherrschende ▶ *affektive* Symptome aus den ▶ *Krankheitsbildern* der ▶ *Depression* (Stimmungseinbruch, ▶ *Suizidgedanken*) und/oder der ▶ *Manie* (gehobener ▶ *Affekt*, Distanzlosigkeit, ▶ *Größenwahn*) gleichzeitig bzw. während der gleichen ▶ *Krankheitsepisode* auftreten, wobei anhand der letzteren zu unterscheiden ist zwischen der ▶ *schizomanischen* (▶ *ICD*-10: F25.0), der ▶ *schizodepressiven* (ICD-10: F25.1) und der ▶ *gemischten schizoaffektiven Störung* (ICD-10: F25.2); ▶ *ICD*-11: 6A21 ohne Subtypen, mit Verlaufsmerkmalen. Der ▶ *Erstmanifestationsgipfel* liegt zwischen dem 18. und 25. Lj.; der Verlauf ist ▶ *episodisch* und zeichnet sich meist durch symptomfreie ▶ *Intervalle* aus, in denen eine ▶ *psychotherapeutische* Behandlung – insb. auch unter dem Aspekt der ▶ *Psychoedukation* – sinnvoll sein könnte. Die ▶ *Prognose* ist etwas günstiger als bei anderen Formen der Schizophrenie, jedoch schlechter als bei affektiven Störungen. Die sch. St. ist in der ICD-10 unter F25 gelistet (▶ *ICD*-11: 6A21). Von diesem Störungsbild betroffen war z.B. Robert Schumann (1810–1856).

schizodepressive Störung (griech. *schizein* = „spalten", „abspalten"; lat. *deprimere* = „niederdrücken") ▶ *Schizoaffektive Störung*, bei der ▶ *Symptome* der ▶ *Schizophrenie* und stark ausgeprägte, das ▶ *klinische Bild* zumindest zeitweilig beherrschende ▶ *affektive* Symptome aus dem Krankheitsbild der ▶ *Depression* gleichzeitig bzw. während der gleichen ▶ *Krankheitsepisode* auftreten. Die sch. St. ist in der ICD-10 unter F25.1 gelistet (▶ *ICD*-11: 6A21 ohne Subtypen, mit Verlaufsmerkmalen).

schizoide Persönlichkeitsstörung (griech. *schizein* = „spalten", „abspalten"; *persona* = „Maske", „Rolle [des Schauspielers]", aus *per-* = „[hin]durch-" und *sonare* = „tönen") Spezifische ▶ *Persönlichkeitsstörung*, die gekennzeichnet ist durch eine Dis-

S

tanziertheit im zwischenmenschlichen Kontakt bei gleichzeitiger ▶ *emotional*er Kühle und einzelgängerischem, ggf. auch ▶ *exzentrisch*em Verhalten, bei dem gesellschaftliche Regeln immer wieder gebrochen werden. Menschen mit einer sch.n P. sind ▶ *introvertiert* und verschlossen, reagieren nur schwach auf Lob oder Kritik, können kaum Freude erleben (▶ *Anhedonie*), ihre Gefühle nur schwer ausdrücken oder adäquat auf jene anderer Menschen reagieren; damit geht auch ein mangelndes Interesse an ▶ *sexuell*en Erfahrungen einher. Männer sind von der sch.n P. öfter betroffen als Frauen; die Häufigkeit in der Allgemeinbevölkerung liegt bei unter 2 %. Nicht selten tritt die sch. P. mit weiteren ▶ *Persönlichkeitsstörungen*, ▶ *somatoformen Störung*en sowie einer ▶ *Angststörung* oder depressiven Störung [▶ *depressive Episode*] auf. In der ▶ *ICD*-10 ist die sch. P. unter F60.1 gelistet (▶ *ICD*-11: 6D10.Z). Von diesem Störungsbild sollen z.B. Maximilien de Robespierre (1758–1794), Frédéric Chopin (1810–1849) und Rainer Maria Rilke (1875–1926) betroffen gewesen sein.

schizomanische Störung (griech. *schizein* = „spalten", „abspalten"; *mania* = „Wahnsinn", „Raserei") ▶ *Schizoaffektive Störung*, bei der ▶ *Symptome* der ▶ *Schizophrenie* und stark ausgeprägte, das ▶ *klinische Bild* zumindest zeitweilig beherrschende ▶ *affektive* Symptome aus dem Krankheitsbild der ▶ *Manie* gleichzeitig bzw. während derselben ▶ *Krankheitsepisode* auftreten. Die sch. St. ist in der ICD-10 unter F25.0 gelistet (▶ *ICD*-11: 6A21 ohne Subtypen, mit Verlaufsmerkmalen).

Schizophasie (griech. *schizein* = „spalten", „abspalten"; *phasia* = „Sprache") „Völliger Sprachzerfall", der als ▶ *formale Denkstörung* bei Menschen mit ▶ *Schizophrenie* auftreten kann. Die Sch. ist durch einen unverständlichen Sprachgebrauch gekennzeichnet, der seinen ganz ▶ *individuell*en grammatikalischen und syntaktischen Regeln folgt. Der Begriff geht auf ▶ *Kraepelin, Emil* zurück.

schizophrenes Residuum (griech. *schizein* = „spalten", „abspalten"; *phren* = „Zwerchfell [als Sitz der Seele]", „Geist", „Verstand", „Gemüt"; lat. *residuum* = „Rest", „Überbleibsel", „Rückstand", „Relikt", „Übriggebliebenes") ▶ *Subtyp* der ▶ *Schizophrenie*, der gekennzeichnet ist durch ein ausgeprägtes Vorhandensein von ▶ *Negativsymptomen* für die Dauer von mindestens 1 Jahr nach Abklingen von wenigstens einer eindeutigen ▶ *psychotisch*en ▶ *Episode*, die sämtliche Kriterien der Schizophrenie erfüllt hat. Das sch. R. ist in der ▶ *ICD*-10 unter F20.5 gelistet (▶ *ICD*-11: 6A20.Z).

Schizophrenia simplex (griech. *schizein* = „spalten", „abspalten"; *phren* = „Zwerchfell [als Sitz der Seele]", „Geist", „Verstand", „Gemüt"; *simplex* = „einfach") ▶ *Subtyp* der ▶ *Schizophrenie* und gleichzeitig ein Krankheitsbild, das aufgrund der schwierigen ▶ *differenzialdiagnostisch*en Abgrenzung zur ▶ *Persönlichkeitsstörung* umstritten ist. Es handelt sich um einen schleichend beginnenden, symptomarmen Verlauf der Schizophrenie mit einem langsam fortschreitenden Wesenswandel. Kennzeichnend sind der ▶ *Autismus* des ▶ *Patient*en sowie seine zunehmende Verschrobenheit einschließlich der Verarmung des ▶ *Affekts*; ▶ *akute* paranoid-halluzinatorische [▶ *paranoid*, ▶ *halluzinatorisch*] oder ▶ *katatone* ▶ *Symptome* fehlen jedoch. Die ▶ *Prognose* ist eher ungünstig. In der ▶ *ICD*-10 ist die Sch. s. unter F20.6 gelistet (▶ *ICD*-11: 6A20.Z).

Schizophrenie Adj. **schizophren** (griech. *schizein* = „spalten", „abspalten"; *phren* = „Zwerchfell [als Sitz der Seele]", „Geist", „Verstand", „Gemüt") ▶ *Psychotische Störung*, die das ▶ *Denken*, Fühlen und Verhalten eines Menschen so stark verändert, dass er den Bezug zur Realität verliert und ein Perspektivenwechsel aus seiner lebensbestimmenden Scheinwirklichkeit nicht mehr möglich ist; aus diesem Grund fehlt i.d.R. jegliche ▶

*Krankheit*seinsicht. Eingeführt wurde der Sch.-Begriff 1911 durch Bleuler; er löste den von ▶ *Kraepelin, Emil* geprägten Begriff der ▶ *Dementia praecox* ab. Die ▶ *Symptomeinteilung* der Sch. kennt Kategorisierungen in Grund- und akzessorische Symptome (siehe hierzu ▶ *Bleuler, Paul Eugen*), Symptome ersten und zweiten Ranges (siehe hierzu ▶ *Schneider, Kurt*) sowie ▶ *Positivsymptome* und ▶ *Negativsymptome*. Die ▶ *ICD*-10 hat die Systematik von Kurt Schneider weiterentwickelt und unterscheidet ebenfalls Erst- und Zweitrangsymptome, wobei für eine ▶ *Diagnose*stellung über wenigstens 4 Wochen mindestens ein eindeutiges Erstrangsymptom oder aber zwei Zweitrangsymptome bestanden haben müssen. Zu den Erstrangsymptomen zählt die *ICD*-10 (a) ▶ *Gedankenlautwerden*, ▶ *Gedankeneingebung* oder ▶ *Gedankenentzug*, ▶ *Gedankenausbreitung* (b) ▶ *Wahnwahrnehmungen*; ▶ *Kontrollwahn*, ▶ *Beeinflussungswahn*, Gefühl des Gemachten (c) ▶ *Stimmenhören* (kommentierend oder dialogisierend) (d) anhaltender, kulturell unangemessener oder ▶ *bizarrer* ▶ *Wahn*. Demgegenüber gehören zu den Zweitrangsymptomen (a) anhaltende ▶ *Halluzination*en jeder Sinnesmodalität (b) ▶ *formale Denkstörungen*, insb. ▶ *Gedankenabreißen*, ▶ *Neologismen*, ▶ *Zerfahrenheit* (c) ▶ *katatone* Symptome, z. B. ▶ *Flexibilitas cerea*, ▶ *Negativismus*, ▶ *Mutismus*, ▶ *Stupor* (d) ▶ *Negativsymptome* wie z. B. ▶ *Apathie*, ▶ *Affektverflachung*. – Der ▶ *akute* ▶ *Krankheitsschub* einer Sch. verläuft gewöhnlich in drei Phasen: 1) ▶ *Prodromalphase*, 2) ▶ *floride Phase* und 3) Residualphase [▶ *Residuum*]. Neben der ▶ *paranoiden Schizophrenie* – der am häufigsten auftretenden Unterform der Sch. – werden ▶ *hebephrene Schizophrenie*, ▶ *katatone Schizophrenie*, ▶ *undifferenzierte Schizophrenie*, ▶ *postschizophrene Depression*, ▶ *schizophrenes Residuum*, ▶ *Schizophrenia simplex* und ▶ *zönästhetische Schizophrenie* beschrieben. Die Ursache der Sch. ist ▶ *multifaktoriell* bedingt; diskutiert werden in diesem Zusammenhang u. a. ▶ *genetische* Faktoren, Ungleichgewichte zwischen den ▶ *Neurotransmitter*systemen (insb. bezüglich ▶ *Dopamin*), ▶ *hirnmorphologische* Veränderungen sowie das ▶ *Vulnerabilitäts-Stress-Modell*. Gemäß ▶ *ICD*-10 sind sch.e Störungen unter F20[.x] zu codieren (nach ▶ *ICD*-11 unter 6A20.x ohne Subtypen, mit Verlaufsmerkmalen; die ▶ *katatone Schizophrenie* unter 6A4x). In eindrucksvoller Weise setzt der 2002 von Hans Weingartner und Tobias Amann geschaffene deutsche Kinofilm „Das weiße Rauschen“ mit Daniel Brühl in der Hauptrolle dieses Störungsbild in Szene. Von Sch. sollen z. B. Isaac Newton (1643–1727), Friedrich Hölderlin (1770–1843) und Friedrich Nietzsche (1844–1900) betroffen gewesen sein.

Schizophrenie-Spektrumsstörungen (griech. *schizein* = „spalten“, „abspalten“; *phren* = „Zwerchfell [als Sitz der Seele]“, „Geist“, „Verstand“, „Gemüt“) Leichtere, ▶ *schizophrenie*nahe Störungen, die oft uncharakteristisch, wechselnd und schwer fassbar sind. Sehr häufig sind Sch.-Sp. im verwandtschaftlichen Umfeld von ▶ *Patient*en mit ▶ *Schizophrenie* zu finden: Unter den erblich einschlägig vorbelasteten Menschen existiert also ein weites Spektrum von ▶ *Person*en, die belastet sind durch Probleme im Bereich der ▶ *sozialen* ▶ *Interaktion* bis hin zu ▶ *psychose*ähnlichem Erleben – einschließlich der daraus resultierenden Einschränkung hinsichtlich ihrer Genuss-, Leistungs- und Lebensfähigkeit –, ohne dass jedoch die ▶ *Diagnose* der Schizophrenie gestellt werden konnte bzw. gestellt werden kann. Schätzungen zufolge weisen 6–10 % der Bevölkerung schizophrenienahe ▶ *Persönlichkeit*szüge auf. Zu den Sch.-Sp. gehören insb. die ▶ *schizotype Störung*, aber auch die ▶ *schizoide Persönlichkeitsstörung* und die ▶ *paranoide Persönlichkeitsstörung*.

S

schizophreniform (griech. *schizein* = „spalten", „abspalten"; *phren* = „Zwerchfell [als Sitz der Seele]", „Geist", „Verstand", „Gemüt"; lat. *forma* = „Gestalt", „Form") Der ▶ *Schizophrenie* ähnlich, jedoch nicht eindeutig als solche – i. S. von ▶ *ICD*-10: F20 (▶ *ICD*-11: 6A20)– zu klassifizieren, da nicht alle ▶ *Diagnose*kriterien erfüllt werden. So ist in der ICD-10 – etwa bei Nichterreichen des Zeitkriteriums – die „ ▶ *akute* sch.e ▶ *psychotische* Störung" unter F23.2 beschrieben (▶ *ICD*-11: 6A23.2 ohne Subtypen, mit Verlaufsmerkmalen); bei Zugrundeliegen einer organischen Ursache erfolgt die Codierung unter F06.2 („organische sch.e Störung"), in der ▶ *ICD*-11 unter 6E61.1.

schizotype Persönlichkeitsstörung (griech. *schizein* = „spalten", „abspalten"; *typos* = „Vorbild", „Abbild", „Regel", „in dieser Art", „Gestalt", „Gepräge"; lat. *persona* = „Maske", „Rolle [des Schauspielers]", aus *per-* = „[hin]durch-" und *sonare* = „tönen") ▶ *schizotype Störung.*

schizotype Störung (griech. *schizein* = „spalten", „abspalten"; *typos* = „Vorbild", „Abbild", „Regel", „in dieser Art", „Gestalt", „Gepräge") „Von Gestalt der Schizophrenie". Krankheitsbild mit zahlreichen ▶ *schizophreniformen* ▶ *psychisch*en Auffälligkeiten (z. B. Störungen des ▶ *Denkens*, eingeschränkter oder inadäquater ▶ *Affekt*, Misstrauen, Isolation, Verhaltensauffälligkeiten), ohne dass sich ▶ *akut* oder in der Vergangenheit – insb. in Ermangelung von ▶ *Positivsymptomen* – eine eindeutig ▶ *schizophrene* ▶ *Episode* gezeigt hätte. Oftmals verläuft die sch. St. ▶ *chronisch*; die Abgrenzung hin zur ▶ *Schizophrenia simplex* ist fließend. Der Beginn der sch. St. liegt oftmals in der Adoleszenz; eine einschlägige familiäre Vorbelastung ist nicht selten. Die Codierung gemäß ▶ *ICD*-10 erfolgt unter F21 (▶ *ICD*-11: 6A22). Von diesem Störungsbild war z. B. Salvador Dalí (1904–1989) betroffen.

Syn.: schizotype Persönlichkeitsstörung, latente Schizophrenie, Grenzpsychose.

Schlaf Bei Menschen und höheren Tieren regelmäßig wiederkehrende Zustandsform mit vermindertem ▶ *Bewusstsein*, die eine lebensnotwendige, aktive Aufbau- und Erholungsphase darstellt. Rund ein Drittel seines Lebens verbringt der Mensch im Sch., wobei sich dabei die Aktivität des ▶ *Gehirns* verändert, Kreislauf, Atmung sowie Puls absinken, weitestgehend körperliche Ruhe herrscht und die Reaktion auf externe ▶ *Reize* eingeschränkt, nicht jedoch – wie etwa bei der ▶ *Narkose* – aufgehoben ist. Der Sch. - zustand kann durch Wecken rasch umgekehrt werden; der Entzug von Sch. gilt als Foltermethode. Während des gesunden Nachtschlafs [▶ *Schlaf*] wechseln sich verschiedene ▶ *Schlafphasen* ab. Das Sch.bedürfnis eines Menschen ist individuell höchst unterschiedlich; der Durchschnitt liegt zwischen 7 und 7½ Stunden pro Tag (Giraffe: 2 Stunden/Tag; Fledermaus: 20 Stunden/Tag).

Schlafapnoe-Syndrom (SAS) (griech. *apnoia* = „Windstille", „ Nicht-Atmung"; *syn-* = „zusammen-", „mit-"; *dromos* = „Weg", „Lauf") Gehäuft auftretender Atemstillstand während des ▶ *Schlafs* von mindestens 10 (und bis zu 60) Sekunden, bedingt durch eine Einengung der oberen Luftwege. Die überwiegende Zahl der ▶ *Patienten* ist ▶ *übergewichtig* oder gar ▶ *adipös*; Männer sind etwa doppelt so häufig betroffen wie Frauen. In der ▶ *Therapie* werden spezielle Atemmasken eingesetzt. In der ▶ *ICD*-10 ist das SAS unter G47.3x gelistet (▶ *ICD*-11: 7A40.x bis 7A41).

Schläfenlappen anat. **Lobus temporalis** Einer der vier Lappen des ▶ *Großhirns*, der insb. für den Gehörsinn und das Sprachverständnis zuständig ist.

Schlafentzugstherapie (griech. *therapeia* = „Dienst[leistung]", „Behandlung", „Pflege") Nichtmedikamentöse ▶ *Therapie*option bei ▶ *Patienten* mit ▶ *Depression*, die nicht unter ▶ *akut*er ▶ *Suizid*alität leiden: Etwa die Hälfte der Betroffenen erlebt eine 1–2 Tage andauernde ▶ *Stimmung*saufhellung, nachdem sie eine ganze Nacht hindurch (oder aber ab 1 Uhr morgens) wachgehalten wurden und am darauffolgenden Tag nicht schlafen durften. Das Verfahren ist frei von unerwünschten Nebenwirkungen, übt eine ausgleichende Funktion auf das bestehende Ungleichgewicht der ▶ *Neurotransmitter* im ▶ *Gehirn* aus und kann so im günstigsten Fall eine Verkürzung der ▶ *Episod*endauer bewirken.

Schlafhygiene (griech. *hygieina* = „gesunde Lebensweise") Lebensgewohnheiten und Verhaltensweisen, die einen gesunden Nachtschlaf [▶ *Schlaf*] fördern. Diese umfassen nach ▶ *Margraf, Jürgen* und ▶ *Müller-Spahn, Franz* sowohl Aspekte der Schlafzeit (z. B. täglich gleiche Aufstehzeit unabhängig von Dauer und Güte des Nachtschlafs [▶ *Schlaf*]; keine anstrengenden Tätigkeiten vor dem Schlafengehen; nachts nicht wach im Bett liegen bleiben) und Schlafumgebung (z. B. Raumtemperatur zwischen 16 und 18 °C, wenig Lichteinflüsse, Ritual vor dem Zu-Bett-Gehen, das Bett nur zum Schlafen nutzen, nachts nicht auf die Uhr blicken) als auch der Zuführung von Nahrungs- und Genussmitteln (nicht hungrig und nicht mit vollem Magen ins Bett gehen, spätestens ab 4 Stunden vorher aufputschende ▶ *Substanz*en meiden).

Schlaflabor (lat. *laborare* = „arbeiten", „sich mühen"; bzw. *laboratorium* = „Werkstatt") Speziell ausgestatteter ▶ *Schlaf*raum in einer ▶ *medizinisch*en Einrichtung zur Durchführung einer ▶ *Polysomnografie*.

Schlafparalyse (griech. *para* = „abseits", „neben"; *lyein* = „lösen", „zerstören") Beim Aufwachen oder aber beim Schlafbeginn einsetzende Lähmung der Körpermuskulatur, die jedoch durch Berührung des ▶ *Patient*en wieder aufgehoben werden kann. Die S. ist z. B. im Rahmen der ▶ *Narkolepsie* beobachtbar.

Schlafphasen (griech. *phasis* = „Erscheinung", das „Sich-Zeigen") Durch spezifische Auffälligkeiten hinsichtlich der ▶ *Gehirn*tätigkeit – aber auch von Körperbewegungen – charakterisierte Abschnitte des Schlafs, die sich mittels ▶ *Elektroenzephalografie (EEG)*] nachweisen lassen. Charakteristisch ist, dass im Verlauf eines gesunden Nachtschlafs die Phasen des Tiefschlafs abnehmen und der ▶ *REM-Schlaf* an Dauer und Intensität zunimmt. ▶ *Payk, Theo Rudolf* unterscheidet sechs Sch.: 1) Entspannter Wachzustand bei geschlossenen Augen mit Alpha-Aktivität [▶ *Alpha-Wellen*]. 2) Zerfall der Alpha-Aktivität mit Instabilität der ▶ *Frequenz* während des Einschlafstadiums bei reduzierter Muskelspannung und Abnahme der bewussten Umgebungswahrnehmung. 3) Leichtschlafstadium mit ▶ *Theta-Wellen* und ▶ *Schlafspindeln*. Im Laufe des Nachtschlafs wird dieses Schlafstadium zunehmend länger. 4) Mitteltiefes Schlafstadium mit hoher Delta-Aktivität [▶ *Delta-Wellen*] sowie ▶ *K-Komplexen* und ▶ *Schlafspindeln* bei weiterer Abnahme der Muskelspannung. 5) Tiefschlafstadium mit sehr hoher Delta-Aktivität. In dieser Sch. treten das ▶ *Sprechen im Schlaf* sowie der ▶ *Somnambulismus* auf. Ein Großteil der älteren Menschen erreicht diese Sch. nicht mehr. 6) ▶ *REM-Schlaf*, dessen Elektroenzephalogramm dem des Einschlafstadiums ähnlich ist.

Schlafrhythmus (griech. *rhythmos* = „Takt", „Gleichmaß"; aus *rhein* = „fließen", „strömen") Wechsel von tiefen und weniger tiefen ▶ *Schlafphasen*. Der Schlafende erwacht, wenn sich gegen Ende des Nachtschlafs beide in immer kürzeren Abständen abwechseln.

Schlafspindeln Etwa jeweils mindestens ½ Sekunde lang andauernde, in periodischen Abständen meist während des leichten und mitteltiefen ▶ *Schlafs* – keinesfalls jedoch

S

während des ▶ *REM-Schlafs* – wiederkehrende Mikroereignisse innerhalb des menschlichen ▶ *Gehirns*, die wohl für eine Hemmung von Wahrnehmungsreizen [▶ *Reiz*] im ▶ *Thalamus* stehen, daher als schlafstabilisierend gewertet werden und i.R. einer ▶ *Elektroenzephalografie (EEG)* zu einem charakteristischen Muster, nämlich spindelförmigen ▶ *Wellen*paketen mit ▶ *Frequenzen* von 11–15 ▶ *Hertz (Hz)*, führen. Die ▶ *Amplitude* ist dabei unterschiedlich, liegt jedoch meist unter 50 µV [▶ *Volt (V)*].

Schlafstörung Über einen längeren Zeitraum anhaltende Abweichung von der ▶ *normal*en ▶ *Schlaf*qualität oder -quantität, welche die aktiven Erholungsvorgänge des Schlafs spürbar beeinträchtigt und so nicht nur zu einem Abfall der Leistungsfähigkeit, sondern insb. auch zu einem Mangel an körperlichem und seelischem Wohlbefinden führt. Sch.en werden nach ihrer Ursache eingeteilt und dementsprechend in der ▶ *ICD*-10 unter G47 (organisch bedingt) bzw. F51 (nichtorganisch bedingt) gelistet (die (▶ *ICD*-11 listet sie gemeinsam als Schlaf-Wachheits-Störungen von 7A00 bis 72BZ). Zu den organisch bedingten Sch.en zählen z.B. das ▶ *Schlafapnoe-Syndrom (SAS)* und die ▶ *Narkolepsie*; bei nichtorganisch bedingten Sch.en ist zwischen ▶ *Dyssomnie [nichtorganisch]* und ▶ *Parasomnie [nichtorganisch]* zu unterscheiden. Schätzungsweise 25 % aller Menschen sind zumindest vorübergehend von Sch.en betroffen, ältere häufiger als jüngere, Frauen häufiger als Männer; bei der Hälfte von ihnen stellt die Sch. eine behandlungsbedürftige ▶ *Erkrankung* dar.

Schlafsucht ▶ *Narkolepsie.*

Schlafterror (lat. *terrere* = „(er)schrecken", „einschüchtern", „in Schrecken versetzen") ▶ *Pavor nocturnus.*

Schlaftrunkenheit Zu den ▶ *Aufwachstörung*en zählende ▶ *Parasomnie [nichtorganisch]*, die gekennzeichnet ist durch Verwirrtheit beim Aufwachen und/oder einen verlängerten Übergang zum vollen Wachzustand.

Schlafwandeln Zu den ▶ *Aufwachstörung*en zählende ▶ *Parasomnie [nichtorganisch]*, die gekennzeichnet ist durch ein ein- oder mehrmaliges Verlassen des Betts und Umhergehen – in Einzelfällen sogar Verrichtung von komplexen Tätigkeiten – nach einem „unvollkommenen Erwachen" meist im ersten Drittel des Nachtschlafs [▶ *Schlaf*]. Im Zustand des Sch.s haben die Betroffenen einen leeren, starren Gesichtsausdruck und reagieren kaum auf evtl. Beeinflussungs- oder Kontaktversuche anderer; nach dem Erwachen gibt es keine Erinnerung an das Sch. sowie keinerlei Beeinträchtigung ihrer ▶ *psychisch*en Aktivität und ihres Verhaltens. Kinder sind häufiger (10–30 %) betroffen als ▶ *Erwachsene* (1–2 %). Eine ▶ *genetische* Veranlagung für das Sch. gilt als erwiesen, ein Zusammenhang mit den Vollmondphasen ist hingegen widerlegt. Spezifische ▶ *Therapie*verfahren existieren nicht. Die ▶ *ICD*-10 listet das Sch. unter F51.3 (▶ *ICD*-11: 7B00.1).
Syn.: Somnambulismus.

Schleim Adj. **schleimig** Aus ▶ *Proteinen* und ▶ *Zucker* bestehende zähflüssige oder klebrige Absonderung von in ▶ *Schleimhäuten* befindlichen Drüsenzellen.

Schleimhaut Pl. **Schleimhäute** Schutzschicht, die ▶ *Sekrete* aus ▶ *Schleim*drüsen produziert und insb. das Innere von Hohlorganen auskleidet. Sch. finden sich beispielsweise in Nase, Mund, Magen, Darm und Teilen der Geschlechtsorgane.

Schleimhautbarriere Abweisung von Säure-Ionen des ▶ *Magensafts* durch Magenschleim zur Verhinderung von Selbstandauung.

Schnee Straßenname für ▶ *Heroin*, ▶ *Kokain.*

S

Schneider, Kurt *7. Januar 1887 in Crailsheim; † 27. Oktober 1967 in Heidelberg, deutscher ▶ *Psychiater*, wurde bekannt durch seine Unterscheidung der ▶ *Symptome* ersten und zweiten Ranges bei der ▶ *Schizophrenie*. Zu den Symptomen ersten Ranges zählte er ▶ *Gedankenlautwerden*, ▶ *akustische* ▶ *Halluzination*en (insb. kommentierende und dialogisierende), leibliche und andere Beeinflussungserlebnisse mit dem Gefühl des „Gemachten", ▶ *Gedankenentzug*, ▶ *Gedankenausbreitung*, ▶ *Gedankeneingebung*, ▶ *Gedankenentzug*; den ▶ *Symptom*en zweiten Ranges rechnete er alle übrigen Halluzinationen, Wahneinfälle [▶ *Wahneinfall*], Ratlosigkeit sowie Störungen der ▶ *Affektivität* zu. Nach heutiger Meinung müssen zur ▶ *Diagnose*stellung einer ▶ *Schizophrenie* mindestens zwei Symptome ersten Ranges und mehrerer Symptome zweiten Ranges vorliegen. Auf ihn geht auch das ▶ *triadische System* zurück.

Schnüffeln Inhalation von Dämpfen, die z. B. von handelsüblichen flüchtigen industriellen ▶ *Lösungsmitteln* oder anderen leicht flüchtigen Stoffen („Schnüffelstoffen") ausgehen. Zu ihnen zählen z. B. ▶ *Benzin*, Klebstoffe, Fleck- und Nagellackentferner, ▶ *Ether*, ▶ *Chloroform*, Spiritus [▶ *Alkohol*] sowie ▶ *Poppers*. Durch die Reizung der oberen Atemwege entsteht ein kurzer Erregungszustand, der ggf. mit halluzinogener [▶ *Halluzinogen*] Symptomatik [▶ *klinisches Bild*], ▶ *Euphorie* sowie Entspannung einhergeht und in eine ▶ *Bewusstseinstrübung*, ähnlich der ▶ *Trance*, mündet; des Weiteren können Atemnot, Herzklopfen und Desorientiertheit [▶ *Orientierungsstörung*] auftreten. ▶ *Akute* Gesundheitsgefährdungen während eines ▶ *Rauschs* bestehen in Form von Atem- und Herzrhythmusstörungen, aber auch ▶ *zerebral*en Krampfanfällen. Es entwickelt sich eine ausgeprägte ▶ *psychische*, nicht jedoch eine ▶ *physische* ▶ *Abhängigkeit*. Im Rahmen des ▶ *chronischen* ▶ *Abusus* können sich verheerende Langzeitfolgen einstellen, etwa Störungen des ▶ *Zentralnervensystems (ZNS)*, ▶ *Polyneuropathien*, ▶ *Ataxien* und schließlich Schäden von Leber, Lunge, Nieren, Herz sowie Hör- und Gleichgewichtssinn. Störungen durch flüchtige Lösungsmittel sind gemäß ▶ *ICD*-10 unter F18 zu codieren (▶ *ICD*-11: 6C4B).
Syn.: Sniffing, Thinner-Sucht.

Schub Pl. **Schübe**, Adj. **schubweise** Anfallsartiges Aufflackern bzw. ▶ *akute* Verschlechterung von ▶ *Symptom*en i. R. einer ▶ *chronisch*en ▶ *Erkrankung*, die – anders als die ▶ *Episode* – i. d. R. eine dauerhafte Veränderung bewirkt.

Schulangst Typische ▶ *emotionale* Störung des Kindesalters, die durch eine irrationale ▶ *Angst* des jungen Menschen vor dem Schulbesuch an sich – also Verhalten von Lehrern und/oder Mitschülern, Leistungsanforderungen etc. – gekennzeichnet ist; nicht im Vordergrund steht die ▶ *Trennungsangst*, wie es bei der ▶ *Schulphobie* der Fall ist. Oft geht die Sch. mit einer ▶ *reaktiv*en Lernstörung einher.

Schuldfähigkeit [verminderte] § 21 ▶ *Strafgesetzbuch (StGB)*: „Ist die Fähigkeit des Täters, das Unrecht der Tat einzusehen oder nach dieser Einsicht zu handeln, aus einem der in StGB § 20 bezeichneten Gründe bei Begehung der Tat erheblich vermindert, so kann die Strafe […] gemildert werden." Siehe auch ▶ *Schuldunfähigkeit*.

Schuldunfähigkeit § 20 ▶ *Strafgesetzbuch (StGB)*: „Ohne Schuld handelt, wer bei Begehung der Tat wegen einer ▶ *krankhaft*en seelischen Störung, wegen einer tiefgreifenden Bewusstseinsstörung oder wegen Schwachsinns oder einer schweren anderen seelischen Abartigkeit unfähig ist, das Unrecht der Tat einzusehen oder nach dieser Einsicht zu handeln." Der ▶ *forensische Psychiater* hat also in seiner Begutachtung zur Sch. eines Täters gemäß § 20 StGB das evtl. Vorhandensein von vier krankhaften Zuständen zu prüfen, von denen bereits ein einziger zur Unfähigkeit oder erheblich geminderten Einsichtsfähigkeit

S

bzw. zu nicht einsichtsgemäßem Handeln geführt haben könnte: die ▶ *seelische Störung [krankhaft]*, die ▶ *Bewusstseinsstörung [tiefgreifend]*, den ▶ *Schwachsinn* und die ▶ *seelische Abartigkeit [schwere]*.

Schuldwahn ▶ *Wahnhafte* Überzeugung des ▶ *Patient*en, große Schuld – etwa durch unmoralisches [▶ *Moral*] oder sündiges Verhalten – auf sich geladen zu haben (siehe auch ▶ *Wahninhalt*). Der Sch. kann z. B. im Kontext einer ▶ *depressiv*en Störung mit ▶ *psychotisch*er ▶ *Symptom*atik oder einer ▶ *schizoaffektiven Störung* auftreten.
Syn.: Versündigungswahn.

Schulphobie (griech. *phobos* = „Furcht", „Angst") Unterform der ▶ *Trennungsangst*. Die Sch. ist von der ▶ *Schulangst* zu unterscheiden.

Schultz, Johannes Heinrich * 20. Juni 1884 in Göttingen, † 19. September 1970 in Berlin (West), deutscher ▶ *Psychiater* und ▶ *Psychotherapeut*, war Spezialist für ▶ *Hypnose* und entwickelte das ▶ *autogene Training*. Während des Zweiten Weltkriegs propagierte er die ▶ *Euthanasie*; darüber hinaus war er direkt an der Verfolgung unzähliger ▶ *homosexuell*er Männer beteiligt. Seine Grabstätte befindet sich in Berlin-Charlottenburg-Wilmersdorf auf dem Waldfriedhof Heerstraße.

Schüttellähmung Von ▶ *Parkinson, James* gebrauchte Bezeichnung (engl. ▶ *shaking palsy*) für den später nach ihm benannten ▶ *Morbus Parkinson*.

Schutzaufsicht Juristische (z. B. Jugendamt) oder natürliche ▶ *Person*, die den Erziehungsberechtigten eines Jugendlichen [▶ *Jugendlicher*], der zu verwahrlosen droht, unterstützend bzw. überwachend zur Seite gestellt wird; dabei verbleibt der betroffene junge Mensch – anders als im Fall der ▶ *Fürsorgeerziehung* – in seiner gewohnten Umgebung. Die Sch. wird gerichtlich angeordnet und kommt insb. auch für straffällig gewordene Jugendliche in Betracht, welche die Verantwortung [▶ *Verantwortlichkeit [JGG]*] für ihre Tat mangels Reife nicht übernehmen können. Der Sch.-Begriff ist inzwischen dem der ▶ *Erziehungsbeistandschaft* gewichen.

Schwachsinn Veraltet für ▶ *Intelligenzminderung*. Der Begriff hat heute eine negative Konnotation und wirkt abwertend bzw. diskriminierend; aus diesem Grund sollte auf seinen Gebrauch im klinischen Alltag verzichtet werden. In § 20 ▶ *Strafgesetzbuch (StGB)* meint Sch. eine erhebliche Intelligenzminderung, die im Kontext einer evtl. ▶ *Schuldunfähigkeit* des Täters zu prüfen ist.

Schwanenhalsdeformität (lat. *de-* = „weg-"; *forma* = „Form", „Gestalt") "Gestaltabweichung". Fingerfehlstellung bei ▶ *rheumatoider Arthritis*: Im Gegensatz zur ▶ *Knopflochdeformität* ist bei der Sch. das Fingermittelgelenk überstreckt und gleichzeitig das Fingerendgelenk gebeugt. Ursächlich hierfür ist die sich durch ▶ *rheumatische* Prozesse teilende Sehne des Fingerendglieds; sobald diese auf die Beugeseite gerutscht ist, verharrt das Fingerendglied nach unten in Beugehaltung.

Schwefel ▶ *Symbol*: S. Geruchloses, hellgelbes, nichtmetallisches, kristallines, festes ▶ *chemisch*es Element. S. ist ein wichtiger ▶ *Mineralstoff* in der Tier- und Pflanzenwelt sowie Bestandteil von bestimmten ▶ *Aminosäuren* und ▶ *Vitamin*en.
Syn.: Sulfur.

Seborrhö auch **Seborrhoe** (lat. sebum = „Talg"; griech. *rhein* = „fließen", „strömen") „Talgfluss". Übermäßige Produktion von Hautfetten durch die Talgdrüsen, beobachtbar als ▶ *Symptom* z. B. bei ▶ *Hormon*störungen oder beim ▶ *Morbus Parkinson*, wo es hierdurch zu einem „Salbengesicht" kommen kann.

Sedativum Pl. **Sedativa**, Adj. **sedierend, sediert** (lat. *sedare* = „beruhigen“) „Beruhigungsmittel“. Medikament zur Dämpfung der Funktionen des ▶ *Zentralnervensystems (ZNS)*.

seelische Abartigkeit [schwere] In § 20 ▶ *Strafgesetzbuch (StGB)* sind schwere seelische Abartigkeiten als möglicher Grund für die ▶ *Schuldunfähigkeit* eines Täters genannt. Hierzu zählen z. B. eine schwere ▶ *Abhängigkeit* von ▶ *psychotropen Substanzen*, die ▶ *schizotype Störung*, eine schwere ▶ *neurotische Störung*, ▶ *Belastungsstörung* und ▶ *somatoforme Störung*, eine schwere ▶ *Verhaltensstörung* und ▶ *Persönlichkeitsstörung* sowie ▶ *sexuelle Perversionen*.

seelische Störung [krankhaft] In § 20 ▶ *Strafgesetzbuch (StGB)* sind krankhafte seelische Störungen als möglicher Grund für die ▶ *Schuldunfähigkeit* eines Täters genannt. Zu ihnen zählen z. B. organische psychische Störungen [▶ *exogen[e Störung]*] (z. B. ▶ *Morbus Alzheimer*), ▶ *Suchterkrankungen* (z. B. ▶ *Intoxikation*, ▶ *Delir*, ▶ *Korsakow-Syndrom*), ▶ *psychotische Störungen* (z. B. ▶ *wahnhafte Störung* und ▶ *Schizophrenie*) oder schwere ▶ *affektive Störungen* (z. B. ▶ *depressive Störung [rezidivierend]* und bipolare affektive Störungen (▶ *affektive Störung [bipolar]*).

Seelsorge Innere Haltung einer ▶ *Person* („Seelsorger“), die eine Tätigkeit ausübt oder eine sonstige zwischenmenschliche ▶ *Interaktion* vornimmt, welche auf „Heilung“ – im weitesten Sinne – eines anderen Menschen gerichtet ist, gespeist aus ihrer ▶ *religiösen* Überzeugung, dass jeder ▶ *Therapeut* ein Mittler göttlichen Heilshandelns und „Heil(ung)“ letztendlich nicht menschlich verfüg- bzw. herstellbar, vielmehr jedoch als Geschenk Gottes zu begreifen ist. S. ist damit nicht an eine religiöse Institution oder an ein kirchliches Amt gebunden; jede ▶ *medizinische* oder ▶ *psychologische* Behandlung kann – bei entsprechender ▶ *Motivation* des jeweiligen Therapeuten – als seelsorgliches Handeln begriffen werden.

Sekret (lat. *secernere* = „abscheiden“, „absondern“, „ausscheiden“) Flüssigkeitsabsonderungen von körpereigenen ▶ *Zellen* oder Drüsen, z. B. ▶ *Schleim*, Schweiß, Tränen, ▶ *Hormone*, Speichel, Verdauungssäfte u. Ä.

sekundäre Hypertonie (lat. *secundarius* = „an zweiter Stelle“; griech. *hypo* = „unter“, „wenig“; *tonos* = „[An-]Spannung“, „Kraft“) Bluthochdruck, der durch andere ▶ *Erkrankungen* (Grunderkrankungen) – z. B. Nierenschäden, ▶ *Hormon*störungen, ▶ *Arteriosklerose* o. Ä. – bedingt ist; dies betrifft weniger als 10 % der ▶ *Patienten* mit ▶ *arterieller Hypertonie*. In der ▶ *ICD*-10 ist die s. H. unter I15.x gelistet (▶ *ICD*-11: BA04). Sie ist von der primären bzw. ▶ *essenziellen Hypertonie* zu unterscheiden.

sekundärer Krankheitsgewinn (lat. *secundarius* = „an zweiter Stelle“) Unterform des ▶ *Krankheitsgewinns*, bei dem die von der ▶ *Erkrankung* betroffene ▶ *Person* – zusätzlich zum ▶ *primären Krankheitsgewinn* – weitere Vorteile in Form von Zuwendung, Aufmerksamkeit oder Mitgefühl durch ihre Umwelt erhält. Unter Umständen werden Erkrankungszustände deshalb sogar hinausgezögert.

sekundärer Verstärker (lat. *secundarius* = „an zweiter Stelle“) ▶ *Verstärker*.

Selbst Nach der Theorie von ▶ *Jung, Carl Gustav* ist das S. die ▶ *transzendente* Mitte eines jeden Menschen, ein ▶ *archetypisch*es Strukturelement der ▶ *Psyche*. Das S. umfasst bewusste sowie persönlich- und kollektiv-unbewusste ▶ *Persönlichkeit*santeile (vgl. ▶ *kollektives Unbewusstes*), die insgesamt nach einer Harmonisierung streben. Unter der sukzessiven Bewusstwerdung bzw. Realisierung des S. in all seinen Facetten kann der Prozess der ▶ *Individuation* verstanden werden.

S

Selbstattribution (lat. *attributum* = „zugeschriebene Eigenschaft") Eine sich selbst zugeschriebene wesentliche Eigenschaft. Siehe auch ▶ *dysfunktionale Kognitionen.*
Selbstbehauptungstraining (engl. *to train* = „erziehen", „schulen", „ausbilden") Den ▶ *Kompetenztrainings* zuzurechnende ▶ *verhaltenstherapeutische* ▶ *Intervention*stechnik, bei der Verhaltensweisen eingeübt werden, die eine Stärkung der persönlichen ▶ *Souveränität* bewirken. Dies geschieht vor dem Hintergrund der Erkenntnis, dass ▶ *Angst* und Durchsetzungsvermögen – etwa bei berechtigten Forderungen – inkompatibel sind.
Selbstbewusstsein Das Wissen einer ▶ *Person* um sich selbst in einer die eigenen Qualitäten und Grenzen grundsätzlich bejahenden Haltung, was eine Bedingung der Möglichkeit für ▶ *autonom*es Handeln ist.
Syn.: Selbstwertgefühl.
Selbstbild ▶ *Selbstkonzept.*
Selbsteinweisung Freiwilliges Aufsuchen einer ▶ *psychiatrisch*en Klinik durch einen ▶ *Patient*en mit einer ▶ *psychisch*en Störung. Anders als bei einer unfreiwilligen ▶ *Unterbringung* findet das ▶ *Psychisch-Kranken-Gesetz* (PsychKG) bei der S. keine Anwendung; insb. kommt eine richterliche Anordnung nicht in Betracht.
Selbstheilungskraft Pl. **Selbstheilungskräfte** Eine der Grundannahmen der ▶ *klientenzentrierten Psychotherapie*: Jeder Mensch, der sich frei von ▶ *Angst* in einer vertrauensvollen Umgebung befindet, verfügt über das Talent, die evtl. von einem ▶ *Therapeut*en „behandelten" Verletzungen selbst zu „heilen".
Selbsthilfegruppe Freiwilliger Zusammenschluss von Menschen, die an einer bestimmten ▶ *Krankheit* leiden, von einer gemeinsamen sozialen Situation oder problematischen Lebenslage betroffen sind, sei es unmittelbar oder als Angehörige(r). Gegenseitige Unterstützung, Beratung und Entlastung in Bezug auf das gemeinsame Schicksal steht bei den regelmäßig stattfindenden Treffen im Vordergrund. S.n können eine wertvolle Ergänzung i. R. der ▶ *Rehabilitation* oder ▶ *Nachsorge* sein.
Selbstkongruenz (lat. *congruentia* = „Übereinstimmung") Eine von drei wesentlichen ▶ *Therapeutenvariablen* gegenüber einem ▶ *Klient*en i. R. der ▶ *klientenzentrierten Psychotherapie*: Der ▶ *Therapeut* ist offen für eigene Erfahrungen und Gefühle; er gibt sich seinem Klienten zu erkennen; seine Äußerungen stimmen mit seinem inneren Erleben überein.
Syn.: Echtheit.
Selbstkonstanz (lat. *constare* = „feststehen") ▶ *Emotionale* Sicherheit, dass bei allen denkbaren äußerlichen Veränderungen das Wesentliche des eigenen ▶ *Selbst* erhalten bleibt.
Selbstkontrolle Bewusste Steuerung der eigenen Aufmerksamkeit, Gefühle und Handlungen, z. B. durch Selbstbeobachtung oder einer Kontrolle der ▶ *Reize*, denen man sich aussetzt.
Selbstkonzept Durch ▶ *Interaktion* mit der Umwelt zusammengetragener Gesamtinhalt des Wissens (Aussehen, ▶ *Biografie*, Eigenschaften, Vorlieben, Interessen, Talente etc.), der Denkinhalte (Verhaltensregeln, Wertvorstellungen, Ziele etc.) und Gefühle (▶ *Selbstbewusstsein* etc.) eines ▶ *Individuums* in Bezug auf sich selbst, einerseits bezogen auf die aktuelle Situation („Real-S."), andererseits bezogen auf ein zukünftig angestrebtes S. („Ideal-S."). In der ▶ *klientenzentrierten Psychotherapie* wird davon ausgegangen, dass ▶ *psychische* Störungen auf eine ▶ *Inkongruenz* zwischen dem real Erlebten und dem individuellen S. zurückzuführen sind.
Syn.: Selbstbild.

S

Selbstmanagement (engl. *to manage* = „leiten", „handhaben", „verwalten") Durch Lernprozesse [▶ *Lernen*] erworbene bzw. ggf. ▶ *verhaltenstherapeutisch* zu erwerbende Fähigkeit der Beeinflussung des eigenen Verhaltens in Bezug auf bestimmte ▶ *individuelle* Problemfelder (z. B. Essverhalten, Umgang mit ▶ *Alkohol* etc.).
Selbstmord Älteste deutschsprachige Bezeichnung für ▶ *Suizid*. Die im deutschen Strafrecht genannten „Mord"-Merkmale – z. B. Mordlust oder Habgier, Heimtücke, Ermöglichung oder Verdeckung einer Straftat, vgl. § 211 ▶ *Strafgesetzbuchs (StGB)* – sind beim ▶ *Suizid* allerdings nicht gegeben.
Selbstrepräsentanz (lat. *repraesentare* = „vergegenwärtigen") Die Vorstellung eines Menschen von sich, von der eigenen ▶ *Person*, vom eigenen ▶ *Selbst*.
Selbstsicherheitstraining (engl. *to train* = „erziehen", „schulen", „ausbilden") Den ▶ *Kompetenztrainings* zuzurechnende, nicht auf körperliche Abwehr gerichtete ▶ *verhaltenstherapeutische* ▶ *Intervention*stechnik, bei der Verhaltensweisen eingeübt werden, die das Selbstvertrauen stärken. Dies bedeutet eine Erweiterung persönlicher Handlungsspielräume sowie die Ermutigung, durch das Treffen eigener, stimmiger Entscheidungen auch in problematischen Situationen für eine verantwortungsvolle, kreative Lebensgestaltung zu sorgen.
Selbsttötung ▶ *Suizid*.
selbstunsichere Persönlichkeitsstörung (lat. *persona* = „Maske", „Rolle [des Schauspielers]", aus *per-* = „[hin]durch-" und *sonare* = „tönen") ▶ *ängstlich-vermeidende Persönlichkeitsstörung*.
Selbstverbalisationstraining (lat. *verbum* = „Sprache", „Sprechen", „Äußerung"; engl. *to train* = „erziehen", „schulen", „ausbilden") Zu den ▶ *kognitiven Verfahren* zählende ▶ *verhaltenstherapeutische* ▶ *Intervention*stechnik, die gekennzeichnet ist durch realitätsprüfende Selbstgespräche oder konstruktive Selbstinstruktionen, die das Verhalten positiv beeinflussen sollen.
Selbstverwirklichungsstreben Eine der Grundannahmen der ▶ *klientenzentrierten Psychotherapie*: Der Mensch ist stets um ▶ *Kongruenz* zwischen seinem Selbstbild [▶ *Selbstkonzept*] einerseits und seinen alltäglichen Erfahrungen andererseits bemüht.
Selbstwertgefühl ▶ *Selbstbewusstsein*.
Selegilin Arzneistoff, der den Abbau von ▶ *Dopamin* im ▶ *Gehirn* hemmt und daher insb. zur frühen ▶ *symptomatisch*en Behandlung des ▶ *Morbus Parkinson* eingesetzt wird. Auf dem deutschen Markt ist S. unter dem Namen ▶ *Antiparkin*® erhältlich.
selektiv (lat. *seligere* = „auswählen") „Auswählend", „zielgerichtet".
selektiver Mutismus ▶ *elektiver Mutismus*.
selektiver Noradrenalin-Wiederaufnahmehemmer ▶ *SNRI*.
selektiver Serotonin-Noradrenalin-Wiederaufnahmehemmer ▶ *SSNRI*.
selektiver Serotonin-Wiederaufnahmehemmer ▶ *SSRI*.
Seligman, Martin E. P. *12. August 1942 in Albany/New York (USA), US-amerikanischer Psychologe und Bestsellerautor, forschte und publizierte insb. zum ▶ *Phänomen* der ▶ *erlernten Hilflosigkeit*. Ferner entwickelte er die Theorie der ▶ *Biological Preparedness*.
Sendungswahn ▶ *Wahn*hafte Überzeugung, dazu berufen zu sein, die Menschheit erlösen bzw. die Welt retten zu müssen. Der S. kann z. B. im Kontext einer ▶ *Schizophrenie* oder ▶ *schizoaffektiven Störung* auftreten.
senil (lat. *senex* = „Greis") Im Greisenalter auftretend, altersbedingt, greisenhaft, gebrechlich, altersschwach.

S

seniler Tremor (lat. *senex* = „Greis"; *tremere* = „zittern") ▶ *Idiopathischer* ▶ *Tremor*, der im höheren Alter auftritt und neben dem Zittern der Extremitäten durch ein unwillkürliches Kopfnicken gekennzeichnet ist.
Syn.: Alterszittern.
Sensibilität Adj. **sensibel, sensibilisiert** (lat. *sentire* = „fühlen", „empfinden") Die S. bezeichnet den „fünften Sinn", nämlich das Fühlen, für das es – anders als bei den übrigen vier Sinnen – kein spezifisches Sinnesorgan gibt; vielmehr werden die ▶ *Reize* aus zahlreichen freien Nervenendigungen bezogen, die über die gesamte Körperoberfläche verteilt sind und durch „Auswertung" im ▶ *Zentralnervensystem (ZNS)* zu Empfindungen führen. Unterschiedliche Menschen können einen identischen Reiz unterschiedlich empfinden; ebenso ist es vorstellbar, dass – „tagesform- oder situationsabhängig" – der gleiche Reiz vom selben Menschen unterschiedlich registriert wird.
sensible Nervenbahnen ▶ *sensorische Nervenbahnen.*
sensitive Persönlichkeitsstörung (lat. *sentire* = „fühlen", „empfinden"; *persona* = „Maske", „Rolle [des Schauspielers]", aus *per-* = „[hin]durch-" und *sonare* = „tönen") Spezifische ▶ *Persönlichkeitsstörung*, die dadurch gekennzeichnet ist, dass die Betroffenen ihren Ärger bzw. Kummer mit sich herumtragen, ohne in der Lage zu sein, ihre Gefühle zum Ausdruck zu bringen; sie verfügen über kaum Selbstvertrauen und haben eine abnorme [▶ *Norm*] Neigung zur Kränkbarkeit. Die s. P. ist in der ▶ *ICD-10* (und ▶ *ICD-11*) nicht gelistet; sie umfasst sowohl Züge der ▶ *ängstlich-vermeidenden Persönlichkeitsstörung* als auch der ▶ *abhängigen Persönlichkeitsstörung.*
Sensomotorik Adj. **sensomotorisch** (lat. *sentire* = „fühlen"; *movere* = „bewegen", *motor* = „Beweger") Zusammenwirken von Sinnesorganen und Muskelaktivität i. R. eines komplexen Rückkoppelungssystems. Siehe auch ▶ *Sensorik*, ▶ *Motorik.*
Sensorik Adj. **sensorisch** (lat. *sentire* = „fühlen") Vorgang der Sinneswahrnehmung bei Lebewesen.
sensorische Nervenbahnen (lat. *sentire* = „fühlen"; *nervosus* = „sehnig", „kraftvoll" i. S. von „Kraft einer Faser") ▶ *Nervenfasern* des ▶ *peripheren Nervensystems (PNS)*, die Signale von der ▶ *Peripherie* zum ▶ *Zentralnervensystem (ZNS)* senden; diese Richtung der Erregungsleitung wird als ▶ *afferent* bezeichnet. Das Pendant der s. n N. sind die ▶ *motorischen Nervenbahnen.*
Syn.: sensible Nervenbahnen.
Sensualitätstraining (lat. *sensus* = „Wahrnehmung", „Sinn") Von ▶ *Masters, William Howell* und ▶ *Johnson, Virginia* entwickeltes ▶ *sexualtherapeutisch*es Verfahren, das sich insb. bei ▶ *Erektionsstörungen* sowie ▶ *Orgasmusstörungen* oder ▶ *Vaginismus [nichtorganisch]* bewährt hat: In genau festgelegten Einzelschritten wird das Paar dazu angeleitet, Zärtlichkeiten auszutauschen, sich zu streicheln und so eine Atmosphäre entstehen zu lassen, in der ▶ *Sexualität* nicht als zu erbringende Leistung verstanden wird. Eine direkte ▶ *sexuelle* Stimulierung an ▶ *Genitalien*, Brüsten oder ▶ *Anus* soll dabei unterlassen und auf den ▶ *Koitus* verzichtet werden. Erwartungsängste werden dadurch sukzessive abgebaut.
serotonerg „Auf ▶ *Serotonin* reagierend[e ▶ *Rezeptoren*]" bzw. „ ▶ *Serotonin* als ▶ *Neurotransmitter* enthaltend".
Serotonin Unter anderem in der ▶ *Schleimhaut* des Darms, im ▶ *Zentralnervensystem (ZNS)* und im Blut vorkommender ▶ *Neurotransmitter*, der zahlreiche Aspekte des Gefühlslebens, aber auch ▶ *Schlaf*, Appetit und Körpertemperatur steuert. Es wird ein

Zusammenhang diskutiert zwischen einem Mangel an S. und dem Entstehen von ▶ *depressiven Episoden*; so erklärt sich wohl auch, dass S. oft als „Glückshormon" bezeichnet wird. Bei der ▶ *emotional instabilen Persönlichkeitsstörung* vom impulsiven Typ (▶ *ICD*-10: F60.30 [▶ *ICD*-11: 6D11.3 kombiniert mit einem Schweregrad 6D10.x]) zeigte sich z. B. in einigen Hirnarealen eine verminderte ▶ *serotonerge* Aktivität; insofern könnte S. auch eine Rolle hinsichtlich der Ängstlichkeit, der Hemmung von Verhaltensweisen oder der Schadensabwehr zukommen.

Seroxat® ▶ *SSRI* mit dem Wirkstoff ▶ *Paroxetin*.

Setting (engl. *setting* = „Anordnung") Übereinkunft hinsichtlich sämtlicher Rahmenbedingungen, in deren Kontext sich das ▶ *therapeutische* Arbeiten vollziehen soll. Hierzu gehören im Wesentlichen: (a) die Anzahl der beteiligten ▶ *Klient*en, also ob eine ▶ *Einzel(psycho)therapie*, ▶ *Paartherapie* oder ▶ *Gruppen(psycho)therapie* stattfindet; (b) die Rolle des ▶ *Therapeut*en einschließlich der von ihm anzuwendenden ▶ *Psychotherapieverfahren*; (c) die Frage, ob ▶ *ambulant* oder ▶ *stationär* gearbeitet werden soll, sowie der konkrete Ort bzw. Raum, in dem die ▶ *Therapie* stattfindet, einschließlich seiner Gestaltung; (d) die Gesamtanzahl der Therapiesitzungen sowie die Zeitintervalle [▶ *Intervall*] zwischen den einzelnen Sitzungen. – Das S. richtet sich oftmals nach dem zur Anwendung kommenden ▶ *Psychotherapieverfahren*.

Sexualanamnese (lat. *sexus* = „Geschlecht"; griech. *anamnesis* = „[Rück-]Erinnerung") Klärung des ▶ *sexuell*en Umfelds eines ▶ *Patient*en in Bezug auf seine ▶ *physisch*en und/oder ▶ *psychisch*en Beschwerden durch einen Arzt oder ▶ *Therapeut*en. Zur S. gehören u. a. der elterliche Umgang mit dem Thema ▶ *Sexualität*, ▶ *Masturbations*erfahrungen (Häufigkeit, Beginn, Schuldgefühle), erste ▶ *sexuelle* Kontakte und deren Bewertung, Partnerschaften (Häufigkeit der sexuellen Kontakte, Partnertyp, Partnerwechsel, aktuelle Paarbeziehung), die ▶ *sexuelle Orientierung* sowie bevorzugte – ggf. ungewöhnliche – Sexualpraktiken. Eine vertrauensvolle Atmosphäre zwischen Arzt bzw. Therapeut und Patient bzw. ▶ *Klient* ist eine unabdingbare Voraussetzung für die Erhebung der S.

Sexualdelinquenz (lat. *sexus* = „Geschlecht"; *delinquere* = „sich vergehen") Strafrechtliche Verfolgung von bestimmten als kriminell eingestuften ▶ *sexuell*en Verhaltensweisen.

Sexualhormone (lat. *sexus* = „Geschlecht"; griech. *horman* = „erregen", „antreiben" bzw. *hormone* = „in Bewegung setzen") Gruppe von ▶ *Hormon*en, die zwar bei beiden Geschlechtern in gleicher Weise vorkommen, sich dort aber jeweils in ihrer Wirkweise und Konzentration unterscheiden. Sie sind wesentlich an der Steuerung der Sexualfunktionen – einschließlich Ausbildung der Geschlechtsmerkmale sowie Entwicklung der ▶ *Gonaden* – beteiligt. Bei der Frau handelt es sich hier insb. um ▶ *Östrogen*e, beim Mann um ▶ *Testosteron*.

Sexualität Adj. **sexuell** (lat. *sexus* = „Geschlecht") Oberbegriff für eine grundlegende menschliche Kraft, die von der Geburt bis zum Tod lebendig ist und das ▶ *Individuum* – als „Geschlechtswesen" – in seinen jeweiligen Entwicklungsphasen bezüglich des ▶ *Denken*s, aber auch hinsichtlich seiner Gefühls- sowie Verhaltensstrukturen prägt und darüber hinaus ganz wesentlich das ▶ *psychische* und körperliche Befinden mitbestimmt. S. ist grundsätzlich ein völlig neutrales ▶ *Phänomen* und muss im Kontext ▶ *soziokulturell*er Prägungen und der jeweiligen historischen Bedingungen samt ihren gesellschaftlichen ▶ *Norm*en betrachtet werden. Beziehungserfahrungen sind lebenslang eng mit der S.

verknüpft. Zu allen Zeiten und in allen ▶ *Kultur*en wurde zwischenmenschliche S. als möglicher Ausdruck der Liebe zwischen den beiden beteiligten Menschen verstanden.

Sexualpräferenz ▶ *sexuelle Präferenz.*

Sexualstörung ▶ *sexuelle Störung(en).*

Sexualtherapie Adj. **sexualtherapeutisch** (lat. *sexus* = „Geschlecht"; griech. *therapeia* = „Dienst[leistung]", „Behandlung", „Pflege") Begleitung, Unterstützung und – im Idealfall – Heilung von Menschen, die unter Störungen ihres Sexuallebens bzw. Sexualverhaltens leiden. Themen einer S. könnten u. a. die Entlastung von ▶ *sexuell*em Leistungsdruck, die Verbesserung der eigenen Körperwahrnehmung, der Abbau von irrationalen ▶ *Angst-* sowie falschen Schamgefühlen, ein besseres Erspüren der eigenen sexuellen Bedürfnisse sowie eine Optimierung der Partnerkommunikation [▶ *Kommunikation*] hinsichtlich der ▶ *Sexualität* sein.

sexuelle Aversion (lat. *sexus* = „Geschlecht"; *aversatio* = „Abneigung") ▶ *Sexuelle Funktionsstörung,* bei der allein die Vorstellung an eine ▶ *sexuelle* Partnerbeziehung mit derart negativen Gefühlen verbunden ist, dass jegliche sexuelle Aktivitäten vermieden werden. Die ▶ *ICD*-10 listet die s. A. unter F52.10 (▶ *ICD*-11: HA0Y).

sexuelle Deviation (lat. *sexus* = „Geschlecht"; *deviare* = „[vom Weg] abweichen" aus *de-* = „weg" und *via* = „Weg") ▶ *Störung(en) der Sexualpräferenz.*

sexuelle Dysfunktion (lat. *sexus* = „Geschlecht"; griech: *dys-* = „ungünstig", „schwierig", „schlecht", „schwer") Organisch bedingte ▶ *sexuelle Funktionsstörung.*

sexuelle Funktionsstörung [nichtorganisch] (lat. *sexus* = „Geschlecht") Zu den ▶ *sexuellen Störung(en)* gehörende Gruppe von in der ▶ *ICD*-10 unter F52 (▶ *ICD*-11: HA0) gelisteten ▶ *Diagnose*n, die (a) Störungen der ▶ *sexuellen* ▶ *Appetenz* (Mangel bzw. Verlust [▶ *Anhedonie*] oder auch gesteigertes sexuelles Verlangen, ▶ *sexuelle Aversion* oder ▶ *mangelnde sexuelle Befriedigung*), (b) Störungen der sexuellen Erregung (▶ *Versagen genitaler Reaktionen,* ▶ *Orgasmusstörung* bzw. ▶ *Anorgasmie,* ▶ *Ejaculatio praecox*), (c) nachorgastische [▶ *Orgasmus*] Störungen (oft verbunden mit Problemen in der Partnerschaft und z. B. einhergehend mit Gereiztheit, ▶ *depressiv*er Verstimmung, innerer Unruhe, ▶ *genital*en Missempfindungen) und (d) Störungen mit sexuell bedingten Schmerzen (▶ *Vaginismus [nichtorganisch]* oder ▶ *Dyspareunie [nichtorganisch]*) umfassen, jeweils [(a) bis (d)] ohne zugrunde liegende organische Störung bzw. ▶ *Krankheit.* Die s. n F. sind die am häufigsten auftretenden sexuellen Störungen; dabei überwiegen wiederum bei Frauen die Störungen der sexuellen Appetenz und bei Männern die Ejaculatio praecox. Als ▶ *psychische* Ursachen können hierfür u. a. Partnerschafts- oder Selbstwertprobleme [▶ *Selbstbewusstsein*], sexueller Leistungsdruck, berufliche Belastungen, Missbrauchserfahrungen oder eine problematische frühkindliche Sexualentwicklung in Betracht kommen. Bei 50–70 % der s. n F. ist durch entsprechende ▶ *Therapie* eine Besserung zu verzeichnen; besonders bewährt hat sich hierbei die ▶ *Paartherapie* nach ▶ *Masters, William Howell* und ▶ *Johnson, Virginia.*

sexuelle Identität (lat. *sexus* = „Geschlecht"; *idem* = „derselbe") Selbstbeschreibung eines ▶ *Individuums* in Bezug auf all seine ▶ *sexuell*en Facetten, z. B. sämtliche Aspekte der ▶ *sexuellen Präferenz* (einschl. des Nicht-Vorhandenseins einer solchen), der ▶ *Geschlechtsidentität,* die Häufigkeit des Geschlechtsverkehrs, ob der Geschlechtsverkehr anonym und/oder i. R. einer partnerschaftlichen Beziehung stattfindet und dgl. mehr.

sexuelle Neigung ▶ *sexuelle Präferenz.*

sexuelle Orientierung (lat. *sexus* = „Geschlecht") Ein Teilbereich der ▶ *sexuellen Präferenz*. Die s. O. gibt an, ob sich das ▶ *sexuelle* Interesse eines Menschen auf das andere, das eigene Geschlecht oder beide Geschlechter bezieht; dementsprechend kann sie in ▶ *Heterosexualität*, ▶ *Homosexualität* oder ▶ *Bisexualität* bestehen.

sexuelle Perversion (lat. *sexus* = „Geschlecht"; *perversus* = „umgedreht", „verkehrt", „schlecht") In § 20 ▶ *Strafgesetzbuch (StGB)* wird die s. P. als Beispiel für eine schwere seelische Abartigkeit (▶ *seelische Abartigkeit [schwere]*) angeführt, die im Kontext einer evtl. ▶ *Schuldunfähigkeit* des Täters zu prüfen ist. Aufgrund seiner negativen Konnotation und der Erkenntnis, dass es „richtiges" bzw. „falsches" Sexualverhalten dem Grunde nach nicht gibt, wurde die „s. P." im nichtjuristischen Bereich weithin durch die neutral gehaltenen Begriffe der Paraphilie [▶ *Störung(en) der Sexualpräferenz*] bzw. Dissexualität [▶ *Störung(en) des Sexualverhaltens*] abgelöst.

sexuelle Präferenz (lat. *sexus* = „Geschlecht"; *praeferre* = „vorziehen", „bevorzugen" aus *prae-* = „vor-" und *ferre* = „tragen", „bringen") Die s. Pr. umfasst im Wesentlichen drei Aspekte: 1) Die ▶ *sexuelle Orientierung*: Infrage kommen hier ▶ *Heterosexualität*, ▶ *Homosexualität* und ▶ *Bisexualität*. 2) Die ▶ *sexuelle* Ausrichtung: Hier spielt das ▶ *Körperschema* (individuelle Vorliebe für eine bestimmte Figur, Behaarung etc.) oder auch das Alter (▶ *pädophil*, ▶ *hebephil*, ▶ *teleiophil*, ▶ *gerontophil*) des sexuell begehrten Personenkreises eine Rolle. 3) Die sexuelle Verhaltenspräferenz, sprich: all jene Handlungen, die ein ▶ *Individuum* als sexuell stimulierend bzw. erregend empfindet (z. B. einvernehmlich vs. nicht einvernehmlich, dominant vs. devot etc.). Die Struktur der s. Pr. ist mit Abschluss der ▶ *Pubertät* endgültig festgelegt und bleibt das ganze Leben über unveränderlich bestehen; sie wurde vom Betroffenen nicht gewählt und ist schicksalhaft ein Teil seiner individuellen ▶ *Persönlichkeit*. Der verantwortungsvolle Umgang mit der je eigenen s.n Pr. ist und bleibt für jeden Menschen eine Lebensaufgabe. Siehe auch ▶ *Störung(en) der Sexualpräferenz*.
Syn.: Sexualpräferenz, sexuelle Neigung.

sexuelle Störung(en) (lat. *sexus* = „Geschlecht") Oberbegriff für ▶ *sexuelle Funktionsstörungen*, ▶ *Störung(en) der Geschlechtsidentität* und ▶ *Störung(en) der Sexualpräferenz*. Von einer s. St. ist dann auszugehen, wenn ▶ *sexuelle* Fantasien bzw. Wünsche oder aber sexuelles Verhalten die/den Betroffene(n) oder ihre/seine Umwelt in unerwünschter Weise beeinflussen, beeinträchtigen oder gar leiden lassen. Probleme in der Partnerschaft können ein wesentlicher Faktor bei der Entstehung und Aufrechterhaltung von s. St. sein. Gleichzeitig wird in ihnen die Beziehung zwischen körperlichen und seelischen Funktionen am direktesten offenbar. Nicht selten treten s. St. aber auch als begleitende ▶ *Symptome* anderer ▶ *psychisch*er Störungen (z. B. ▶ *Depression*, ▶ *Persönlichkeitsstörung*, ▶ *Suchterkrankung*) auf; in diesem Fall sind sie der Grunderkrankung zuzuordnen und entsprechend ▶ *therapeutisch* zu verschlüsseln. Unbedingt abzuklären ist auch eine evtl. vorhandene – u. U. altersbedingte – organische Ursache der s.n St. Nicht immer erfordern psychisch bedingte s. St. eine gezielte ▶ *Therapie*; bewährt hat sich das gestufte Beratungsmodell ▶ *PLISSIT*, das von Annon, Jack [▶ *Annon, Stafford Dorsey Denato*] entwickelt wurde; ansonsten kann bei einer sexuellen Funktionsstörung eine ▶ *Paartherapie* das Mittel der Wahl sein (siehe hierzu ▶ *Masters, William Howell* und ▶ *Johnson, Virginia*), bei der ▶ *Transsexualität* ggf. geschlechtsangleichende Maßnahmen und bei einer ▶ *Störung(en) der Sexualpräferenz* eine ▶ *psychotherapeutische* Begleitung bzw. ▶ *verhaltenstherapeutische* ▶ *Intervention*. Eine medikamentöse Therapie kommt hingegen

nur in Einzelfällen in Betracht (etwa bei ▶ *Erektionsstörungen* durch ▶ *Sildenafil* oder bei ▶ *Pädophilie* mit ▶ *Cyproteron*).
Syn.: Sexualstörung(en).

S

SGB VIII Abk. für ▶ *Achtes Buch Sozialgesetzbuch.*
SHT Abk. für ▶ *Schädel-Hirn-Trauma.*
Sigmatismus (griech. *sigma* [Sigma] = „S") ▶ *Umschriebene Entwicklungsstörung* des Sprechens bzw. der Sprache, die durch eine Lautbildungsstörung für die Laute [s] und [z] gekennzeichnet ist. Die ▶ *ICD*-10 listet den S. unter F80.8 („sonstige Entwicklungsstörungen des Sprechens oder der Sprache"), (▶ *ICD*-11: 6A01.Y).
Syn.: Lispeln.
Sigmoid S-förmig gekrümmter Teil des Dickdarms.
Sildenafil Arzneistoff zur Behandlung pulmonaler Hypertonie mit gefäßerweiternder Wirkung, auch zur Behandlung von ▶ *Erektionsstörungen*, der unter dem Namen ▶ *Viagra*® auf dem Markt erhältlich ist. Im Fall einer ▶ *sexuellen* Stimulation sorgt S. für eine Erweiterung der Blutgefäße im ▶ *Penis.*
Simulation (lat. *simulatio* = „Verstellung", „Heuchlerei", „Vorwand", „[Vor-]Täuschung", „Schein" bzw. *similis* = „ähnlich") Absichtliches Vortäuschen nicht vorhandener ▶ *Symptome* einer ▶ *Erkrankung*, um bestimmte Vorteile – begonnen beim ▶ *Krankheitsgewinn* bis hin zur gewünschten Verrentung – zu erreichen. In der ▶ *ICD*-10 ist die S. unter Z76.5 gelistet (▶ *ICD*-11: QC30). Gegenbegriff: ▶ *Dissimulation.* S.stendenzen eines ▶ *Patienten* sollten innerhalb des ▶ *psychopathologischen Befunds* erwähnt werden.
Sinnesstörung **Sinnestäuschung** ▶ *Wahrnehmungsstörung.*
Sinus Pl. **Sinus** (Pl. mit langem ū gesprochen; lat. *sinus* = „Bucht", „Meerbusen", „Brust") Vertiefung; Ausbuchtung; Hohlraum (an Organen oder Körperteilen, z. B. die Nasennebenhöhlen). Auch verschiedene ▶ *venöse* Blutgefäße im ▶ *Gehirn* werden als S. bezeichnet.
SKID-II Abk. für ▶ *Strukturiertes Klinisches Interview zur Diagnose der Persönlichkeitsstörungen.*
Skinner, Burrhus Frederic *20. März 1904 in Susquehanna Depot/Pennsylvania (USA), † 18. August 1990 in Cambridge/Massachusetts (USA), US-amerikanischer Psychologe, forschte auf dem Gebiet des ▶ *Behaviorismus* und grenzte den Begriff der ▶ *operanten Konditionierung* von der durch ▶ *Pavlov, Ivan Petrovič* erforschten ▶ *klassischen Konditionierung* ab. Er gilt als Begründer der ▶ *Verhaltenstherapie.*
Skoliose (griech. *skolios* = „krumm") Angeborene oder erworbene S-förmige Wirbelsäulenverkrümmung.
Sniffing (engl. *to sniff* = „riechen", „schnüffeln") ▶ *Schnüffeln.*
SNRI Abk. für selektive Noradrenalin-Wiederaufnahmehemmer. Die SNRI gehören zu den ▶ *Antidepressiva* der neueren Generation [▶ *neuere Antidepressiva*], die im Gegensatz zu den sog. ▶ *klassischen Antidepressiva* ganz gezielt – daher „selektiv" – auf bestimmte Überträgersubstanzen [▶ *Substanz*] wirken und u. a. deshalb besser verträglich sind. SNRI blockieren nach erfolgter Signalübertragung die Rückführung des ▶ *Neurotransmitters* ▶ *Noradrenalin* – in geringem Umfang auch ▶ *Serotonin* – in seine Speicher, wodurch seine Konzentration und Wirksamkeit innerhalb des ▶ *synaptischen Spalts* ansteigt. SNRI werden bei ▶ *depressiven* ▶ *Erkrankungen* mit ▶ *Antriebsstörungen* verordnet. Ein Wirkstoff dieser Gruppe ist z. B. das ▶ *Reboxetin*, das unter dem Namen ▶ *Edronax*® im Handel

erhältlich ist. Als mögliche unerwünschte Nebenwirkungen sind Mundtrockenheit, ▶ *Obstipation*, Herzrasen, ▶ *Schlafstörungen* und ▶ *Miktions*störungen bekannt.

Snyder, Solomon Halbert *26. Dezember 1938 in Washington, D. C. (USA), US-amerikanischer ▶ *Neurologe*, befasste sich u.a. mit den Wirkungen von ▶ *Drogen* auf das menschliche ▶ *Gehirn*.

Sodomie (hebr. Sedom = „Sodom"; alttestamentliche Stadt, die von Gott vernichtet wurde, nachdem sie der Sünde anheimgefallen war) ▶ *Zoophilie* bzw. ▶ *Zoosexualität*.

somatisch (griech. *soma* = „[menschlicher] Körper", „Leib", „Leben") Körperlich, leiblich.

somatisches Nervensystem (griech. *soma* = „[menschlicher] Körper", „Leib", „Leben"; lat. *nervosus* = „sehnig", „kraftvoll" i.S. von „Kraft einer Faser"; griech. *systema* = „ein aus Einzelteilen Zusammengefügtes", „das Zusammengesetzte", „das [miteinander] Verbundene") Teil des ▶ *Nervensystems*, das der bewussten sensiblen [▶ *Sensibilität*] Wahrnehmung dient und die willkürlichen Funktionen des ▶ *Organismus* – etwa die Bewegungsabläufe – regelt. Die betreffenden ▶ *Nerv*en befinden sich sowohl im ▶ *Zentralnervensystem (ZNS)* als auch im ▶ *peripheren Nervensystem (PNS)*. Das s.N. ist vom ▶ *autonom* agierenden ▶ *vegetativen Nervensystem* abzugrenzen.
Syn.: animalisches Nervensystem.

somatisierte Depression ▶ *larvierte Depression*.

Somatisierung (griech. *soma* = „[menschlicher] Körper", „Leib", „Leben") „Verkörperlichung [seelischer ▶ *Konflikte*]". ▶ *Abwehrmechanismus*, der die Umwandlung (▶ *Konversion*) von unerwünschten ▶ *Affekt*en (z.B. Schuld) in organische Störungen beschreibt.

Somatisierungsstörung (griech. *soma* = „[menschlicher] Körper", „Leib", „Leben") ▶ *Somatoforme Störung*, die gekennzeichnet ist durch zahlreiche, häufig wechselnde körperliche ▶ *Symptome* – oft sind der Magen-Darm-Trakt oder das ▶ *kardiovaskuläre* System betroffen, aber auch Rücken- und Gelenkschmerzen, Müdigkeit sowie Kopf- oder Unterleibsschmerzen werden beschrieben –, die über mindestens 2 Jahre anhalten, ohne dass hierfür eine ausreichende organische Ursache gefunden werden könnte. Die Betroffenen konsultieren mehrfach ▶ *medizinische* Einrichtungen, verweigern jedoch hartnäckig die Anerkenntnis, dass es für ihre Beschwerden keine körperliche Erklärung gibt. Ihre Situation führt zu starken familiären wie beruflichen Beeinträchtigungen bis hin zum ▶ *sozial*en Rückzug. Die ▶ *ICD*-10 listet die S. unter F45.0, die ▶ *ICD*-11 unterteilt Störungen des körperlichen Leidens nicht mehr nach Subtypen, sondern in Schweregrade (6C20.x).

somatoform (griech. *soma* = „[menschlicher] Körper", „Leib", „Leben"; lat. *forma* = „Gestalt", „Form") „Formal körperlich", „körperförmig", „sich im Körper zeigend", „körperartig".

somatoforme autonome Funktionsstörung (griech. *soma* = „[menschlicher] Körper", „Leib", „Leben"; lat. *forma* = „Gestalt", „Form"; griech. *autos* = „selbst"; *nomos* = „Gesetz") ▶ *Somatoforme Störung*, die gekennzeichnet ist durch eine erhöhte ▶ *vegetative* Erregung, die entweder dem ▶ *kardiovaskulären* (z.B. ▶ *Herzneurose*), dem ▶ *respiratorisch*en (z.B. ▶ *psychogenes* ▶ *Hyperventilationssyndrom*), dem ▶ *gastrointestinal*en (z.B. ▶ *psychogenes* ▶ *Colon irritabile*, psychogene ▶ *Flatulenz*) oder dem ▶ *Urogenitalsystem* (z.B. erhöhte ▶ *Miktions*frequenz aufgrund psychogener ▶ *Pollakisurie*) zugeordnet wird, ohne dass jedoch eine nachweisbare körperliche Ursache gefunden werden kann. Im Gegensatz zur ▶ *hypochondrischen Störung* haben die Betroffenen oft

S

keine genaue Vorstellung von der Art ihrer ▶ *Erkrankung*; dennoch beschäftigen sie sich intensiv und quälend – auch nach unauffälligen körperlichen Befunden – mit der Möglichkeit, an einer ernsten Krankheit zu leiden. Charakteristisch für die s.a.F. ist die häufige Inanspruchnahme ärztlicher Notdienste. Sie ist in der ▶ *ICD*-10 unter F45.3 gelistet, die ▶ *ICD*-11 unterteilt Störungen des körperlichen Leidens nicht mehr nach Subtypen, sondern in Schweregrade (6C20.x).
Syn.: psychovegetatives Syndrom, vegetative Dystonie.

somatoforme Schmerzstörung [anhaltend] (griech. *soma* = „[menschlicher] Körper", „Leib", „Leben"; lat. *forma* = „Gestalt", „Form") ▶ *Somatoforme Störung*, die durch quälende, schwere Schmerzen ohne ausreichenden organischen Befund gekennzeichnet ist. Ort und Schwere der Schmerzen können zwar Schwankungen unterworfen sein; auf alle Fälle treten sie aber in Verbindung mit ▶ *emotional*en bzw. ▶ *psychisch*en ▶ *Konflikt*en auf und bestehen länger als 6 Monate. Die ▶ *ICD*-10 listet die s.S. [a.] unter F45.4, die ▶ *ICD*-11 unterteilt Störungen des körperlichen Leidens nicht mehr nach Subtypen, sondern in Schweregrade (6C20.x).

somatoforme Störung(en) (griech. *soma* = „[menschlicher] Körper", „Leib", „Leben"; lat. *forma* = „Gestalt", „Form") Wiederholtes Auftreten von körperlichen Beschwerden – z.B. Schmerzzustände, Herz-Kreislauf- oder Magen-Darm-Symptome [▶ *Symptom*] –, ohne dass hierfür eine organische Entstehungsursache ausgemacht werden kann. S. St. neigen zur ▶ *Chronifizierung* und nehmen – insb. durch die ▶ *sozial*en Einschränkungen – eine zentrale Rolle im Leben der Betroffenen ein. Während Hausärzte solche ▶ *Patient*en als „schwierig" wahrnehmen, sind diese wiederum von ihren Ärzten enttäuscht und wechseln sie überdurchschnittlich häufig (▶ *Doctor-Hopping*), ständig in der Hoffnung, mit ihren Beschwerden ernst genommen zu werden und durch immer neue organische Untersuchungen der Ursache ihres ▶ *Krankheitszustands* auf den Grund zu kommen. Die ▶ *Gesamtlebenszeitprävalenz* wird auf 13 % geschätzt, wobei Frauen häufiger betroffen sind als Männer (die sog. ▶ *Herzneurose* ausgenommen). Bei der Entstehung von s.n St. scheinen ▶ *psychologische* und ▶ *biologische* Faktoren zusammenzuwirken, wobei wohl u.a. eine eher selbstunsichere bzw. ▶ *ängstliche* ▶ *Persönlichkeits*struktur, das Auftreten von s.n St. in der Familie, aber auch ▶ *biografische* Aspekte (z.B. ▶ *Traumata*) und die ▶ *individuelle* Schmerzempfindlichkeit als ▶ *prädisponierend* angesehen werden können. Aus ▶ *psychodynamische*r Sicht ist die s. St. als Resultat von ▶ *Abwehrmechanismen* zu begreifen: Unbewusste ▶ *Konflikte* werden nach ihrer Reaktualisierung auf die Körperebene übertragen und damit abgewehrt. Aus ▶ *lerntheoretische*r Sicht hingegen kann der sog. ▶ *Angstkreis* als Erklärungsmodell dienen: Die Sorge vor einer ▶ *Erkrankung* führt zu einer ängstlichen Selbstbeobachtung bzw. einer vermehrten Wahrnehmung körperlicher Sensationen, wodurch deren Erleben verstärkt wird und die Beschwerden ggf. zunehmen. Die ▶ *kognitive Verhaltenstherapie* – z.B. Erlernen sinnvoller ▶ *Kognition*en sowie gezielte Aufmerksamkeitslenkung –, die konfliktzentrierte ▶ *Psychotherapie* (falls der Patient den Zusammenhang zwischen seinen körperlichen Symptomen und ▶ *psychisch*en Faktoren akzeptieren kann), aber – im Einzelfall – auch eine medikamentöse ▶ *Therapie* mit ▶ *Antidepressiva* stellen mögliche Behandlungsoptionen dar. Die ▶ *ICD*-10 listet die s. St. unter F45 und differenziert sie in ▶ *Somatisierungsstörung* (F45.0), ▶ *hypochondrische Störung* (F45.2), ▶ *somatoforme autonome Funktionsstörung* (F45.3) und ▶ *somatoforme Schmerzstörung [anhaltend]* (F45.4). Die ▶ *ICD*-11 unterteilt Störungen des körperlichen Leidens nicht mehr nach Subtypen, sondern in Schweregrade (6C20.x).

somatogen (griech. *soma* = „[menschlicher] Körper", „Leib", „Leben"; *-genes* = „von jemandem abstammen", „verursachend", „etwas hervorbringend") „Das, was sich vom Körper herleitet", körperlich bedingt.

somatogene Depression (griech. *soma* = „[menschlicher] Körper", „Leib", „Leben"; *-genes* = „von jemandem abstammen", „verursachend", „etwas hervorbringend"; lat. *deprimere* = „niederdrücken") Als Folge einer körperlichen Grunderkrankung auftretende ▶ *depressive* Störung, die sich entweder als ▶ *reaktive Depression* oder aber als ▶ *organische Depression* zeigt. Sie geht einher mit einem Verlust von ▶ *Antrieb* bzw. Interessen sowie Gefühlen von Müdigkeit, Niedergeschlagenheit oder Erschöpfung und wird ergänzt durch all jene ▶ *Symptome*, die von der zugrunde liegenden ▶ *Erkrankung* herrühren. Eine gute ▶ *Prognose* geht mit einer guten Behandlungsmöglichkeit der Grunderkrankung einher; ist diese nicht oder nur schwer heilbar, verläuft die s. D. oftmals ▶ *chronisch*.

somatogene Psychose (griech. *soma* = „[menschlicher] Körper", „Leib", „Leben"; *-genes* = „von jemandem abstammen", „verursachend", „etwas hervorbringend"; lat. *deprimere* = „niederdrücken", griech. *psychosis* = „Beseeltheit") ▶ *exogen[e Störung]*.

Somatosensorik Adj. **somatosensorisch** (griech. *soma* = „[menschlicher] Körper", „Leib", „Leben"; lat. *sentire* = „fühlen") Körperfühligkeit". Oberbegriff für sämtliche Empfindungen, die durch ▶ *Reize* an den ▶ *Rezeptor*en des menschlichen Körpers ausgelöst werden.

Somnambulismus (lat. *somnus* = „Schlaf"; *ambulare* = „wandern", „umhergehen") ▶ *Schlafwandeln*.

Somniloquie (lat. *somnus* = „Schlaf"; *loqui* = „sprechen") ▶ *Sprechen im Schlaf*.

Somnolenz (lat. *somnus* = „Schlaf") „Schläfrigkeit", „Schlafsucht". ▶ *Quantitative Bewusstseinsstörung*, die gekennzeichnet ist durch eine schlafähnliche ▶ *Apathie*; der Betroffene ist durch äußere ▶ *Reize* – etwa lautes Ansprechen – leicht erweckbar, ähnlich der ▶ *Hypnose*.

Somnologie (lat. *somnus* = „Schlaf"; griech. *logos* = „Vernunft", „Lehre", „Wort") Teilgebiet der ▶ *Medizin*, das sich mit der ▶ *Physiologie* des ▶ *Schlafs* sowie mit ▶ *Schlafstörung*en befasst.

Sondenernährung (frz. *sonde* = „Lot") Nahrungszufuhr mittels eines röhren- oder schlauchförmigen Instruments durch Mund bzw. Nase in den Magen bzw. Dünndarm.

Sopor (lat. *sopor* = „Tiefschlaf", „Betäubung") ▶ *Quantitative Bewusstseinsstörung* stärkeren Grades, die gekennzeichnet ist durch tiefe Bewusstlosigkeit und die Unfähigkeit zu jeder spontanen Aktion. Nur durch stärkste ▶ *Reize* ist es möglich, reflexartige (Abwehr-)Reaktionen beim Betroffenen auszulösen; ein völliges Erwecken ist i. d. R. nicht mehr möglich. Der Muskeltonus [▶ *Tonus*] ist herabgesetzt.

SORCK-Modell (lat. *modus* = „Maß", „Art und Weise", „Muster") Verfahren in der ▶ *Verhaltenstherapie*, das vor dem Hintergrund der ▶ *operanten Konditionierung* die ▶ *individuelle* Problematik eines ▶ *Patient*en auf der Ebene seiner ▶ *Symptome* zu analysieren versucht. Es entstand in den 1970er-Jahren, als die Bedeutung der ▶ *Kognition* für die Verhaltenstherapie erkannt wurde, und geht auf ▶ *Skinner, Burrhus Frederic* und ▶ *Kanfer, Frederick H.* zurück. – Beispiel: Stimulus (S): ▶ *Reiz*, der das problematische Verhalten auslöst (z. B. Minderwertigkeitsgefühl, ▶ *Alkohol* im Kühlschrank) → ▶ *Organismusvariable* (O): ▶ *individuelle* Aspekte, die das problematische Verhalten auslösen oder aufrechterhalten (z. B. Partnerschaftskonflikt) → Reaktion (R): Problematisches Verhalten (z. B.

Konsum von Alkohol) → Konsequenzen (C): Folgen des problematischen Verhaltens (z.B. kurzfristig Entspannung; langfristig Zuspitzung des Partnerschaftskonflikts) → ▶ *Kontingenz* (K): Regelmäßigkeit, mit der das problematische Verhalten auf einen Reiz erfolgt (z.B. Alkohol im Kühlschrank führt i.d.R. zum Trinken). – Indem sowohl die auslösenden als auch die aufrechterhaltenden Bedingungen für ein bestimmtes Verhalten erfasst sowie evtl. zu klärende innere ▶ *Konflikte* aufgedeckt werden, eröffnet dies dem Patienten konkrete Ansatzpunkte, wie er – i.R. des zu erstellenden ▶ *Therapieplans* – eine gewünschte Verhaltensänderung erreichen kann (z.B. Verringerung der auslösenden Situation: keine Aufbewahrung von Alkohol in der Wohnung; Klärung der aufrechterhaltenden Bedingungen: Bearbeitung des bestehenden Partnerschaftsproblems; Lösung des inneren Konflikts: Stärkung des Selbstwertgefühls [▶ *Selbstbewusstsein*]).

Souveränität Adj. **souverän** (lat. *superanus* = „überlegen") „Zur Selbstbestimmung fähig". Souveräne Menschen verfügen über ▶ *Selbstbewusstsein* und ▶ *soziale Kompetenzen*, sie fühlen sich frei, ihre Gedanken, Gefühle und Wünsche zum Ausdruck zu bringen, sie sind sich über ihre Rechte bzw. Pflichten im Klaren und haben das Talent zum Aufbau von Freundschaften bzw. Beziehungen.

sozial (lat. *socius* = „Gefährte") „Auf die Gesellschaft bezogen"; „all das betreffend, was eine gelingende ▶ *Interaktion* zwischen Menschen ausmacht, ihr geregeltes Zusammenleben anbelangt und dem Wohle aller dient".

soziale Kompetenz (lat. *socius* = „Gefährte"; lat. *competere* = „zusammentreffen", „angemessen sein", „geeignet sein") Fähigkeit und Bereitschaft zur konstruktiven Mitgestaltung der Arbeits- bzw. Lebenswelt, basierend auf dem Talent der Erfassung und verantwortungsbewussten Auseinandersetzung mit den Lebenssituationen bzw. Bedürfnissen anderer Menschen. Dementsprechend umfasst s.K. die Fähigkeit zu ▶ *Kommunikation* und Kooperation, ▶ *Empathie*, Kritikfähigkeit etc.

soziale Phobie (lat. *socius* = „Gefährte"; griech. *phobos* = „Furcht", „Angst") Den ▶ *Angststörungen* und damit den ▶ *neurotischen Störungen* zuzuordnendes Krankheitsbild; die s. Ph. bezeichnet die vom ▶ *Patienten* als übertrieben und irrational erkannte Angst, sich in der Öffentlichkeit zu blamieren bzw. bloßgestellt zu werden, und ist in der ▶ *ICD*-10 unter F40.1 gelistet (▶ *ICD*-11: 6B04). Die Betroffenen fürchten die prüfende Betrachtung durch andere Menschen, ferner die Erregung von Aufmerksamkeit oder das Im-Mittelpunkt-stehen-Müssen, z.B. beim öffentlichen Sprechen oder Referieren. Hinzu kommen das daraus resultierende Vermeidungsverhalten und die damit einhergehende Isolation. S. Ph.n gehen einher mit ▶ *vegetativen* ▶ *Symptomen* wie Zittern und Schwitzen, der Angst, die Kontrolle über die Ausscheidungsfunktionen zu verlieren, sowie einer vermehrten Selbstunsicherheit, ggf. verbunden mit ▶ *Erythrophobie*. Für die ▶ *Diagnose*stellung ist es entscheidend, dass der Betroffene aufgrund seiner ▶ *Symptom*atik einen Leidensdruck verspürt und in seiner Leistungs- sowie Beziehungsfähigkeit eingeschränkt ist. Die ▶ *Gesamtlebenszeitprävalenz* liegt bei ca. 13 % und die ▶ *Erstmanifestation* zwischen dem 14. und 25. Lj.; zwar leiden Frauen wesentlich häufiger an einer s. Ph. als Männer, doch werden Männer aufgrund dieser Diagnose signifikant häufiger behandelt als Frauen. Laurence Olivier (1907–1989) und Barbra Streisand (*1942) sollen unter einer s.n Ph. gelitten haben.

soziales Kompetenztraining (lat. *socius* = „Gefährte"; *competere* = „zusammentreffen", „angemessen sein", „geeignet sein"; engl. *to train* = „erziehen", „schulen", „ausbilden") Mögliches Arbeitsfeld eines ▶ *Kompetenztrainings*, das sein Augenmerk auf den Bereich der ▶ *sozial*en Kompetenz legt: Hierbei lernt der ▶ *Patient* allein, besser jedoch in der Gruppe i.R. von ▶ *Rollenspiel*en, z.B. ▶ *soziale* Kontakte zu knüpfen und zu pflegen, auf Kontaktangebote zu reagieren, Gespräche zu beginnen, Bedürfnisse bzw. Wünsche zu äußern, andere um einen Gefallen zu bitten, Forderungen zu stellen, ▶ *Konflikte* zu thematisieren, Kritik zu üben, Komplimente zu machen bzw. anzunehmen, „Nein" zu sagen sowie sich öffentlicher Beachtung auszusetzen und schließlich auch, sich Fehler zuzugestehen. Der Einsatz des s.K. ist denkbar bei Patienten mit einer ▶ *Angststörung*, ▶ *depressiv*en und ▶ *schizophren*en Störung, jeweils jedoch nicht während der ▶ *akut*en Phase.

Sozialisation (lat. *sociare* = „verbinden") Der die ▶ *Individuation* mitumfassende Eingliederungsprozess eines Menschen in eine ▶ *soziale* Gruppe bzw. in die Gesellschaft mit deren ▶ *kulturell*en Gegebenheiten.

Sozialmedizin Adj. **sozialmedizinisch** (lat. *socius* = „Gefährte"; *ars medicina* = „Heilkunst") Arbeitsgebiet der ▶ *Medizin*, das Häufigkeit, Verteilung und Ursachen von ▶ *Erkrankung*en – insb. „Berufskrankheiten" und ▶ *psychische* Störungsbilder – beschreibt und analysiert, um unter besonderer Berücksichtigung der jeweiligen gesellschaftlichen Umweltfaktoren Gesundheitsgefahren ursächlich zu erkennen und ihnen dann durch ▶ *präventive* Maßnahmen begegnen zu können.

Sozialpsychiatrie Adj. **sozialpsychiatrisch** (lat. *socius* = „Gefährte"; griech. *psychiatrike* = „Seelenheilkunde") Teilbereich der ▶ *Psychiatrie*, das ▶ *psychische* Störungen von ihren ▶ *sozial*en Ursachen her zu verstehen versucht, das Lebensumfeld des ▶ *Patient*en (Familie, Arbeitsplatz, Wohnung etc.) in die Behandlung einbezieht und somit als ▶ *sozialmedizinisch*er Zweig der Psychiatrie verstanden werden kann.

Sozialpsychiatrische Dienste (SPDi) (lat. *socius* = „Gefährte"; griech. *psychiatrike* = „Seelenheilkunde") In der Regel den Gesundheitsämtern angegliederte Informations- und Beratungseinrichtungen für Menschen mit ▶ *psychisch*en ▶ *Erkrankung*en. Das breite Tätigkeitsspektrum der SPDi umfasst u.a. die ▶ *Psychoedukation* von Betroffenen, Angehörigen oder Arbeitskollegen, die Unterstützung bei der Wiedereingliederung in die Gesellschaft nach einem ▶ *stationär*en Klinikaufenthalt, die Koordination von Einzelhilfen, die Durchführung von Hausbesuchen, die Vernetzung mit ortsnahen Initiativen bzw. Einrichtungen und Krankenhäusern, die ebenfalls mit psychisch kranken Menschen befasst sind, bis hin zur Initiierung von ▶ *Patient*en- bzw. Angehörigengruppen sowie einschlägiger Öffentlichkeitsarbeit.

Sozialpsychologie (lat. *socius* = „Gefährte"; griech. *psyche* = „Atem", „Hauch", „Seele"; *logos* = „Vernunft", „Lehre", „Wort") Arbeitsgebiet der Psychologie, das den Fokus auf Gedanken, Gefühle und das Verhalten von Menschen unter besonderer Berücksichtigung ihrer ▶ *sozialen* ▶ *Interaktion*en richtet. Gegenstand der S. können u.a. die ▶ *Kommunikations*- und die Vorurteilsforschung sein.

Sozialverhalten (lat. *socius* = „Gefährte") Das auf einen oder mehrere Artgenossen ausgerichtete Verhalten, das wiederum auf die Reaktion des Gegenübers abzielt. Insbesondere durch ▶ *psychische* ▶ *Erkrankung*en kann das S. von Menschen beeinträchtigt oder gestört sein und sich z.B. durch ▶ *soziale* Abkapselung, Kontaktarmut oder aber auch durch Enthemmung und Distanzlosigkeit äußern.

Soziokultur Adj. **soziokulturell** (lat. *socius* = „Gefährte"; *cultura* = „Ackerbau", „Hegen und Pflegen [von Geist, Körper und darüber hinaus alles Wichtige bzw. Schätzenswerte]") Gesamtheit aller eng miteinander verflochtenen ▶ *sozial*en, ▶ *kulturell*en und politischen Interessen bzw. Bedürfnisse einer gesellschaftlichen Gruppe oder der Gesellschaft als solcher.

S

Soziopathie (lat. *socius* = „Gefährte"; *pathos* = „Leiden[schaft]") ▶ *Persönlichkeitsstörung.*

soziopathische Persönlichkeitsstörung (lat. *socius* = „Gefährte"; griech. *pathos* = „Leiden[schaft]"; lat. *persona* = „Maske", „Rolle [des Schauspielers]", aus *per-* = „[hin] durch-" und *sonare* = „tönen") ▶ *dissoziale Persönlichkeitsstörung.*

Soziotherapie Adj. **soziotherapeutisch** (lat. *socialis* = „die Gesellschaft betreffend"; griech. *therapeia* = „Dienst[leistung]", „Behandlung", „Pflege") ▶ *Ambulante* Betreuung von ▶ *psychisch* ▶ *krank*en Menschen, um dadurch deren Lebensqualität zu erhöhen, ▶ *stationäre* Aufenthalte zu vermeiden, die gesellschaftliche Wiedereingliederung [▶ *Rehabilitation*] zu unterstützen und die Eigenständigkeit der Betroffenen zu fördern. Zur S. zählen die ▶ *Ergotherapie*, aber auch kreative ▶ *Therapie*formen wie ▶ *Kunsttherapie*, ▶ *Musiktherapie* oder ▶ *Tanztherapie* sowie die ▶ *sozialpsychiatrische* Beratung. Für ▶ *depressive* Menschen, deren Zeitempfinden ▶ *krankheits*bedingt gestört ist und die deshalb häufig die Tage als quälend lang erleben, kann S. im Sinne einer tagesstrukturierenden Maßnahme sehr hilfreich sein.

Spannung Elektrisches Potenzial und damit die Voraussetzung für das Fließen des elektrischen Stroms durch einen elektrischen Leiter. Die Sp. wird in ▶ *Volt (V)* gemessen und stellt das Produkt von Widerstand und Stromstärke dar. Die Sp.sschwankungen im menschlichen ▶ *Gehirn*, die i. R. einer ▶ *Elektroenzephalografie (EEG)* messbar sind, bewegen sich im Mikrovoltbereich (1 μV = 1 Millionstel Volt).

Spasmus Pl. **Spasmen** (griech. *spasmos* = „Krampf", „Starrezustand der Muskeln", „[unwillkürliche] Muskelkontraktion") Verkrampfung bzw. (lang anhaltender) Starrezustand von Muskeln oder Muskelgruppen, oft verbunden mit Schmerzzuständen.

Spastik Adj. **spastisch** (griech. *spasmos* = „Krampf", „Starrezustand der Muskeln", „[unwillkürliche] Muskelkontraktion") Erhöhter Spannungszustand der Muskulatur, beruhend auf einer Schädigung von ▶ *Gehirn* oder ▶ *Rückenmark.*

Spätdepression (lat. *deprimere* = „niederdrücken") Erstmals auftretende ▶ *depressive* ▶ *Syndrome* oder ▶ *Episoden* bei Menschen, die das 45. Lj. bereits überschritten haben. Siehe auch ▶ *Altersdepression* und ▶ *Involutionsdepression.*

Spätdyskinesien (griech. *dys-* = „ungünstig", „schwierig", „schlecht", „schwer"; *kinesis* = „Bewegung") „Spät-Bewegungsstörung". Extrapyramidalmotorische Störung [auch ▶ *extrapyramidalmotorisches System (EPMS)*] von Bewegung und Muskulatur nach ▶ *neuroleptisch*er Langzeittherapie, die sich während der ersten 3 Behandlungsjahre entwickelt und teilweise irreversibel verläuft. S. äußern sich z. B. durch das ▶ *Pisa-Syndrom*, das ▶ *Rabbit-Syndrom*, das Herausstrecken der Zunge oder durch saugende, kauende, schmatzende Automatismen. ▶ *ICD*-10: G24.0 (arzneimittelinduzierte Dystonie), ▶ *ICD*-11: 8A02.10.

Syn.: tardive Dyskinesien.

SPDi Abk. für ▶ *Sozialpsychiatrische Dienste.*

Speed (engl. *speed* = „Geschwindigkeit") Straßenname für die ▶ *Droge* **A**(lpha)-**M**(ethyl)**ph**(en)**et**(hyl)**amin** [▶ *Amphetamin*].

Syn.: Phenylisopropylamin.

spezifische Phobie (griech. *phobos* = „Furcht", „Angst") Starke Angst, die sich bis zum Panikanfall [▶ *Panikattacke*] steigern kann und vor bestimmten Objekten oder klar umschriebenen Situationen auftritt. Für die ▶ *Diagnose*stellung ist entscheidend, dass der Betroffene aufgrund seiner ▶ *Symptom*atik einen Leidensdruck verspürt und

S

in seinem Alltags- bzw. Berufsleben eingeschränkt ist. Wenn jedoch die angstauslösende Situation oder das betreffende Objekt regelmäßig gemieden werden kann, erübrigt sich eine ▶ *Therapie*. Die s.n Ph.n listet die ▶ *ICD*-10 unter F40.2 (▶ *ICD*-11: 6B03). Die s.n Ph.n können sich u.a. beziehen auf: Tiere (▶ *Zoophobie*, z.B. ▶ *Arachnophobie*), räumliche Bedingungen (z.B. ▶ *Akrophobie*, ▶ *Aviophobie*, ▶ *Klaustrophobie*), ▶ *Krankheit*en (z.B. ▶ *Karzinophobie*), medizinische Interventionen (z.B. ▶ *Dentalphobie*, ▶ *Trypanophobie*) oder Umweltereignisse. Die ▶ *Gesamtlebenszeitprävalenz* liegt bei ca. 11 % (überwiegend ▶ *Zoophobie* und ▶ *Akrophobie*) und die ▶ *Erstmanifestation* meist in der Kindheit; Frauen sind von s.n Ph.n deutlich häufiger betroffen als Männer.
Syn.: isolierte Phobie.

Spice (engl. *spice* = „Gewürz") Unter anderem aus ▶ *synthetisch*en ▶ *Cannabinoid*en – wie etwa einer Modifikation von ▶ *CP-47,497* – hergestellte Modedroge [▶ *Droge*], die etwa viermal stärker wirkt als ▶ *Cannabis*.

Spiegeln ▶ *Spiegeltechnik*.

Spiegeltechnik (griech. *technikos* = „Handwerk", „Fähigkeit") Der ▶ *Therapeut* gibt im Kontext der ▶ *klientenzentrierten Psychotherapie* all das in eigenen Worten an seinen ▶ *Klient*en zurück, was er vorher von dessen „subjektiver Welt" anhand der von ihm verbalisierten Gedanken, Gefühle, Wertvorstellungen etc. verstanden hat.

Spiegeltrinker ▶ *Delta-Trinker*.

Spielsucht ▶ *pathologisches Spielen*.

Spieltherapie (griech. *therapeia* = „Dienst[leistung]", „Behandlung", „Pflege") Auf ▶ *Hug-Hellmuth, Hermine* zurückgehende Form der ▶ *Psychotherapie*, die insb. bei Kindern angewendet wird. Hierbei sollen über das Spiel ▶ *psychische* ▶ *Konflikte* aufgehellt bzw. die Ursachen ▶ *psychosomatisch*er Störungen ergründet werden.

spinal (lat. *spina* = „Wirbelsäule") ▶ *Anatomische* Lagebezeichnung: im Bereich der Wirbelsäule.

spinale Atrophie (lat. *spina* = „Wirbelsäule"; griech. *a-* = „nicht", „ohne", „un-", „los-"; *trophe* = „Ernährung", „Nahrung") Neurodegenerative ▶ *Erkrankung*, die mit Einschränkungen bei der willkürlichen Bewegung jener Muskeln einhergeht, die der Wirbelsäule am nächsten sind. Hieraus resultieren z.T. massive Einschränkungen bei der Bewegung von Kopf und Hals sowie beim Laufen und Schlucken.

Spinalnerven (lat. *spina* = „Rückgrat"; *spinalis* = „zur Wirbelsäule" bzw. „zum Rückenmark gehörig"; *nervus* = „Sehne", „Muskel", „Nerv") Paarweise zwischen zwei Wirbeln aus dem Wirbelkanal austretende ▶ *Nerv*en, die dem ▶ *peripheren Nervensystem (PNS)* zuzurechnen sind. Der Mensch besitzt 31–33 S.paare. Alle anderen ▶ *Nerv*en des Körpers entspringen dem ▶ *Hirnstamm* (siehe auch ▶ *Hirnnerven*).
Syn.: Rückenmarksnerven.

spongiös (lat. *spongia* = „Schwamm") „Schwammförmig", „schwammartig".

Sprachheilpädagogik (griech. *holos* = „völlig", „ganz"; *pais* = „Knabe", „Kind"; *agein* = „führen", „leiten") Interdisziplinäre Wissenschaft (▶ *Medizin*, ▶ *Pädagogik*, ▶ *Linguistik* und ▶ *Psychologie*), deren Fokus gerichtet ist auf Sprach- bzw. ▶ *Kommunikation*seinschränkungen von Menschen insb. im Kontext von Erziehung und Unterricht, damit die für die Betroffenen relevanten ▶ *Sozialisation*s- und Bildungsprozesse in Gang gebracht bzw. realisiert werden können.

Sprachstereotyp[ien] (griech. *stereos* = „starr", „haltbar", „fest"; *typos* = „Vorbild", „Abbild", „Regel", „in dieser Art", „Gestalt", „Gepräge") „Immer gleich bleibendes

Schema bzw. Muster in Bezug auf die Sprache". Störung der ▶ *Psychomotorik*, die insb. bei Menschen mit ▶ *Schizophrenie* beobachtbar ist. Gekennzeichnet ist sie durch eine Wiederholung immer gleicher Sätze oder Redewendungen.

S

Sprachstörung [expressiv] (lat. *expressio* = „Ausdruck") ▶ *Umschriebene Entwicklungsstörung* des Sprechens bzw. der Sprache, die gekennzeichnet ist durch die Unfähigkeit, sich altersgemäß und ▶ *intelligenz*entsprechend des Wortschatzes sowie der Grammatik zu bedienen; das Sprachverständnis ist dabei nicht beeinträchtigt. Um eine derartige „Sprachgebrauchsstörung" ▶ *diagnostizieren* zu können – sie ist in der ▶ *ICD*-10 unter F80.1 gelistet (▶ *ICD*-11: 6A01.21) –, soll diese vom Kleinkindalter an vorhanden gewesen sein (Unfähigkeit, als 2-Jährige(r) Wörter bzw. als 3-Jährige(r) Zwei-Wort-Sätze zu bilden). Eine rechtzeitige ▶ *logopädische* ▶ *Therapie* kann zur Verbesserung der Sp. [e.] beitragen.
Syn.: Dysphasie [entwicklungsbedingt], Aphasie vom expressiven Typ.

Sprachstörung [rezeptiv] (lat. *recipere* = „aufnehmen", „empfangen") ▶ *Umschriebene Entwicklungsstörung* des Sprechens bzw. der Sprache, die gekennzeichnet ist durch eine von der Altersnorm [▶ *Norm*] abweichende Einschränkung des Sprachverständnisses – einschließlich aller subtilen Sprachaspekte wie Stimmlage und ▶ *Gestik* –, wobei die ▶ *Intelligenz* unbeeinträchtigt ist. Nicht selten geht mit der Sp. [r.] eine expressive Sprachstörung (▶ *Sprachstörung [expressiv]*) einher. Fehlende Reaktionen des Kindes auf vertraute Namen nach dem 1. Lj. können auf eine Sp. [r.] hindeuten; eine rechtzeitige ▶ *logopädische* ▶ *Therapie* ist das Mittel der Wahl. Die nicht eingeschränkte nonverbale ▶ *Kommunikation* mit der Umwelt unterscheidet die Betroffenen von ▶ *Patient*en mit ▶ *Autismus*. In der ▶ *ICD*-10 ist die Sp. [r.] unter F80.2 gelistet (▶ *ICD*-11: 6A01.20).
Syn.: Worttaubheit, Dysphasie, Aphasie vom rezeptiven Typ.

Sprechen im Schlaf Zu den Störungen des Schlaf-wach-Übergangs zählende ▶ *Parasomnie [nichtorganisch]*, die durch fragmentarische Silbenbildungen bis hin zu ausgereiften Monologen durch den Schlafenden gekennzeichnet sein kann. Nach dem Erwachen wissen die Betroffenen nicht, dass sie im ▶ *Schlaf* gesprochen haben. Das Sprechen im Schlaf wird u.a. durch ▶ *psychische* Belastung, Fieber oder ▶ *Alkohol*konsum begünstigt; es tritt familiär gehäuft auf, besitzt als einzelnes ▶ *Symptom* jedoch keinen ▶ *Krankheits*wert. Schätzungsweise jedes 2. Kind und jeder 20. Erwachsene ist betroffen. In der ▶ *ICD*-10 ist das Sprechen im Schlaf unter den „sonstigen nichtorganischen Schlafstörungen" zu subsumieren und mit F51.8 zu codieren (▶ *ICD*-11: 7B2Y).
Syn.: Somniloquie.

Sprechstörung Aussprachestörung, bedingt durch eine Beeinträchtigung der Fähigkeit, bestimmte Sprachlaute fehlerfrei und flüssig zu verwirklichen. Beispiele für eine Sp. sind ▶ *Stottern* und ▶ *Poltern*.

Sprechwerkzeuge Zusammenfassende Bezeichnung für sämtliche laut-, sprech- bzw. stimmbildenden Organe und Körperteile, z. B. Zunge, Lippen, Zähne, Gaumen, Rachenhöhle, Nasenraum, Kehlkopf mit Stimmbändern und Atmungsorgane (Luftröhre, Lunge).

Squeeze-Technik (engl. *to squeeze* = „drücken") Von ▶ *Masters, William Howell* und ▶ *Johnson, Virginia* entwickeltes ▶ *sexualtherapeutisch*es Verfahren, das sich bei ▶ *Ejaculatio praecox* bewährt hat: Durch das gezielte Pressen bestimmter Stellen am ▶ *Penis* – z. B. unterhalb der Eichel – kann der ▶ *Orgasmus* des Mannes erfolgreich verzögert werden.
Syn.: Quetschtechnik.

SSNRI Abk. für selektive Serotonin-Noradrenalin-Wiederaufnahmehemmer. Die SSNRI gehören zu den ▶ *Antidepressiva* der neueren Generation [▶ *neuere Antidepressiva*], die im Gegensatz zu den sog. ▶ *klassischen Antidepressiva* ganz gezielt – daher „selektiv" – auf bestimmte Überträgersubstanzen wirken und u. a. deshalb besser verträglich sind. SSNRI hemmen nach erfolgter Signalübertragung die Wiederaufnahme von ▶ *Serotonin* und ▶ *Noradrenalin* in ihre Speicher, wodurch die Wirksamkeit beider ▶ *Neurotransmitter* im ▶ *synaptischen Spalts* erhöht wird. SSNRI werden eingesetzt gegen ▶ *Depression*en und ▶ *Angststörung*en. Ein Wirkstoff dieser Gruppe ist z. B. das ▶ *Venlaflaxin*, das unter dem Handelsnamen ▶ *Trevilor®* erhältlich ist. Als mögliche unerwünschte Nebenwirkungen sind Übelkeit, Erbrechen, Unruhe, ▶ *Blutdruck*erhöhung sowie ▶ *Schlafstörung*en und ▶ *sexuelle Funktionsstörung*en bekannt.

SSRI Abk. für selektive Serotonin-Wiederaufnahmehemmer. Die SSRI gehören zu den ▶ *Antidepressiva* der neueren Generation [▶ *neuere Antidepressiva*], die im Gegensatz zu den sog. ▶ *klassischen Antidepressiva* ganz gezielt – daher „selektiv" – auf bestimmte Überträgersubstanzen wirken und u. a. deshalb besser verträglich sind. Durch die SSRI wird jenes Transportmolekül [▶ *Molekül*] gehemmt, das dafür verantwortlich ist, den ▶ *Neurotransmitter* ▶ *Serotonin* wieder in seine Speicher zurückzubefördern; gleichzeitig werden all jene ▶ *Rezeptor*en blockiert, die ansonsten für die Wiederaufnahme des Serotonins sorgen. Dadurch steigt der Serotoninspiegel im ▶ *synaptischen Spalt* an und die Wirksamkeit dieses Botenstoffs wird erhöht. SSRI wirken aktivierend, stimmungsaufhellend sowie angstlösend und sind heute die am häufigsten verordneten Antidepressiva. Ein wichtiger Wirkstoff dieser Gruppe ist das ▶ *Escitalopram*, das unter dem Namen ▶ *Cipralex®* im Handel erhältlich ist. Als mögliche unerwünschte Nebenwirkungen sind Übelkeit, Erbrechen, Unruhe, ▶ *Schlafstörungen* sowie ▶ *sexuelle Funktionsstörung*en bekannt.

Stammeln ▶ *Artikulationsstörung.*

Stammhirn ▶ *Hirnstamm.*

Stärke Ausschließlich durch Pflanzen gebildetes ▶ *Kohlenhydrat*, das im Reinzustand als weiße, geruch- und geschmacklose ▶ *Substanz* erscheint.

stationär (lat. *statio* = „Stillstand", „an einen Standort gebunden") Behandlung eines ▶ *Patient*en im Krankenhaus (ohne dass dessen Aufenthalt dort unterbrochen wird). Der gegenteilige Begriff lautet ▶ *ambulant.*

Status asthmaticus (lat. *status* = „Zustand"; griech. *asthma* = „Atemnot", „Keuchen", „Beklemmung") Schwerer, über längere Zeit andauernder oder immer wieder neu beginnender ▶ *Asthmaanfall*, der einer intensivmedizinischen Behandlung bedarf. Der St. a. ist in der ▶ *ICD*-10 unter J46 gelistet (▶ *ICD*-11: CA23.01 [bei allergischem Asthma], CA23.11 [bei nicht-allergischem Asthma] und CA23.31 [bei unspezifischem Asthma]).

Status epilepticus (lat. *status* = „Zustand"; griech. *epilepses* = „Anfall", „Übergriff") Lebensbedrohliche Komplikation eines ▶ *generalisierten Anfalls*: Der bewusstlose [▶ *Bewusstsein*] ▶ *Patient* durchleidet einen länger als 5 Minuten andauernden Anfall oder aber – dann evtl. auch ohne Bewusstlosigkeit – mehrere Anfälle hintereinander, die insgesamt länger als 20 Minuten anhalten und in so kurzen Abständen aufeinanderfolgen, dass jeweils der vor Beginn des Anfalls vorhandene Zustand nicht wieder erreicht wird. Es droht hierbei eine Schädigung des ▶ *Gehirns* durch ▶ *Hypoxie*; einer von 10 Patienten kommt dabei zu Tode. Die Codierung gemäß ▶ *ICD*-10 erfolgt mit G41.x (▶ *ICD*-11: 8A66.x).

Stenokardie (griech. *stenos* = „eng"; lat. *cardia* = „Herz") ▶ *Angina pectoris.*

Stenose (griech. *stenos* = „eng") „Einengung", „Verengung", z. B. eines Hohlorgans oder Blutgefäßes.
Stereotypie Adj. **stereotyp** (griech. *stereos* = „starr", „haltbar", „fest"; *typos* = „Vorbild", „Abbild", „Regel", „in dieser Art", „Gestalt", „Gepräge") Gleich bleibendes, festgefügtes, immer wiederkehrendes Muster.

S

Stern, William [urspr. Stern, Wilhelm Louis] *29. April 1871 in Berlin, † 27. März 1938 in Durham/North Carolina (USA), deutscher Philosoph und Psychologe, entwickelte den ▶ *Intelligenzquotienten (IQ)* und gründete die Universität Hamburg.
StGB Abk. für ▶ *Strafgesetzbuch.*
Stickstoff auch **Nitrogenium** (griech. *nitron* = „Salpeter", *-genes* = „von jemandem abstammen", „verursachend", „etwas hervorbringend") „Salpeter-Erzeuger". ▶ *Chemisch*es Element (▶ *Symbol*: N). Farb-, geruch- und geschmackloses und nicht brennbares Gas; macht mit etwa 78 % den größten Anteil der Luft aus und ist unentbehrlicher Bestandteil aller ▶ *Proteine.*
Stimmenhören Wahrnehmung von ▶ *physikalisch* nicht erklärbaren Stimmen, die beim Betroffenen Leidensdruck auslösen, da sie bei ihm mit ▶ *Angst*, Überforderung, Ohnmacht o. Ä. einhergehen. Im Gegensatz zum ▶ *Gedankenlautwerden* werden beim St. die Stimmen als eindeutig von außen kommend beschrieben. Siehe auch ▶ *akustische* ▶ *Halluzination.*
Stimmung Länger (im Gegensatz zur ▶ *Emotion* und zum ▶ *Affekt*) andauernder Gefühlszustand, der den Hintergrund des Alltagslebens färbt und die Einstellung eines Menschen zu sich selbst sowie zu seiner Umwelt ausdrückt. Bei ▶ *affektiven Störungen* ist die St. ▶ *krankhaft* verändert.
Stimmungsstabilisierer Während der ▶ *Akut*phase von ▶ *manisch*en ▶ *Episod*en zu verabreichende Arzneimittel, zu denen z. B. ▶ *Lithium*, ▶ *Valproin*säure und ▶ *Carbamazepin* gehören. Da St. eine relativ lange Wirklatenz [▶ *Latenz*] aufweisen können, ist die zusätzliche Verabreichung von Beruhigungsmitteln [▶ *Sedativa*] in Erwägung zu ziehen.
Syn.: Mood-Stabilizer.
Stimulus Adj. **stimulierend** (lat. *stimulus* = „Reiz", „Einwirkung", „Stachel") ▶ *Reiz.*
Stirnlappen anat. **Lobus frontalis** Vorderer Teil der ▶ *Großhirnhemisphären*, der alle willentlich steuerbaren Handlungen regelt und damit für ▶ *motorische* Bewegungen zuständig ist; darüber hinaus kommt ihm als Sitz von Selbstbeherrschung und ▶ *individuell*en Eigenschaften die Funktion einer ▶ *moralisch*en Kontrollinstanz zu.
Syn.: Frontallappen.
Stoffwechsel (griech. *metabole* = „Veränderung", „Umwandlung") Fortwährend ablaufender ▶ *biochemisch*er Vorgang des Auf-, Ab- oder Umbaus von selbstproduzierten oder aufgenommenen ▶ *Substanz*en durch den Körper, damit diese dann den ▶ *Zellen* als Energielieferanten zur Verfügung stehen.
Syn.: Metabolismus.
Störung(en) der Geschlechtsidentität (lat. *idem* = „derselbe" bzw. *identitas* = „Wesenseinheit") Zu den ▶ *Sexualstörung(en)* gehörende Gruppe von in der ▶ *ICD*-10 unter F64 gelisteten ▶ *Diagnosen* (▶ *ICD*-11: HA6), welche die ▶ *Geschlechtsidentität* betreffen und dadurch gekennzeichnet sind, dass sich die Betroffenen mit ihrem eigenen ▶ *biologisch*en Geschlecht nicht identifizieren können und daher den Wunsch verspüren, vorübergehend in die Rolle des anderen Geschlechts zu schlüpfen (▶ *Transvestitismus*, enfällt in der ▶ *ICD*-11) oder gar dauerhaft dem anderen Geschlecht zuzugehören (▶ *Transsexualismus*).

Störung der Impulskontrolle ▶ *Impulskontrollstörung.*

Störung(en) der Sexualpräferenz (lat. *sexus* = „Geschlecht"; *praeferre* = „vorziehen", „bevorzugen" aus *prae-* = „vor-" und *ferre* = „tragen", „bringen") Zu den ▶ *Sexualstörung(en)* gehörende Gruppe von in der ▶ *ICD*-10 unter F65 gelisteten ▶ *Diagnosen* (▶ *ICD*-11: 6D3), welche die ▶ *sexuelle Präferenz* betreffen und dadurch gekennzeichnet sind, dass die Betroffenen ungewöhnliche ▶ *sexuelle* Fantasien, Bedürfnisse und/oder Verhaltensweisen – möglicherweise verbunden mit einer potenziellen Gefährung anderer – aufweisen und darunter leiden. Hierzu gehören: ▶ *Fetischismus*, ▶ *fetischistischer Transvestitismus*, ▶ *Exhibitionismus*, ▶ *Voyeurismus*, ▶ *Pädophilie*, ▶ *Sadismus*, ▶ *Masochismus*, ▶ *Sadomasochismus*, ▶ *Frotteurismus*, ▶ *Sodomie*, ▶ *Zoophilie*, ▶ *Nekrophilie* u.a. Von Paraphilien sind überwiegend bzw. fast ausschließlich Männer betroffen. Obwohl auch „mechanische" ▶ *verhaltenstherapeutische* Behandlungsansätze existieren (u.a. ▶ *verdeckte Sensibilisierung*, ▶ *masturbatorische Sättigung*, ▶ *orgasmische Neuorientierung*), scheinen – gerade bei möglicher Fremdgefährdung – die Stimuluskontrolle (Vermeidung von reizauslösenden [▶ *Reiz*] Situationen oder Orten), die Einübung von Bewältigungsstrategien, aber auch die Stärkung von Selbstwert [▶ *Selbstbewusstsein*], kommunikativen Eigenschaften sowie ▶ *sozial*en Kompetenzen oberstes Ziel der ▶ *therapeutisch*en Begleitung; nur in Einzelfällen ist eine medikamentöse Behandlung sinnvoll. St. d. S. sind von ▶ *Störung(en) des Sexualverhaltens* strikt zu unterscheiden.

Syn.: Paraphilie(n), sexuelle Deviation(en).

Störung des Schlaf-wach-Rhythmus [nichtorganisch] Fast täglich auftretende und mindestens 1 Monat lang andauernde (in wiederkehrenden Perioden auch von kürzerer Dauer) ▶ *Dyssomnie [nichtorganisch]*, die gekennzeichnet ist durch die Abweichung des ▶ *individuell*en Schlaf-wach-Musters vom Schlaf-wach-Rhythmus, der für eine bestimmte Gesellschaft ▶ *normal* ist. Die Betroffenen klagen über Schlaflosigkeit während der Hauptschlafperiode und über ▶ *Hypersomnie [nichtorganisch]* während der Wachperiode sowie über deutliche Erschöpfung und eine starke Einschränkung in ihren Alltagsaktivitäten. Die ▶ *ICD*-10 listet die St. d. Sch.-w-Rh. [n.] unter F51.2 (▶ *ICD*-11: 7A6x sowohl organisch als auch nichtorganisch).

Störung(en) des Sexualverhaltens (lat. *sexus* = „Geschlecht") Reales, fremdbeeinträchtigendes, das Wohl und die ▶ *sexuelle* Selbstbestimmung eines anderen Menschen missachtendes Verhalten, das oftmals strafrechtlich relevant ist. Hierbei kommen sowohl „Neigungstaten" (▶ *paraphile* Impulse als Ursache für ▶ *dissexuell*es Handeln) als auch „Ersatzhandlungen" (kein ▶ *paraphil*es Impulsmuster, sondern ▶ *Persönlichkeitsstörungen*, verminderte ▶ *Intelligenz*, ▶ *Sucht*verhalten etc. als Ursache für dissexuelles Handeln) in Betracht, in seltenen Fällen jedoch auch organische Ursachen (z.B. Hirntumor [▶ *Tumor*] oder ▶ *psychotische* Residualzustände [▶ *Residualphase*]). Beispiele für ▶ *Dissexualität* sind: voyeuristisches Verhalten [▶ *Voyeurismus*], exhibitionistisches Verhalten [▶ *Exhibitionismus*], ▶ *Pädosexualität*, Vergewaltigung, ▶ *Zoosexualität*, ▶ *Nekrosexualität* und dgl. mehr.

Syn.: Dissexualität.

Störung(en) des Sozialverhaltens In der ▶ *ICD*-10 unter den ▶ *Verhaltens- und emotionalen Störungen mit Beginn in der Kindheit und Jugend* gelistet, wird unter St. d. S. die Verletzung altersangemessener ▶ *Norm*en verstanden, die schwerwiegender ist als die übliche jugendliche Aufmüpfigkeit; nicht selten ist das Eingreifen öffentlicher Institutionen (z.B. Polizei und/oder Jugendamt) erforderlich. Das ▶ *dissoziale* Ver-

S

halten äußert sich dabei z. B. durch ▶ *Aggression*, Ungehorsam, Diebstähle, Lügen, ▶ *Stimmungs*labilität, Weglaufen, Schuleschwänzen, frühen ▶ *Alkoholabusus* und kriminelle Handlungen. Eine entsprechende ▶ *Diagnose* wird vergeben, wenn organische Ursachen ausgeschlossen werden konnten und die Symptomatik [▶ *klinisches Bild*] über mindestens 6 Monate andauert. Schätzungsweise 2–10 % der Kinder und Jugendlichen sind betroffen; Jungen häufiger als Mädchen und „Stadtkinder" häufiger als „Landkinder". Ganz überwiegend ist die ▶ *Ich-Stärke* der ▶ *Patient*en sehr gering. Ursächlich ist meist ein ▶ *Sozialisations*defizit, einhergehend mit einer ▶ *Broken-Home-Situation*. Durch einschlägige ▶ *pädagogische* und ▶ *psychologische* Maßnahmen kann eine Korrektur der destruktiven Anteile erreicht und eine Stärkung der positiven Eigenschaften ermöglicht werden. Die Codierung gemäß ICD-10 erfolgt mit F91 (▶ *ICD*-11: 6C91).

Stottern Deutlich beeinträchtigende Störung des Redeflusses, die gekennzeichnet ist durch eine Wiederholung oder Dehnung von Lauten sowie häufiges Zögern und Innehalten. Die Störung beginnt normalerweise zwischen dem 2. und 5. Lj.; etwa 1 % aller Kinder sind von ihr betroffen. In vier von fünf Fällen erfolgt eine spontane ▶ *Remission*; im Übrigen bleibt die Störung oft über Jahrzehnte hinweg bestehen. Beim Singen, Flüstern oder Sprechen im Chor besteht die Störung nicht. Die Codierung gemäß ▶ *ICD*-10 erfolgt mit F98.5 (▶ *ICD*-11: 6A01.1). Persönlich betroffen waren z. B. Charles Darwin (1809–1882), Joe Biden (*1942), Rowan Atkinson (*1955) und Bruce Willis (*1955). Das St. von König Georg VI. wurde in dem britischen Film „The King's Speech" (2010) thematisiert.

Strafgesetzbuch (StGB) Bundesgesetz der Bundesrepublik Deutschland, das sämtliche Handlungen benennt, die mit Strafe belegt sind. Seine ursprüngliche Fassung datiert aus dem Jahr 1871; seither hat es bereits mehr als 200 Änderungen erfahren. Hier finden sich u. a. ▶ *Norm*en für ▶ *Schuldunfähigkeit*, ▶ *verminderte Schuldfähigkeit*, ▶ *Rauschtat*, ▶ *Unterbringung in einem psychiatrischen Krankenhaus [psychisch kranke Rechtsbrecher]* sowie ▶ *Unterbringung in einer Erziehungsanstalt [suchtkranke Rechtsbrecher]*.

Strafmündigkeit Fähigkeit einer ▶ *Person*, die Verantwortung für die von ihr begangenen Straftaten zu übernehmen. In den Augen des deutschen Gesetzgebers ist dies vor Vollendung des 14. Lj. grundsätzlich nicht möglich (absolute Strafunmündigkeit). Bei ▶ *Jugendlichen* ist St. unter den Voraussetzungen des § 3 ▶ *Jugendgerichtsgesetz (JGG)* [▶ *Verantwortlichkeit [JGG]*] gegeben (bedingte Strafmündigkeit); die Ahndung erfolgt nach dem Jugendstrafrecht. Volle S. tritt mit Vollendung des 18. Lj. ein, wobei ein ▶ *Heranwachsender* bei Reifungs- bzw. Entwicklungsrückständen einem Jugendlichen gleichgestellt werden kann. Bei einer Person, die das 21. Lj. vollendet hat [▶ *Erwachsener*], wird grundsätzlich das Erwachsenenstrafrecht nach dem ▶ *Strafgesetzbuch (StGB)* angewendet.

Streptokokken (griech. *streptos* = „Kette"; *kokkos* = „Kern") Gruppe von häufig vorkommenden, kugelförmigen, sich in Ketten zusammenlagernden ▶ *Bakterien*, die insb. auf ▶ *Schleimhäuten* gefunden werden können; einige von ihnen wirken beim Menschen als ▶ *Krankheits*erreger und können Hals-, Lungen- oder Mittelohrentzündung auslösen, aber auch die ▶ *Chorea minor*.

Stress (lat. *stringere* = „[an-]spannen") Durch einen (oder mehrere) ▶ *Stressor*(en) ausgelöster Belastungszustand eines ▶ *Organismus*, wodurch ▶ *physische* und/oder ▶ *psychische* Spannungen verursacht werden; während sich hieraus bei ▶ *Disstress* Gefühle von Überfordertsein bis hin zu ernsten Gesundheitsstörungen entwickeln können, wird ▶ *Eustress* oftmals als beglückend erlebt. St. erregt den ▶ *Sympathikus*, was zu einer Ausschüttung von St.hormonen wie z. B. ▶ *Adrenalin* führt.

Stressbewältigungstraining (lat. *stringere* = „[an]spannen"; engl. *to train* = „erziehen", „schulen", „ausbilden") ▶ *Verhaltenstherapeutische* ▶ *Intervention*stechnik, die dem ▶ *Patient*en die ▶ *psychologisch*en und ▶ *physiologisch*en Zusammenhänge seines Verhaltens bei ▶ *Stress* verständlich macht und ihn durch ▶ *kognitive* Bewältigungsstrategien und ▶ *Entspannungstechniken* in die Lage versetzen will, belastende Alltagssituationen besser zu meistern.

Stressfaktor ▶ *Stressor.*

Stressor (lat. *stringere* = „[an-]spannen") Gesamtheit aller inneren und äußeren ▶ *Reize*, die auf einen ▶ *Organismus* einwirken und ihm eine entsprechende Anpassungsleistung abverlangen. St.en können ▶ *physisch*er wie ▶ *psychisch*er Art sein, z. B. Kälte, Lärm, ▶ *Konflikte* u. v. m.

Syn.: Stressfaktor.

Striatum (lat. *striatus* = „gestreift") Zu den ▶ *Basalganglien* – und damit zum ▶ *Großhirn* – gehöriger gestreifter Körper, der eine zentrale Funktion im ▶ *extrapyramidalmotorischen System (EPMS)* wahrnimmt und für die Hemmung von Bewegungsabläufen zuständig ist. Es setzt sich zusammen aus dem ▶ *Nucleus caudatus* und dem ▶ *Putamen.* Fällt das St. aus, kommt es zu ▶ *Hyperkinesien*, wie sie etwa bei der ▶ *Chorea Huntington* beobachtbar sind.

Stroboskop (griech. *strobos* = „umhergewirbelt"; *skopos* = „sehend") In Diskotheken zur Erzielung von ▶ *optisch*en Effekten oft eingesetztes Gerät, das in gleichmäßigen zeitlichen ▶ *Intervall*en Lichtblitze aussendet.

Strukturiertes Klinisches Interview zur Diagnose der Persönlichkeitsstörungen Abk. **SKID-II** Zweistufiges ▶ *therapeutisch*es Verfahren zur Erkennung von ▶ *Persönlichkeitsstörung*en, bestehend aus einem Fragebogen – allgemein gehaltene, mit „Ja" bzw. „Nein" zu beantwortende Fragen zu Gedanken, Gefühlen und Verhaltensweisen während der vergangenen 10 Jahre – und einem sich anschließenden standardisierten Interview über „Auffälligkeiten" aus dem Fragebogen.

Struma (lat. *struma* = „Drüsenschwellung") Vergrößerung der ▶ *Schilddrüse* und – damit verbunden – die Ausbildung eines Kropfes. Ursächlich ist oftmals ein Mangel an ▶ *Jod.*

Struwwelpeter Von ▶ *Hoffmann, Heinrich* 1844 für seinen Sohn Carl Philipp verfasstes Kinderbuch, in dem er i. R. der Geschichte vom „Zappel-Philipp" die ▶ *Aufmerksamkeitsdefizit-Hyperaktivitätsstörung (ADHS)* beschreibt; im „Hans-Guck-in-die-Luft" thematisiert er hingegen die ▶ *Aufmerksamkeitsdefizitstörung (ADS)*, die nicht mit ▶ *Hyperaktivität* einhergeht.

Stupor (lat. *stupere* = „betäubt sein"; *stupor* = „Erstarrung") Störung der ▶ *Psychomotorik*, die durch Bewegungslosigkeit des Körpers bei klarem ▶ *Bewusstsein* gekennzeichnet ist. Diverse ▶ *psychische* Störungen (etwa ▶ *Schizophrenie* oder ▶ *affektive Psychos*en) können mit einem St. einhergehen: Dabei reagiert der ▶ *Patient* körperlich und geistig nur sehr reduziert auf seine Umwelt, führt Bewegungen – wenn überhaupt – nur stark verlangsamt aus oder verharrt in einem Zustand der Erstarrung, in dem jeder Wille aufgehoben und die Fähigkeit zur selbstständigen Nahrungsaufnahme erloschen sind.

Subarachnoidalblutung (SAB) (lat. *sub-* = „unter"; griech. *arachnoeidos* = „spinnenähnlich") Blutung im mit ▶ *Liquor cerebrospinalis* gefüllten Raum zwischen Hirnoberfläche und mittlerer Hirnhaut („Spinnwebshaut"), die eine Erhöhung des Drucks im Schädel auslöst und für bis zu 10 % der Schlaganfälle verantwortlich ist. Kann eine SAB durch eine ▶ *Computertomografie (CT)* nicht ausgeschlossen werden, erbringt blutiges

Hirnwasser i.R. einer Punktion die Bestätigung für das Vorhandensein dieses unverzüglich – i.d.R. ▶ *operativ* – zu behandelnden ▶ *neurologisch*en Notfalls. Die SAB geht mit plötzlichem, starkem Kopfschmerz sowie ▶ *Symptom*en einer Entzündung der Hirnhäute (▶ *Meningitis*) einher. Frauen sind häufiger betroffen als Männer; knapp die Hälfte der ▶ *Patient*en überlebt den auf die SAB folgenden Monat nicht. In der ▶ *ICD*-10 ist die S. unter I60.x gelistet (▶ *ICD*-11: 8B01.x).

subkortikal (lat. *sub-* = „unter"; *cortex* = „Rinde", „Hülle") „Unterhalb der Organrinde – insb. Hirnrinde – liegend". Im Gegensatz hierzu: ▶ *kortikal.*

subkortikale Demenz (lat. *sub-* = „unter"; *cortex* = „Rinde", „Hülle"; *de-* = „weg", *mens* = „Geist") Erscheinungsformen der ▶ *Demenz*, die unter der Hirnrinde lokalisiert sind: ▶ *vaskuläre Demenz* sowie Demenz bei ▶ *Morbus Parkinson* oder ▶ *Chorea Huntington*. – Im Gegensatz hierzu siehe ▶ *kortikale Demenz.*

subkutan Abk. **s.c.** (lat. *sub-* = „unter"; *cutis* = „Haut") ▶ *Anatomische* Ortsangabe bezüglich der ▶ *Applikationsform*, nämlich in die aus Binde- und Fettgewebe bestehende Unterhaut.

Sublimierung (lat. *sublimare* = „erhöhen", „hochheben") ▶ *Abwehrmechanismus*, der gekennzeichnet ist durch gesellschaftlich anerkannte Handlungen (z.B. Profi im Schlagwerk eines Orchesters), mit denen ▶ *sozial* weniger anerkannte ▶ *trieb*hafte Bedürfnisse (z.B. ▶ *aggressive* Tendenzen) ersatzweise befriedigt werden.

Substantia alba (lat. *substantia* = „das, woraus etwas besteht"; *albus* = „weiß") ▶ *weiße Substanz.*

Substantia nigra (lat. *substantia* = „das, woraus etwas besteht"; *nigra* = „schwarz") „Schwarze Substanz". Im Bereich des ▶ *Mittelhirns* befindliche, dunkel erscheinende Ansammlung von Nervenzellkörpern (▶ *Neuron*). Bei ▶ *Patient*en mit ▶ *Morbus Parkinson* stirbt diese Region ab (und erscheint dann ausgeblichen). Hieraus wiederum resultiert ein Mangel an dem für die Muskelkoordination verantwortlichen ▶ *Dopamin.*

Substanz (lat. *substantia* = „das, woraus etwas besteht") Die ▶ *Chemie* versteht hierunter Feststoffe (in Abgrenzung zu Gasen oder Flüssigkeiten), die ▶ *Medizin* hingegen bestimmte Gewebe (z.B. ▶ *weiße Substanz*) und die ▶ *Pharmazie* Wirkstoffe (z.B. ▶ *psychotrope Substanz*). Im Sinne der ▶ *Psychologie* „geht etwas dann an die S.", wenn Kraft- bzw. Energiereserven aufgebraucht sind und/oder ▶ *Abwehrmechanismen* nicht mehr greifen.

Substitution (lat. *substituere* = „ersetzen") Ersatz [eines fehlenden Stoffs durch einen anderen].

Subthalamus Der S. ist ein Bestandteil des ▶ *Zwischenhirns*. Seine wichtigste Aufgabe besteht in der Steuerung der Grobmotorik [▶ *Motorik*]. Zu ihm gehört das ▶ *Pallidum*, welches das Zentrum des ▶ *extrapyramidalmotorischen Systems (EPMS)* darstellt. Eine Schädigung des S. kann z.B. zum Krankheitsbild des ▶ *Ballismus* führen. Siehe auch ▶ *Zwischenhirn*, ▶ *Ballismus.*

Subtyp (lat. *sub-* = „unter"; griech. *typos* = „Vorbild", „Abbild", „Regel", „in dieser Art", „Gestalt", „Gepräge") „Untereinheit" oder „Unterform" [einer bestimmten ▶ *Erkrankung*].

Sucht Pl. **Süchte** Mit ▶ *psychisch*er und/oder ▶ *physisch*er ▶ *Abhängigkeit* einhergehende zwanghafte Bedürfnisbefriedigung. Von der ▶ *Weltgesundheitsorganisation (WHO)* wurde der S.-Begriff in den 1960er-Jahren durch den Begriff Abhängigkeit ersetzt.

Suchtdruck ▶ *Craving.*
Suchtgedächtnis Durch ▶ *chronische* ▶ *Abhängigkeit* verursachte ▶ *molekulare* und ▶ *histologisch* nachweisbare ▶ *Gehirn*veränderung dergestalt, dass ▶ *neuronale* Verknüpfungen modifiziert werden, was wiederum zu einer dauerhaften Umprogrammierung ▶ *biochemisch*er Abläufe führen kann. Das S. wird innerhalb des ▶ *mesolimbischen Systems* vermutet. Durch sog. ▶ *Trigger* werden die dort i.S. eines ▶ *Belohnungslernens* gespeicherten Erinnerungen an scheinbar positive Gefühle nach der Zuführung ▶ *psychotroper Substanz*en wachgerufen, was u.U. die nächste ▶ *Droge*neinnahme auslösen kann.
süchtiger Trinker ▶ *Gamma-Trinker.* Die vier Entwicklungsphasen zum s.Tr. sind: 1) ▶ *präalkoholische Phase*, 2) ▶ *Prodromalphase*, 3) ▶ *kritische Phase*, 4) ▶ *chronische Phase.*
Suchtpotenzial (lat. *potentia* = „Kraft", „Vermögen") Stärke einer ▶ *psychotropen Substanz*, mit der sie beim Konsumenten die Entwicklung einer ▶ *Abhängigkeit* bewirkt. Je höher das S., desto schneller tritt die Abhängigkeit ein.
Suchtstoff ▶ *Droge.*
Suggestibilität Adj. **suggestibel**, Subst. **Suggestion**, Adj. **suggestiv** (lat. *subgerere* = „hinzufügen", „unterschieben") Leichte Beeinflussbarkeit bezüglich der ▶ *Wahrnehmung*, der Gedanken oder der ▶ *Emotion*alität einer ▶ *Person* unter gleichzeitiger Abnahme von deren Bezug zu ihrer eigenen äußeren und/oder inneren Realität. Suggestibilität kann evtl. bei Menschen beobachtet werden, die sich in einem ▶ *Delir* befinden. Im Kontext der ▶ *Hypnose* versteht man unter Suggestionen die unmittelbar wirkenden Impulse bzw. Eingebungen des Hypnotiseurs auf den ▶ *Patient*en.
Suhareva, Grunâ Efimovna *1891, † 1981, russische Medizinerin und Wegbereiterin für die Kinderpsychiatrie in ihrem Heimatland, beschrieb 1926 erstmals anhand von sechs ▶ *Patient*en das später als ▶ *Asperger-Syndrom* bekannt gewordene Störungsbild.
Suizid (lat. *sui* = „sich selbst"; *caedere* = „töten", „vernichten") Vollendete Beendigung des eigenen Lebens durch (aktives) Tun (z.B. Einnahme von Gift) oder (passives) Unterlassen (z.B. Flüssigkeitsverweigerung), zu 90 % begangen auf dem Boden einer ▶ *psychischen* ▶ *Erkrankung* (▶ *depressive Episoden* bis zu 60 %, ▶ *Suchterkrankungen* ca. 20 %, ▶ *schizophrene* ▶ *Psychosen* ca. 10 %, ▶ *Persönlichkeitsstörung*en ca. 5 %). Weltweit sterben jährlich schätzungsweise 1 Mio. Menschen durch S.; in Deutschland sind es etwa 10.000–15.000 pro Jahr, wobei der S. bei den 15- bis 35-Jährigen nach Unfällen die zweithäufigste Todesursache darstellt. Bei Männern liegt die S.rate etwa 4-mal so hoch wie bei Frauen; umgekehrt versuchen 3-mal so viele Frauen wie Männer vergeblich, ihr Leben auszulöschen. Besonders betroffen ist die ▶ *soziale* Unter- und Oberschicht; ferner ist bei bestimmten Berufsgruppen (insb. „helfende Berufe", aber auch bei Künstlern) eine Häufung feststellbar. Höher sind die S.raten in Industrie- als in Entwicklungsländern, in Friedens- als in Kriegszeiten, bei Stadt- als bei Landbewohnern, im Frühjahr und Sommer als im Herbst oder Winter, unter Geschiedenen oder Verwitweten als unter Verheirateten. Es werden unterschiedliche ▶ *Suizidform*en und ▶ *Suizidmethoden* unterschieden. 80 % aller Menschen, die versuchen, ihrem Leben ein Ende zu setzen, kündigen dies vorher an, weswegen jede einschlägige Ankündigung ganz grundsätzlich als höchstes Alarmzeichen zu werten ist. Für die ▶ *Prävention* eines S.s sind Kenntnisse bezüglich der ▶ *Entwicklungsphasen der suizidalen Krise* sowie des ▶ *präsuizidalen Syndrom*s von entscheidender Bedeutung. Während in der europäischen Kultur der S. ursprünglich ebenso wenig verurteilt wurde wie in den alt- und neutestamentlichen Schriften, brandmarkte ihn ▶ *Augustinus von Hippo* als „Übel", und ▶ *Thomas von Aquin* sprach in diesem Zu-

S

sammenhang sogar von einer „Todsünde". Während das christliche Verbot des S.s einen tiefen Respekt vor dem – göttlichen – Geschenk des Lebens zum Ausdruck bringen wollte, führte es zu einer Verfolgung und Bestrafung all jener, die einen ▶ *Suizidversuch* unternahmen; Straffreiheit hierfür besteht z. B. im Vereinigten Königreich Großbritannien und Nordirland erst seit 1961. Der unterlassenen Hilfeleistung macht sich jedoch gemäß § 323c ▶ *Strafgesetzbuch (StGB)* jeder strafbar, der seiner Verhinderungs- bzw. Rettungspflicht gegenüber einem ▶ *akut* suizidgefährdeten Menschen nicht nachkommt. Den Tod durch S. fanden u. a. Nero (37–68 n. Chr.), ▶ *Freud, Sigmund* (1856–1939), Walter Benjamin (1892–1940), Ernest Hemingway (1899–1961), Max Grießer (1928–2000), Hannelore Kohl (1933–2001) und Jürgen W. Möllemann (1945–2003).
Syn.: Selbstmord, Selbsttötung, Freitod, Final Exit, absichtliche Selbstschädigung mit tödlichem Ausgang.

Suizidabsicht (lat. *sui* = „sich selbst"; *caedere* = „töten", „vernichten") Absicht, sich das Leben zu nehmen.

Suizidalität Adj. **suizidal** (lat. *sui* = „sich selbst"; *caedere* = „töten", „vernichten") Alle Kräfte eines Menschen, die danach streben, dem eigenen Leben durch ▶ *Suizid* ein Ende zu setzen. S. umfasst den Wunsch nach Ruhe, Veränderung der Lebenssituation sowie einer Pause im Leben bzw. der Unterbrechung des Lebens mit dem grundsätzlichen Risiko zu sterben. Sie ist eine häufige Komplikation bei ▶ *psychisch*en Störungen, die sich in (passiven) ▶ *Todeswünschen*, ▶ *Suizidgedanken*, ▶ *Suizidabsicht*en oder suizidalen Handlungen ausdrückt, die bis zum vollendeten Suizid reichen können, wobei jedoch auch das Fehlen geeigneter ▶ *Coping-Strategien* in ▶ *akut* auftretenden Belastungssituationen zu einer in den Suizid mündenden Kurzschlusshandlung führen kann. Zu den möglichen Risikofaktoren der S. zählen z. B. psychische und/oder (schmerzhafte, ▶ *chronisch*e oder lebensbedrohliche) ▶ *physische* Grunderkrankungen, Suizide im Umfeld des ▶ *Patient*en oder ▶ *Suizidversuche* in der eigenen ▶ *Biografie*, belastende Lebensumstände (Heimatverlust, Vereinsamung, Verarmung, Konflikte am Arbeitsplatz oder in der Beziehung) und dgl. mehr. Um die S. eines Menschen abschätzen zu können, ist es unabdingbar, ihn auf evtl. vorhandene Suizidgedanken anzusprechen; nur so kann sich der Betroffene in seinen Leiden ernst genommen fühlen und auf Hilfsangebote eingehen. Ferner kann für die ▶ *Diagnostik* der S. auf spezielle Fragebögen – etwa den ▶ *Gießen-Test* – zurückgegriffen werden. Zur Behandlung von S. ist die ▶ *Krisenintervention* das Mittel der Wahl, bevor andere Formen der ▶ *Therapie* in sinnvoller Weise angeboten werden können. Besteht ▶ *akute* S., so ist der Betroffene – ggf. auch gegen seinen Willen – in einer ▶ *psychiatrisch*en Einrichtung unterzubringen [▶ *Unterbringung*]; die Behandlung ist ganz ausschließlich dem ▶ *Psychiater* vorbehalten.

Suizidfantasien (lat. *sui* = „sich selbst"; *caedere* = „töten", „vernichten"; griech. *phantasia* = „Erscheinung", „geistiges Bild", „Einbildung") Eines von drei Merkmalen des von ▶ *Ringel, Erwin* beschriebenen ▶ *präsuizidalen Syndrom*s.

Suizidform (lat. *sui* = „sich selbst"; *caedere* = „töten", „vernichten") Von der ▶ *Suizidmethode* unabhängige Beschreibung des selbstauslöschenden Geschehens. Beispiele für S.en sind: ▶ *Alterssuizid*, ▶ *Doppelsuizid*, ▶ *erweiterter Suizid*, ▶ *Nachahmungssuizid*, ▶ *Bilanzsuizid*, ▶ *chronischer Suizid*.

Suizidgedanken (lat. *sui* = „sich selbst"; *caedere* = „töten", „vernichten") Gedankliche Auseinandersetzung mit der Möglichkeit, sich das Leben zu nehmen. Um die ▶

Suizidalität eines Menschen abschätzen zu können, ist es unabdingbar, ihn auf mögliche S. anzusprechen.

Suizidimpuls (lat. *sui* = „sich selbst"; *caedere* = „töten", „vernichten"; *impellere* = „stoßend in Bewegung versetzen") Massiv aufbrechender Drang, sein eigenes Leben auszulöschen, einhergehend mit einer bereits stark eingeschränkten Distanzierungsfähigkeit.

Suizidmethode (lat. *sui* = „sich selbst"; *caedere* = „töten", „vernichten"; griech. *meta-* = „hinter", „nach"; *hodos* = „Weg") Von der ▶ *Suizidform* unabhängige Art und Weise der konkreten Ausführung des ▶ *Suizids*, wobei hier zwischen „weichen" S.n (Vergiftung durch Medikamente und/oder ▶ *Alkohol*, Gas; Tod durch Ertrinken) und „harten" S.n (Erhängen, Erschießen, Sturz aus großer Höhe, Überfahren durch Zug oder Auto) unterschieden wird. „Weiche" S.n werden überwiegend von Frauen gewählt und enden häufiger im ▶ *Suizidversuch*; „harte" S.n werden vorwiegend von (älteren) Männern gewählt und münden häufiger im Suizid; ein eindeutiger Schluss von der S. auf die „Ernsthaftigkeit" der Absicht, sterben zu wollen, ist nicht möglich.

Suizidversuch (lat. *sui* = „sich selbst"; *caedere* = „töten", „vernichten") Absichtliche Selbstschädigung, ohne dass das damit verbundene Ziel eines tödlichen Ausgangs – z.B. bedingt durch rechtzeitige Rettung – erreicht wird. S.e sind 10- bis 100-mal häufiger als vollendete ▶ *Suizide*. In den ersten Stunden bzw. Tagen nach einem S. ist die Bereitschaft, ▶ *therapeutische* Hilfe anzunehmen, am größten; während des ersten Jahres nach einem S. ist das Wiederholungsrisiko erfahrungsgemäß besonders hoch. Im Rahmen einer ▶ *Anamnese*erhebung sind zurückliegende S.e zu erfragen.

Sulcus ▶ *Sulkus*.

Sulcus calcarinus (lat. *sulcus* = „Graben", „Furche"; *calcarinus* = „spornförmig") Windung des ▶ *Großhirns* am ▶ *Hinterhauptslappen*, in dem die Rindenfelder [▶ *Hirnrinde*] des Sehens angesiedelt sind.

Sulcus centralis auch **Zentralfurche** (lat. *sulcus* = „Graben", „Furche"; *centrum* = „Mittelpunkt [des Kreises]", „Zentrum") Quer auf der ▶ *Gehirn*oberfläche verlaufende Furche, die den ▶ *Stirnlappen* vom ▶ *Scheitellappen* trennt.

Sulcus lateralis (lat. *sulcus* = „Graben", „Furche"; *latus* = „Flanke"; *lateralis* = „seitlich") Furche des ▶ *Großhirns*, die den ▶ *Stirnlappen* und ▶ *Scheitellappen* vom darunter liegenden ▶ *Schläfenlappen* abgrenzt.

Sulcus parietooccipitalis (lat. *sulcus* = „Graben", „Furche"; *paries* = „Scheidewand"; *occipitium* = „Hinterkopf") Furche des ▶ *Großhirns*, die den ▶ *Scheitellappen* vom ▶ *Hinterhauptslappen* abgrenzt.

Sulfur ▶ *Schwefel*.

Sulkus Pl. **Sulki** (lat. *sulcus* = „Graben", „Furche") Hirnfurchen, welche die einzelnen ▶ *Gyri* voneinander abgrenzen.

Sullivan, Harry Stack (eigentlich Sullivan, Herbert Stack) *21. Februar 1892 in New York (USA), † 14. Januar 1949 in Paris (Frankreich), US-amerikanischer ▶ *Psychiater*, gehört zu den Begründern der ▶ *Neopsychoanalyse*.

Sündenbock Mensch oder ▶ *Person*engruppe, dem bzw. der – völlig unabhängig von einer sie tatsächlich treffenden Verantwortung – die Schuld für bestehende ▶ *Konflikte* zugeschoben wird. Hintergrund ist ein jüdisches Ritual, wonach der Hohepriester am Versöhnungstag (hebr. ▶ *Jom Kippur*) die Schuld des gesamten Volkes durch Handauflegen auf einen Bock übertrug und diesen unmittelbar danach in die Wildnis jagte. Der S. beschreibt den ▶ *Abwehrmechanismus* der ▶ *Projektion* bzw. der ▶ *psychosozialen Abwehr*.

S

Supervision (lat. *super-* = „über-"; *videre* = „blicken", „sehen") „Überblick", „Überwachung", „Beaufsichtigung". Professionelle, beratende Aufsicht bzw. qualifizierte Unterstützung von Mitarbeitern insb. in ▶ *psychosozial*en Tätigkeitsfeldern (Lehrer, Sozialarbeiter, ▶ *Psychotherapeut*en etc.). Inhalt einer S. kann z. B. die ▶ *Reflexion* eines ▶ *therapeutisch*en Prozesses durch einen nicht am Prozess beteiligten ▶ *Supervisor* sein, um das therapeutische Handeln des zu Supervidierenden (Supervisanden) überprüfen und ggf. optimieren zu können.

Supervisor (lat. *super-* = „über-"; *videre* = „blicken", „sehen") „Überwacher". Besonders qualifizierter, ▶ *authentisch* und ▶ *empathisch* arbeitender Leiter einer ▶ *Supervision*, der das Anliegen verfolgt, den zu Supervidierenden (Supervisanden) in seinen konkreten Tätigkeitsbereichen zu unterstützen.

supportiv (engl. *to support* = „unterstützen") „Unterstützend".

supportive Psychotherapieverfahren (engl. *support* = „Unterstützung", „Abstützung"; griech. *psyche* = „Atem", „Hauch", „Seele"; *therapeia* = „Dienst[leistung]", „Behandlung", „Pflege") ▶ *Psychotherapeutische* Behandlungstechniken für ▶ *Patient*en, die durch ▶ *aufdeckende Psychotherapieverfahren* destabilisiert würden oder denen die hierfür nötigen Voraussetzungen (z. B. Realitätsbezug) fehlen, also insb. Menschen mit ▶ *schizophren*en Störungen, schweren ▶ *Persönlichkeitsstörung*en (insb. ▶ *emotional instabile Persönlichkeitsstörung* [vom ▶ *Borderline*-Typ]), ▶ *chronisch* gewordenen ▶ *Neurosen* und ▶ *Depression*en oder aber ▶ *Person*en in ▶ *akut*en ▶ *Konflikt*- und ▶ *Krise*nsituationen [▶ *Krisenintervention*]. Beispielhaft seien für s. P. die ▶ *interpersonelle Psychotherapie (IPT)* für ▶ *depressive* Patienten oder die ▶ *dialektisch-behaviorale Therapie (DBT)* für ▶ *Borderline*-Patienten genannt.

Sydenham, Thomas *10. September 1624 in Wynford Eagle b. Dorchester (England), † 29. Dezember 1689 in London (England), englischer Mediziner, der sowohl über ▶ *neurologische* als auch über ▶ *Infektionskrankheiten* forschte. Von ihm wurde erstmals die ▶ *Chorea minor* beschrieben.

Symbiose (griech. *symbioun* = „zusammenleben") Zusammenleben von verschiedenen ▶ *Organismen* oder ▶ *Person*en, das für mindestens einen Beteiligten einen Vorteil bereithält.

symbiotischer Wahn (griech. *syn-* = „zusammen-", „mit-"; *bios* = „Leben") Der ▶ *Wahn* des ▶ *Patient*en wird von seinem gesunden Partner bzw. einer nahen Bezugsperson übernommen – daher auch ▶ *induzierte* wahnhafte Störung. Nach einer Trennung bildet sich der Wahn bei der vormals gesunden ▶ *Person* meist zurück. Die Codierung gemäß ▶ *ICD*-10 erfolgt unter F24 (▶ *ICD*-11: 6A24.Z). Siehe auch ▶ *wahnhafte Störung [induziert]*.
Syn.: induzierte wahnhafte Störung. Folie à deux.

Symbol Adj. **symbolhaft**, **symbolisch** (griech. *symbolon* = „Erkennungszeichen", „Merkmal"; aus *syn-* = „zusammen-", „mit-" und *ballein* = „werfen") „Das Zusammengeworfene". Sinnlich wahrnehmbares Zeichen, das für eine – evtl. sinnlich nicht wahrnehmbare – Wirklichkeit steht, auf die verwiesen werden soll.

Symboldenken (griech. *symbolon* = „Erkennungszeichen", „Merkmal") ▶ *Formale Denkstörung*, die insb. bei Menschen mit ▶ *Schizophrenie* auftritt. Sie ist dadurch gekennzeichnet, dass Begriffe nur im übertragenen Sinn verstanden bzw. verwendet werden. Beispiel: „Ich höre in mir einen Storch klappern" für „Ich bin schwanger."

Sympathikus (griech. *syn-* = „zusammen-", „mit-"; *paschoun* = „leiden", „empfinden") „Mitgefühl" bzw. „mitfühlender Nerv" (basierend auf einer Fehleinschätzung der Funktion des S. durch den griech. Arzt ▶ *Galenos von Pergamon* im 2. Jh. n. Chr.). Der S. ist ein Teil des ▶ *vegetativen Nervensystems*, dessen Erregung – bedingt durch die Ausschüttung von ▶ *Adrenalin* und ▶ *Noradrenalin* – u.a. den Herzschlag, die Atmung sowie den Kreislauf „ankurbelt" und die nach außen gerichtete Handlungsbereitschaft erhöht. Der ▶ *Antagonist* des S. ist der ▶ *Parasympathikus*; durch das Zusammenwirken beider wird eine optimale Regulation der Organfunktionen ermöglicht.

Sympathomimetikum Pl. **Sympathomimetika** (griech. *syn*-- = „zusammen-", „mit-"; *paschoun* = „leiden", „empfinden"; *mimesis* = „Nachahmung") Arzneistoff, der ▶ *stimulierend* auf den ▶ *Sympathikus* wirkt bzw. dessen Wirkung verstärkt.

Symptom Adj. **symptomatisch** (griech. *syn*- = „zusammen-", „mit-"; *piptein* = „fallen") „Zufall", „Begebenheit". (Äußerer) Ausdruck einer tiefer liegenden Ursache. Anzeichen, Kennzeichen, Merkmal einer bestimmten ▶ *Erkrankung*. Die Gesamtheit sämtlicher S.e, die aus einem ▶ *Krankheit*sprozess resultieren, ergeben die Symptomatik bzw. das ▶ *klinische Bild*.

Symptomatik ▶ *klinisches Bild*.

symptomatische Depression (griech. *syn*- = „zusammen-", „mit-"; *piptein* = „fallen"; lat. *deprimere* = „niederdrücken") ▶ *Depressive* ▶ *Symptome*, deren Ursache in einer indirekten Schädigung des ▶ *Gehirns* (z.B. im Kontext einer ▶ *Schilddrüse*nerkrankung) begründet liegen. S. D.en werden in der Systematik des ▶ *triadischen Systems* als ▶ *exogene affektive Psychosen* gewertet.

Symptomatologie (griech. *syn*- = „zusammen-", „mit-"; *piptein* = „fallen"; *logos* = „Vernunft", „Lehre", „Wort") Lehre von den Krankheitszeichen [▶ *Symptom*en] einschließlich ihrer Auffindung, Erkennung, Beschreibung und Zuordnung.

Symptomneurose (griech. *syn*- = „zusammen-", „mit-"; *piptein* = „fallen"; *neuron* = „Nerv") Einer der beiden auf die ▶ *psychoanalytische* Tradition zurückgehenden ▶ *Neurose*ntypen, bei dem der zugrunde liegende ▶ *Konflikt* – anders als bei der ▶ *Charakterneurose* – eindeutig isolierbare ▶ *Symptome* ausbildet, die vom ▶ *Patient*en als belastend und störend – also ▶ *ich-dyston* – erlebt werden. Je nachdem, ob sich die ▶ *krankheit*swertigen Symptome vornehmlich im ▶ *physisch*en oder ▶ *psychisch*en Bereich ▶ *manifestieren*, differenzierte das ▶ *triadische System* zwischen den ▶ *Konversionsneurosen* (z.B. ▶ *Herzneurose*) und den ▶ *Psychoneurosen* (z.B. ▶ *Angststörungen*, ▶ *Zwangsstörungen*, ▶ *depressive Neurosen*). Die ▶ *ICD*-10 behandelt die S. überwiegend im Kapitel F4 (▶ *ICD*-11: 6B0 bis 6C20); die depressive Neurose hingegen wird als ▶ *Dysthymia* unter F34.1 gelistet (▶ *ICD*-11: 6A72).

Synapse (griech. *syn*- = „zusammen-", „mit"; *haptein* = „ergreifen", „fassen", „tasten") Kontaktstelle zur ▶ *Reiz*übertragung zwischen Nervenzellen [▶ *Neuron*] untereinander bzw. zwischen Nerven- und Sinnes-, Muskel-, Drüsenzellen u. Ä., bestehend aus der impulsaussendenden ▶ *präsynaptischen Endigung* und den impulsempfangenden postsynaptischen Strukturen der nachgeordneten ▶ *Zelle* (postsynaptische ▶ *Membran*; ▶ *Rezeptor*en), die durch den ▶ *synaptischen Spalt* voneinander getrennt werden. Im Gegensatz zu Neuronen sind S. in der Lage, sich – etwa im Kontext von Lernvorgängen [▶ *Lernen*] – im Laufe des Lebens immer wieder neu auszubilden.

Synapsenendknöpfchen (griech. *syn*- = „zusammen-", „mit"; *haptein* = „ergreifen", „fassen", „tasten") ▶ *präsynaptische Endigung*.
Syn.: synaptische Endknöpfchen.

synaptischer Spalt Ein etwa 20 nm (1 nm = 1 Milliardstel Meter = 10^{-9} m) schmaler flüssigkeitsgefüllter Zwischenraum, in dem ▶ *Neurotransmitter* von der ▶ *präsynaptischen Endigung* zur postsynaptischen ▶ *Zelle* weitergeleitet werden. Dabei wird die elektrische Erregung eines ▶ *Neurons* umgewandelt in eine ▶ *chemische* Übertragung; an der Erfolgszelle wird sie erneut in einen elektrischen Impuls transformiert, während der Neurotransmitter wieder in die präsynaptische Zelle aufgenommen oder durch im s. Sp. enthaltene ▶ *Enzyme* abgebaut wird. Siehe auch ▶ *Synapse*.

Syndrom (griech. *syn-* = „zusammen-", „mit-"; *dromos* = „Weg", „Lauf") Gleichzeitiges Vorliegen von verschiedenen ▶ *Symptomen*; „Symptomenkomplex"; typische Merkmalskombination. Das S. ist ein Zwischenschritt zur ▶ *Diagnose*; es kann für eine bestimmte Diagnose zwar charakteristisch sein, muss jedoch nicht unbedingt spezifisch sein. ▶ *Ätiologie* und ▶ *Krankheits*verlauf finden keine Berücksichtigung.

Synkope (griech. *synkope*; aus *syn-* = „zusammen-", „mit-" und *koptein* = „schlagen", „stoßen", „schneiden") Durch eine vorübergehende Minderdurchblutung des ▶ *Gehirns* ausgelöste Bewusstlosigkeit, die unvermittelt einsetzt und nur kurze Zeit andauert. Der Betroffene sollte unter Anhebung seiner Beine tief gelagert werden. Die ▶ *ICD*-10 listet die S. unter R55 (▶ *ICD*-11: MG45.x).
Syn.: Kreislaufkollaps.

Synthese Adj. **synthetisch** (griech. *synthesis* = [künstliche] „Verknüpfung", „Zusammensetzung", „Herstellung") [Künstliche] Vereinigung verschiedener Einzelfaktoren zu einer größeren, komplizierter zusammengesetzten Einheit.

synthym (griech. *syn-* = „zusammen-", „mit-"; *thymos* = „Gemüt", „Leben", „Leidenschaft", „Empfindungsvermögen") „Mit der Stimmung bzw. dem Gefühlsleben übereinstimmend". So ist z. B. ein ▶ *nihilistischer Wahn* synthym zur Gefühlslage eines ▶ *depressiven* ▶ *Patienten*.

Syphilis (griech. *sys* = „Schwein"; *philein* = „lieben") Durch das ▶ *Bakterium* ▶ *Treponema pallidum* ausgelöste ▶ *sexuell* übertragbare ▶ *Erkrankung*, die durch Kopfschmerz, Fieber, Hautausschläge, Haarausfall, Gelenkschmerzen sowie ein Geschwür mit hartem Rand an der Eintrittsstelle des Erregers gekennzeichnet sein kann. Die S. ist durch die Gabe von Antibiotika heilbar. Bleibt sie unbehandelt, kann sie jedoch auf das ▶ *Zentralnervensystem (ZNS)* übergreifen (▶ *Neurolues*). In der ▶ *ICD*-10 ist die S. unter A50 bis A53 gelistet (▶ *ICD*-11: 1A6x).
Syn.: Lues.

systematische Desensibilisierung (griech. *systema* = „ein aus Einzelteilen Zusammengefügtes", „das Zusammengesetzte", „das [miteinander] Verbundene"; lat. *de-* = „weg-", „ab-", „miss-"; *sentire* = „fühlen", „empfinden", „wahrnehmen") Zu den ▶ *Konfrontationsverfahren* zählende ▶ *verhaltenstherapeutische* ▶ *Intervention*stechnik, die insb. bei der ▶ *Therapie* von ▶ *Phobien* eingesetzt wird: Ausgehend von der Grundannahme, dass sich Entspannung und ▶ *Angst* wechselseitig ausschließen (d. h. „reziprok hemmen"), wird ein angenehmer ▶ *Reiz* (z. B. Wohlbefinden durch ▶ *progressive Muskelrelaxation (PMR)*) an ein mit Angst besetztes Objekt (z. B. Spinne bei ▶ *Arachnophobie*) gekoppelt, mit dem der ▶ *Patient* schrittweise i. S. einer vorab zu erarbeitenden Reiz- bzw. ▶ *Angsthierarchie* – angefangen mit dem am wenigsten angstauslösenden Reiz – so lange konfrontiert wird, bis er die jeweiligen „Hierarchiestufen" angstfrei erleben und sich schließlich dem Auslösungsobjekt ohne ▶ *neurotische* Beschwerden stellen kann. Die s. D. geht auf ▶ *Wolpe, Joseph* zurück.

Syn.: reziproke Hemmung.

systematisierter Wahn ▸ *Wahnsystem.*

Systemerkrankung ▸ *systemische Erkrankung.*

systemisch Subst. **System** (griech. *systema* = „ein aus Einzelteilen Zusammengefügtes", „das Zusammengesetzte", „das [miteinander] Verbundene") Ein gesamtes Organsystem oder den Gesamtorganismus betreffend; auf den gesamten Körper einwirkend; im ganzen System (▸ *Organismus*) verbreitet. Gegenbegriffe: ▸ *lokal* bzw. ▸ *topisch.*

systemische Erkrankung (griech. *systema* = „ein aus Einzelteilen Zusammengefügtes", „das Zusammengesetzte", „das [miteinander] Verbundene") ▸ *Krankheit*, die nicht nur ein (klar lokalisierbares) Organ(teil) betrifft, sondern die sich vielmehr auf ein gesamtes Organsystem, auf das ▸ *Gehirn*, die komplette Muskulatur o. Ä. auswirkt.

Syn.: Systemerkrankung.

systemische Psychotherapie (griech. *systema* = „ein aus Einzelteilen Zusammengefügtes", „das Zusammengesetzte", „das [miteinander] Verbundene"; *psyche* = „Atem", „Hauch", „Seele"; *therapeia* = „Dienst[leistung]", „Behandlung", „Pflege" bzw. *therapeuein* = „pflegen") Sammelbegriff für unterschiedliche Ansätze der ▸ *Psychotherapie*, die davon ausgehen, dass ▸ *psychische* ▸ *Erkrankungen* als Ausdruck von gestörten Beziehungsprozessen – etwa i. R. der Paarbeziehung oder der Familie, aber auch im beruflichen Kontext – zu interpretieren sind. Seit 2008 ist die s. P. auch in Deutschland wissenschaftlich anerkannt; ihr sind u. a. die ▸ *Paartherapie* und die ▸ *Familientherapie* zuzuordnen. Die s. P. wird i. R. der ▸ *Kinder- und Jugendpsychiatrie und -psychotherapie (KJPP)*, aber auch bei ▸ *Anorexia nervosa*, ▸ *schizophren*en Störungen und ▸ *affektiv*en Erkrankungen eingesetzt.

Systole Adj. **systolisch** (griech. systole = „das Zusammenziehen") Rhythmische Zusammenziehung des Herzmuskels. Durch die so entstehende Anspannung wird das Blut in die Lungenarterie (▸ Arteria pulmonalis) und die Aorta gepresst. Die S. wechselt mit der ▸ Diastole ab.

T

Tabak Auf dem amerikanischen Kontinent heimische Pflanze (*Nicotina tabacum*) aus der Gattung der Nachtschattengewächse. Wegen des in ihren Wurzeln erzeugten und in den Blättern gespeicherten ▸ *Nikotins* werden Letztere in getrocknetem Zustand geraucht, geschnupft oder gekaut. Die Verbreitung des T.s begann bereits, als Christoph Kolumbus Handelsbeziehungen mit den Indianern in Amerika aufnahm.

Tachykardie (griech. *tachys* = „schnell"; *kardia* = „Herz") „Schnellherzigkeit". Herzrasen; Steigerung der Herzfrequenz auf über 100 Schläge pro Minute. Der gegenteilige Begriff hierzu lautet ▸ *Bradykardie.*

Taenio coli (griech. *tainia* = „Band", „Binde"; *kolon* = „Darm") Verstärkungen der Längsmuskelschicht an der Dickdarmwand.

Tagesschläfrigkeit Unfähigkeit, während der ▸ *normal*en Wachphasen am Tag aufmerksam und wach zu bleiben, was ein unbeabsichtigtes Abgleiten in Zustände der ▸ *Benommenheit* oder gar des ▸ *Schlafs* zur Folge hat, ohne dass sich der ▸ *Patient* dagegen wehren könnte. T. ist beispielsweise i. R. der ▸ *Narkolepsie* beobachtbar.

taktil (lat. *tangere* = „berühren") „Den Tastsinn betreffend", „berührungsempfindlich".

T

Talk-Down (engl. *to talk down* = herunterreden) Versuch, durch besänftigende Worte bei Menschen, die sich in ▶ *akuten* ▶ *Angst*-, Verwirrtheits- oder Belastungszuständen befinden, deren Bezüge zur Realität wiederherzustellen.

Tanztherapie (griech. *therapeia* = „Dienst[leistung]", „Behandlung", „Pflege") Eine während der 1940er-Jahre in den USA entstandene ▶ *psychotherapeutische* Methode, die das ▶ *individuelle* Zum-Ausdruck-Bringen, das Verstehen und Verarbeiten von ▶ *Emotion*en und seelischen Prozessen durch improvisierte tänzerische Bewegung zu unterstützen und fördern versucht; gleichzeitig sollen die ▶ *Selbstheilungskräfte* geweckt werden.

tardiv (lat. *tardare* = „verzögern") „Sich zögerlich entwickelnd", „erst später ausbrechend [in Bezug auf ▶ *Erkrankung*en oder Krankheitssymptomen]".

tardive Dyskinesien ▶ *Spätdyskinesien*; siehe auch unter ▶ *tardiv* und ▶ *Dyskinesie.*

Tavor® Gegen ▶ *Angst*- und Krampfzustände sowie ▶ *Panikattacken* einsetzbares hochwirksames Beruhigungsmedikament mit dem Wirkstoff ▶ *Lorazepam*. Siehe auch ▶ *Benzodiazepine.*

Tbc Abk. für ▶ *Tuberkulose (Tbc).*

Teasing-Technik (engl. *to tease* = „reizen") Von ▶ *Masters, William Howell* und ▶ *Johnson, Virginia* entwickeltes ▶ *sexualtherapeutisch*es Verfahren, das sich bei ▶ *Ejaculatio praecox* bewährt hat: Der Mann lernt mithilfe seiner Partnerin, seine Reflexe besser zu kontrollieren, indem sie den ▶ *Penis* bis kurz vor seinem ▶ *Orgasmus* stimuliert und dann beide eine Pause einlegen.

Teein ▶ *Koffein.*

Tegretal® ▶ *Stimmungsstabilisierer* mit dem Wirkstoff ▶ *Carbamazepin.*

Teilleistungsschwäche Auf bestimmte Bereiche eingrenzbare Leistungsminderung – ggf. auch Leistungsausfall – bei ▶ *normal*em bis gutem ▶ *Intelligenz*niveau. Eine endgültige Klärung der Ursache für T.n steht noch aus. Siehe auch ▶ *umschriebene Entwicklungsstörung.*

Telefonseelsorge Der ▶ *Suizidprävention* dienender Notruf, der rund um die Uhr erreichbar ist und von hierfür speziell ausgebildeten – meist ehrenamtlich tätigen – Menschen getragen wird.

Teleiophilie Adj. **teleiophil** (griech. *teleos* = „vollkommen ausgewachsen"; *philia* = „Freundschaft", „Zuneigung") ▶ *Sexuelle* Ausrichtung im Kontext der ▶ *sexuellen Präferenz*, die charakterisiert ist durch eine dauernde sexuelle Neigung für erwachsene ▶ *Person*en. Wird diese Neigung realisiert, spricht man von „Teleiosexualität".

Telenzephalon (griech. *telos* = „Ziel", „Ende"; *egkephalon* = „Gehirn") ▶ *Endhirn.*

Tellenbach, Hubertus *15. März 1914 in Köln, † 4. September 1994 in München, Philosoph und ▶ *Psychiater*, forschte über die ▶ *Melancholie* und beschrieb den ▶ *Typus melancholicus*, den zur Melancholie veranlagten, sprich: ▶ *prädisponierte*n Menschen.

Temgesic® Starkes Schmerzmedikament mit dem Wirkstoff ▶ *Buprenorphin.*

Temperament **Temperamentenlehre** (lat. *temperamentum* = „Maß") Verhaltensstil. Die einem ▶ *Individuum* eigene, relativ konstante Art und Weise des gedanklichen, ▶ *emotional*en und ▶ *motorisch*en Reagierens einschließlich seiner typischen Strukturen hinsichtlich ▶ *Stimmung*, ▶ *Motivation* und Selbstregulierung. Die auf ▶ *Hippokrates von Kos* und ▶ *Galenos von Pergamon* zurückgehende klassische T. unterscheidet zwischen ▶ *Phlegmatiker*, ▶ *Sanguiniker*, ▶ *Choleriker* und ▶ *Melancholiker*. Siehe auch ▶ *Vier-Säfte-Lehre.*

Terminalschlaf Wenige Minuten bis mehrere Stunden andauernder Schlaf, der einen ▶ *pathologischen* ▶ *psychischen* Zustand – z.B. den ▶ *pathologischen Rausch* oder einen ▶ *epileptischen* Anfall – abschließt.

Testament (lat. *testari* = „bezeugen“) Letztwillige Verfügung. Einseitige ▶ *Willenserklärung*, die bei Todeseintritt des Verfassers ihre Wirksamkeit entfaltet. Siehe auch ▶ *Testierfähigkeit*.

Testierfähigkeit (lat. *testari* = „bezeugen“) Fähigkeit einer ▶ *Person* zur Errichtung eines ▶ *Testaments*. Im deutschen Recht wird die T. von der ▶ *Geschäftsfähigkeit* unterschieden. § 2229 ▶ *Bürgerliches Gesetzbuch (BGB)*: „(1) Ein Minderjähriger kann ein Testament erst errichten, wenn er das 16. Lj. vollendet hat. (2) Der Minderjährige bedarf zur Errichtung eines Testaments nicht der Zustimmung seines gesetzlichen Vertreters. […] (4) Wer wegen ▶ *krankhaft*er Störung der Geistestätigkeit, wegen Geistesschwäche oder wegen Bewusstseinsstörung nicht in der Lage ist, die Bedeutung einer von ihm abgegebenen Willenserklärung einzusehen und nach dieser Einsicht zu handeln, kann ein Testament nicht errichten.“ Siehe auch ▶ *Krankheit*, ▶ *Bewusstseinsstörung*, ▶ *Willenserklärung*.

Testosteron (lat. *testiculus* = „Hoden“; griech. *ster[in]oeide* = „fest“ bzw. „ähnlich“) Überwiegend in den Hoden gebildetes männliches ▶ *Sexualhormon*.

Tetrachlorkohlenstoff Kurzform: **Tetra** ▶ *Tetrachlormethan*.

Tetrachlormethan Farblose Flüssigkeit mit süßlichem Geruch, die bei der Herstellung von ▶ *Chloroform* anfällt und ursprünglich zur Brandbekämpfung eingesetzt wurde. Beim Menschen können eingeatmete Dämpfe von Tetra zu Kopfschmerzen bis hin zu Schädigungen des ▶ *Zentralnervensystms (ZNS)* führen. Siehe auch ▶ *Schnüffeln*.
Syn.: Tetrachlorkohlenstoff (Tetra).

Tetrajodthyronin ▶ *Thyroxin (T_4)*.

Tetrazyklika ▶ *tetrazyklische Antidepressiva*.

tetrazyklische Antidepressiva (griech. *tetra* = „vier“; *kyklos* = „Ring“, „Kreis“) Bei den t.A. handelt es sich um antidepressiv wirkende ▶ *Psychopharmaka* [▶ *Antidepressiva*], die den ▶ *trizyklischen Antidepressiva* sowohl strukturell – ihre ▶ *chemische* Struktur weist allerdings vier statt drei Ringe auf – als auch hinsichtlich ihres Wirk-, Anwendungs- und Nebenwirkungsprofils sehr ähnlich sind. Sie sind etwas besser verträglich als die Trizyklika, wirken dafür aber auch weniger stark; jedoch beeinflussen sie den ▶ *Noradrenalin*-Haushalt besonders intensiv. Ein wichtiger Wirkstoff aus dieser Gruppe ist das stimmungsaufhellend und beruhigend wirkende ▶ *Maprotilin*.
Syn.: Tetrazyklika.

Thalamus (griech. *thalamos* = „Kammer“, „Höhle“, „Schlafgemach“) Der Th. gilt als „Tor zum Bewusstsein“, da die meisten sensiblen [▶ *sensibel*] bzw. ▶ *sensorisch*en ▶ *Reize* in ihm verschaltet werden müssen, um wahrgenommen werden zu können. Er stellt den größten Teil des ▶ *Zwischenhirns* dar, besteht aus zahlreichen Kerngebieten und weist eine starke Verbindung zur ▶ *Großhirnrinde* auf.

Thanatos In der griechischen Mythologie der Gott des Todes; meist zusammen mit ▶ *Hypnos*, dem Gott des Schlafs, dargestellt. In der ▶ *Psychoanalyse* nach ▶ *Freud, Sigmund* wurde Th. („Todestrieb“) der ▶ *Eros* („Lebenstrieb“) als Gegenpart hinzugestellt.

THC Abk. für ▶ *Delta-9-[Δ^9-]Tetrahydrocannabinol*.

Theatralik Adj. **theatralisch** (lat. *theatralis* = „zum Theater gehörig“, „bühnenwirksam“, „übertrieben“, „gespreizt“) Störung der ▶ *Psychomotorik*, die gekennzeichnet ist durch Gespreiztheit und ein übertriebenes schauspielerisches Wesen, ähnlich der ▶ *Manieriertheit*; im Gegensatz zu dieser erfasst der Th.-Begriff jedoch insb. den Aspekt der Selbstdarstellung.

Therapeut (griech. *therapeutes* = „Pflegender", „Diener", „Wärter", „Heiler") Jede ▶ *Person*, die einen Beruf bzw. eine Tätigkeit ausübt, die darauf gerichtet ist, „Heilung" – im weitesten Sinne – oder die Linderung von den ▶ *Symptom*en einer ▶ *Erkrankung* bei einem anderen Menschen zu bewirken. Die Bezeichnung „Th." ist in Deutschland – im Gegensatz etwa zur Bezeichnung ▶ *Psychotherapeut* – ungeschützt, weswegen sie nach vorbezeichneter Definition nicht nur Ärzte für sich in Anspruch nehmen könnten, sondern unter Umständen z. B. auch Krankenpfleger, Lebensberater, Astrologen, ▶ *Heilpraktiker* und ▶ *Seelsorger*.

Therapeutenvariablen (griech. *therapeia* = „Dienst[leistung]", „Behandlung", „Pflege"; lat. *varius* = „verschieden") ▶ *Therapeutische* Grundhaltungen, die als eigenständige, relevante Größen i. R. des therapeutischen Prozesses angesehen werden und das Therapieergebnis beeinflussen können. Im Rahmen der ▶ *klientenzentrierten Psychotherapie* zählen hierzu unbedingte Akzeptanz [▶ *Akzeptanz [unbedingte]*], ▶ *Selbstkongruenz* und ▶ *Empathie*.

therapeutische Beziehung (griech. *therapeia* = „Dienst[leistung]", „Behandlung", „Pflege") Einer von fünf grundlegenden Wirkfaktoren, die nach ▶ *Grawe, Klaus* den Erfolg der ▶ *Psychotherapie* bestimmen: Die Qualität der Beziehung zwischen ▶ *Therapeut* und ▶ *Patient* beeinflusst das Ergebnis einer ▶ *Therapie* maßgeblich; das beste Therapieprogramm bleibt wirkungslos, wenn der Therapeut nicht auch über ▶ *Empathie*, ▶ *Authentizität* sowie ▶ *emotionale* Wärme verfügt und der ▶ *Rapport* infolgedessen misslingt.

therapeutische Breite (griech. *therapeia* = „Dienst[leistung]", „Behandlung", „Pflege") Abstand zwischen der heilenden und der ▶ *toxisch*en Dosis eines Medikaments. Je größer die th. B. eines Wirkstoffs, desto „ungefährlicher" ist seine Handhabung.

Therapie Adj. **therapeutisch** (griech. *therapeia* = „Dienst[leistung]", „Behandlung", „Pflege") Behandlungsmaßnahme(n) zur Wiederherstellung bzw. Heilung von ▶ *physisch*en oder ▶ *psychisch*en Funktionen (kurative Th.) oder aber zur Beseitigung bzw. Linderung von Krankheitssymptomen [▶ *Symptom*] (▶ *palliative* Th.).

Therapiemanual (griech. *therapeia* = „Dienst[leistung]", „Behandlung", „Pflege"; lat. *manus* = „Hand") ▶ *Manualisierung*.

Therapieplan (griech. *therapeia* = „Dienst[leistung]", „Behandlung", „Pflege") Nach genauer Abklärung des Beschwerdebildes durch den ▶ *Therapeut*en (bzw. Arzt) – u. a. mittels ▶ *Anamnese*gespräch, körperlicher Untersuchung, Laborbefund etc. – und der Willenserklärung des ▶ *Patient*en, bestimmte ▶ *Therapie*ziele erreichen zu wollen, kann vor Beginn des ▶ *therapeutisch*en Prozesses die Ausarbeitung eines ▶ *individuell*en Leitfadens stehen, der – ggf. auf einer Zeitachse – die vereinbarten therapeutischen ▶ *Intervention*en und evtl. auch die erhofften Therapiefortschritte aufzeigt.

therapieresistent (griech. *therapeia* = „Dienst[leistung]", „Behandlung", „Pflege"; lat. *resistens* = „sich widersetzend") „Auf keine Behandlung (mehr) ansprechend".

Therapiesetting (griech. *therapeia* = „Dienst[leistung]", „Behandlung", „Pflege"; engl. *setting* = „Anordnung") ▶ *Setting*.

Theta-Wellen ▶ *Frequenzen* im ▶ *Intervall* von 4–7 ▶ *Hertz (Hz)*, die i. R. einer ▶ *Elektroenzephalografie (EEG)* gemessen werden. Die ▶ *Amplitude* liegt durchschnittlich zwischen 50 und 100 µV [▶ *Volt (V)*]. Th. sind beobachtbar bei extremer Müdigkeit, tiefer Entspannung, Meditation oder ▶ *Hypnose*.

Thiamin Wasserlösliches ▶ *Vitamin* des B-Komplexes, das z.B. in Schweinefleisch oder Sojabohnen enthalten und für das Funktionieren des Nervensystems unentbehrlich ist. Th. gilt als „Stimmungsvitamin"; wird dem Körper davon zu wenig zugeführt, so kann dies u.a. zu Müdigkeit, Reizbarkeit oder Verwirrungszuständen, in ungünstigen Fällen sogar zur ▶ *Wernicke-Enzephalopathie* oder zum ▶ *Korsakow-Syndrom* führen.
Syn.: Aneurin, Vitamin B_1.

T

Thinner-Sucht (engl. *thinner* = „Verdünnungsmittel") ▶ *Schnüffeln*.

Thomapyrin® Rezeptfrei erhältliches ▶ *Analgetikum*, das neben den schmerzstillenden Wirkstoffen ▶ *Acetylsalicylsäure (ASS)* und ▶ *Paracetamol* auch ▶ *Koffein* enthält. Th. wird zur Behandlung von ▶ *akut*en leichten bis mittelgradigen Schmerzzuständen eingenommen.

Thomas von Aquin *um 1225 bei Aquino (Italien), † 7. März 1274 in Fossanova (Italien), Philosoph und Theologe, erklärte den ▶ *Suizid* zur Todsünde.

Thombran® Zur Klasse der ▶ *atypischen Antidepressiva* gehörendes Medikament mit dem Wirkstoff ▶ *Trazodon*.

Thorax (griech. *thorax* = „Brust[korb]") Skelettabschnitt vom Hals bis zur Bauchhöhle.

Thrombo(zyto)penie (griech. *thrombos* = „Klumpen"; *penia* = „Mangel", „Armut") Mangel an Blutplättchen mit der Folge, dass – etwa verletzungsbedingte – Blutungen schwerer gestillt werden können.

Thyroxin (T_4) (griech. *thyreos* = „[großer] Schild", „Türstein") Ein in der ▶ *Schilddrüse* gebildetes ▶ *Hormon*, das gemeinsam mit dem ▶ *Trijodthyronin (T_3)* im menschlichen ▶ *Organismus Stoffwechsel*vorgänge, Herztätigkeit, ▶ *Vigilanz*, Wachstumsprozesse u.v.m. steuert.
Syn.: Tetrajodthyronin.

Tiaprid Zur Klasse der ▶ *typischen Neuroleptika* gehörendes Präparat, das insb. gegen ▶ *Hyperkinesien* und bei ▶ *Dyskinesie* eingesetzt wird. In Deutschland ist es unter dem Handelsnamen ▶ *Delpral®* auf dem Markt.

Tic-Störung (frz. *tic* = „Zucken") Zu den ▶ *Parakinesen* zählende Störung der ▶ *Psychomotorik*, die gekennzeichnet ist durch unwillkürliche, unregelmäßige, schnell einschießende und wiederkehrende Muskelaktionen – ggf. auch Lautäußerungen (▶ *vokale* Tics) –, die von den Betroffenen allenfalls für kurze Zeit unterdrückt werden können. Tics treten vorübergehend (mindestens 4 Wochen, höchstens 12 Monate, mehrmals täglich an den meisten Tagen im vorbezeichneten Zeitraum) oder ▶ *chronisch* (mindestens 12 Monate mehrmals täglich an den meisten Tagen) auf und werden unterschieden in einfache ▶ *motorische* (z.B. Augenblinzeln, Stirnrunzeln, Schulterzucken, Grimassieren) oder ▶ *vokale* (z.B. Räuspern, Schniefen, Mit-der-Zunge-Schnalzen) Tics und komplexe motorische (z.B. Springen, Körperverdrehungen, Sich-selbst-Schlagen) oder komplexe vokale Tics (z.B. ▶ *Echolalie*, ▶ *Koprolalie*, ▶ *Palilalie*). Mischformen finden sich im sog. ▶ *Tourette-Syndrom*. T.-St.en gehören zu den Störungen mit Beginn in der Kindheit und Jugend, wobei zwischen 4 und 15 % aller Kinder vorübergehende Tics entwickeln; Jungen sind dabei häufiger betroffen als Mädchen; eine familiäre Häufung ist beobachtbar. Als mögliche Ursachen werden neben ▶ *psychogen*en Erklärungsmodellen auch Ungleichgewichte von ▶ *Dopamin* bzw. ▶ *Serotonin* diskutiert. Im Rahmen der Behandlung scheinen ▶ *psychotherapeutische* Verfahren unter Einbeziehung der Familie, aber auch das

Erlernen von Entspannungstechniken sinnvoll zu sein. Die Codierung gemäß ▶ *ICD*-10 erfolgt mit F95.x (▶ *ICD*-11: 8A05.x).

Tiefenpsychologie Adj. **tiefenpsychologisch** Oberbegriff für diverse Ansätze innerhalb der ▶ *Psychologie* und ▶ *Psychotherapie*, die davon ausgehen, dass menschliches Erleben und Verhalten durch unbewusst ablaufende ▶ *psychische* Vorgänge erklärt werden könne. Zu den bekanntesten tiefenpsychologischen Schulrichtungen gehören z. B. die ▶ *Psychoanalyse* von ▶ *Freud, Sigmund*, die ▶ *Individualpsychologie* von ▶ *Adler, Alfred* oder die ▶ *analytische Psychologie* von ▶ *Jung, Carl Gustav*.

T

tiefenpsychologische Therapie (griech. *psyche* = „Atem", „Hauch", „Seele"; *logos* = „Vernunft", „Lehre", „Wort"; *therapeia* = „Dienst[leistung]", „Behandlung", „Pflege") Therapieansätze, die den ▶ *Grundkonflikt* des ▶ *Patient*en samt seinen Bewältigungsmustern u. a. durch ▶ *Übertragungs*- und ▶ *Gegenübertragung*skonstellationen aufzudecken und zu bearbeiten versuchen. Siehe auch ▶ *Tiefenpsychologie*.

tiefenpsychologisch orientierte Psychotherapie (griech. *psyche* = „Atem", „Hauch", „Seele"; *logos* = „Vernunft", „Lehre", „Wort"; lat. *oriri* = „sich erheben", „ausrichten"; griech. *therapeia* = „Dienst[leistung]", „Behandlung", „Pflege") Modifizierte Form der ▶ *Psychoanalyse*, die stärker auf die aktuellen Probleme des ▶ *Patient*en und ihren Bezug zu dessen Lebensgeschichte ausgerichtet ist. Ferner unterscheidet sich das ▶ *Setting* darin, dass hier der ▶ *Therapeut* eine deutlich aktivere Rolle einnimmt und der Patient ihm gegenübersitzt; die Sitzungen finden maximal einmal pro Woche statt und umfassen insgesamt weitaus weniger Stunden als eine Psychoanalyse. Die ▶ *Fokaltherapie* ist ein Beispiel für dieses ▶ *Psychotherapieverfahren*. Von der tiefenpsychologisch fundierten Psychotherapie werden die Erfordernisse der in Deutschland gültigen ▶ *Psychotherapie-Richtlinie* erfüllt; es besteht somit für den Patienten bzw. ▶ *Klient*en die Möglichkeit der Kostenerstattung durch die gesetzliche Krankenkasse.

tiefgreifende Entwicklungsstörung ▶ *Entwicklungsstörung*, die dadurch charakterisiert ist, dass seit frühester Kindheit schwere, tief in die ▶ *Persönlichkeit* des Menschen eingreifende Beeinträchtigungen vorliegen, die sowohl in qualitativer als auch in quantitativer Hinsicht mehrere Entwicklungsbereiche tangieren, wobei meist ▶ *Kommunikation* und ▶ *Interaktion*, aber auch Aktivität und Interessen betroffen sind. Zu den t.n E.en gehören u. a. ▶ *frühkindlicher Autismus*, ▶ *Rett-Syndrom* und ▶ *Asperger-Syndrom*.

Tiefschlafstadium ▶ *Schlafphasen*.

Todeswünsche Sehnsucht nach Ruhe, Pause und/oder Unterbrechung des bisherigen Lebens.

Tofranil® ▶ *Imipramin*.

Token Economy (engl. *token economy* = „Münzeintausch-System") ▶ *Token-System*.

Token-System (engl. *token* = „Gutschein", „Münze"; griech. *systema* = „ein aus Einzelteilen Zusammengefügtes", „das Zusammengesetzte", „das [miteinander] Verbundene") ▶ *Verhaltenstherapeutisch*es Verfahren, das auf der ▶ *operanten Konditionierung* fußt: Unter einem „Token" ist ein Tauschmittel zu verstehen, das als sekundärer, positiver ▶ *Verstärker* [▶ *positive Verstärkung*] ausgegeben wird (z. B. Münze, Chip), nachdem vom ▶ *Patient*en ein bestimmtes erwünschtes Verhalten gezeigt wurde. Nach einem vorab festgelegten Plan können die gesammelten Token zu einem späteren Zeitpunkt gegen einen primären Verstärker eingetauscht werden (z. B. einmal Pizza-Essen für zehn Chips).

Toleranz[entwicklung] Gewöhnung(sprozess) des Körpers, z.B. an ein Medikament oder eine ▶ *psychotrope Substanz*, sodass immer höhere Dosen zugeführt werden müssen, um eine weiterhin gleich bleibende Wirkung zu erzielen.

Toluol Farbloses, flüssiges ▶ *Lösungsmittel* mit einem charakteristischen Geruch, das u.a. im ▶ *Benzin* enthalten ist und dort das erbgutverändernde ▶ *Benzol* ersetzt. Siehe auch ▶ *Schnüffeln*.

Tonus Adj. **tonisch** (griech. *tonos* = „[An-]Spannung", „Kraft") Anspannungsgrad bzw. Spannungszustand, meist bezogen auf Muskeln oder Blutgefäße.

topisch (griech. *topos* = „Ort", „Platz") „Örtlich". Gegenbegriff: ▶ *systemisch*.

Torr ▶ *Physikalische* Maßeinheit für Druck, benannt nach ▶ *Torricelli, Evangelista*. Siehe auch ▶ *mmHg*.

Torricelli, Evangelista *15. Oktober 1608 in Faenza (Italien), † 25. Oktober 1647 in Florenz (Italien), italienischer Physiker, der u.a. Forschungen zur Dynamik von Flüssigkeiten anstellte. Nach ihm ist die ▶ *physikalische* Maßeinheit ▶ *Torr* benannt.

Tourette, Georges Albert Édouard Brutus Gilles de la *30. Oktober 1857 in Saint Gervais les Trois Clochers (Frankreich), † 22. Mai 1904 in Lausanne (Schweiz); französischer ▶ *Neurologe*, der das nach ihm benannte ▶ *Tourette-Syndrom* erforschte.

Tourette-Syndrom auch **Gilles-de-la-Tourette-Syndrom** (griech. *syn-* = „zusammen-", „mit-"; *dromos* = „Weg", „Lauf") Während der Kindheit oder ▶ *Adoleszenz* auftretende, ▶ *chronisch* verlaufende schwere ▶ *Tic-Störung*, bei der sowohl ▶ *motorische* als auch ▶ *vokale* Tics (insb. ▶ *Echolalie*, ▶ *Koprolalie*, ▶ *Palilalie*) auftreten, wenn auch nicht unbedingt zum selben Zeitpunkt. Die Tics können – wenn überhaupt – nur kurzzeitig unterdrückt werden, verstärken sich in ▶ *Stress*-Situationen und verschwinden lediglich während des ▶ *Schlafs*. Die Codierung gemäß ▶ *ICD*-10 erfolgt mit F95.2 (▶ *ICD*-11: 8A05.00). In eindrucksvoller Weise setzt der 2010 von Ralf Huettner geschaffene deutsche Spielfilm „Vincent will Meer" mit Florian David Fitz in der Hauptrolle dieses Störungsbild in Szene.

Toxikologie (griech. *toxikologia* = „Giftkunde") Wissenschaft, die ▶ *Toxine* zum Gegenstand hat und sich dabei sowohl mit deren Wirkweisen auseinandersetzt als auch einschlägige Behandlungsmöglichkeiten erforscht.

Toxikose (griech. *toxikose* = „Vergiftung") Vergiftungskrankheit, ausgelöst insb. durch die Aufnahme von ▶ *Toxin*en in den Körper. Siehe auch ▶ *Intoxikation*.

Toxin Adj. **toxisch** (griech. *toxine* = „giftige Substanz") „Giftstoff".

Trance (lat. *trans-* = „[hin]über"; *ire* = „gehen", „schreiten"; bzw. *transitus* = „Übergang") Sammelbegriff für meist nicht ▶ *pathologische* Zustandsbilder, die gekennzeichnet sind durch eine ▶ *Bewusstsein*sänderung, entweder in Richtung eines fokussierten, höchst wachen, konzentrierten oder aber auch schlafähnlichen Zustands; sie werden z.B. durch ▶ *Hypnose*, ▶ *autogenes Training*, Tanz oder Musik hervorgerufen und sind u.a. beim ▶ *Flow*, bei der meditativen Entrückung oder beim ▶ *Schlafwandeln* beobachtbar. ▶ *Krankhafte* T.-Zustände sind hingegen drogen-, schmerz- oder schockinduziert, werden also z.B. durch ▶ *Halluzinogen*e, Unfälle oder massives ▶ *Angst*erleben ausgelöst. Ebenfalls krankheitswertig sind solche T.-Zustände, die mit einer Wahrnehmungseinschränkung der Umgebung, einem zeitweiligen Verlust des Gefühls für die eigene ▶ *Identität* oder dem Gefühl der Fremdbeeinflussung – etwa i.R. einer ▶ *dissoziativen Störung* – einhergehen (▶ *ICD*-10: F44.3 [▶ *ICD*-11: 6B62]).

T

Tranquilizer (lat. *tranquillare* = „beruhigen") ▶ *Angst*lösend und entspannend wirkende Gruppe von ▶ *Psychopharmaka*, zu denen insb. ▶ *Benzodiazepine*, ▶ *Antidepressiva*, ▶ *Neuroleptika* und ▶ *Betablocker* gehören.

Transaktionsanalyse (lat. *trans-* = „[hin]über-"; *actio* = „Bewegung"; griech. *analyein* = „auflösen") In den 1960er-Jahren durch ▶ *Berne, Eric* entwickelte Theorie, die ▶ *Tiefenpsychologie*, ▶ *Verhaltenstherapie* und ▶ *humanistische Psychologie* miteinander verbindet. Die Grundannahmen der T. bestehen darin, dass jeder Mensch, der geboren wird, grundsätzlich „in Ordnung" ist; dass Menschen mit ▶ *emotional*en Störungen als „vollwertig" anzusehen seien und die Anwendung geeigneter Methoden jene Störungen beseitigen könne. Ziel der T. ist das ▶ *autonome* ▶ *Individuum*, das sich selbstbewusst, rücksichtsvoll und für alle bereichernd im ▶ *sozial*en Kontext zu bewegen vermag. Von der T. werden die Erfordernisse der in Deutschland gültigen ▶ *Psychotherapie-Richtlinie* nicht erfüllt; es besteht somit für den ▶ *Patient*en bzw. ▶ *Klient*en keine Möglichkeit der Kostenerstattung durch die gesetzliche Krankenkasse.

Transference-Focused Psychotherapy (TFP) (engl. *transference* = „Übertragung"; *focused* = „fokussiert"; *psychotherapy* = „Psychotherapie") Von ▶ *Kernberg, Otto Friedmann* entwickelte ▶ *manualisierte*, auf der ▶ *Psychoanalyse* beruhende Langzeittherapie für Menschen, die an der ▶ *emotional instabilen Persönlichkeitsstörung* vom ▶ *Borderline*-Typ leiden. Die TFP ist insb. gekennzeichnet durch die im ▶ *Hier und Jetzt* auftretende Analyse der ▶ *Übertragung*sbeziehung zwischen ▶ *Therapeut* und ▶ *Patient*.
Syn.: übertragungsfokussierte Psychotherapie (der Borderline-Störung).

transiente globale Amnesie (lat. *transire* = „vorübergehen"; *globus* = „[Erd-]Kugel"; griech. *a-* = „nicht", „ohne", „un-", „los-" und *mneme* = „Erinnerung") „Vorübergehender allgemeiner Erinnerungsverlust". Nach ▶ *physisch*en bzw. ▶ *psychisch*en Belastungen oder aber auch spontan auftretende und nach 1–24 Stunden wieder abklingende ▶ *neurologische* ▶ *Erkrankung*, die mit ▶ *anterograd*er und gleichzeitig auch ▶ *retrograder* ▶ *Amnesie* einhergeht und von der insb. ältere Menschen betroffen sind. Die ▶ *Patient*en sind währenddessen zwar zur eigenen ▶ *Person*, nicht jedoch zu Zeit oder Situation orientiert (▶ *Orientierungsstörung*). Eine Minderung der ▶ *Vigilanz* besteht nicht, und längere Zeit vorher erlernte Fertigkeiten können ausgeführt werden. Die ▶ *Elektroenzephalografie (EEG)* ist unauffällig. In der ▶ *ICD*-10 wird die tr. gl. A. unter G45.4 gelistet (▶ *ICD*-11: MB21.12).
Syn.: amnestische Episode.

Transmitter[system] ▶ *Neurotransmittersystem*.

Transparenz Adj. **transparent** (lat. *transparere* = „durchscheinen", aus *trans-* = „[hin-]über-"und *parere* = „sich zeigen") „Durchsichtigkeit", „Verständlichkeit", „Klarheit".

Transsexualität (lat. *trans-* = „[hin]über-"; *sexus* = „Geschlecht") Den ▶ *Störung(en) der Geschlechtsidentität* zugehöriges Beschwerdebild, das bei den Betroffenen gekennzeichnet ist durch eine dauerhafte, schon in der Kindheit aufgetretene Unzufriedenheit mit dem eigenen ▶ *biologisch*en Geschlecht, verbunden mit der intensiven Sehnsucht, als Angehörige(r) des Gegengeschlechts zu leben und anerkannt zu werden. Dies schließt den Wunsch nach ▶ *hormonell*er und ▶ *chirurgisch*er Behandlung ein, um den eigenen Körper dem bevorzugten Geschlecht so weit wie möglich anzupassen. Die T. ist – wie der ▶ *Transvestitismus* – unabhängig von der ▶ *sexuellen Orientierung*; anders als beim ▶ *fetischistischen Transvestitismus* dient jedoch das Tragen der gegengeschlechtlichen Kleidung bei der T. nicht der ▶ *sexuell*en Erregung, sondern ist Ausdruck der gewünschten ▶ *sexuellen Identität*. Namens- und Personenstandsänderungen sind im ▶ *Transsexuellengesetz (TSG)* geregelt. Mann-zu-Frau-T. tritt bei ca. 1 : 40.000 und Frau-zu-Mann-T. bei ca. 1 : 100.000 Einwohnern auf. T. muss von hierfür spezialisierten Fachärzten diagnostiziert [▶ *Diagnose*] und behandelt werden. In der ▶ *ICD*-10 wird die T. unter F64.0 gelistet (▶ *ICD*-11: HA60).

Transsexuellengesetz (TSG) (lat. *trans-* = „[hin]über-"; *sexus* = „Geschlecht") Bundesgesetz der Bundesrepublik Deutschland, das 1980 in Kraft trat und all jenen Menschen, deren ▶ *Geschlechtsidentität* mit ihrem ▶ *biologisch*en Geschlecht nicht kompatibel ist, die Möglichkeit eröffnen soll, die für sie passende Geschlechterrolle i. R. einer „kleinen Lösung" (Vornamensänderung) oder „großen Lösung" (Anpassung des standesamtlichen Geburtsregistereintrags) leben zu können.

T

transvestitischer Fetischismus (lat. *trans-* = „[hin]über-"; *vestire* = „kleiden"; *facticius* = „nachgemacht", „künstlich") ▶ *fetischistischer Transvestitismus*.

Transvestitismus (lat. *trans-* = „[hin]über-"; *vestire* = „kleiden") Der T.-Begriff geht zurück auf ▶ *Hirschfeld, Magnus*. Er bezeichnet ein den ▶ *Störung(en) der Geschlechtsidentität* zugehöriges Beschwerdebild, das bei den Betroffenen gekennzeichnet ist durch den starken Wunsch, zeitweilig die Erfahrung der Zugehörigkeit zum anderen Geschlecht zu erleben. Dies geschieht insb. durch das Tragen gegengeschlechtlicher Kleidung, jedoch wird auch versucht, das Verhalten des anderen Geschlechts nachzuahmen; eine Geschlechtsumwandlung wird hingegen nicht erwogen. Anders als beim ▶ *fetischistischen Transvestitismus* geht der Kleiderwechsel nicht mit ▶ *sexuell*er Erregung einher. Der T. ist unabhängig von der ▶ *sexuellen Orientierung*. In der ▶ *ICD*-10 wird er unter F64.1 gelistet (▶ *ICD*-11: entfällt; *fetischistischer Transvestitismus* unter 6D36).

transzendieren Adj. **transzendent** (lat. *transcendere* = „übersteigen", „überschreiten") Das sprachlich nur schwer zu beschreibende Überschreiten von Grenzen der Erfahrung, des Bewusstseins, des Verstandes sowie das Sich-Befinden jenseits dieser Grenzen.

Trauer Durch schwerwiegenden Verlust – insb. eines nahestehenden, geliebten Menschen, jedoch auch von Tieren, Dingen oder Lebensumständen (Gesundheit, Heimat o. Ä.) – ausgelöste ▶ *Stimmung*slage mit Gefühlen von Betäubung, Sehnsucht oder Verzweiflung.

Trauerreaktion (lat. *re-* = „zurück"; *agere* = „tätig sein") ▶ *Normale* ▶ *psychische* Reaktion auf eine tiefgreifende Verlusterfahrung. In der T. findet eine Verarbeitung des Geschehenen statt und ermöglicht dem Betroffenen, sich nach einem gelingenden Abschluss dieser Phase neu auszurichten. Dauert die ▶ *Trauer* jedoch über Monate oder Jahre hinweg an und weicht sie signifikant in ihrer Intensität bzw. ▶ *Symptomatik* von der kultur- und erfahrungsgemäßen ▶ *Norm* ab, liegt eine ▶ *Anpassungsstörung* (▶ *abnorme Trauerreaktion*) vor.

Traum Pl. **Träume** ▶ *Schlaf*gebundene, geistig-seelische Aktivität (insb. während des ▶ *REM-Schlafs*), die überwiegend visuell (Traumbilder) erfahren wird, mit intensiven Gefühlen verbunden sein kann und nicht selten mit der Verarbeitung von Erlebtem zu tun hat. Indem ▶ *Freud, Sigmund* die Träume seiner ▶ *Patient*en zu deuten versuchte, hoffte er, sich einen Weg in deren ▶ *Unbewusstes* zu erschließen.

Trauma Pl. **Traumata**, Part. **traumatisierend**, Adj. **traumatisch** (griech. *trauma* = „Wunde", „Verletzung", „Gewalteinwirkung") Tiefgreifende ▶ *physische* oder ▶ *psychische* Verletzung.

traumatische Neurose ▶ *posttraumatische Belastungsstörung (PTBS)*.

Traumatisierung (griech. *trauma* = „Wunde", „Verletzung", „Gewalteinwirkung") Zufügung eines ▶ *Traumas*.
Traum(phasen)schlaf ▶ *REM-Schlaf*.
Trazodon Zur Gruppe der ▶ *atypischen Antidepressiva* gehörender Wirkstoff, der unter dem Handelsnamen ▶ *Thombran®* erhältlich ist. T. wirkt zum einen als ▶ *Serotonin-Wiederaufnahmehemmer* (▶ *SSRI*), zum anderen beeinflusst er aber auch die Serotonin- ▶ *Rezeptoren*.

T

Tremor (lat. *tremere* = „zittern") Unwillkürliches, nicht unterdrückbares Zittern von Kopf, Rumpf oder Extremitäten, wobei die Unterteilung in grob-, mittel- und feinschlägig erfolgt. T. ist typisch bei Kälte oder ▶ *Angst*; ansonsten tritt er u.a. bei ▶ *neurologisch*en ▶ *Erkrankung*en auf. Siehe auch ▶ *Haltetremor*, ▶ *Ruhetremor* (▶ *Morbus Parkinson*), ▶ *Intentionstremor* [▶ *multiple Sklerose (MS)*] und ▶ *seniler Tremor* (im Alter).
Trennungsangst In der ▶ *ICD*-10 unter ▶ *emotionale Störungen des Kindesalters* gelistet (F93.0 [▶ *ICD*-11: 6B05]), beschreibt die T. eine erstmals während der ersten Lebensjahre auftretende, außergewöhnlich schwere, die ▶ *sozial*en Funktionen beeinträchtigende, irrationale ▶ *Angst* vor der Trennung von Bezugspersonen, die sich zeigen kann als unrealistische Besorgnis, dass diesen etwas zustoßen könnte bzw. dass sie fortgehen und nicht mehr zurückkehren; oder aber umgekehrt, dass das Kind von seinen Bezugspersonen durch Kidnapping, Krankenhausaufenthalt oder Tod getrennt würde. Neben einschlägig wiederkehrenden ▶ *Albträum*en, der Abneigung, ohne Aufsicht ins Bett zu gehen, oder dem Auftreten von ▶ *somatisch*en ▶ *Symptom*en (z.B. Bauchschmerzen, Übelkeit, Erbrechen) im Falle einer unvermeidlichen Trennung (etwa für die Teilnahme am Schulunterricht), kann sie sogar bis zur Verweigerung des Schulbesuchs führen (▶ *Schulphobie*).
Trevilor® ▶ *SSNRI* mit dem Wirkstoff ▶ *Venlaflaxin*.
triadisches System (griech. *triados* = „Dreiklang"; *systema* = „ein aus Einzelteilen Zusammengefügtes", „das Zusammengesetzte", „das [miteinander] Verbundene") Eine ursprünglich auf ▶ *Kraepelin, Emil* zurückgehende (verlaufsorientierte) Kategorisierung von ▶ *psychischen* ▶ *Erkrankungen*, die von ▶ *Schneider, Kurt* aufgegriffen wurde; dieser teilte seelische Störungen unter dem Aspekt ihrer Entstehungsursache in drei Gruppen ein: 1) Körperlich begründbare Störungen bzw. ▶ *exogene* ▶ *Psychosen* (zu ihnen zählen primäre Erkrankungen des ▶ *Gehirns* sowie körperliche Erkrankungen, die eine Hirnbeteiligung nach sich ziehen). 2) ▶ *Endogene* ▶ *Psychosen* (zu ihnen zählen die ▶ *Schizophrenien* sowie manisch-depressive (▶ *affektive Störung [bipolar]*), ▶ *wahnhafte* und ▶ *schizoaffektive Störung*en). 3) ▶ *Psychogene Störung*en [zu ihnen zählen die ▶ *Neurosen*, ▶ *Oligophrenien*, ▶ *Persönlichkeitsstörungen*, ▶ *Süchte* und ▶ *sexuelle Störung(en)*]. Das unter ▶ *ätiologisch*en Gesichtspunkten strukturierte t.S. ist noch immer – nicht zuletzt aus didaktischer Sicht – bedeutsam, auch wenn nach heutigem Kenntnisstand Einigkeit darüber besteht, dass sämtliche Störungsbilder der drei genannten Gruppen mehr oder weniger ▶ *multifaktoriell* bedingt sind. Offiziell ist an die Stelle des triadischen Systems das Klassifikationssystem der ▶ *ICD*-10 (▶ *ICD*-11) getreten.
Trichlorethen Farbloses, klares, süßlich riechendes, hochwirksames ▶ *Lösungsmittel*, das stark ▶ *narkotisierend* wirkt, als krebserzeugend gilt und bis heute in der Asphaltindustrie Anwendung findet. Siehe auch ▶ *Schnüffeln*.
Syn.: Trichlorethylen (Tri).
Trichlorethylen ▶ *Trichlorethen*.

Trichotillomanie (griech. *thrix* = „Haar"; *tillein* = „rupfen"; *mania* = „Wahnsinn", „Raserei") ▶ *Impulskontrollstörung*, die gekennzeichnet ist durch das Unvermögen, dem wiederholt auftretenden inneren Drang zum Haareausreißen – meist Kopfhaare, seltener auch Augenbrauen, Wimpern, Bart-, Körper- oder Schamhaare – zu widerstehen. Der Handlung geht ein Anspannungsgefühl voraus, das einem Gefühl der Erleichterung weicht, sobald dem Impuls nachgegeben wird. Nicht selten ist der so erworbene Haarverlust deutlich sichtbar. Der wesentliche Unterschied zu einer ▶ *Zwangsstörung* besteht darin, dass der ▶ *Patient* seine ▶ *Zwangsgedanken* bzw. ▶ *Zwangshandlungen* als ▶ *ich-dyston* erlebt. In der ▶ *ICD*-10 ist die T. unter F63.3 gelistet (▶ *ICD*-11: 6B25.0).
Syn.: pathologisches Haareausreißen.

T

Trieb Adj. **triebhaft** Innere, angeborene, nicht dem Willen unterliegende, oftmals unbewusste, auf die Beseitigung von körperlichen, geistigen oder ▶ *psychisch*en Defizit- bzw. Spannungszuständen zielende verhaltensauslösende Kraft.

Trigger (engl. *trigger* = „Auslöser") Auslöser bzw. ▶ *Reiz*, der einen bestimmten Ablauf bzw. Prozess in Gang setzt. Als T. kann jeder Sinneseindruck fungieren, aber auch Bewegungen oder Worte; er vermag es, bestimmte ▶ *traumatische* Erfahrungen einer ▶ *Person* so sehr aufleben zu lassen, dass diese den Eindruck hat, die belastende Situation nochmals durchleben zu müssen.

Trijodthyronin (T_3) (griech. *thyreos* = „[großer] Schild", „Türstein") Ein in der ▶ *Schilddrüse* gebildetes ▶ *Hormon*, das gemeinsam mit dem ▶ *Thyroxin (T_4)* im menschlichen ▶ *Organismus* ▶ *Stoffwechsel*vorgänge, Herztätigkeit, ▶ *Vigilanz*, Wachstumsprozesse u.v.m. steuert.

Trimipramin ▶ *Angst*lösender und stark dämpfend wirkender Arzneistoff aus der Gruppe der ▶ *Trizyklika*; die antidepressive Wirkung ist hingegen weniger stark ausgeprägt.

Trip (engl. *trip* = „Ausflug", „Reise") ▶ *Rausch*zustand, der durch den Konsum von ▶ *Halluzinogen*en bewirkt wird. Siehe auch ▶ *Horrortrip*.

Trismus (griech. *trisein* = „knirschen") Kiefersperre. ▶ *Tonisch*er Krampf der Kaumuskulatur des Unterkiefers, sodass eine schmerzfreie Öffnung des Mundes nicht mehr möglich ist. T. ist ein Beispiel für evtl. auftretende ▶ *Frühdyskinesien* bei der Einnahme ▶ *typischer Neuroleptika*.

Trizyklika ▶ *trizyklische Antidepressiva*.

trizyklische Antidepressiva (griech. *tri* = „drei", *kyklos* = „Ring", „Kreis") Bei den Trizyklika handelt es sich um antidepressiv [▶ *Antidepressiva*] wirkende ▶ *Psychopharmaka*, welche die Wiederaufnahme der ▶ *Neurotransmitter* ▶ *Noradrenalin* und ▶ *Serotonin* in ihre Speicher, die präsynaptischen [▶ *Synapse*] ▶ *Vesikel*, verhindern. Hierdurch wird nach einigen Wochen eine erhöhte Konzentration der Transmitterstoffe im ▶ *synaptischen Spalt* bewirkt, die wiederum zu einer erhöhten Empfindlichkeit der ▶ *Rezeptor*en am postsynaptischen ▶ *Neuron* sowie zu einer verstärkten Reizweiterleitung führt. Dies geschieht z.B. durch die Arzneistoffe ▶ *Imipramin* und ▶ *Clomipramin* (t.A. vom „Imipramin-Typ"), sofern die ▶ *Depression* mit einer starken Störung der ▶ *Vitalgefühle* einhergeht und primär eine stimmungsaufhellende Wirkung erzielt werden soll. T. können jedoch auch vornehmlich entspannend bis ▶ *schlaf*anstoßend sowie ▶ *angst*lösend wirken (z.B. durch die Arzneistoffe ▶ *Amitriptylin*, ▶ *Trimipramin* oder ▶ *Doxepin*; hierbei handelt es sich um t.A. vom Amitriptylin-Typ) oder aber antriebssteigernd, z.B. durch die Arzneistoffe Nortriptylin und ▶ *Desipramin* (t.A. vom Desipramin-Typ). All den vorgenannten Wirkstoffen gemeinsam ist eine bestimmte ▶ *chemische* Struktur, die aus drei Ringsystemen besteht, woraus auch die Bezeichnung „trizyklisch“ resultiert; ihre Einteilung nach den Wirkkomponenten geht auf ▶ *Kielholz, Paul* zurück. Außer bei schweren ▶ *depressiven* ▶ *Erkrankungen* werden t.A. u.a. bei ▶ *Panikstörungen*, ▶ *Angststörungen* und ▶ *Zwangsstörungen* angewendet, darüber hinaus auch bei ▶ *chronischen* Schmerzzuständen. – Insgesamt wirken t.A. – ebenso wie auch die ▶ *tetrazyklischen Antidepressiva* – hinsichtlich der ▶ *Neurotransmittersysteme* jedoch wenig spezifisch und bringen vergleichsweise starke Nebenwirkungen (Magen-Darm-Probleme, Mundtrockenheit bzw. Durstgefühl, übermäßiges Schwitzen, Gewichtszunahme, ▶ *Libido*verlust u.a.) mit sich, weswegen diese ▶ *klassischen Antidepressiva* heute nur dann noch eingesetzt werden, wenn die ▶ *Antidepressiva* der neueren Generation (z.B. SSRI) wirkungslos bleiben.

Syn.: Trizyklika.

Truncus encephali (lat. *truncus* = „Stamm“; *egkephalon* = „Gehirn“) ▶ *Hirnstamm.*

Trypanophobie (griech. *trypanon* = „Bohrer“; *phobos* = „Furcht“, „Angst“) Seit 1994 offiziell anerkannte Form der ▶ *Phobie*, die ein Übermaß an irrationaler ▶ *Angst* vor Nadeln, ▶ *Injektionen*, Spritzen und den damit verbundenen körperlichen „Eingriffen“ bezeichnet. Die T. zählt zu den ▶ *neurotischen Störungen*, als solche wiederum zu den ▶ *Angststörungen*, und hier ist sie schließlich den ▶ *isolierten Phobien* zuzuordnen. Gemäß ▶ *ICD*-10 wird sie mit F40.2 verschlüsselt (▶ *ICD*-11: 6B03).

TSG Abk. für ▶ *Transsexuellengesetz.*

Tuberkulose (Tbc) (lat. *tuberculum* = „Höckerchen“, „kleines Geschwulst“) Weltweit verbreitete, extrem gefährliche, ▶ *akut* oder ▶ *chronisch* verlaufende ▶ *bakterielle* ▶ *Infektions*krankheit, die insb. Lungen und Nieren, aber auch andere Organe und die Knochen befallen kann. Allein in Europa wird von 430.000 Tbc-Patienten ausgegangen. Die Tbc ist in Deutschland bei ▶ *Erkrankung* und Tod meldepflichtig; sie wurde früher „Schwindsucht“ genannt und ist in der ▶ *ICD*-10 unter A15 bis A19 gelistet (▶ *ICD*-11: 1B1x). Von Tbc betroffen waren z.B. Rembrandt van Rijn (1606–1669) und Franz Kafka (1883–1924).

Syn.: Morbus Koch.

Tumor (lat. *tumor* = „Schwellung“, „Geschwulst“) Örtlich begrenzte Zunahme von Körpergewebe durch ▶ *krankhafte* Neubildung (▶ *Neoplasie*), wobei der T.-Begriff selbst nichts über Gutartigkeit (Benignität) oder Bösartigkeit (▶ *Malignität*) aussagt; maligne T.e werden als „Krebs“ bezeichnet.

typische Denkinhalte (griech. *typos* = „Vorbild“, „Abbild“, „Regel“, „in dieser Art“, „Gestalt“, „Gepräge“) ▶ *dysfunktionale Kognitionen.*

typische Neuroleptika Durch eine Hemmung der synaptischen [▶ *Synapse*; ▶ *synaptischer Spalt*] Erregungsübertragung im ▶ *Gehirn* mittels Blockade der ▶ *Dopamin*- ▶ *Rezeptoren* wirken die t.N. vornehmlich auf die sog. ▶ *Plus-Symptome*. Bei schwacher neuroleptischer Potenz (z.B. ▶ *Atosil*®) wirken sie stark ▶ *sedierend* und schwach antipsychotisch [▶ *Psychose*], wobei ▶ *vegetative* Nebenwirkungen auftreten können. Bei starker neuroleptischer Potenz (z.B. ▶ *Haldol*®) wirken sie leicht ▶ *sedierend* und stark antipsychotisch, zuweilen gehen sie einher mit ▶ *extrapyramidalmotorischen Nebenwirkungen* [siehe auch ▶ *extrapyramidalmotorisches System (EPMS)*] wie z.B. ▶ *Frühdyskinesien*, ▶ *Parkinsonoid*, ▶ *Akathisie* oder ▶ *Spätdyskinesien*.

Syn.: klassische Neuroleptika.

Typus melancholicus (griech. typos = „Vorbild“, „Abbild“, „Regel“, „in dieser Art“, „Gestalt“, „Gepräge“; melas = „schwarz“; chole = „Galle“) „Ein zur ▶ *Melancholie* ▶ *prädis-*

ponierter ▸ *Persönlichkeitstyp*". Der Begriff geht zurück auf ▸ *Tellenbach, Hubertus*. Nach seiner Auffassung besitzen Menschen, die an einer ▸ *affektiven Störung* erkranken, eine klar abgrenzbare Persönlichkeitsstruktur wie eben z.B. der für ▸ *unipolar* ▸ *depressive* ▸ *Erkrankungen* prädisponierte T.m., dem er folgende Eigenschaften zuschrieb: ausgeprägte Ordentlichkeit, Perfektionismus, hohen moralischen Anspruch, Leistungsbereitschaft, hohen Aufopferungswillen.

U

übende Psychotherapieverfahren (griech. *psyche* = „Atem", „Hauch", „Seele"; *therapeia* = „Dienst[leistung]", „Behandlung", „Pflege") ▸ *Psychotherapeutische* Behandlungstechniken, bei denen die Lösung ▸ *psychisch*er Beschwerden vorwiegend „übend" angegangen wird. Hierzu zählen sämtliche Verfahren der ▸ *Verhaltenstherapie*, aber auch Entspannungsverfahren (▸ *autogenes Training*, ▸ *progressive Muskelrelaxation (PMR)* u. Ä.).

Übergewicht Adj. **übergewichtig** ▸ *Body-Mass-Index (BMI)* von 25,0–30,0 kg/m^2. Fällt der BMI höher aus, ist von einer ▸ *Adipositas* auszugehen.

Über-Ich Bestandteil des von ▸ *Freud, Sigmund* entwickelten ▸ *Instanzenmodell*s, das für das erworbene Gewissen steht und somit ▸ *soziale* ▸ *Norm*en sowie Ge- und Verbote beinhaltet („Moralitätsprinzip"). Im Ü.-I. befinden sich sowohl unbewusste als auch bewusste Anteile.

Überlebenden-Syndrom (griech. *syn-* = „zusammen-", „mit-"; *dromos* = „Weg", „Lauf") ▸ *KZ-Syndrom*.

Übertragung Auf ▸ *Freud, Sigmund* zurückgehender Begriff, der das ▸ *Phänomen* bezeichnet, dass ein Mensch – unbewusst – die von ihm in der Kindheit erworbenen (und zwischenzeitlich verdrängten) Gefühle, Befürchtungen, Wünsche und Erwartungen auf neue, in der Gegenwart relevante ▸ *soziale* Beziehungen richtet. Genau dies geschieht auch i.R. des ▸ *therapeutisch*en Kontakts, wenn der ▸ *Patient* seine ▸ *infantil*en Gefühle auf den Therapeuten „überträgt"; der ▸ *Therapeut* wiederum kann dann seinem Patienten helfen, diese Gefühle zu erkennen und zu bearbeiten. Umgekehrt ist es jedoch auch denkbar, dass der Therapeut Gefühle auf seinen Patienten überträgt; dies wiederum bezeichnet der Begriff ▸ *Gegenübertragung*.

übertragungsfokussierte Borderline-Therapie ▸ *Transference-Focused Psychotherapy (TFP)*.

überwertige Idee ▸ *Befürchtung*, die das ▸ *Denken* in einseitiger und unsachlicher Form dominiert und alleinbeherrschend wird. Diese „Idee" wird beharrlich und gegen Anfeindungen vertreten, auch wenn der Betroffene dadurch massive Nachteile in Kauf nehmen muss. Sie kann allen Lebensbereichen entstammen, ist meist jedoch Teil einer Weltanschauung, hat Politik oder Wissenschaft zum Thema und führt zu Eingleisigkeit, Isolation oder Intoleranz. Die Übergänge zur ▸ *querulatorischen Persönlichkeitsstörung* sind fließend.

Ulcus duodeni (lat. *ulcere* = „abnagen" bzw. *ulcus* = „Geschwür"; *duodenum* = „Zwölffingerdarm") „Zwölffingerdarmgeschwür". Das U.d. zählt zu den ▸ *Psychosomatosen* bzw. den von ▸ *Alexander, Franz Gabriel* beschriebenen ▸ *Holy Seven* und ist in der ▸ *ICD-10* unter K26 gelistet (▸ *ICD*-11: DA63). Es handelt sich hierbei um einen Gewebedefekt

U

der Darmschleimhaut, der oftmals mit einem im oberen Bauchabschnitt lokalisierbaren Hungerschmerz insb. während der Nachtstunden einhergeht; nach der Nahrungsaufnahme tritt oft eine Linderung ein. Als Ursachen sind eine vermehrte (Aktivierung des ▶ *Sympathikus*) oder verminderte (Aktivierung des ▶ *Parasympathikus*) ▶ *Motilität* des ▶ *Zwölffingerdarm*s, bedingt durch ein Ungleichgewicht im ▶ *vegetativen Nervensystem*, in Erwägung zu ziehen, in Betracht kommen aber auch eine durch erhöhte ▶ *Histamin*-Ausschüttung verursachte Überproduktion von ▶ *Magensaft* sowie Schädigungen der ▶ *Schleimhaut* des Zwölffingerdarms, ein Befall durch ▶ *Bakterie*n (insb. ▶ *Helicobacter pylori*) bei vorgeschädigter Schleimhaut oder ▶ *psychische* Belastungen. Der Allgemeinmediziner therapiert ein U.d. medikamentös mit dem Ziel, die Magensaftproduktion zu drosseln, den Schutz der ▶ *Schleimhaut* zu verstärken und deren evtl. ▶ *bakterielle* Besiedelung zu hemmen, um so eine Rückbildung des Geschwürs zu erreichen. ▶ *Psychosomatische* ▶ *Therapie*ansätze werden hingegen kaum noch angewendet. Das U.d. tritt drei- bis viermal häufiger auf als das ▶ *Ulcus ventriculi*, wobei Männer mehr als doppelt so oft betroffen sind wie Frauen; die ▶ *Gesamtlebenszeitprävalenz* liegt bei etwa 2 %.

Ulcus ventriculi (lat. *ulcere* = „abnagen" bzw. *ulcus* = „Geschwür"; *ventriculus* = „Magen", „Bauch", „Kammer") „Magengeschwür". Das U.v. zählt zu den ▶ *Psychosomatosen* bzw. den von ▶ *Alexander, Franz Gabriel* beschriebenen ▶ *Holy Seven* und ist in der ▶ *ICD*-10 unter K25 gelistet (▶ *ICD*-11: DA60). Es handelt sich hierbei um einen Defekt der Magenschleimhaut, der meist mit stechenden oder krampfartigen, oft nach den Mahlzeiten auftretenden Schmerzzuständen im ▶ *Epigastrium* einhergeht. Als Ursachen sind eine vermehrte (Aktivierung des ▶ *Sympathikus*) oder verminderte (Aktivierung des ▶ *Parasympathikus*) ▶ *Motilität* des Magens, bedingt durch ein Ungleichgewicht im ▶ *vegetativen Nervensystem*, in Erwägung zu ziehen; in Betracht kommen aber auch eine durch erhöhte ▶ *Histamin*-Ausschüttung verursachte Überproduktion von ▶ *Magensaft* sowie Schädigungen der ▶ *Schleimhaut* des Magens, ein Befall durch ▶ *Bakterie*n (insb. ▶ *Helicobacter pylori*) bei vorgeschädigter Schleimhaut oder ▶ *psychische* Belastungen. Der Allgemeinmediziner therapiert ein U.v. medikamentös mit dem Ziel, die Magensaftproduktion zu drosseln, den Schutz der Schleimhaut zu verstärken und deren evtl. ▶ *bakterielle* Besiedelung zu hemmen, um so eine Rückbildung des Geschwürs zu erreichen; ▶ *psychosomatische* ▶ *Therapie*ansätze werden hingegen kaum noch angewendet. Ein ▶ *Ulcus duodeni* tritt drei- bis viermal häufiger auf als das U.v., wobei die Geschlechterverteilung beim U.v. ausgeglichen ist.

Ulkus Pl. **Ulzera** (lat. *ulcere* = „abnagen" bzw. *ulcus* = „Geschwür") „Geschwür". Entzündliche Gewebeveränderung der Haut oder in Hohlorganen mit ▶ *lokal*em Substanzverlust. Als mögliche Ursachen kommen u.a. eine Minderdurchblutung oder ▶ *Infektion* in Betracht.

Ulnardeviation (lat. *ulna* = „Speiche"; *deviare* = „vom Weg abweichen", aus *de-* = „weg-" und *via* = „Weg") Mit Bewegungseinschränkungen einhergehende Handfehlstellung bei ▶ *rheumatoider Arthritis*: Bedingt durch eine Bandlockerung im Bereich des Fingergrundgelenks weichen sämtliche Finger in Richtung des kleinen Fingers ab.

Ultraviolettstrahlung ▶ *UV-Strahlung*.

umschriebene Entwicklungsstörung ▶ *Entwicklungsstörung*, die dadurch charakterisiert ist, dass einzelne Leistungsbereiche – etwa ▶ *Kognition* oder ▶ *Sensomotorik* – unter dem Niveau der ▶ *intellektuell*en Möglichkeiten des ▶ *Patient*en liegen; trotz dieser ▶ *Teilleistungsschwächen* des ▶ *Gehirns* ist die ▶ *Intelligenz* ▶ *normal* oder sogar überdurchschnittlich ausgeprägt. Unterschieden werden u. E.en des Sprechens und der Sprache (▶ *Artikulationsstörungen*, expressive Sprachstörung [▶ *Sprachstörung [expressiv]*], rezeptive Sprachstörung [▶ *Sprachstörung [rezeptiv]*], erworbene Aphasie mit Epilepsie [▶ *Aphasie [erworben] mit Epilepsie*] und „sonstige Störungen des Sprechens und der Sprache“ wie z. B. den ▶ *Sigmatismus*) von den u.n E.en schulischer Leistungen (▶ *Lese- und Rechtschreibstörung* sowie ▶ *Rechenstörung*). Zur ▶ *therapeutisch*en Feststellung einer u.n E. gehören neben dem Ausschluss von evtl. organischen Ursachen eine ausführliche ▶ *Eigenanamnese* und ▶ *Fremdanamnese* sowie eine genaue Verhaltensbeobachtung einschließlich ▶ *psychometrisch*er Testverfahren. Etwa 5–7 % der Kinder sind von Teilleistungsschwächen betroffen; ihre Heilungsaussichten hängen insb. von der Schwere der jeweiligen Störung ab. Im Rahmen der jeweiligen ▶ *Therapien* oder Übungsprogramme ist vor allem darauf zu achten, dass umweltbedingte, die ▶ *Symptomatik* verstärkende Einflüsse (verunsichernde Kritik etc.) zurückgedrängt werden.

umständliches Denken ▶ *Formale Denkstörung*, die sich durch einen weitschweifigen Gedankengang auszeichnet, wobei wesentliche Inhalte bei Aufrechterhaltung des inhaltlichen Zusammenhangs nicht von Nebensächlichkeiten getrennt werden können; ist z. B. bei ▶ *Demenz* oder ▶ *Zwangsstörung*en zu beobachten.

Unbewusste(s) Das U. ist der dem ▶ *Bewusstsein* trotz willentlicher Bemühung nicht direkt zugängliche Anteil der ▶ *Psyche*, durch den das menschliche Handeln, ▶ *Denken* und Fühlen entscheidend mitgeprägt wird. Inhalt des U.n sind insb. abgewehrte (▶ *Abwehrmechanismen*) Bewusstseinsinhalte, deren Aufdeckung durch ▶ *psychotherapeutische* Techniken eine wichtige Voraussetzung für die Heilung von ▶ *neurotisch*en ▶ *Erkrankung*en ist.

undifferenzierte Schizophrenie (griech. *schizein* = „spalten“, „abspalten“; *phren* = „Zwerchfell [als Sitz der Seele]“, „Geist“, „Verstand“, „Gemüt“) In der ▶ *ICD*-10 unter F20.3 gelistet (▶ *ICD*-11: 6A20.Z), ist die u. Sch. immer dann zu diagnostizieren [▶ *Diagnose*], wenn sämtliche Kriterien der ▶ *Schizophrenie* erfüllt sind, eine Zuordnung zu einem speziellen Subtyp jedoch nicht erfolgen kann.

unipolar (lat. *unus* bzw. *uni-* = „ein“; *polus* = „[Nord- und Süd-]Pol“, „Endpunkt der Erdachse, Himmel[sgewölbe]“) „Einpolig“, „einen einzigen Zustand besitzend“. Gegenbegriff: ▶ *bipolar*.

Unlustgefühle Gefühle des Unbehagens, Widerwillens und Defizits, der Abneigung, aber auch des Schmerzes, der ▶ *Trauer*, ▶ *Angst* und Schuld. Erfahrungsgemäß können ▶ *Konflikte* i. d. R. nur dadurch gelöst werden, dass die sie begleitenden U. bewusst in Kauf genommen und durchlitten werden. Möchte bzw. kann die vom Konflikt betroffene ▶ *Person* sich diesen unangenehmen Gefühlen jedoch nicht stellen und zieht es stattdessen vor, ihnen auszuweichen, verdrängt sie den Konflikt durch ▶ *Abwehrmechanismen* ins ▶ *Unbewusste*, wodurch sie von den U.n scheinbar frei wird; die ▶ *Psyche* erfährt also zunächst eine Entlastung.

Unterbringung Freiwillige oder unfreiwillige Einweisung eines ▶ *Patient*en zu dessen Behandlung und Sicherung in die geschlossene Abteilung einer ▶ *psychiatrisch*en Klinik. Indiziert [▶ *Indikation*] und sogar gegen den Willen des Betroffenen möglich ist eine U. insb. bei nachweislichem Vorliegen einer schweren ▶ *psychisch*en ▶ *Erkrankung*, die eine Selbst- oder Fremdgefährdung bedeutet und gleichzeitig weniger einschneidende Maßnahmen (z. B. eine ▶ *ambulante* Behandlung) zur Gefahrenabwehr nicht geeignet sind. Der Ablauf einer U. ohne Einverständnis des Patienten ist im ▶ *Psychisch-Kranken-Gesetz*

U

der Bundesländer, eine dauerhafte U. von psychisch kranken Straftätern im ▶ *Strafgesetzbuch (StGB)* geregelt. Eine Fremdgefährdung ohne psychische Störung führt nicht zur U., wohl aber zu einer polizeilichen In-Gewahrsam-Nahme. Nach dem ▶ *Betreuungsgesetz* kommt eine U. dann in Betracht, wenn dem Betreuer der Aufgabenbereich – vgl. § 1896 Abs. 2 Satz 1 ▶ *Bürgerliches Gesetzbuch (BGB);* ▶ *gerichtlich bestellter Betreuer [Voraussetzungen]* – der Aufenthaltsbestimmung zugesprochen wurde und beim Betreuten eine Gesundheits- oder ▶ *Suizid*gefährdung vorliegt.

Unterbringung in einem psychiatrischen Krankenhaus [psychisch kranke Rechtsbrecher] § 63 ▶ *Strafgesetzbuch (StGB)*: „Hat jemand eine rechtswidrige Tat im Zustand der Schuldunfähigkeit (§ 20) oder der verminderten Schuldfähigkeit (§ 21) begangen, so ordnet das Gericht die Unterbringung in einem psychiatrischen Krankenhaus an, wenn die Gesamtwürdigung des Täters und seiner Tat ergibt, dass von ihm infolge seines Zustands erhebliche rechtswidrige Taten zu erwarten sind und er deshalb für die Allgemeinheit gefährlich ist." Siehe auch: ▶ *Schuldunfähigkeit,* ▶ *verminderte Schuldfähigkeit*. Die Versorgung einer ▶ *Person*, die nach § 63 StGB in einem ▶ *psychiatrisch*en Krankenhaus zum sog. ▶ *Maßregelvollzug* untergebracht ist, unterscheidet sich grundsätzlich nicht von der Behandlung der anderen dort zu therapierenden ▶ *Patient*en.

Unterbringung in einer Erziehungsanstalt [suchtkranke Rechtsbrecher] § 64 ▶ *Strafgesetzbuch (StGB)*: „Hat eine Person den Hang, alkoholische Getränke oder andere berauschende Mittel im Übermaß zu sich zu nehmen, und wird sie wegen einer rechtswidrigen Tat, die sie im Rausch begangen hat oder die auf ihren Hang zurückgeht, verurteilt oder nur deshalb nicht verurteilt, weil ihre Schuldunfähigkeit erwiesen oder nicht auszuschließen ist, so soll das Gericht die Unterbringung in einer Entziehungsanstalt anordnen, wenn die Gefahr besteht, dass sie infolge ihres Hanges erhebliche rechtswidrige Taten begehen wird. […]" Siehe auch: ▶ *Person,* ▶ *Alkohol,* ▶ *Rausch,* ▶ *Schuldunfähigkeit*. Die Versorgung einer Person, die nach § 64 StGB in einer Erziehungsanstalt zum sog. ▶ *Maßregelvollzug* untergebracht ist, unterscheidet sich grundsätzlich nicht von der Behandlung der anderen dort zu therapierenden ▶ *Patient*en.

Unterbringungsgesetz(e) Ländergesetze, die eine ▶ *Unterbringung* regeln. An ihre Stelle trat in zahlreichen Bundesländern das ▶ *Psychisch-Kranken-Gesetz.*

Untergewicht ▶ *Body-Mass-Index (BMI)* von weniger als 18,5. Leichtes U. besteht dabei bis zu einem BMI von 17,0 und mittelgradiges U. bis zu einem BMI von 16,0. Fällt der BMI noch geringer aus, besteht starkes U.

Urämie (griech. *ouron* = „Harn"; *haima* = „Blut") „Harnvergiftung". Vorhandensein von Stoffwechselprodukten im Blut, die vom gesunden Menschen durch den Urin ausgeschieden werden; als Ursache kommt hier insb. die ▶ *Insuffizienz* oder gar das Versagen der Nieren in Betracht.

Urogenitalsystem (griech. *ouron* = „Harn"; lat. *genitalis* = „[er]zeugend") Zusammenfassung von harnbildenden bzw. harnableitenden Organen einschließlich des Geschlechtsapparats (äußere bzw. innere Geschlechtsorgane).

Ursprungsfamilie (lat. *familia* = „Hausgemeinschaft") Die Familie, aus der ein ▶ *Individuum* hervorgegangen ist.

Urvertrauen Von ▶ *Erikson, Erik Homburger* eingeführter Begriff für eine unvoreingenommen positive, von einem stabilen Gefühl des Sich-verlassen-Dürfens auf die ▶ *soziale* Umwelt geprägte Grundhaltung eines Menschen. Das U. bildet sich während der ▶ *oralen Phase* durch liebevolle Zuwendung von Bezugspersonen zum Kind.

UV-Strahlung (lat. ultra- = „jenseits", „über … hinaus"; frz. violet[te] = „Veilchen") Vom menschlichen Auge nicht mehr wahrnehmbares Licht – daher „► jenseits von Violett": Die Länge seiner elektromagnetischen Wellen ist kürzer als die des vom Menschen gerade noch wahrnehmbaren Blauvioletts, aus dem die Sonnenstrahlung zu etwa 5 % besteht. Bei der ► Lichttherapie erfolgt eine kontrollierte Bestrahlung, die sich bei unterschiedlichsten ► Erkrankungen der Haut bewährt hat. Unkontrollierte UV-Einwirkung hingegen kann beim Menschen zu z. T. gravierenden Gesundheitsschäden (Sonnenbrand, Hautalterung, Hautkrebs u. v. m.) führen.
Syn.: Ultraviolettstrahlung.

V

V Abk. für ▶ *Volt (V).*
Vagina (lat. *vagina* = „Scheide") Scheide. Primäres Geschlechtsorgan der Frau.
Vaginalsekret (lat. *vagina* = „Scheide"; *scernere* = „abscheiden", „absondern", „ausscheiden") Körperflüssigkeit, die für die ▶ *Lubrikation* der ▶ *Vagina* bei ▶ *sexuell*er Erregung verantwortlich ist.
Vaginismus [nichtorganisch] (lat. *vagina* = „Scheide") ▶ *Spasmus* der die ▶ *Vagina* umgebenden Beckenbodenmuskulatur, wodurch der ▶ *Introitus* verschlossen wird; die Einführung des ▶ *Penis* in die Vagina ist unmöglich oder schmerzhaft. Beim V. [n.] handelt es sich um eine ▶ *sexuelle Funktionsstörung*; die ▶ *ICD*-10 listet sie unter F52.5 (▶ *ICD*-11: HA20.x).
Valium® Hochwirksames und vorrangig i. R. der ▶ *Akuttherapie* von ▶ *Angst-*, Erregungs- und Krampfzuständen einsetzbares Beruhigungsmedikament mit dem Wirkstoff ▶ *Diazepam*. Siehe auch ▶ *Benzodiazepine.*
Valproinsäure Wirkstoff in Arzneimitteln, die gegen ▶ *Epilepsie* und als ▶ *Stimmungsstabilisierer* bei ▶ *manisch*en Zuständen i. R. der bipolaren Störung [▶ *affektive Störung [bipolar]*] eingesetzt werden. Als mögliche unerwünschte Nebenwirkungen sind u. a. ▶ *Tremor*, Übelkeit, Gewichtszunahme, übermäßige Speichelbildung und vorübergehender Haarausfall bekannt. V. ist z. B. unter dem Handelsnamen ▶ *Ergenyl®* auf dem Markt.
Variable (lat. *varius* = „verschieden") ▶ *Symbol* oder „Platzhalter" für einen Wert oder eine Größe, die sich verändern kann. So sind z. B. die Grundhaltungen eines ▶ *Therapeut*en abhängig vom jeweiligen ▶ *Psychotherapieverfahren*. Siehe auch ▶ *Therapeutenvariablen.*
vaskulär (lat. *vas* = „Gefäß") „Die [Blut-]Gefäße betreffend".
vaskuläre Demenz Form der ▶ *Demenz*, die durch ungleich verteilte ▶ *kognitive* Defizite sowie ▶ *fokale* ▶ *neurologische* Ausfälle gekennzeichnet ist. Die ▶ *Erkrankung* schreitet ▶ *schubweise* durch kleinste ▶ *Infarkte* im ▶ *Gehirn* voran und führt schneller zum Tod als der ▶ *Morbus Alzheimer*. In der Krankheitsvorgeschichte sind ▶ *vaskuläre* Risikofaktoren wie ▶ *arterielle Hypertonie* oder ▶ *zerebrale* ▶ *Infarkte* auffällig.
Syn.: Multi-Infarkt-Demenz.
vegetativ (lat. *vegetare* = „anreizen", „beleben") Das ▶ *vegetative Nervensystem* betreffend.
vegetative Dystonie (lat. *vegetare* = „anreizen", „beleben"; griech. *dys-* = „ungünstig", „schwierig", „schlecht", „schwer"; *tonos* = „[An-]Spannung", „Kraft") ▶ *somatoforme autonome Funktionsstörung.*

vegetative Neurosen (lat. *vegetare* = „anreizen", „beleben"; griech. *neuron* = „Nerv") ▶ *Psychosomatosen*.

vegetatives Nervensystem (lat. *vegetare* = „anreizen", „beleben"; *nervosus* = „sehnig", „kraftvoll" i. S. von „Kraft einer Faser"; griech. *systema* = „ein aus Einzelteilen Zusammengefügtes", „das Zusammengesetzte", „das [miteinander] Verbundene") Das v. N. ist ein unabhängig – daher auch ▶ *autonom* – vom ▶ *Bewusstsein* arbeitender Teil des ▶ *Nervensystems* und kann willentlich nicht beeinflusst werden; es steuert die Funktionen der inneren Organe und koordiniert die Vitalfunktionen wie beispielsweise ▶ *Blutdruck*, Verdauung, Herzschlag, Atmung, aber auch Drüsensekretion [▶ *Sekret*] u. v. m. Unterteilt ist das vegetative Nervensystem in den ▶ *Sympathikus* und den ▶ *Parasympathikus*. Es ist abzugrenzen vom ▶ *somatischen Nervensystem*.
Syn.: autonomes Nervensystem, viszerales Nervensystem.

V

vegetative Störungen (lat. *vegetare* = „anreizen", „beleben") Die vegetativen Organe (z. B. Magen-Darm-Trakt) bzw. das ▶ *vegetative Nervensystem* betreffende Störungen. Dazu zählen (a) Störungen der Herz-Kreislauf-Funktion (z. B. Herzrasen, Herzrhythmusstörungen, erhöhter Puls); (b) Störungen der Tränen-, Speichel- und Schweißdrüsenfunktion (z. B. vermehrter Tränen- oder Speichelfluss, Schwitzen oder Mundtrockenheit); (c) Verdauungsstörungen (z. B. Appetitlosigkeit, ▶ *Obstipation*, ▶ *Diarrhö*, Übelkeit oder Erbrechen); (d) Störungen des ▶ *Schlaf*-wach-Rhythmus und (e) Störungen der Geschlechtsfunktion (▶ *Amenorrhö*, Verlust von ▶ *Libido* oder ▶ *Potenz*). Sie alle können mögliche frühe oder begleitende ▶ *Symptome* einer ▶ *psychischen* ▶ *Erkrankung* sein.

Veitstanz Bis heute nicht völlig geklärtes ▶ *Phänomen* des Mittelalters: Die Menschen tanzten angesichts von Kriegen, Pest und drohendem Untergang so lange, bis sie in ▶ *Trance* gerieten, ihnen Schaum aus dem Mund quoll, ▶ *Angst* bzw. Not nicht mehr wahrnehmbar waren und sie schließlich erschöpft – oder gar tot – zusammenbrachen; auf diese Art bezweckten sie, dem Chaos um sie herum zu entgehen. Wahrscheinlich sind diese Tänze ▶ *religiös* motiviert gewesen; immerhin sei dabei stets zum hl. Veit – Märtyrer unter Diokletian und Schutzpatron der Tänzer, der u. a. zur Heilung von ▶ *Epilepsie* und Schlangenbissen angerufen wird – gebetet worden. Andere Erklärungen gehen davon aus, dass diese „Tanzwut" aus der Einnahme pflanzlicher ▶ *Drogen* oder aus giftigen Spinnenbissen resultierte, die einschlägige ▶ *neurologische* ▶ *Symptome* verursachten. Was früher als V. beschrieben wurde, bezeichnet heute die ▶ *Erkrankung* ▶ *Chorea Huntington*.

Vene Adj. **venös** (griech. *phleps* = „Ader") Blutgefäß, das sauerstoffarmes Blut zum Herzen transportiert; ausgenommen hiervon ist die Lungenvene, die sauerstoffreiches Blut mit sich führt. Siehe auch ▶ *Arterie*.

Venlaflaxin Wirkstoff aus der Gruppe der ▶ *SSNRI*, der insb. zur Behandlung von ▶ *Depressionen* und ▶ *Angststörungen* eingesetzt wird. V. ist unter dem Namen ▶ *Trevilor*® im Handel erhältlich.

Ventrikel (lat. *ventriculus* = „kleiner Bauch") Bauchförmiges Hohlorgan. Der V.-Begriff wird in Zusammenhang mit Magen oder Herz, aber auch mit dem Gehirn („Gehirnv." bzw. „Hirnwasserkammer") verwendet: Hierbei handelt es sich um vier untereinander in Verbindung stehende, mit ▶ *Liquor cerebrospinalis* gefüllte Hohlräume, von denen sich zwei – die sog. Seitenventrikel – im ▶ *Großhirn* und je ein weiterer im ▶ *Zwischenhirn* bzw. ▶ *Rautenhirn* befinden.

Verantwortlichkeit [JGG] § 3 ▶ *Jugendgerichtsgesetz (JGG)*: „Ein Jugendlicher ist strafrechtlich verantwortlich, wenn er zur Zeit der Tat nach seiner sittlichen und geistigen

Entwicklung reif genug ist, das Unrecht der Tat einzusehen und nach dieser Einsicht zu handeln. Zur Erziehung eines Jugendlichen, der mangels Reife strafrechtlich nicht verantwortlich ist, kann der Richter dieselben Maßnahmen anordnen wie das Familiengericht." Siehe auch ▶ *Jugendlicher*, ▶ *Verantwortlichkeit [JGG]*.

Verarmungswahn ▶ *Wahn*hafte, unbegründete Überzeugung, nicht ausreichend finanzielle Mittel zum Überleben zur Verfügung zu haben. Der V. kann z.B. im Kontext einer ▶ *Depression* mit ▶ *psychotischer* ▶ *Symptom*atik oder einer ▶ *schizoaffektiven Störung* auftreten. Siehe auch ▶ *Wahninhalt*.

verbal (lat. *verbum* = „Wort") „Auf mündlicher Rede beruhend". Gegenbegriff: nonverbal.

Verdachtsdiagnose (griech. *dia-* = „[hin]durch-", „dazwischen"; *gnose* = „[Er-]Kenntnis", „Urteil"; *diagnose* = „Durchforschung") Arbeitshypothese, z.B. beruhend auf bislang unvollständigen Erkenntnissen aus der ▶ *Anamnese*, mit der Intention, das weitere Vorgehen auf dem Weg zu einer (gesicherten) ▶ *Diagnose* abzustecken.

V

verdeckte Sensibilisierung (lat. *sentire* = „fühlen"; „empfinden") Modifiziertes ▶ *aversionstherapeutisch*es Verfahren, das u.a. im Kontext sexueller Deviationen [▶ *Störung(en) der Sexualpräferenz*] angewendet werden kann: Dabei stellt sich der ▶ *Patient* ein für ihn erregendes Objekt bzw. für ihn eine erregende Handlung vor, wird dabei jedoch unterbrochen und aufgefordert, sich möglichst detailliert etwas Unangenehmes, Schmerzhaftes oder Peinliches vorzustellen – quasi als „Strafe" i.S. der ▶ *operanten Konditionierung*.

Verdrängung ▶ *Abwehrmechanismus*, der – ähnlich der sog. ▶ *Vogel-Strauß-Technik* – gekennzeichnet ist durch den Ausschluss von – meist mit ▶ *Unlustgefühl*en einhergehenden – ▶ *Konflikt*en sowie tabuisierten Gedanken oder ▶ *Trieb*impulsen aus der bewussten Wahrnehmung.

Syn.: Verleugnung.

Verfolgungswahn Der ▶ *Patient* fühlt sich verfolgt oder in ein Komplott verstrickt, das ihn seines Geldes oder Lebens berauben soll. Beispiel: „Der Schalterbeamte hat ein Gewehr in seiner Schublade und würde mich umgehend niederstrecken, sobald ich mit ihm allein im Raum bin." Es besteht eine gewisse Nähe zum ▶ *Beeinträchtigungswahn*.

Vergiftungswahn ▶ *Wahn*hafte Überzeugung, durch Getränke oder Speisen vergiftet zu werden bzw. vergiftet zu sein (siehe auch ▶ *Wahninhalt*).

Verhaltensauffälligkeiten mit körperlichen Störungen und Faktoren Gruppe von ▶ *Erkrankungen*, die in der ▶ *ICD*-10 in Kapitel F5 gelistet werden. Hierzu zählen insb. die ▶ *Essstörungen* (F50 [▶ *ICD*-11: 6B8]), nichtorganische ▶ *Schlafstörungen* (F51 [▶ *ICD*-11: 7A bis 7B sowohl organisch als auch nichtorganisch]) und ▶ *sexuelle Funktionsstörung(en) [nichtorganisch]* (F52 [▶ *ICD*-11: HA0 bis HA2]).

Verhaltensstörung Von der ▶ *sozialen* ▶ *Norm* abweichende Auffälligkeit bezüglich eines konkreten menschlichen Verhaltens. V.en, die durch ▶ *psychotrope Substanz*en ausgelöst wurden, listet die ▶ *ICD*-10 im Kapitel F1 (▶ *ICD*-11: 6C4).

Verhaltenstherapie Adj. **verhaltenstherapeutisch** (griech. *therapeia* = „Dienst[leistung]", „Behandlung", „Pflege") Oberbegriff für sämtliche ▶ *Psychotherapieverfahren*, die davon ausgehen, dass ▶ *psychische* Störungen zu einem großen Anteil auf fehlerhaft vollzogene Anpassungsleistungen („Falsch-Lernen") – überwiegend aus der Kindheit – beruhen und demnach durch den Erwerb neuer Handlungsmuster bzw. positiver Einstellungen – mittels Neukonditionierung [▶ *operante Konditionierung*] oder ▶ *Modell-*

Lernen – abgebaut werden können. Dementsprechend geht es der V. nicht – wie etwa der ▶ *tiefenpsychologischen Therapie* – darum, das Unterbewusstsein des ▶ *Patient*en zu erreichen, sondern ihm durch „Umerziehungsvorgänge" dahingehend weiterzuhelfen, dass er ▶ *soziale* Fertigkeiten erwirbt und sich konstruktiven Aktivitäten zuwendet. Möglicherweise wird dadurch jedoch nur das ▶ *Symptom* behandelt, nicht aber der dem unerwünschten Verhalten zugrunde liegende ▶ *Konflikt*. Im Unterschied zur ▶ *Psychoanalyse* arbeitet die V. problemorientiert und strukturiert (▶ *Therapieplan*) im ▶ *Hier und Jetzt*, wobei der – hier wesentlich aktiver auftretende – ▶ *Therapeut* das Anliegen verfolgt, seinem Patienten zur Selbsthilfe zu verhelfen. Als Begründer der V. gilt ▶ *Skinner, Burrhus Frederic*, der sich u.a. auf die von ▶ *Pavlov, Ivan Petrovič* durchgeführten Experimente stützte. In der weiteren Entwicklung der V. wurde – etwa ab den 1970er-Jahren – auch den psychischen Prozessen des Patienten mehr Bedeutung beigemessen und man erkannte, dass auch ▶ *Kognition*en für die Ausprägung eines bestimmten Verhaltens relevant sind. Das ▶ *Setting* einer V. ist zumeist dergestalt, dass sich ▶ *Klient* und Therapeut gegenübersitzen; je nach Störungsbild umfasst sie insgesamt 10–40 Stunden bei wöchentlicher Taktung und wird von übenden Einheiten im Alltag – z.B. ▶ *Expositionstrainings* – begleitet. Die v.e ▶ *Diagnostik* umfasst eine genaue Analyse nach dem ▶ *SORCK-Modell*, wobei die daraus abzuleitenden ▶ *Therapie*ziele möglichst konkret i.R. eines ▶ *Behandlungsvertrags* festgehalten werden sollten. Klassische ▶ *Indikation*en der V. sind ▶ *Angststörungen* und ▶ *Zwangsstörungen*, aber auch die ▶ *Depression*. Wichtige v.e Vorgehensweisen sind: ▶ *Konfrontationsverfahren*, ▶ *operante Verfahren*, ▶ *kognitive Verfahren*, ▶ *Kompetenztraining*, ▶ *Problemlösetrainings* und ▶ *Stressbewältigungstrainings* sowie das ▶ *Modell-Lernen* und das ▶ *Rollenspiel*. Von der V. werden die Erfordernisse der in Deutschland gültigen ▶ *Psychotherapie-Richtlinie* erfüllt; es besteht somit für den Patienten die Möglichkeit der Kostenerstattung durch die gesetzliche Krankenkasse.

Verhaltens- und emotionale Störungen mit Beginn in der Kindheit und Jugend In der ▶ *ICD*-10 unter F9 gelistete auffällige, von der ▶ *Norm* stark abweichende ▶ *emotional* und/oder ▶ *sozial* störende Verhaltensweisen, schwere Erziehbarkeit, ▶ *Dissozialität*, kindliche ▶ *Neurosen* und ▶ *affektive Störungen*. Konkret zählen hierzu insb.: ▶ *Aufmerksamkeitsdefizit-Hyperaktivitätsstörung* (ICD-10: F90 [▶ *ICD*-11: 6A05]), ▶ *Störungen des Sozialverhaltens* (ICD-10: F91 [▶ *ICD*-11: 6C91]), ▶ *emotionale Störungen des Kindesalters* (ICD-10: F93 [▶ *ICD*-11: 6B05, QE52, 6B04 und QE92]), ▶ *elektiver Mutismus* (ICD-10: F94.0 [▶ *ICD*-11: 6B06]), ▶ *Tic-Störungen* (ICD-10: F95 [▶ *ICD*-11: 8A05]), ▶ *Enuresis [nichtorganisch]* (ICD-10: F98.0 [▶ *ICD*-11: 6C00]), ▶ *Enkopresis [nichtorganisch]* (ICD-10: F98.1 [▶ *ICD*-11: 6C01]), ▶ *Fütterstörung im frühen Kindesalter [nichtorganisch]* (ICD-10: F98.2 [▶ *ICD*-11: 6B83.5]), ▶ *Stottern* (ICD-10: F98.5 [▶ *ICD*-11: 6A01.1]), ▶ *Poltern* (ICD-10: F98.6 [▶ *ICD*-11: 6A01.1]).

verlängertes Rückenmark ▶ *Medulla oblongata*.

Verleugnung ▶ *Verdrängung*.

verminderte Schuldfähigkeit ▶ *Schuldfähigkeit [verminderte]*.

Versagen genitaler Reaktionen (lat. *gens, gentis* = „Geschlecht"; *re-* = „zurück"; *agere* = „tätig sein") Den ▶ *sexuellen Funktionsstörung(en)* zuzurechnendes Beschwerdebild, das bei der Frau durch einen Mangel an bzw. den Ausfall der ▶ *Lubrikation* – als Folge eines ▶ *Östrogen*mangels, einer ▶ *lokalen* ▶ *Erkrankung* oder auch ▶ *psychisch* bedingt – und beim Mann durch ▶ *Erektions*störungen gekennzeichnet ist. Das V.g.R. ist in der ▶ *ICD*-10 unter F52.2 gelistet (▶ *ICD*-11: HA01.x).

V

Verschiebung ▶ *Abwehrmechanismus*, der gekennzeichnet ist durch das Abreagieren von ▶ *Trieb*spannungen an Ersatzobjekten, wenn die Bedürfnisbefriedigung am eigentlichen Objekt nicht möglich oder ▶ *sozial* unerwünscht ist.
Verstand Menschliche Fähigkeit, durch ▶ *Denken* unterschiedlichste Erkenntnisinhalte in sinnvolle Zusammenhänge zu bringen und Urteile zu bilden.
Verstärker Begriff im Kontext des Konzepts der ▶ *operanten Konditionierung*, der ▶ *Reize* bezeichnet, welche die Auftretenswahrscheinlichkeit eines bestimmten Verhaltens erhöhen. V. können wirken als ▶ *kontinuierliche Verstärkung* oder ▶ *intermittierende Verstärkung*, als ▶ *positive Verstärkung* oder ▶ *negative Verstärkung*, als ▶ *indirekte Bestrafung* oder als ▶ *direkte Bestrafung*. – Primäre V. wirken bereits von Geburt an und befriedigen die menschlichen Grundbedürfnisse (z. B. Hautkontakt oder Nahrungsaufnahme). Sekundäre V. sind zunächst neutrale Reize, deren Bedeutung erst zu erlernen ist (z. B. Geld); siehe auch ▶ *Token-System*.
Versündigungswahn ▶ *Schuldwahn*.
Verwarnungen Mildestes ▶ *Zuchtmittel*: Der straffällig gewordene junge Mensch wird eindringlich zurechtgewiesen, nachdem ihm sein Fehlverhalten durch das Gericht aufgezeigt wurde. Dabei werden ihm auch die juristischen Konsequenzen eines evtl. Wiederholungsfalls vor Augen geführt. „Verschärfte" V. nennt man ▶ *Auflagen*.
Vesikel (lat. *vesicula* = „Bläschen") Rundliches bis ovales Bläschen, das von einer ▶ *Membran* umschlossen ist und einen Durchmesser von weniger als 100 nm (1 nm = 10^{-9} m) aufweist. In den V.n der ▶ *präsynaptischen Endigung* werden u. a. ▶ *Neurotransmitter* gespeichert, die – nach Ankunft eines Aktionspotenzials – in den ▶ *synaptischen Spalt* zur ▶ *Reiz*weiterleitung abgegeben werden.
Vestibulariskerne anat. **Nuclei vestibularis** Vier im ▶ *Rautenhirn* gelegene Verdichtungen von ▶ *Neuron*en, die insb. für die Gleichgewichtsinformationen zuständig sind.
Viagra® Handelsname für den Wirkstoff ▶ *Sildenafil*.
Vier-Säfte-Lehre Bereits in den Schriften des ▶ *Hippokrates von Kos* nachzulesende und durch ▶ *Galenos von Pergamon* weiterentwickelte Theorie, wonach der menschliche Körper Säfte enthält, die seine Gesundheit beeinflussen; im Wesentlichen handelt es sich hierbei um gelbe Galle, schwarze Galle, Blut und Schleim. Gerät das harmonische Verhältnis dieser Säfte zueinander ins Ungleichgewicht, so erkrankt der Mensch, wobei das Zustandsbild der ▶ *Erkrankung* durch die Qualität des jeweils zu viel oder zu wenig vorhandenen „Saftes" bestimmt wird. Es finden sich einschlägige Zuordnungen zu den vier Primärqualitäten sowie zu den vier Organen, die als Quelle dieser Säfte gelten, darüber hinaus aber auch zu den vier Jahreszeiten und Lebensphasen; spätere Fortführungen eröffnen Bezüge zu den vier Elementen und ▶ *Temperament*en: (a) gelbe Galle: warm/trocken, Leber, Sommer, Jugend, Feuer, ▶ *Choleriker*; (b) schwarze Galle: kalt/trocken, Milz, Herbst, Mannesalter, Erde, ▶ *Melancholiker*; (c) Blut: warm/feucht, Herz, Frühling, Kindheit, Luft, ▶ *Sanguiniker*; (d) Schleim: kalt/feucht, Gehirn, Winter, Greisenalter, Wasser, ▶ *Phlegmatiker*.
Vigilanz (lat. *vigilantia* = „Wachheit") Zustand der Wachheit bzw. Aufmerksamkeit. Die V. ist gestört bei ▶ *Schlafstörung*en: Ein- bzw. Durchschlafstörungen, Früherwachen oder Tagesmüdigkeit. ▶ *Quantitative Bewusstseinsstörung*en zeichnen sich durch eine Minderung der V. aus.
Virus Pl. **Viren**, Adj. **viral** (lat. *virus* = „Gift", „Saft", „Schleim") ▶ *Infektiös*es Partikel ohne eigenen ▶ *Stoffwechsel* und damit im engeren Sinn kein Lebewesen, bestehend aus

V

einem ▶ *Molekül* ▶ *Desoxyribonukleinsäure* sowie einem es umschließenden ▶ *Proteinmantel*. Zur eigenen Vermehrung ist das V. auf eine Wirtszelle [▶ *Zelle*] angewiesen.

viszerales Nervensystem (lat. *viscera* = „Eingeweide"; *nervosus* = „sehnig", „kraftvoll" i. S. von „Kraft einer Faser"; griech. *systema* = „ein aus Einzelteilen Zusammengefügtes", „das Zusammengesetzte", „das [miteinander] Verbundene") „Das die Eingeweide betreffende Nervensystem"; ▶ *vegetatives Nervensystem*.

Vitalgefühle Gefühl der eigenen Kraft und Lebendigkeit, der körperlichen Unversehrtheit und Spannkraft, der Frische und des Tatendrangs. Die Störung der V. kann einen Teilaspekt einer ▶ *affektiven Störung* darstellen, z. B. im Kontext einer ▶ *depressiven* („Alles ist so schwer und drückt mich nieder") oder ▶ *manischen* („Ich könnte Bäume ausreißen!") ▶ *Episode*.

V

Vitamin Ein für das Funktionieren des ▶ *Organismus* und den Ablauf seiner ▶ *chemischen* Prozesse unentbehrlicher, lebensnotwendiger Wirkstoff, der vom Körper selbst – mit Ausnahme von Vit. D – nicht produziert werden kann, sondern – im Gegensatz zu ▶ *Enzymen* und ▶ *Hormonen* – mit der Nahrung aufgenommen werden muss. Insbesondere fördern V.e das Wachstum von ▶ *Zellen*, Zähnen und Knochen; darüber hinaus stärken sie die körpereigenen Abwehrkräfte. Werden dem ▶ *Organismus* zu wenig V.e zugeführt, führt dies zu Mangelerscheinungen; Schäden des Nervengewebes durch eine zu geringe Versorgung mit Vit. B_1 können die Folge sein.

Vitamin B1 ▶ *Thiamin*.

Vogel-Strauß-Technik (griech. *techne* = „Kunst[fertigkeit]", „Geschick") Verhaltensmuster, das anstehende Probleme oder unangenehme Realitäten konsequent ignoriert bzw. davor die Augen verschließt – bezugnehmend auf die fälschlich angenommene Eigenart des Vogels Strauß, in Gefahrensituationen den Kopf in den Sand zu stecken. Mit der V. lässt sich der ▶ *Abwehrmechanismus* der ▶ *Verdrängung* trefflich umschreiben.

vokal (lat. vocalis = „tönend") „Durch die menschliche Stimme hervorgebracht", „sprachlich".

Vollrausch ▶ *Akute* ▶ *Alkoholintoxikation*, die von § 323a des ▶ *Strafgesetzbuchs (StGB)* aufgegriffen wird. Demnach wird mit Geldstrafe oder Freiheitsstrafe bis zu 5 Jahren bestraft, wer im V. eine rechtswidrige Tat begeht und ihretwegen nicht bestraft werden kann, weil er zum Zeitpunkt der Tat infolge des V.s schuldunfähig war.

Vollremission (lat. *remittere* = „zurückschicken", „nachlassen") Vollständige Gesundung.

Volt (V) Nach Graf von ▶ *Volta, Alessandro Giuseppe Antonio Anastasio* benannte ▶ *physikalische* Einheit für die elektrische ▶ *Spannung*.

Volta, Alessandro Giuseppe Antonio Anastasio Graf von *18. Februar 1745 in Como/Lombardei (Italien), † 5. März 1827 in Camnago/Lombardei (Italien), italienischer Physiker und Erfinder einer frühen Batterie, begründete die Elektrizitätslehre. Nach ihm sind sowohl die ▶ *physikalische* Einheit für die elektrische ▶ *Spannung* als auch der Mondkrater Volta benannt.

Vorbeireden ▶ *Formale Denkstörung*, bei der der ▶ *Patient* eine Frage, obwohl er sie korrekt verstanden hat, mit anderen Inhalten beantwortet; z. B. beobachtbar bei der ▶ *Schizophrenie*.

Vorderhirn Vorderer Teil des ▶ *Gehirns*, zu dem das ▶ *Endhirn* und das ▶ *Zwischenhirn* gehören.

Voyeurismus (frz. *voir* = „sehen“ bzw. *voyeur* = „Seher“, „Zuschauer“) ▸ *Störung der Sexualpräferenz*, die charakterisiert ist durch einen wiederholt auftretenden oder ständigen Drang, anderen Menschen bei ▸ *sexuell*en Aktivitäten oder Intimitäten (z.B. Entkleiden) zuzusehen. Wird diesem Drang nachgegeben, handelt es sich zudem um eine ▸ *Störung des Sexualverhaltens*. Dies geschieht dann i.d.R. heimlich und führt beim Zuschauer („Spanner“) zu sexueller Erregung bzw. ▸ *Masturbation*; ein sexueller Kontakt zur beobachteten ▸ *Person* wird hingegen nicht gesucht. Wie für sämtliche ▸ *sexuellen Präferenz*en gültig, so ist auch der V. schicksalhaft bedingt. In der ▸ *ICD*-10 ist er unter F65.3 gelistet (▸ *ICD*-11: 6D31). Voyeuristische Handlungen stellen in Deutschland erst dann einen Straftatbestand dar, wenn die beobachtete Person ohne ihre vorherige Zustimmung in einem vor der Betrachtung durch andere geschützten Raum fotografiert oder gefilmt wird, vgl. § 201a ▸ *Strafgesetzbuch (StGB)*. Beim V. handelt es sich um das Gegenstück zum ▸ *Exhibitionismus*.

Vulnerabilität (lat. *vulnus* = „Wunde“; *vulnerare* = „verwunden“, „verletzen“) „Verletzbarkeit“, „Verwundbarkeit“. Anlagebedingte ▸ *Disposition*, an einer Störung zu erkranken. Menschen mit hoher V. sind ▸ *sensibel* bzw. dünnhäutig, damit ▸ *emotional* besonders leicht verwundbar und infolgedessen überdurchschnittlich anfällig für ▸ *psychische* ▸ *Krankheit*en. Umgekehrt jedoch kann eine erhöhte V. Menschen auch zu herausragenden kreativen und/oder ▸ *sozial*en Leistungen befähigen.

Vulnerabilitäts-Stress-Modell (lat. vulnus = „Wunde“ bzw. vulnerare = „verwunden“, „verletzen“; stringere = „[an]spannen“; modus = „Art und Weise“, „Maß“, „Vorschrift“) Arbeitshypothese zur Entstehung von nichtorganischen ▸ psychotischen ▸ *Erkrankungen*, in der ▸ *biologische*, ▸ *psychologische* und Umweltfaktoren miteinander verknüpft werden. Untersucht wird dabei die wechselseitige Beziehung zwischen ▸ *Stress* – z.B. bedingt durch sog. ▸ *Life-Events* – und ▸ *Vulnerabilität*, wobei davon ausgegangen wird, dass grundsätzlich beide Komponenten zur Ausbildung einer nichtorganischen ▸ *Psychose* erforderlich sind: Bei hoher Vulnerabilität genügt bereits Stress in geringem Ausmaß für eine evtl. psychotische Reaktion, wohingegen bei niedriger Vulnerabilität selbst bei hohen Belastungszuständen eine ▸ *krankhafte* Reaktion ausbleiben kann.
Syn.: Diathese-Stress-Modell.

W

wächserne Biegsamkeit ▸ *Flexibilitas cerea*.

Wahn Adj. **wahnhaft** ▸ *Inhaltliche Denkstörung*, einhergehend mit einer falschen Beurteilung einer Facette oder aber zahlreicher Segmente der Realität; oft lebensbestimmende, das Fühlen, ▸ *Denken* und Handeln beherrschende Privatwirklichkeit, an der die Betroffenen unkorrigierbar festhalten. Ihre Überzeugungen stehen im Widerspruch zur Wirklichkeit, zur Überzeugung ihrer Mitmenschen und ggf. auch zu all ihren bisher gemachten eigenen Erfahrungen. Während die ▸ *Wahninhalte* ▸ *depressiver* ▸ *Patient*en oftmals ▸ *synthym* sind, sind sie bei ▸ *schizophren*en Patienten häufig ▸ *bizarr*er bzw. ▸ *magisch*- ▸ *mystisch*er Natur. Folgende Wahnthemen lassen sich zusammenfassen: ▸ *Abstammungswahn*, ▸ *Beziehungswahn*, ▸ *Beeinträchtigungswahn*, ▸ *Verfolgungswahn*, ▸ *Größenwahn*, ▸ *Schuldwahn* bzw. Versündigungswahn, ▸ *nihilistischer Wahn* bzw.

Nichtigkeitswahn, ▶ *hypochondrischer Wahn*, ▶ *Sendungswahn*, ▶ *Vergiftungswahn*, ▶ *Verarmungswahn*, ▶ *Kontrollwahn*, ▶ *Eifersuchtswahn*, ▶ *Liebeswahn*, ▶ *Dermatozoenwahn*.

Wahnarbeit ▶ *Wahnsystem*.

Wahndynamik (griech. *dynamis* = „Kraft") ▶ *Affektive* Anteilnahme am ▶ *Wahn*.

Wahneinfall Pl. **Wahneinfälle** Plötzlich auftretende Überzeugung ohne objektivierbare, plausible Begründung.

Syn.: Wahngedanke, Wahnidee.

Wahngedanke ▶ *Wahneinfall*.

wahnhafte Personenverkennung (lat. *persona* = „Maske", „Rolle [des Schauspielers]"; aus *per-* = „[hin]durch-" und *sonare* = „tönen") Eine dem Betroffenen bekannte ▶ *Person* wird als eine andere Person ▶ *wahnhaft* verkannt.

wahnhafte Störung ▶ *wahnhafte Störung [induziert]* bzw. ▶ *wahnhafte Störung [lange anhaltend]*.

wahnhafte Störung [induziert] In der ▶ *ICD*-10 unter F24 gelistete Störung (▶ *ICD*-11: 6A24.Z), die dadurch gekennzeichnet ist, dass der sie bestimmende ▶ *Wahn* bzw. das ▶ *Wahnsystem* von mindestens zwei ▶ *Person*en mit enger ▶ *emotional*er Bindung geteilt wird. Dabei leidet eine Person an einer ▶ *psychotisch*en Störung (meist ▶ *Schizophrenie*) und überträgt auf die andere(n) – passive(n) – Person(en) die eigenen ▶ *Wahn*vorstellungen. Siehe auch ▶ *symbiotischer Wahn*.

wahnhafte Störung [lange anhaltend] In der ▶ *ICD*-10 unter F22 gelistete Störung (▶ *ICD*-11: 6A24), die nicht als organisch, ▶ *schizophren* oder ▶ *affektiv* klassifiziert werden kann und deren einziges oder auffälligstes ▶ *klinisches Bild* in einem lang andauernden ▶ *Wahn* – d.h. mindestens über 3 Monate, im ungünstigsten Fall lebenslang – besteht, wobei die ▶ *Wahninhalte* sehr variabel sein können. W. St.en entwickeln sich meist erst im höheren Lebensalter; aufgrund mangelnder ▶ *Krankheit*seinsicht ist die Behandlungsbereitschaft der Betroffenen oft sehr gering.

Wahnidee (griech. *idea* = „Urbild", „Einfall", „Gedanke") ▶ *Wahneinfall*.

Wahninhalt Themen des Wahns, die zu einem ▶ *Wahnsystem* ausgebaut werden können. W.e können z.B. sein: ▶ *Abstammungswahn*, ▶ *Bedeutungswahn*, ▶ *Beeinträchtigungswahn*, ▶ *Beeinflussungswahn*, ▶ *Beziehungswahn*, ▶ *Doppelgängerwahn*, ▶ *Eifersuchtswahn*, ▶ *Größenwahn*, ▶ *hypochondrischer Wahn*, ▶ *Liebeswahn*, ▶ *nihilistischer Wahn*, ▶ *Schuldwahn*, ▶ *Verarmungswahn*, ▶ *Verfolgungswahn*, ▶ *Vergiftungswahn*.

Wahnstimmung Vorstadium, in dem sich ein ▶ *Wahn* ankündigt und das gekennzeichnet ist durch eine gespannte, unheilvolle, nicht näher fassbare Gestimmtheit, gleichsam, als ob „etwas in der Luft läge".

Wahnsystem (griech. *systema* = „ein aus Einzelteilen Zusammengefügtes", „das Zusammengesetzte", „das [miteinander] Verbundene") Ausbau des ▶ *Wahns* bzw. der ▶ *Wahninhalte* zu einem mehr oder minder geschlossenen ▶ *System* durch Erklärungsversuche, das Herstellen von Beziehungen oder scheinbar logischen Verknüpfungen.

Syn.: Wahnarbeit, systematisierter Wahn.

Wahnwahrnehmung Falsche Interpretation einer ungestörten und richtigen Sinneswahrnehmung (im Gegensatz zur ▶ *Wahrnehmungsstörung*!); das sinnlich Wahrgenommene (siehe auch ▶ *Wahrnehmung*) wird umgedeutet und dem ▶ *Wahnsystem* angepasst.

Wahrnehmung Das Bemerken von sinnlichen Eindrücken aus der Umwelt sowie der Regungen des eigenen Leibes. Äußere ▶ *Reize* werden durch ein Sinnesorgan aufgenommen, in unser ▶ *Gehirn* geleitet und dort verarbeitet.

Wahrnehmungsstörung Die ▶ *Wahrnehmung* kann auf unterschiedlichen Ebenen gestört sein: Entweder ist die Funktion des Sinnesorgans oder aber die ▶ *kognitive* Verarbeitung bzw. die Interpretation des Sinnesreizes [▶ *Reiz*] fehlerhaft; denkbar ist auch, dass eine Sinneswahrnehmung ganz ohne entsprechenden Sinnesreiz erfolgt. Zu den W. en gehören ▶ *Illusionen*, ▶ *Halluzinationen* und ▶ *Pseudohalluzinationen*.
Syn.: Sinnesstörung, Sinnestäuschung.

warmer Entzug Einsatz von ▶ *Opioiden* ohne euphorisierende [▶ *Euphorie*] Wirkung, z. B. ▶ *Buprenorphin* oder ▶ *Methadon*, zur Abmilderung von ▶ *Entzugssymptomen* in der Phase der ▶ *Entgiftung*; im Anschluss werden die Opioide langsam reduziert und schließlich abgesetzt. Wegen einer signifikant niedrigeren Abbruchrate ist der w. E. dem sog. ▶ *kalten Entzug* vorzuziehen.

Wasser-Elektrolyt-Haushalt (griech. *elektron* = „Bernstein"; *lytikos* = „[auf]lösbar") Durch die Nieren regulierter Flüssigkeitshaushalt des menschlichen ▶ *Organismus* in seiner Verknüpfung zwischen Körperwasser und der Konzentration von darin gelösten ▶ *Elektrolyten*.

Wasserkopf ▶ *Hydrozephalus*.

Wasserstoff auch **Hydrogenium** (griech. *hydro-* = „Wasser-"; *-genes* = „von jemandem abstammen", „verursachend", „etwas hervorbringend") „Wasser-Erzeuger". ▶ *Chemisches* Element (▶ *Symbol*: H). Farb-, geruch- und geschmackloses Gas, etwa 14-mal leichter als Luft und damit das leichteste Element. W. ist brennbar; das Verbrennungsprodukt ist Wasser.

Watson, John Broadus *9. Januar 1878 in Greenville/South Carolina (USA), † 25. September 1958 in New York City (USA), US-amerikanischer Psychologe, begründete den ▶ *Behaviorismus*.

Wechsler, David *12. Januar 1896 in Lespezi (Rumänien), † 2. Mai 1981 in New York (USA), US-amerikanischer Psychologe, der über ▶ *Intelligenzmessung* forschte und auf den die Hamburg-Wechsler-Intelligenztests (▶ *Hamburg-Wechsler-Intelligenztest für Kinder*) zurückgehen.

Weckamine ▶ *Psychostimulanzien*.

weicher Suizid ▶ *Suizidmethode*.

weiße Substanz anat. **Substantia alba** Teil des ▶ *Zentralnervensystems (ZNS)*, der primär aus Nervenzellfortsätzen bzw. Nervenfasern [▶ *Axon*] besteht. Im Gehirn liegt die w. S. meist innen, wohingegen sie beim Rückenmark außen zu finden ist.

Weissman, Myrna M. *1940 in Boston, Massachusetts (USA), US-amerikanische ▶ *Psychiaterin*, entwickelte gemeinsam mit ▶ *Klerman, Gerald* die ▶ *interpersonelle Psychotherapie (IPT)*.

Welle Schwingung einer ▶ *physikalischen* Größe, die abhängig ist von Ort und Zeit. So können z. B. Potenzialschwankungen des ▶ *Gehirns* als sog. Hirnstromwellen i. R. einer ▶ *Elektroenzephalografie (EEG)* aufgezeichnet und in ▶ *Hertz (Hz)* gemessen werden.

Weltgesundheitsorganisation (engl. *World Health Organization* [WHO]) 1948 gegründete, in Genf (Schweiz) ansässige Unterabteilung der Vereinten Nationen mit Beratungs- und Koordinierungsfunktionen für das internationale Gesundheitswesen.

Werkzeugstörung Ausfälle von ▶ *neuropsychologisch*en Funktionen, insb. Sprachstörungen. W.en sind z.B. im Kontext einer ▶ *Demenz* beobachtbar.
Wernicke, Carl *15. Mai 1848 in Tarnowitz, † 15. Juni 1905 in Dörrberg, heute Gräfenroda, deutscher ▶ *Psychiater* und ▶ *Neurologe*, studierte und promovierte in Breslau, praktizierte u.a. in der Nervenklinik der Charité in Berlin und nahm schließlich in Breslau einen Lehrstuhl für ▶ *Neurologie* und ▶ *Psychiatrie* an. Nach ihm ist die sog. ▶ *Wernicke-Enzephalopathie* benannt.
Wernicke-Enzephalopathie (griech. *egkephalon* = „Gehirn"; *patheia* = „Leiden") Schwerste und oft tödlich ausgehende, nach ▶ *Wernicke, Carl* benannte Folgeerkrankung der ▶ *Alkoholabhängigkeit*, die bedingt ist durch einen Mangel an ▶ *Thiamin*. Dieser verursacht im ▶ *Gehirn* ▶ *neuronale* und ▶ *vaskuläre* Schäden; bei etwa jedem zehnten verstorbenen Alkoholpatienten werden diese i.R. der ▶ *Obduktion* nachgewiesen. Charakteristisch für die W.-E. sind ▶ *Konfabulationen*, ▶ *Orientierungsstörungen*, ▶ *Somnolenz*, Seh- und Pupillenstörungen, ▶ *Ataxie* sowie ▶ *vegetative Störungen*. Wird die W.-E. überlebt, besteht nach Abklingen der ▶ *akuten* ▶ *Symptome* ein ▶ *Korsakow-Syndrom*. In der ▶ *ICD*-10 ist die W.-E. unter E51.2 gelistet (▶ *ICD*-11: 5B5A.10).
Wernicke-Korsakow-Syndrom (griech. *syn-* = „zusammen-", „mit-"; *dromos* = „Weg", „Lauf") Siehe dazu unter ▶ *Wernicke-Enzephalopathie* und ▶ *Korsakow-Syndrom*. Das W.-K.-S. geht auf den fließenden Übergang beider Krankheitsbilder zurück.
Werther-Effekt Medial vermittelter ▶ *Nachahmungssuizid*. Der Begriff geht zurück auf den – wohl mit autobiografischen [▶ *Biografie*] Zügen versehenen – Briefroman „Die Leiden des jungen Werthers", den ▶ *Goethe, Johann Wolfgang von* als 24-Jähriger verfasste: Darin lernt ein junger, geistvoller Mann namens Werther eine bereits anderweitig gebundene Frau kennen, verliebt sich unglücklich in sie, versucht seinem Schmerz durch die Annahme eines ihm widerstrebenden Arbeitsplatzes zu entkommen und erschießt sich schließlich, nachdem er mit seiner Angebeteten nach deren Eheschließung nochmals zusammengetroffen war. Kurz nach dem Erscheinen dieses Werks kam es unter den männlichen Lesern, die sich stark mit Werther identifiziert hatten, zu einer Suizidwelle. Inzwischen weiß man um die statistisch belegbare, sehr ernst zu nehmende Sogwirkung, die ▶ *Suizide* von beliebten prominenten ▶ *Persönlichkeit*en auslösen; ferner hat sich herausgestellt, dass die Suizidrate mit sinkender medialer Berichterstattung über Suizide zurückgeht.
West-Syndrom (griech. *syn-* = „zusammen-", „mit-"; *dromos* = „Weg", „Lauf") ▶ *Blitz-Nick-Salaam-Anfall*.
WHO Abk. für ▶ *Weltgesundheitsorganisation*.
Widerstand Im Kontext der ▶ *Psychoanalyse* bezeichnet W. den bewussten oder unbewussten Versuch des ▶ *Patient*en, sich gegen die Aufdeckung von inneren ▶ *Konflikt*en zur Wehr zu setzen, da diese mit unangenehmen Gefühlen (Schmerz, Scham etc.) in Verbindung gebracht werden. Das Vergessen wichtiger Ereignisse aus der eigenen ▶ *Biografie* kann auf W. hindeuten.
Willenserklärung Äußerung einer ▶ *Person*, die – meist – einer anderen Person gegenüber abgegeben wird und die Herbeiführung einer bestimmten Rechtsfolge intendiert.
Willenserklärung [Nichtigkeit] § 105 ▶ *Bürgerliches Gesetzbuch (BGB)*: „(1) Die Willenserklärung eines Geschäftsunfähigen ist nichtig. (2) Nichtig ist auch eine Willenserklärung, die im Zustand der Bewusstlosigkeit oder vorübergehenden Störung der Geistestätigkeit abgegeben wird." Siehe auch ▶ *Geschäftsunfähigkeit*.

Wilson, Samuel Alexander Kinnier *6. Dezember 1878 in Cedarville/New Jersey (USA), † 12. Mai 1937 in London (England), britischer ▶ *Neurologe*, zu dessen Patienten u.a. Charlie Chaplin gehörte. Er promovierte über die später nach ihm benannte ▶ *Stoffwechsel*störung, den ▶ *Morbus Wilson*.

Winnicott, Donald Woods *7. April 1896 in Plymouth (England), † zwischen dem 25. und 28. Januar 1971 in London (England), englischer Psychoanalytiker und Kinderarzt, der das ▶ *Objektbeziehungsmodell* mit entwickelte.

Wochenbettdepression (lat. *deprimere* = „niederdrücken") Sonderform einer ▶ *depressiven Episode*, die sich innerhalb von Stunden nach der Entbindung entwickeln kann und sich häufig innerhalb von wenigen Wochen wieder zurückbildet. Als Ursache werden neben der situativen Belastung insb. ▶ *hormonelle* Veränderungen diskutiert. Vor allem eine evtl. vorhandene ▶ *Suizidalität* der Patientin bietet ein sicheres ▶ *therapeutisch*es Abgrenzungskriterium gegenüber den sog. ▶ *Heultagen*. Das Risiko eines ▶ *Rezidivs* ist bei einer weiteren Geburt erhöht.
Syn.: postpartale Depression.

Wolpe, Joseph *20. April 1915 in Johannesburg (Südafrika), † 4. Dezember 1997 in Los Angeles/Kalifornien (USA), südafrikanischer/US-amerikanischer ▶ *Psychiater*, auf den das ▶ *verhaltenstherapeutische* Verfahren der ▶ *systematischen Desensibilisierung* zurückgeht.

World Health Organisation (WHO) ▶ *Weltgesundheitsorganisation*.

Wortebene Ein Aspekt der zwischenmenschlichen ▶ *Kommunikation*: Betrachtung einer Aussage unter dem Aspekt ihrer überprüfbaren Fakten oder Daten („Was wird gesagt?"); die ▶ *Gefühlsebene* („Was wird durch das Gesagte gemeint?") bleibt ausgeblendet.
Syn.: Sachebene, Inhaltsebene, kognitive Ebene.

Worttaubheit ▶ *Sprachstörung [rezeptiv]*.

Wurmfortsatz anat. **Appendix** vermiformis Bleistiftdicker, wurmförmiger, 8–10 cm langer, blind endender Anhang des ► Blinddarms.

X

X-Chromosom Adj. **X-chromosomal** (griech. *chroma* = Farbe; *soma* = „[menschlicher] Körper", „Leib", „Leben") Eines der beiden Geschlechtschromosomen [▶ *Chromosom*], durch dessen ▶ *Gene* das Geschlecht eines Menschen festgelegt wird. Mädchen erben sowohl von Mutter als auch vom Vater je ein X-Ch.; Jungen hingegen erben von der Mutter ein X- und vom Vater ein ▶ *Y-Chromosom*.

XTC ► Ecstasy.

Y

Y-Chromosom Adj. **Y-chromosomal** (griech. *chroma* = Farbe; *soma* = „[menschlicher] Körper", „Leib", „Leben") Eines der beiden Geschlechtschromosomen [▶ *Chromosom*], durch dessen ▶ *Gene* das Geschlecht eines Menschen festgelegt wird. Mädchen erben sowohl von Mutter als auch vom Vater je ein ▶ *X-Chromosom*; Jungen hingegen erben von der Mutter ein ▶ *X-Chromosom* und vom Vater ein Y-Ch.

Yoga (skrt. *yoga* = „Einspannung [von Körper, Geist und Seele an Gott]", „Vereinigung") Aus Indien stammende ▶ *Entspannungstechnik*, bei der durch Atem- und Bewegungsübungen ein harmonischer, meditativer Zustand erreicht werden kann; gleichzeitig werden – im Idealfall – die ▶ *physische* Flexibilität und die ▶ *psychische* Belastbarkeit erhöht.

Young, Jeffrey E. *9. März 1950, US-amerikanischer Psychologe und ► Psychotherapeut, entwickelte die ► Schematherapie.

Z

Zahlenblindheit ▶ *Rechenstörung.*

Zahnradphänomen (griech. *phainomenon* = „Erscheinung", „das sich Zeigende") Sonderform des ▶ *Rigors*, die gekennzeichnet ist durch ein abgehacktes, ruckartiges Nachgeben der einen hohen ▶ *Tonus* aufweisenden Muskulatur bei erhöhtem Widerstand, so als ob die betroffene Extremität über ein Zahnrad gezogen würde. Das Z. deutet auf eine Störung des ▶ *extrapyramidalmotorischen Systems (EPMS)* und ist daher insb. beim ▶ *Morbus Parkinson* beobachtbar.

Zeitgitterstörung ▶ *Aufmerksamkeits- und Gedächtnisstörung*, die gekennzeichnet ist durch das Unvermögen, Erlebnisse in eine richtige zeitliche Reihenfolge zu bringen.

Zelle (lat. *cellula* = „kleine Kammer", „Kämmerchen") Kleinste lebens- und vermehrungsfähige Funktionseinheit bei allen lebenden ▶ *Organismen*. Das Innere einer Z. besteht neben weiteren Zellbestandteilen aus dem Zellkern und der Zellflüssigkeit, dem Zytoplasma; von ihrer Umwelt abgegrenzt wird die Z. durch eine Zellmembran [▶ *Membran*]. Einzellige Lebewesen (Einzeller) sind z. B. die meisten ▶ *Bakterien*; bei Vielzellern (Pflanzen, Tiere, Menschen) hingegen sind mehrere Z.n zu funktionellen Einheiten verbunden. Durchschnittlich beträgt die Größe menschlicher Z.n 1–150 µm, wobei hiervon die Eizelle die größte und mit bloßem Auge erkennbar ist.

Zentralfurche ▶ *Sulcus centralis.*

Zentralnervensystem (ZNS) Adj. **zentralnervös** (lat. *centrum* = „Mittelpunkt"; *nervosus* = „sehnig", „kraftvoll" i. S. von „Kraft einer Faser"; griech. *systema* = „ein aus Einzelteilen Zusammengefügtes", „das Zusammengesetzte", „das [miteinander] Verbundene") Teil des ▶ *Nervensystems*, das bei Menschen und Wirbeltieren aus der Gesamtheit aller ▶ *nervösen* Elemente, Leitungsbahnen und ▶ *Zellen* besteht (siehe auch ▶ *graue Substanz*, ▶ *weiße Substanz*), die – eingebettet im ▶ *Liquor cerebrospinalis* des Schädels bzw. Wirbelkanals – in ▶ *Rückenmark* und ▶ *Gehirn* liegen; damit ist das ZNS abzugrenzen vom ▶ *peripheren Nervensystem*. Das ZNS koordiniert z. B. das Zusammenspiel von Organfunktionen, kontrolliert die ▶ *Motorik*, verarbeitet sämtliche ▶ *Reize*, die aus der Umwelt oder dem Körperinnern auf den ▶ *Organismus* wirken, und ist schließlich verantwortlich für sämtliche ▶ *kognitiven* Funktionen, Gefühle und Triebe.

Zerebellum (lat. *cerebrum* = „Gehirn") ▶ *Kleinhirn.*

zerebral (lat. *cerebrum* = „Gehirn") „Gehirn (und Rückenmark) betreffend".

zerebrovaskulär (lat. *cerebrum* = „Gehirn"; *vas* = „Gefäß") „Die Blutgefäße des Gehirns betreffend".

Zerebrum Adj. **zerebral** (lat. *cerebrum* = „Gehirn") „Gehirn"; „Gehirn (und Rückenmark) betreffend".

Zerfahrenheit ▶ *Formale Denkstörung*, die gekennzeichnet ist durch die Zusammenhanglosigkeit von ▶ *Denken* und Reden; z.B. beobachtbar bei der ▶ *Schizophrenie*.
Syn.: Denkzerfahrenheit, Inkohärenz.

Zirbeldrüse anat. **Corpus pineale** Ein kleines Organ innerhalb des zum ▶ *Zwischenhirn* gehörigen ▶ *Epithalamus*, in dem – überwiegend während der Nachtstunden – das ▶ *Hormon* ▶ *Melatonin* produziert wird. Dadurch werden zeitabhängige Körperrhythmen gesteuert.
Syn.: Epiphyse.

zirkadianer Rhythmus (lat. *circa* = „um [… herum]", *dies* = „Tag"; griech. *rhythmos* = „Takt", „Gleichmaß"; aus *rhein* = „fließen", „strömen") Von ▶ *Halberg, Franz* eingeführter Begriff, der einen inneren Rhythmus mit der Periodenlänge von etwa 24 Stunden beschreibt. Störungen des zirkadianen Rhythmus können durch ▶ *Schlafstörungen* unterschiedlichster Ursachen (Schichtarbeit, Lärm, ▶ *psychische* ▶ *Erkrankung* u.v.m.) ausgelöst werden.

zirkadiane Störung (lat. *circa* = „um [… herum]", *dies* = „Tag") Schwankungen der Befindlichkeit und des Verhaltens im 24-Stunden-Rhythmus. Beispiel: Morgentief bei ▶ *Patienten* mit schwerer ▶ *depressiver Episode*.

ZNS Abk. für ▶ *Zentralnervensystem*.

Zöliakie (griech. *koilia* = „Bauch[höhle]" bzw. *koiliakos* = „Unterleibs-", „an der Verdauung leidend") Überwiegend ▶ *genetisch* bedingte, ursächlich nicht therapierbare [▶ *Therapie*], ▶ *chronisch* verlaufende ▶ *Erkrankung* der ▶ *Schleimhaut* des Dünndarms, bedingt durch eine Überempfindlichkeit gegen ▶ *Gluten*, weswegen bestimmte Nährstoffe nur schwer vom Darm aufgenommen werden können und damit unverdaut bleiben. Als ▶ *Symptome* kommen Appetitlosigkeit, Gewichtsverlust, Durchfall und Erbrechen in Betracht; eine Linderung der Beschwerden ist ausschließlich durch glutenfreie Kost möglich. Weltweit kommt auf 3.350 Personen schätzungsweise ein Patient, wobei Frauen häufiger betroffen sind als Männer. Die ▶ *ICD*-10 listet Z. unter K90.0 (▶ *ICD*-11: DA95).
Syn.: Glutenunverträglichkeit.

Zönästhesie Adj. **zönästhetisch** (griech. *koineaisthesis* = „allen Sinnen gemeinsam, höchste Sinnesleistung") Der Z.-Begriff wird heute gebraucht für abnorme [▶ *Norm*], fremdartige und meist unangenehme Leibsensationen, etwa das Gefühl, die Organe würden sich verändern oder der eigene Körper sei geschrumpft, übergroß, unförmig o. Ä.; dabei ist ein Gefühl des von außen Gemachten nicht vorhanden. Z.n können z.B. bei ▶ *Schizophrenie* oder ▶ *Hypochondrie* auftreten. Wenn sie den Charakter des von außen Beeinflussten besitzen, sind sie den ▶ *Ich-Störungen* zuzurechnen (▶ *Leibhalluzination*).
Syn.: Gürtelgefühl, Körperhalluzination.

zönästhetische Schizophrenie (griech. *koineaisthesis* = „allen Sinnen gemeinsam, höchste Sinnesleistung"; *schizein* = „spalten", „abspalten"; *phren* = „Zwerchfell [als Sitz der Seele]", „Geist", „Verstand", „Gemüt") ▶ *Subtyp* der ▶ *Schizophrenie*, bei dem das ▶ *zönästhetische* Erleben im Vordergrund steht. Die z. Sch. beginnt meist schleichend und verläuft oft ▶ *chronisch*- ▶ *progredient*; die ▶ *Prognose* ist also ungünstig. Gemäß ▶ *ICD*-10 ist die z. Sch. als „sonstige Schizophrenie" mit F20.8 zu codieren (▶ *ICD*-11: 6A20.Z).

Zoophilie (griech. *zoon* = „Tier"; *philia* = „Freundschaft", „Zuneigung") ▶ *Störung der Sexualpräferenz*, die charakterisiert ist durch eine andauernde Neigung, ▶ *sexuelle* Erregung bzw. Befriedigung ganz überwiegend durch den Anblick oder das Berühren von Tieren zu erreichen, einschließlich des Wunsches, mit einem (Haus-)Tier sexuell

Z

zu verkehren. Wird diese ▶ *sexuelle Präferenz* ausgelebt, liegt zudem eine ▶ *Störung des Sexualverhaltens* vor (▶ *Zoosexualität*). Wie für sämtliche sexuellen Präferenzen gültig, so ist auch die Z. schicksalhaft bedingt. Gemäß ▶ *ICD*-10 ist sie mit F65.8 („sonstige Störungen der Sexualpräferenz") zu codieren (▶ *ICD*-11: 6D3Z).

Zoophobie (griech. *zoon* = „Tier"; *phobos* = „Furcht", „Angst") Übersteigerte Angst vor Tieren. Eine spezifische Form der Z. ist z. B. die ▶ *Arachnophobie*. Die Z. zählt zu den ▶ *neurotischen Störungen*, als solche wiederum zu den ▶ *Angststörungen*, und hier ist sie schließlich den ▶ *isolierten Phobien* zuzuordnen. Gemäß ▶ *ICD*-10 wird sie mit F40.2 verschlüsselt (▶ *ICD*-11: 6B03).

Zoosexualität (griech. *zoon* = „Tier"; *sexus* = „Geschlecht") ▶ *Störung des Sexualverhaltens*, die charakterisiert ist durch das Ausleben ▶ *zoophiler* Wünsche bzw. Fantasien. Z. ist in Deutschland strafrechtlich nicht mehr verfolgbar, sofern sie nicht in der Öffentlichkeit stattfindet und das Tier dabei nicht zu Schaden kommt; in letzterem Fall wäre an Sachbeschädigung als Deliktstatbestand zu denken, vgl. § 303 ▶ *Strafgesetzbuch (StGB)*. Obwohl der ▶ *Zoophilie*-Begriff ausschließlich auf die ▶ *sexuelle Präferenz* abstellt, die Z. hingegen die erfolgte Handlung meint, wird Letztere analog der Zoophilie mit F65.8 („sonstige Störungen der Sexualpräferenz") codiert.
Syn.: Sodomie.

Zuchtmittel Gerichtlich angeordnete Sanktionen für straffällig gewordene ▶ *Jugendliche* oder auch ▶ *Heranwachsende*, welche die Verantwortung [▶ *Verantwortlichkeit [JGG]*] für ihre Tat mangels Reife nicht übernehmen können, wobei die Verhängung einer ▶ *Jugendstrafe* (noch) nicht geboten erscheint. Infrage kommen ▶ *Verwarnungen*, ▶ *Auflagen* oder ▶ *Jugendarrest*.

Z

Zucker Farbloses, süß schmeckendes, in Pflanzen vorkommendes ▶ *Kohlenhydrat* von kristalliner Struktur.

Zuckerkrankheit Ugs. für ▶ *Diabetes mellitus*.

Zwang Pl. **Zwänge** ▶ *Inhaltliche Denkstörung*, die zwar nicht ▶ *wahnhaft*, jedoch verhaltensbestimmend ist. Hierzu gehören ▶ *Zwangsgedanken* bzw. Zwangsideen, ▶ *Zwangsimpulse*, ▶ *Zwangshandlungen* und ▶ *Zwangsrituale*.

zwanghafte Persönlichkeitsstörung (lat. *persona* = „Maske", „Rolle [des Schauspielers]", aus *per-* = „[hin]durch-" und *sonare* = „tönen") ▶ *anankastische Persönlichkeitsstörung*.

Zwangseinweisung ▶ *Unterbringung* eines ▶ *Patienten* ohne dessen Einverständnis in die geschlossene Abteilung einer ▶ *psychiatrischen* Klinik nach dem ▶ *Psychisch-Kranken-Gesetz* der jeweiligen Bundesländer. Üblicherweise muss für eine Z. von ärztlicher Seite die ▶ *Diagnose* einer schwerwiegenden ▶ *psychischen* Störung gestellt worden sein und zusätzlich eine Eigen- oder Fremdgefährdung vorliegen. Über die endgültige zwangsweise Unterbringung sowie über ihre Dauer entscheidet nach der Klinikaufnahme innerhalb der jeweils gesetzlich vorgeschriebenen Frist ein Betreuungsrichter.

Zwangsgedanken Sich immer wieder aufdrängende, nicht unterdrückbare Denkinhalte, die vom Betroffenen meist als sinnlos und quälend erlebt werden. Im Gegensatz zum Erleben von an ▶ *Schizophrenie* erkrankten ▶ *Patienten* werden die Z. nicht als „von außen gesteuert", sondern vielmehr als „in der eigenen ▶ *Person* entstanden" wahrgenommen. Inhaltlich beziehen sich Z. auf die irrationale ▶ *Angst*, sich zu verschmutzen, erkrankt zu sein, andere zu verletzen oder bestimmte Dinge nicht erledigt zu haben. Siehe auch ▶ *Zwang*.

Syn.: Zwangsideen, Obsessionen.

Zwangshandlungen ▶ *Stereotype* Handlungen, die vom Betroffenen trotz erkannter Unsinnigkeit aufgrund von ▶ *Zwangsgedanken* oder ▶ *Zwangsimpuls*en immer wieder umgesetzt werden müssen. Indem der ▶ *Patient* diesen Impulsen nachgibt, erfährt er eine vorübergehende Abmilderung des sich sonst ausbreitenden ▶ *pathologisch*en ▶ *Angst*- bzw. Druckgefühls.

Syn.: Kompulsionen.

Zwangsideen ▶ *Zwangsgedanken.*

Zwangsimpulse Sich gegen den inneren Widerstand aufdrängende Impulse, bestimmte Handlungen durchzuführen; dabei ist sich der ▶ *Patient* über deren Unsinnigkeit im Klaren. Im Gegensatz zum Erleben von an ▶ *Schizophrenie* erkrankten ▶ *Person*en werden die Z. nicht als „von außen gesteuert", sondern vielmehr als „in der eigenen Person entstanden" erlebt. Siehe auch ▶ *Zwang.*

Zwangskrankheit ▶ *Zwangsstörung.*

Zwangsritual (lat. *ritus* = „Sitte", „Gewohnheit") Zusammenfügung von mehreren ▶ *Zwangshandlungen*, die in einer festgelegten Reihenfolge durchlaufen werden müssen, um damit eine subjektiv befürchtete [▶ *Befürchtung*] Gefahr abwenden zu können. Oftmals muss bei einer Störung des Z.s der gesamte Handlungsablauf wiederholt werden. Z.e neigen dazu, sich auszubreiten und immer größere Bereiche des Alltags zu besetzen. Siehe auch ▶ *Zwang.*

Zwangsstörung ▶ *Neurotische Störung*, bei der ▶ *ich-dyston* erlebte ▶ *Zwangsgedank*en bzw. ▶ *Zwangsimpulse* und ▶ *Zwangshandlung*en im Vordergrund des ▶ *klinischen Bild*es stehen, wobei erst deren Häufigkeit, Intensität und das Maß der durch sie erfolgten privaten wie beruflichen Beeinträchtigung einschließlich des damit einhergehenden Leidensdrucks die Krankheitswertigkeit auslösen. Nicht selten werden Angehörige in ▶ *Zwangsrituale* eingebunden, oder aber die ▶ *Symptomatik* wird – aus Scham – verheimlicht. Aus diesem Grund begeben sich Betroffene erst sehr spät in Behandlung, weshalb ihre Z. meist ▶ *chronisch* verläuft. Etwa 2 % der Bevölkerung leiden an einer Z., wobei das Geschlechterverhältnis ausgewogen ist und das ▶ *Erstmanifestation*salter zwischen 20 und 26 Jahren liegt. Als Auslöser für Z. werden i. R. des ▶ *Vulnerabilitäts-Stress-Modells* insb. ▶ *neurobiologische* (z. B. Störungen des ▶ *serotonergen* ▶ *Stoffwechsels* im ▶ *limbischen System*), ▶ *kognitive* und lerntheoretische (▶ *klassische Konditionierung* und ▶ *operante Konditionierung*), aber auch ▶ *psychodynamische* Aspekte (▶ *Autonomie-Abhängigkeits-Konflikt*) diskutiert. Die Behandlung von Z. vollzieht sich idealerweise in einer Kombination aus ▶ *Psychotherapie* [insb. ▶ *kognitive Verhaltenstherapie* einschl. ▶ *Expositionstraining*, ▶ *Psychoedukation* und der Korrektur ▶ *dysfunktionaler Kognitionen*; i. R. einer psychoanalytischen Behandlung wird der ▶ *Patient* ermutigt, sich seinem Autonomie-Abhängigkeits-Konflikt zu stellen] und der Gabe von ▶ *Psychopharmaka* (insb. ▶ *SSRI*, die höher zu dosieren sind als bei ▶ *depressiven Episode*n; ihre Wirkung entfalten sie erst nach 6–12 Wochen). Obwohl bei den Z. auch Ängste eine beträchtliche Rolle spielen, werden sie nicht den ▶ *Angststörung*en zugerechnet; die ▶ *ICD*-10 listet sie unter F42 und differenziert sie dort in Z., die vorwiegend mit ▶ *Zwangsgedanken* (oder Zwang zum ▶ *Grübeln*) auftreten (F42.0), Z., die vorwiegend mit ▶ *Zwangshandlungen* bzw. ▶ *Zwangsritual*en einhergehen (F42.1), und solche, in denen ▶ *Zwangsgedanken* und ▶ *Zwangshandlungen* gemischt vorherrschen (F42.2). In der ▶ *ICD*-11: 6B20 ohne Subtypen, mit oder ohne Verständnis für alternative Erklärungen ihrer Erfahrungen.

Von einer Z. betroffen gewesen sein soll David Beckham (*1975). **Syn.:** anankastische Neurose, Zwangskrankheit.

Zweig, Stefan *28. November 1881 in Wien (Österreich), † 22./23. Februar 1942 in Petrópolis (Brasilien), österreichischer Schriftsteller, verübte gemeinsam mit seiner Ehefrau Charlotte ▶ *Doppelsuizid.*

Zwischenhirn anat. **Dienzephalon** Sich scheitelwärts an das ▶ *Mittelhirn* anschließend liegt das Z., welches das ▶ *Großhirn* mit dem ▶ *Hirnstamm* verbindet; es wird eingeteilt in ▶ *Thalamus* sowie ▶ *Epithalamus,* ▶ *Subthalamus-,* ▶ *Hypothalamus* und ▶ *Metathalamus.* Das Z. enthält diverse Zentren für den Geruchs-, Hör- und Sehsinn sowie für seelische Empfindungen und die Oberflächensensibilität [▶ *Sensibilität*].

Zwölffingerdarm anat. **Intestinum duodenum** Etwa zwölf Finger – d.h. ca. 25–30 cm – langer, unmittelbar vom Magen wegführender, C-förmig gebogener erster Abschnitt des Dünndarms, in den der Ausführungsgang der ▶ *Bauchspeicheldrüse* einmündet.

Zyklothymia (griech. *kyklos* = „Ring", „Kreis"; *thymos* = „Gemüt", „Leben", „Leidenschaft", „Empfindungsvermögen") „Immer wiederkehrende Empfindung, kreisendes Erleben". Anhaltende affektive Störung [▶ *affektive Störung [anhaltend]*], die gekennzeichnet ist durch eine dauernde, ▶ *chronisch* verlaufende Instabilität der ▶ *Stimmungslage,* wobei einander oftmals Phasen leichter ▶ *Depression* mit Phasen der ▶ *Hypomanie* abwechseln. Insofern ist der Z.-Begriff nicht zu verwechseln mit der bipolaren affektiven Störung [▶ *affektive Störung [bipolar]*], die i. R. des ▶ *triadischen Systems* als ▶ *Zyklothymie* bezeichnet wurde. Ratsam erscheint eine Behandlung durch ▶ *Psychotherapie,* ggf. ergänzt durch die Gabe von ▶ *Stimmungsstabilisierer*n.

Z

Zyklothymie (griech. *kyklos* = „Ring", „Kreis"; *thymos* = „Gemüt", „Leben", „Leidenschaft", „Empfindungsvermögen") „Immer wiederkehrende Empfindung, kreisendes Erleben". Der Z.-Begriff wurde von ▶ *Schneider, Kurt* eingeführt. Nach der Systematik des ▶ *triadischen Systems* handelt es sich hierbei um eine eine ▶ *endogene affektive Psychose;* in der ▶ *ICD*-10 ist sie gelistet als ▶ *affektive Störung [bipolar]* (F31 [▶ *ICD*-11: 6A62]).

Das bewährte Standardwerk mit dem gesamten Ausbildungs- und Prüfungswissen

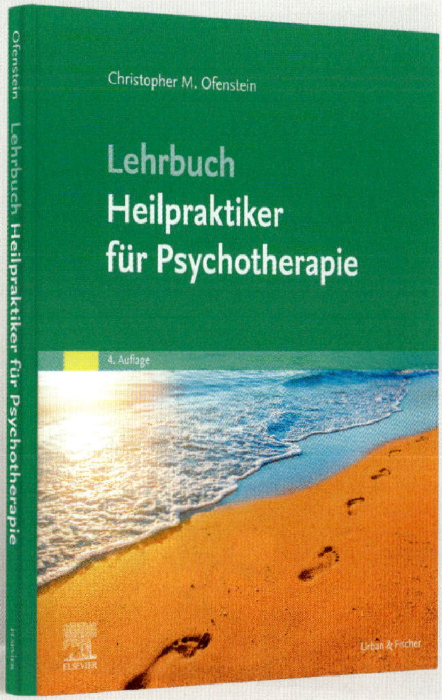

Melden Sie sich für unseren Newsletter an unter www.elsevier.de/newsletter

20210419b1 Irrtümer vorbehalten. Stand 04/2021

ELSEVIER

Diesen und viele weitere Titel sowie die aktuellen Preise finden Sie in Ihrer Buchhandlung vor Ort und unter **shop.elsevier.de**

Für Prüfung und Praxis

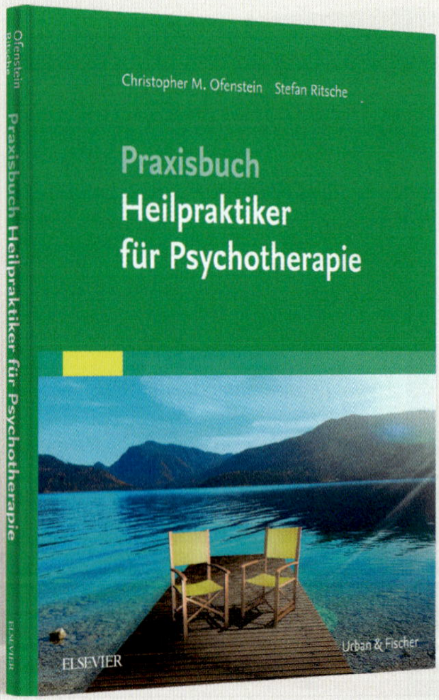

Melden Sie sich für unseren Newsletter an unter www.elsevier.de/newsletter

ELSEVIER

Diesen und viele weitere Titel sowie die aktuellen Preise finden Sie in Ihrer Buchhandlung vor Ort und unter **shop.elsevier.de**

Zur Prüfungsvorbereitung

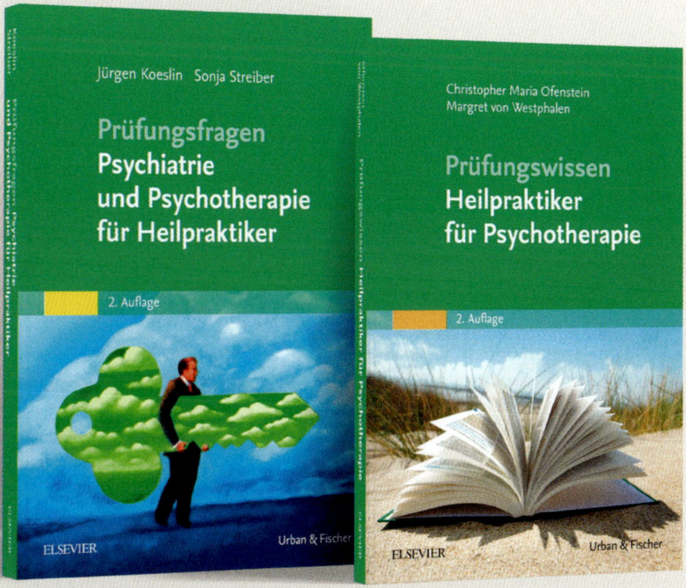

Melden Sie sich für unseren Newsletter an unter www.elsevier.de/newsletter

20201203a3 Irrtümer vorbehalten. Stand 12/2020

ELSEVIER

Diese und viele weitere Titel sowie die aktuellen Preise
finden Sie in Ihrer Buchhandlung vor Ort und unter **shop.elsevier.de**